YouTube와 함께 보는

간호사,

알엔지야TV의 병원이야기

Volume 2

알엔지야 지음

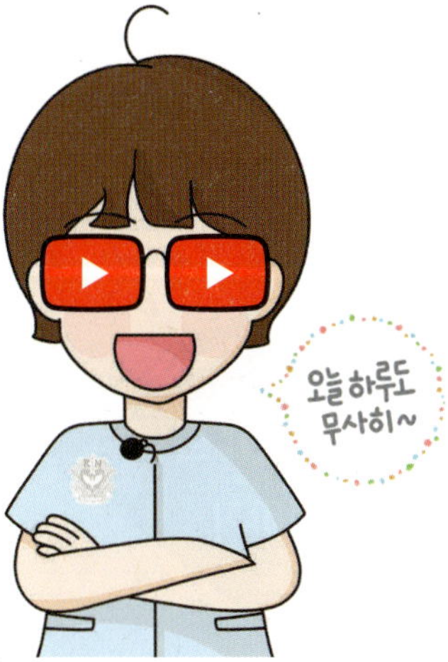

님께

드림

YouTube와 함께 보는 간호사, 알엔지야TV의 병원이야기 Volume 2

첫째판 1쇄 인쇄 | 2022년 10월 15일
5쇄 발행 | 2023년 10월 20일

지 은 이 | 박지혜(알엔지야)
발 행 인 | 모형중
북디자인 | 이명호

발 행 처 | 포널스출판사
등 록 | 제2017-000021호

본 사 | 서울시 강북구 노해로8길22, 3층
강북지점 | 서울시 강북구 삼양로104, 1층
전 화 | 02-905-9671 Fax. 02-905-9670

포널스 FORNURSE
www.fornursebook.com

도서 반품과 파본 교환은 본사로 문의하시기 바랍니다.
검인은 지은이와의 합의로 생략합니다.

ISBN 979-11-6627-349-0 93510
정 가 28,000원

YouTube와 함께 보는

간호사

알엔지야TV의 병원이야기

Volume 2

알엔지야 지음

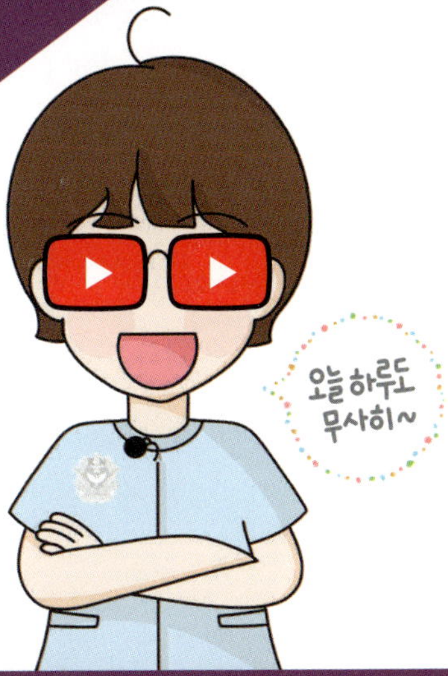

"영상으로 빠르게 이해하고,
책으로 오래 기억하다."

Know
임상검사 시리즈
(혈액, 미생물, 심전도, 영상)

How
인슐린, 항생제
시리즈

간호사에게 줄 수 있는 가장 중요한
실질적인 교훈은 간호사에게 무엇을
관찰해야 하는지를 가르치는 것이다.
– 플로렌스 나이팅게일

FORNURSE

Prologue

RNJIYA의 병원 이야기 2권을 출간하며 나의 과거를 다시 한번 돌아보게 됩니다.

입사 시부터 1년까지는 고군분투하는 시기였고, 3년차 즈음에 이제 모든 것을 다 알게 됐다는 오만한 생각을 했었고, 5년차에는 그냥 그저 같은 일을 반복했으며, 10년차에는 이제 좀 인정받을 수 있는 연차겠지? 하는 안일한 생각에 쌓여 있다가, 시간이 지날수록 여전히 나는 부족하구나...를 느낄 수 있었습니다.

나의 모든 것을 온전히 쏟아붓는 열정을 다시 경험하는 요즘입니다.

아무리 힘들어도 3년은 버텨야지!! 하는 생각으로 대학병원에 입사한 후 어느덧 20년을 바라보고 있는 스스로를 돌아보며 토닥토닥해주고 싶은 마음이 들기도 합니다.

한시도 멈추지 않았고, 늘 배웠고 지금도 배우고 있습니다. 나의 삶은 왜 이렇게 무엇 하나 쉽게 얻어지는 것이 없을까? 하는 마음이 들다가도, 그렇게 열심히 얻어낸 것이기에 지금 이렇게 여러분들에게 다가갈 수 있는 용기가 생기기도 한 것 같습니다.

저는 지금 인생 제2 막을 시작하고 있습니다. 그 길이 어떻게 흘러갈지 알 수 없으나 늘 그래왔듯이 부단히 노력한다면 또다시 20년 후에 보람된 하루를 맞이하고 있겠지요?

여러분들 병원생활이 힘들지요? 어느 곳이나 다 같다고 생각합니다. 나의 삶이 힘들다고 주저앉지 마시고, 그것을 깨트릴 방법을 찾아보시길

Prologue

바랍니다. 그렇게 하나하나 깨트리다 보면 어느새 알에서 나와 세상을 바라보게 될 것이고, 걷고, 뛰고, 날아오르는 스스로를 발견하게 되실 테니까요~

그 과정에 알엔지야가 도움이 되길 진심으로 바랍니다.

감사합니다.

2023년 8월 알엔지야

'우리 대학에서 만들고 싶은 강의가 있는데,
그 강의는 보는 법, 눈을 사용하는 법에 대한 강좌를 설립하고 싶다.'

– 헬렌 켈러

(미국의 작가, 사회사업가, 인문계 학사를 받은 최초의 시각, 청각 장애인)

Contents

Contents

III 단원 혈액검사 & 혈당검사

IV 단원 미생물 검사

Contents

V단원 심전도 검사

VI단원 영상의학 검사

I 단원

인슐린 I II III, 피하주사

1장

바로가기

인슐린 1편 - 초속효성, 속효성 인슐린

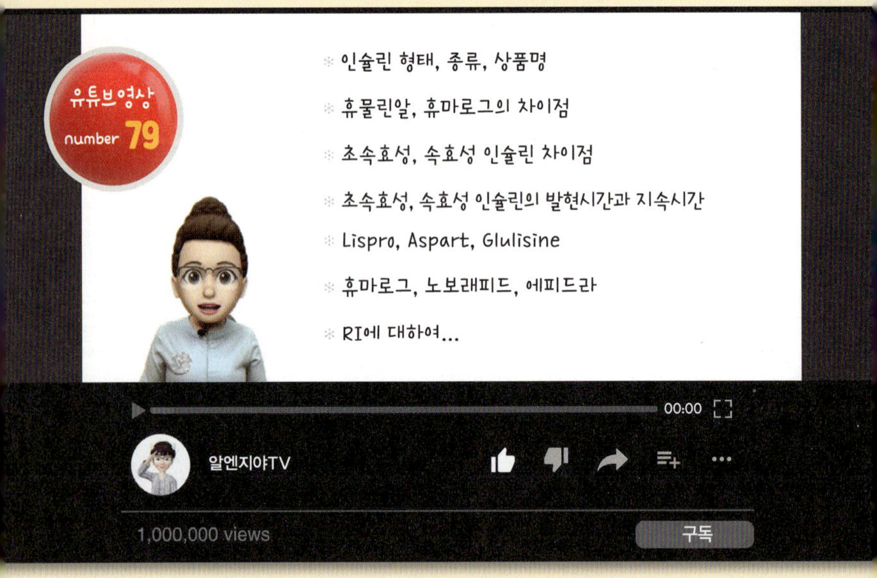

안녕하십니까?

RNJIYATV 1권에서는 인슐린부터 시작하겠습니다.

인슐린은 매우 다양합니다.

인슐린 1편에서는 초속효성과 속효성 인슐린의 차이에 대해 이야기 해보겠습니다. 우리가 흔히 사용하는 휴물린알과 휴마로그의 차이를 잘 알고 활용하면 좋겠습니다.

인슐린은 초속효성, 속효성, 중간형, 혼합형, 지속형 등의 분류가 있고, 그 속으로 들어가 보면 무언가 더 많이 있습니다.

그리고 인슐린 약제 종류가 알고 보면 상상 이상으로 많죠.
비치 약품으로 구분되는 것이 있고, 환자마다 갖고 있는 주사제 종류도 매우 많고 투약 방법도 매우 다양합니다.

<table>
<tr><th>형태</th><th>종류</th><th>상품명</th></tr>
<tr><td rowspan="3">초속효성</td><td>Lispro</td><td>휴마로그 vial/pen</td></tr>
<tr><td>Aspart</td><td>노보래피드 vial/pen</td></tr>
<tr><td>Glulisine</td><td>애피드라 vial/pen</td></tr>
<tr><td>속효성</td><td>RI</td><td>휴뮬린알 vial/pen,
노보린알 vial/pen</td></tr>
<tr><td>중간형</td><td>NPH</td><td>휴뮬린엔 vial/pen
노보린엔 vial/pen
인슈타라타드 vial/pen</td></tr>
<tr><td rowspan="2">혼합형</td><td>속효성+중간형
NPH/RI</td><td>휴뮬린 70/30 vial/pen
믹스타드 30 vial/pen
노보린 30/70 vial/pen
휴마젝트 70/30 vial/pen</td></tr>
<tr><td>초속효성+중간형</td><td>NPL/Lispro 75/25-휴마로그믹스
NPL/Lispro 50/50-휴마로그믹스
NPA/Aspart 70/30-노보믹스
Degludec/Aspart 70/30-리조덱</td></tr>
<tr><td rowspan="4">지속형</td><td>Detemir</td><td>레버미어</td></tr>
<tr><td>Degludec</td><td>트레시바</td></tr>
<tr><td>Glargine</td><td>란투스 vial/pen</td></tr>
<tr><td>Glar-300</td><td>투제오</td></tr>
</table>

▶ 인슐린 종류에 따른 상품명

환자 BST를 측정해서 300mg/dl 이상, 엄격하게는 250mg/dl이 넘는 환자들은 주치의에게 notify 합니다. 그래서 의사가 “RI ( ) 단위 주세요.” 하면 그대로 실행 하게 되죠.
제가 인슐린에 대해 잘 모를 때 RI는 그냥 단순히 많이 보게 되는 휴뮬린알을 의미하는 줄 알았어요.

그런데 어느 순간 휴물린알만큼 휴마로그가 많이 사용되기 시작하더니, 어떤 때에는 휴물린알을 주라고 하고, 어떤 때에는 휴마로그를 주라고 합니다. 무슨 차이인지 정확히 알지 못하고, 그냥 비슷한 약이겠거니 하고 이것 역시 그냥 습관대로 실행만 했던 것 같습니다.
어느 날 환자가 BST가 400mg/dl이 넘어 있어서 주치의에게 notify 했더니 “휴뮬린알 ( ) 단위 주세요. 아니다. 휴마로그 ( ) 단위로 주세요. 오더 낼게요.”라고 하는 거예요.

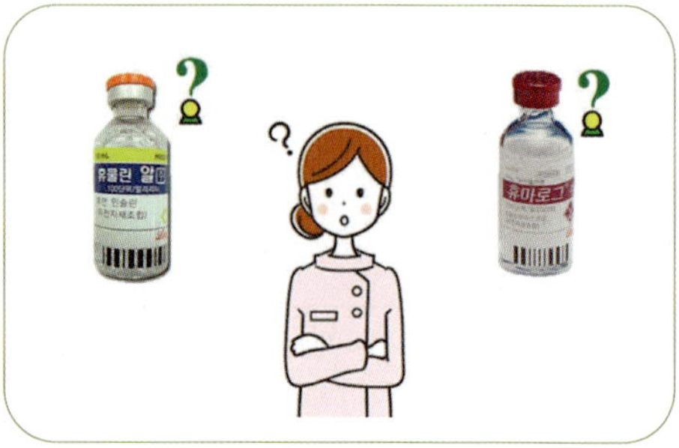

‘응?? 둘이 무슨 차이지?’하는 생각이 들었어요. 그 이후에 자꾸 둘의 차이가 신경 쓰여서 또 확인해보게 되었습니다.
속효성이라고 해서 다 같은 속효성이 아니더라고요.

휴물린알, 노보린알,

휴마로그, 에피드라,

노보래피드 등~

들어본 것도 있고

처음 들어본 것들도

있으실 거예요.

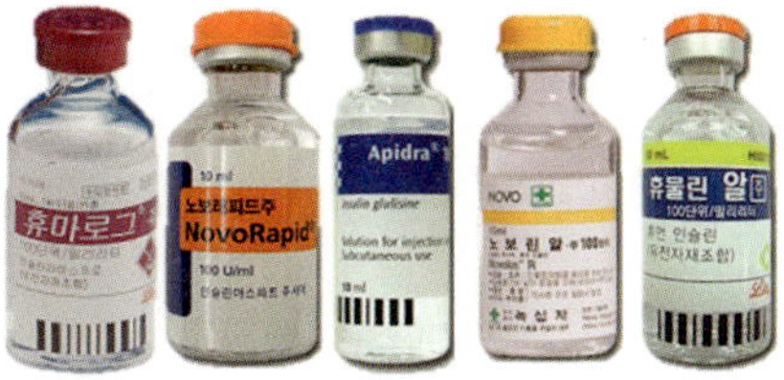

초속효성/속효성 인슐린

하나하나 짚고 넘어갈 건데요, 그전에 우선 경험 이야기 한 번 해드릴게요.

2년 전쯤인가? 사건이 하나 있었습니다. 그 당시 제가 duty charge였고, 이제 막 독립한 선생님이 옆 팀에서 일하게 되었죠. 옆 팀에서 혈당 조절이 잘되지 않아서 입원했던 환자가 식사 후 혈당이 400mg/dl이 넘어 있었어요.

독립한 지 얼마 안 된 신규 선생님은 제가 duty charge니까 저에게 환자의 상태를 알려주었고, 저는 주치의에게 notify 하고 인슐린 처방을 받아서 환자에게 투약해야 할 거라고 알려주었습니다. 신규 선생님은 제 말대로 주치의에게 notify를 하고 인슐린을 준 것 같았어요. 아마도 30분 후, 1시간 후 f/u 해달라고 했었나 봅니다.

그런데 30분 후에도 전혀 혈당이 내려가지 않은 상태로 notify 됐던 거였죠. 그 선생님을 틈틈이 봐주고는 있었지만, 저의 팀 일도 바쁜 상황이어서 설마 BST 갖고 별일이 있을까 싶었습니다.

그런데 담당 주치의가 병동에 나타나더니 "환자 휴마로그 준거 맞아요?"라고 물었죠. 순간 혹시? 하는 생각에 주치의에게 "잠시 확인하고 연락드릴게요." 하고, 병실에 나가 있던 옆팀 간호사를 찾았죠. "선생님 혹시 홍길동 환자 인슐린 뭐 줬어요?"라고 물어보고, 환자 드렸던 인슐린을 갖고 와보라고 했습니다.
그 선생님은 휴물린알을 들고 오더라고요. "주치의가 휴마로그를 주라고 했다던데 맞아요?"라고 물었더니 '무슨 말인가?' 하는 표정을 짓더라고요. "선생님 휴물린알이랑 휴마로그랑 차이 알아요?"라고 물었는데 아무 말도 못 하더라고요.

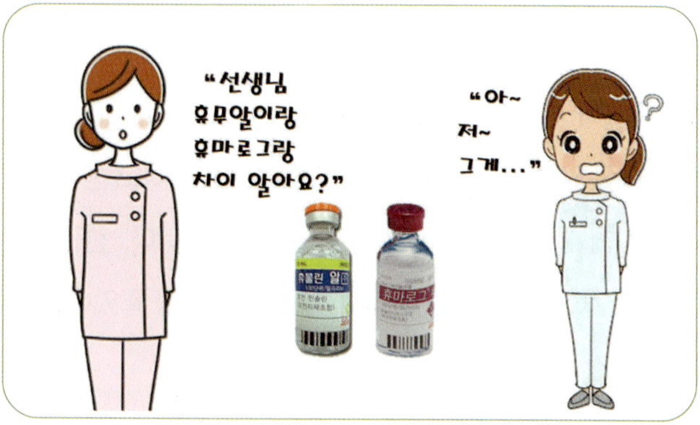

우선 환자에게는 별문제 없겠지만 투약오류는 발생했고, 제가 duty charge이기 때문에 일을 수습해야 하니까 주치의에게 알렸습니다.

휴마로그가 아닌 휴물린알이 투약되었으니 앞으로 30분 후 (투약 1시간 후), 1시간 후(투약 2시간 후) 다시 측정해서 보고하겠다고 했고, 한바탕 싫은 소리를 들어야 했죠. 덕분에 팀장님께 보고하고 투약오류 보고서도 작성하고 좀 더 바쁜 하루를 보냈었네요.

신규 선생님은 무슨 일이 일어났구나... 하는 것을 눈치는 챘겠지만, 그렇다고 제가 바빠서 제대로 말도 안 해주고 있으니까 아마 마음은 엄청 쫄아서 불편한 하루를 보냈을 거예요. 그런데 이런 경우는 정확히 몰라서 그런 건데 바쁜 업무 시간에 당장 설명하기도 어렵고, 일부러 불러서 기죽일 필요는 더욱 없었죠.

업무가 끝나고 나서 인슐린에 대해 얼마나 알고 있는지 물어보았습니다. 오늘 무슨 일이 있었던 것인지 알고 있는지 말이죠. 대답을 들어보니 아마도 휴물린알과 휴마로그를 같은 약으로 생각하고 있었던 것 같았습니다. 그래서 앞에 앉혀놓고 한참을 알려주었습니다. 인슐린이라는 것이 쉽게 설명되는 것은 아니니까요. 자~ 이게 무슨 말인가 싶은 선생님들도 분명히 계실 거예요. 자세히 얘기해 볼게요.

앞에서 주치의가 주라고 했던 휴마로그는 초속효성 인슐린이고, 휴물린알은 속효성 인슐린입니다.

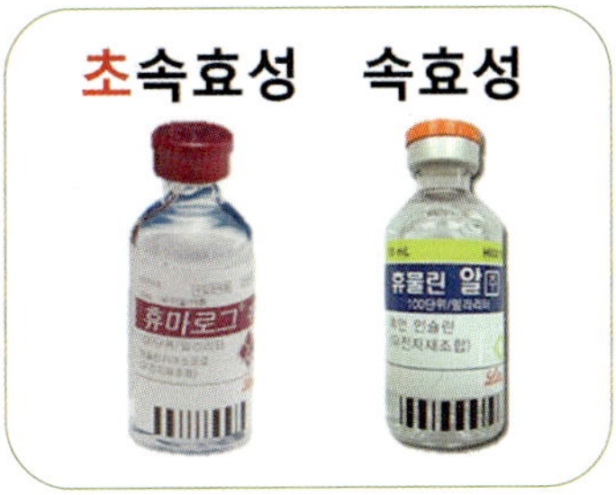

초속효성 인슐린은 매우 신속하게 혈당이 조절되는 인슐린입니다. 5분~15분 사이에 효과가 발현하고 최대 효과 시간은 30분~90분이고, 지속 시간은 3시간~5시간이죠. 그래서 주치의는 투약 후 30분, 1시간에 BST를 다시 측정해 달라고 했겠죠.

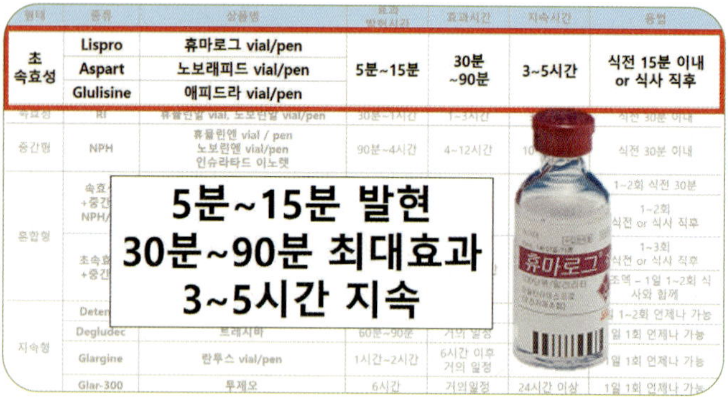

속효성 인슐린은 초속효성 인슐린보다 좀 더 늦게 발현하고 지속 시간도 좀 더 깁니다. 초속효성이 5분~15분 사이에 효과가 발현하는 반면, 속효성은 30분~1시간 사이에 효과가 발현하고 최대 효과는 1시간~3시간, 지속 시간은 3시간~8시간이죠.

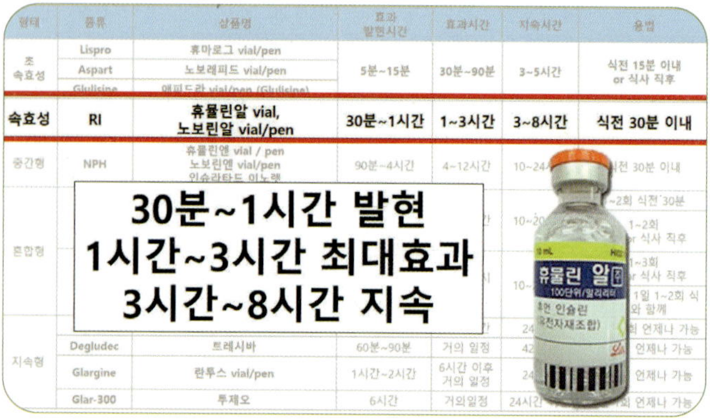

그래서 제가 주치의에게 notify 할 때 앞으로 30분 후(휴물린알 투약 후 1시간), 1시간 후 recheck 해서 보고한다고 했던 것이었습니다.

초속효성 인슐린은 리스프로(휴마로그) 성분 말고 많이 사용되는 것이 2가지 더 있습니다. 아스파르트, 글루리신 이라는 것인데요. 말이 좀 어려워 보여도 그냥 계속 보시길 바랍니다. 익숙해지도록 이요.

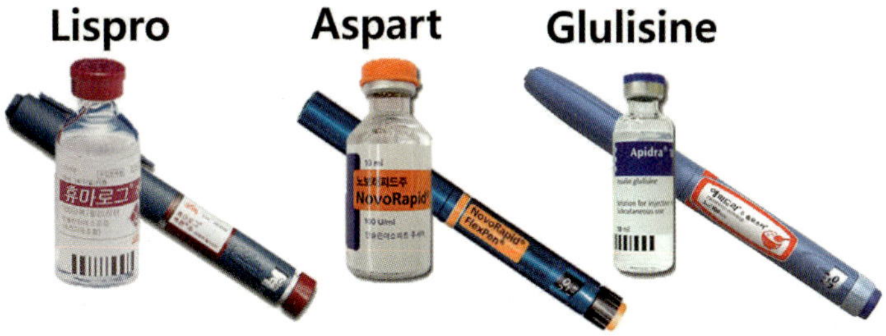

초속효성 인슐린

사람 인슐린은 지금 보시는 그림과 같은 모양으로 생겼습니다. A, B 두 개의 사슬로 구성되어 있죠. 이런 사람 인슐린의 구조를 약간씩 변경하면 다음과 같은데요.

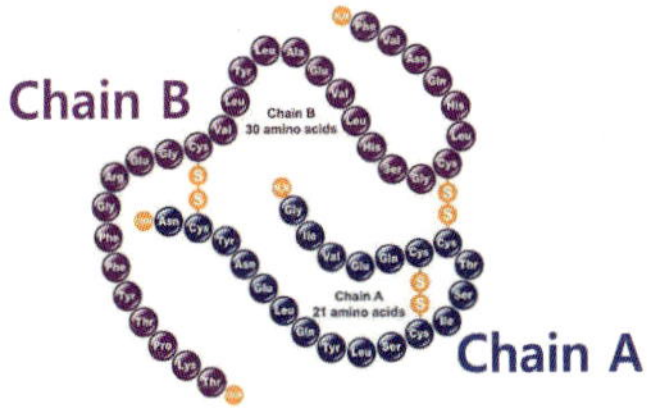

사람 인슐린구조

휴마로그라는 상품명으로 많이 보게 되는 Lispro는 사람 인슐린 분자의 B 사슬 끝에서 아미노산 라이신과 프롤린이 전환된 형태입니다.

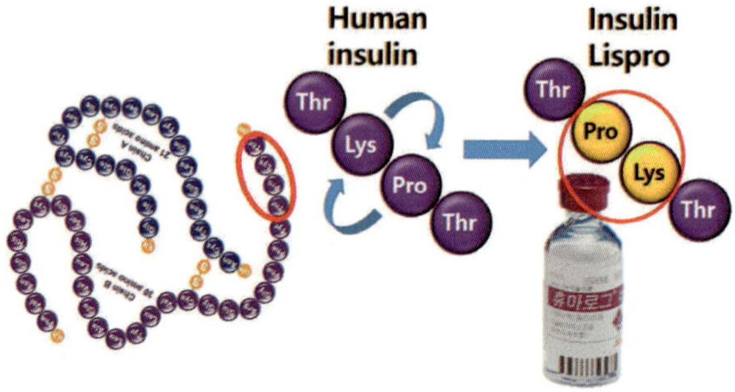

Lispro 인슐린 구조

노보래피드라는 상품명으로 판매되는 Aspart는 2000년 미국에서부터 의료용으로 승인되었다고 합니다. B 사슬 아미노산 28번 프롤린이 아스파르트산 잔기로 치환되는 DNA 재조합 기술을 통해 만들어졌다고 하죠.

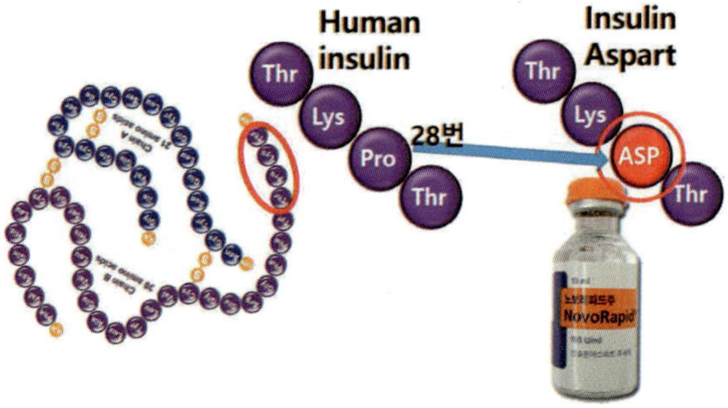

Aspart 인슐린 구조

에피드라 상품명으로 많이 알려진 Glulisine은 A 사슬의 21번 위치에서 글리신으로 대체하고, B 사슬 3번에서 아스파라긴이 리신으로 대체되고, B 사슬 29번에서 리신이 글루탐산으로 대체되어 설계되었습니다.

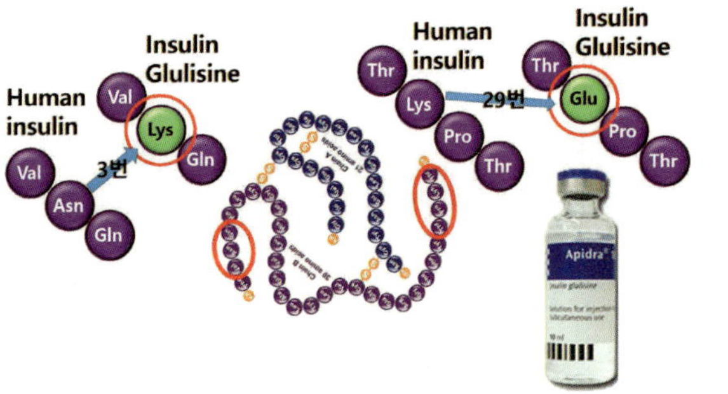

Glulisine 인슐린 구조

제가 Lispro, Aspart, Glulisine 등 이렇게 자꾸 어려운 이야기를 하는 이유는요. 이것들을 가지고 혼합형 인슐린이 만들어지고, 이것을 알면 최근에 정말 많이 사용되는 여러 가지 종류의 혼합형 인슐린을 좀 더 잘 이해될 수 있기 때문에 먼저 알려드려야 할 것 같아서입니다. 이것이 익숙해지면 인슐린 사용하는 것에 대해 뭔가 알지 못하고 사용하는 느낌은 좀 덜하지 않을까 싶습니다. 지금까지 초속효성 인슐린을 봤고요.

다음으로 속효성 인슐린은 많이 들어보게 되는 RI이라고 하는 것인데요. regular insulin이라는 표현을 많이 사용합니다. 예전에는 속효성 인슐린으로 휴물린알을 주로 사용했기 때문에 거의 통칭으로 RI 주라는 말을 주로 사용했었죠. 속효성 인슐린에는 많이 들어보셨을 법한 상품명으로 휴물린알과 노보린알이 있습니다.

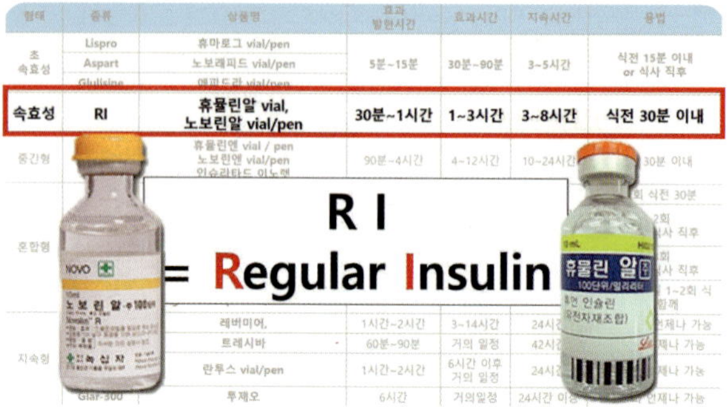

속효성 인슐린

이것을 human insulin이라고 하는데요. rDNA 기술을 통해 합성된 인간 인슐린과 구조적으로 동일한 폴리펩티드 호르몬이라서 'human insulin = 사람(인간) 인슐린'으로 불리고 있죠.

휴물린알과 노보린알은 제조회사가 달라서 상품명만 다른 것이고요. 둘 다 속효성 인슐린이고, DNA 기술을 이용하여 인체가 자연적으로 만드는 것과 동일한 구조로 되어 있습니다.

자~ 그럼, 성분과 효과 발현시간, 지속시간 등을 알아보았으니 무엇을? 언제? 투약하는지 확인해 보죠.

초속효성을 줄지, 속효성 인슐린을 줄지는 주치의가 환자의 BST 흐름과 혈액 검사를 바탕으로 결정하는 것이고요.

초속효성과 속효성의 효과 발현 시간과 지속 시간을 따져보았을 때 아침 식전 BST를 측정하여 휴마로그(초속효성)를 주라고 하면 식사 시작 15분 전에 투약합니다.

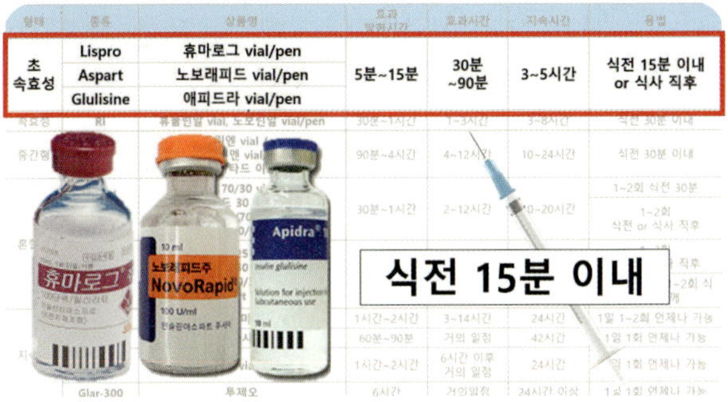

초속효성 인슐린 투약시간

RI 즉 휴물린알, 노보린알(속효성)을 주라고 하면 식사 시작 30분 전에 투약하죠.

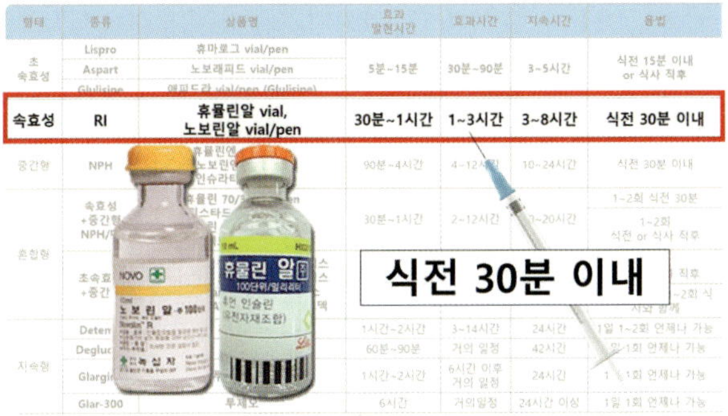

속효성 인슐린 투약시간

그 이후 하루 동안 병원마다 BST를 측정하는 시간이 있는데, 그때 BST가 높은 수준으로 측정되면 바로 주치의한테 notify하고, "몇 단위 주세요."라고 하면 그냥 그 시점에 주면 됩니다.

아마 '250mg/dl 이상이면 notify 해주세요.' '300mg/dl 이상이면 notify 해주세요.'라는 병원마다의 암묵적인 rule이 있을 텐데요. 그에 맞게 notify 하고 투약하는 것이죠.

인슐린은 피하주사로 주죠? 제가 피하주사는 차후에 따로 영상을 만들어볼 거고요. 다음 편에는 NPH, 즉 중간형 인슐린으로 이어가 보겠습니다.

'실수를 범했을 때 오래 뒤돌아보지 말라.
실수의 원인을 마음에 잘 새기고 앞을 내다보라.
실수는 지혜의 가르침이다.
과거를 바꿀 순 없지만 미래는 아직 당신 손에 달렸다.'

– 휴 화이트

2장

바로가기

인슐린 2편 - 중간형, 지속형 인슐린

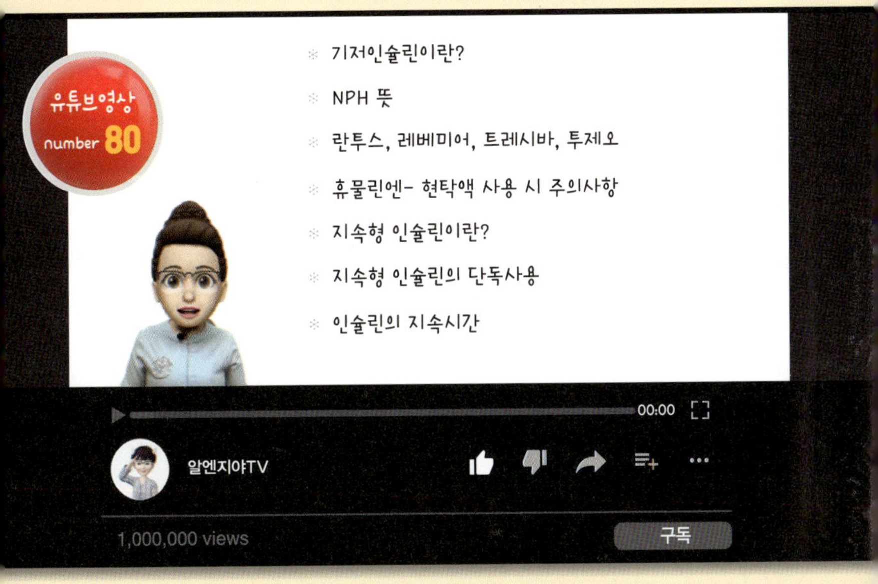

중간형 인슐린이라고 하는 NPH가 무엇을 의미하는지?

중간형 인슐린은 어떤 것이 있는지?

지속형 인슐린의 종류는 어떤 것이 있는지?

지속형 인슐린은 어떻게 사용해야 하는지 알아보겠습니다.

최근 많이 사용되는 인슐린을 잘 알고 임상에 적용하면 업무가 편해지겠죠?^^

이전 편에 속효성, 초속효성 인슐린에 대해 이야기했었는데요, 앞으로 중간형, 지속형, 혼합형이 남아 있어요.

속효성은 말 그대로 빠른 효과를 나타낸다는 의미가 되고, 중간형은 그보다 오래, 지속형은 지속적으로 효과를 나타낸다는 의미겠죠?

혼합형은 속효성과 중간형을 섞거나, 초속효성과 중간형을 섞거나 초속효성과 지속형을 섞는 등 여러 가지 조합을 통해 만들어지는 것이기 때문에 약제마다 효과와 속도가 모두 다 다릅니다.

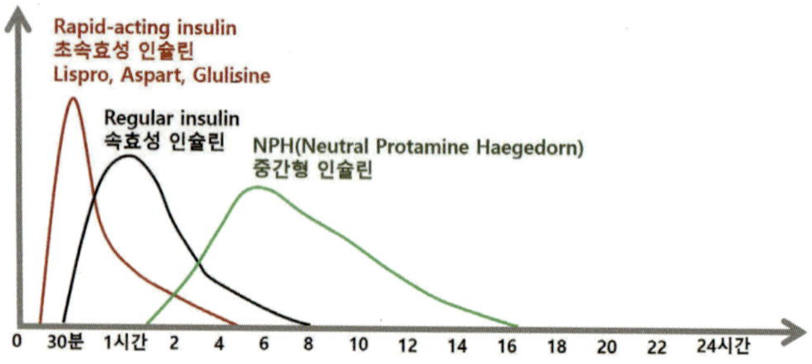

인슐린 지속시간

이전 편에 Rapid insulin으로 많이 불리는 초속효성 인슐린과 Regular insulin으로 많이 불리는 속효성 인슐린을 했으니, 오늘은 basal insulin(기저인슐린)이라고 하는 NPH 즉 중간형 인슐린과 지속형 인슐린을 해보겠습니다.

기저 인슐린은 뭐고, NPH는 뭔지~ 참 사람 헷갈리게 뭐라고 부르는 말들이 다양하게 많습니다. 기저인슐린이란 식사와 상관없이 인체 내의 지속적인 혈당 조절을 위해 기본적으로 요구되는 인슐린을 말하고요, 식사 인슐린 요구량은 식사에 따라 달라지는 것이죠.

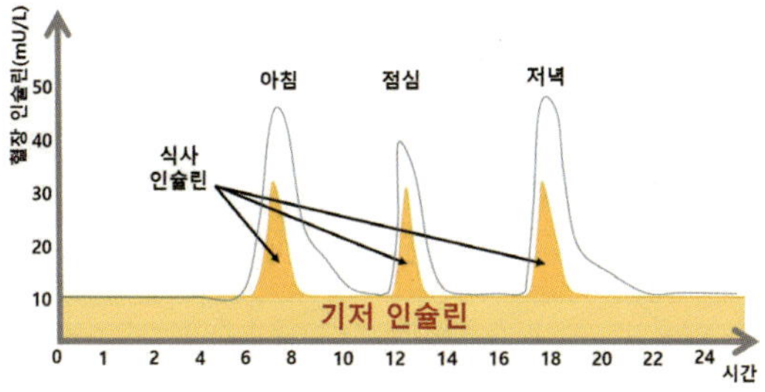

기저 인슐린

NPH의 N은 Neutral로 중성이라는 뜻인데요, 아연이 들어가서 중성 용액에도 잘 녹는다는 뜻이고요. P는 Protamine의 첫 자로 인슐린의 작용 시간을 늘려주는 역할을 합니다. 그리고 H는 Hagedorn인데요, 이것은 1936년 인슐린 작용 시간을 연장시킨 중간형 인슐린을 개발한 Hagedorn이라는 사람의 이름 첫 자라고 하네요.

3가지 단어의 앞 자를 따서 NPH라고 부르는데, 그냥 이런 복잡한 단어는 외울 필요 없이 NPH는 중간형 인슐린이구나~ 라고 생각하면 됩니다.

NPH

Neutral Protamine Hagedorn
중성 프로타민 하게돈

과거에는 기저 인슐린 요법으로 NPH 즉 중간형 인슐린이 매우 많이 사용됐었는데요. 작용시간이 비교적 짧고 체내 혈중농도의 변화가 심해서 24시간 동안 안정적으로 사용하기에는 어려운 단점이 있었습니다.

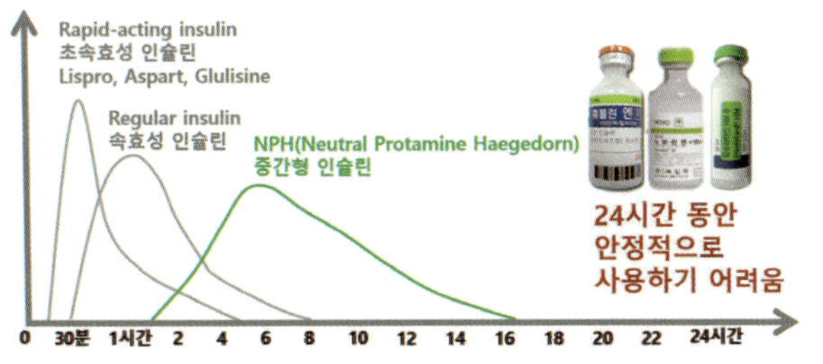

중간형 인슐린

이를 보완한 것이 지속형 인슐린인데요. FDA에서 2000년에 승인된 란투스(Lantus), 2005년 승인된 레버미어(Levemir), 2015년 승인된 트레시바(Tresiba)와 투제오(Toujeo)가 최근 매우 많이 사용되고 있습니다.

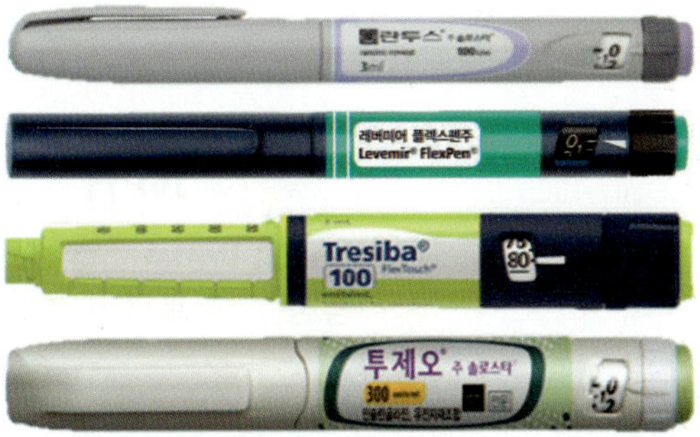

지속형 인슐린

제가 신규 때만(2000년도 초반) 해도 속효성으로는 휴물린알, 노보린알이 많이 사용됐고, 중간형이라기보다 장시간 유지를 목적으로 사용한다는 인슐린이 휴물린엔, 노보린엔 정도였는데, 어느 순간부터 란투스라는 펜 타입 인슐린이 많이 사용되더니 듣도 보도 못한 레버미어, 트레시바, 투제오 같은 것들이 처방되기 시작하더라고요. 이렇게 자꾸 뭐가 생겨나니까 정말 하기 싫은 공부를 자꾸 하게 되네요. 아무래도 간호사를 그만두어야 끝날 것 같죠? 어쨌든 지금은 계속 달려보자고요~.

우선 중간형 인슐린부터 봐야겠죠? 속효성에서 휴물린알, 노보린알이 있었다면 중간형에는 휴물린엔, 노보린엔, 인슈라타드와 같은 것들이 있습니다.

NPH는 Regular Insulin에 약효의 지속시간을 연장시켜주는 Protamine과 용해성을 높여주는 아연을 첨가해서 만들었다고 했죠? 아연 현탁액이 흰색으로 보이게 되는데요.

가만히 놓아두면 아래로 침전되기 때문에 주사약을 시린지에 재기 전에 굴려서 맑은 용액과 현탁액을 섞어 주어야 합니다.

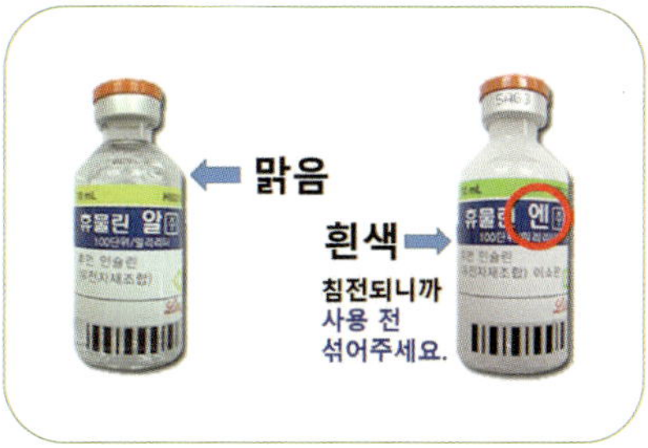

잘 섞어주어야 약물이 용해도 잘 되고 효과도 잘 유지되겠죠?

다음으로는 장시간 지속형 인슐린이 있는데요, 우리가 정말 많이 사용하는 란투스라는 상품명으로 많이 알려진 Glargine이라는 것입니다. 이 역시 DNA 재조합 기술로 A 사슬 21번 아스파라긴이 글리신으로 바뀌고, B 사슬 끝부분에 2개의 아르기닌이 붙은 것이죠.

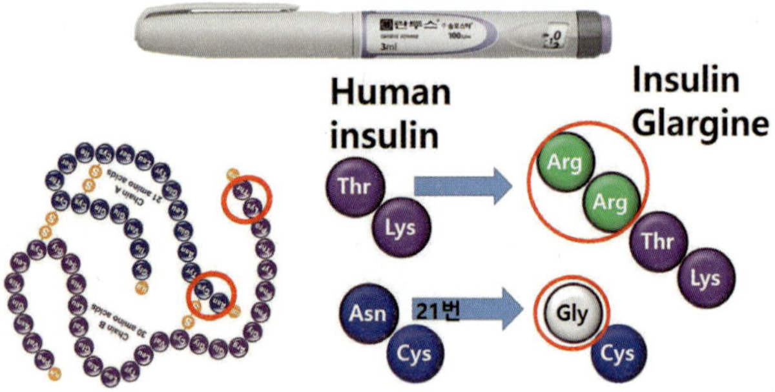

Glargine 인슐린 구조

란투스는 수액에 섞으면 안 되고, 다른 인슐린과도 섞이면 안 되는데요. 학교 다닐 때부터 맑은 인슐린을 시린지로 뽑고, 중간형 혼탁한 인슐린을 뽑는다는 것을 배우셨을 거예요. 그러나 란투스는 단독으로 사용해야만 하죠. DNA 조정 과정을 거치면서 란투스가 산성이 되기 때문이라고 합니다. 다른 인슐린은 중성인데 산성인 란투스가 섞이면 효과나 시간상의 변화가 생긴다고 하네요. 수액에 왜 RI만 mix 하는지는 뒷부분에 다시 언급해 드릴게요. 지금은 지속형 인슐린을 하는 중이니까요.

다음으로 란투스와 같은 글라진인데, 좀 더 고농축인 투제오가 있죠. 란투스가 1cc당 100unit라면 투제오는 1cc당 300unit의 인슐린을 포함하고 있습니다. 란투스보다 반감기가 길고 작용 시간이 약 24시간 정도이지만 최대 36시간까지도 작용 가능하여 환자들에게는 좀 더 사용하기 편하게 개선된 것이라고 하네요.

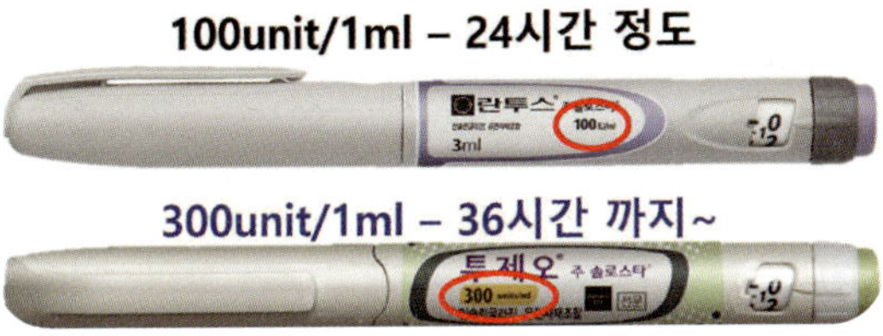

란투스 vs 투제오 작용시간

란투스와 투제오는 글라진이라고 했죠? 이 글라진은 효과 시간부터 지속시간이 안정적이고, 지속적인 혈당 강하 효과를 나타내서 사용이 용이합니다. 그래서 처방도 많이 되는 것 같아요.

다음으로 insulin detemir(레버미어)라는 인슐린이 있는데요.

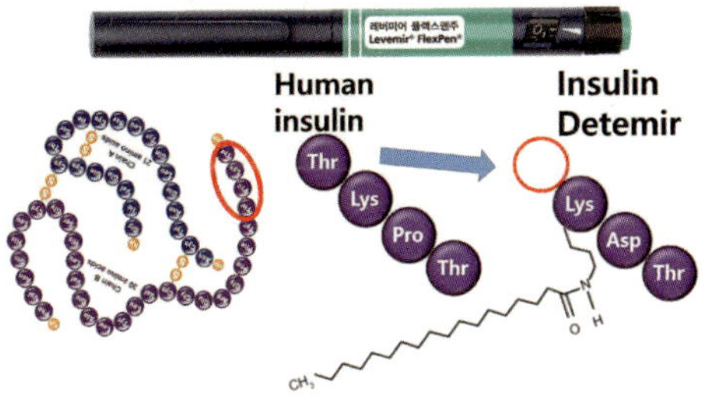

Detemir 인슐린 구조

이건 제가 많이 못 본 것 같아요. 이 역시 DNA 재조합 기술을 이용하여 B 사슬 30번째 트레오닌이 삭제되고 B 사슬 29번째에 C14 fatty acid chain이라는 지방산이 붙어있는 구조입니다. 작용시간은 란투스나 투제오보다 다소 짧아서 하루 2회 정도의 주사가 필요하죠.

마지막으로 insulin degludec입니다. 이건 트레시바라는 상품명으로 불리는 것인데요. 이건 정말 최근에 사용되기 시작한 것 같아요. 왜 그런지 보니까 이 약이 심장 위험성에 대한 안정성을 확인하는 과정에 승인이 보류됐다가 2015년에 승인이 됐다고 하더라고요. B 사슬 30번 트레오닌이 떨어져 나가고 29번 라이신에 탄소 지방산이 추가된 형태입니다.

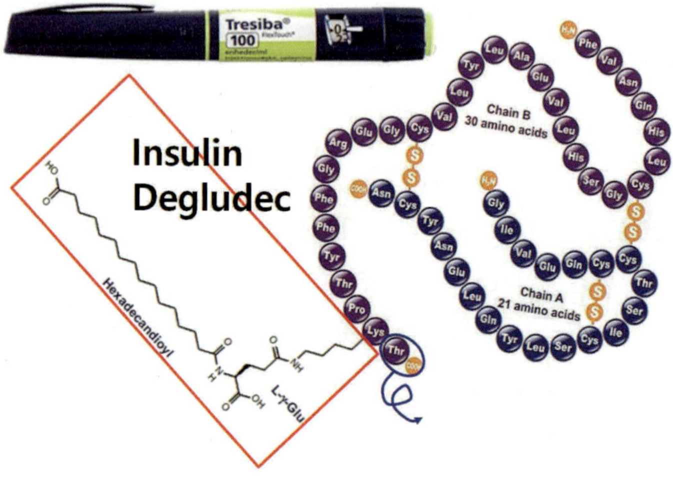

Degludec 인슐린 구조

트레시바가 좋은 것은 하루 중 언제든 투여가 가능하고 저혈당을 일으킬 확률이 다른 약제보다 낮다는 것입니다. 우리가 무서워하는 것 중 하나가 새벽 저혈당이잖아요.

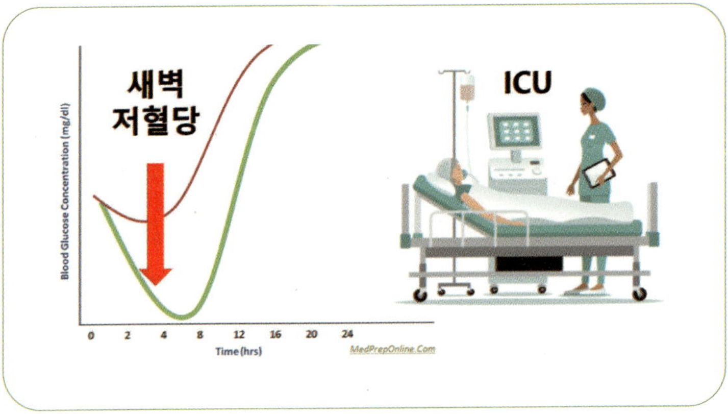

저는 새벽 저혈당으로 중환자실까지 간 환자를 본 적이 있는데요. 그것이 너무 머릿속에 콕 박혀서 새벽 2~4시 사이에 꼭 한두 번은 당뇨병 환자만 일부러 찾아가서 라운딩을 추가로 더 합니다. 가까이 가서 혹시 식은땀을 흘리고 있나 잠시 보기도 하고, 몸은 축축하지 않은가 살짝 만져 보죠. 가끔 저 때문에 귀신 본 듯이 깜짝 놀라서 깨는 분들이 간혹 계시지만요~ 그러면 저도같이 깜짝 놀라죠. "아이고, 죄송해요, 잘 주무시는지 봤어요." 하고 다시 안정시켜 드리고 급히 병실을 빠져나오는데요. 어떻게 그렇게 자다가 빤히 보고 있으면 환자가 홀딱 깨는지 신기할 때가 있습니다.

여하튼, 트레시바는 기저인슐린의 역할을 매우 잘하는 약물인 것 같아요. 지속시간도 42시간 이상이라서 주사 시간의 간격을 늘려주는 장점도 있다고 합니다.

지금까지 지속형 인슐린 4가지를 언급해 드렸는데요.
란투스와 투제오는 피하로 투약되면 침전물을 형성해서 혈관으로 서서히 들어가는 것이고요. 레버미어는 인슐린에 지방산 사슬을 첨가해서 혈관 내에 존재하고 있는 알부민과 결합을 높여서 지속시간을 늘린 것이고, 트레시바는 피하로 투약했을 때 침전물을 형성해서 늦게 방출되도록 만들어진 것입니다.

란투스, 투제오, 레버미어는 다른 인슐린과 섞이면 제대로 작용하지 않아서 단독으로 사용하고요. 디글루덱 역시 일반적으로는 단독으로 사용하는 것인데, 초속효성에 언급해 드린 아스파트, 즉 노보래피드와 섞어서 사용하는 제제가 따로 있다고 합니다.

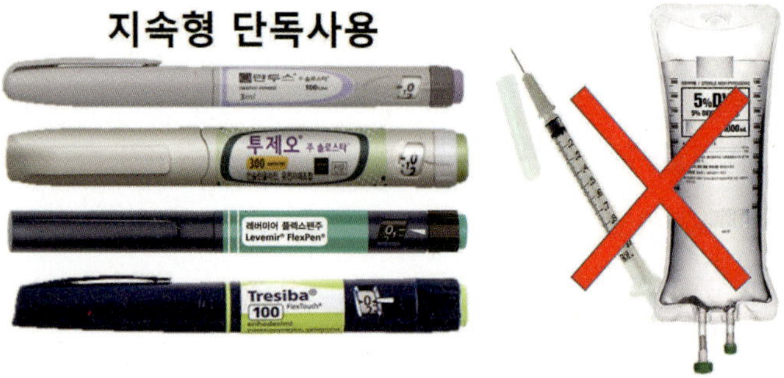

단독사용 인슐린

어쨌든 지속형은 그냥 헷갈리지 않게 단독으로 사용하는구나... 라고 알고 계시는 것이 좋을 것 같아요.

자~ 여기서 지속형은 단독이고, 수액에 섞지도 않아요.

중간에 잠깐 언급했던 수액에는 왜 RI만 mix 할까? 정확히는 속효성과 초속효성을 mix 할 수 있는 것입니다. 초속효성은 rapid insulin이라고 불리고, 속효성은 regular insulin으로 주로 부른다고 했죠? 인슐린은 포도당이 섞인 수액에 mix를 하는데, 수액의 성분상에 포도당이 섞여 있다면 환자의 당뇨병 상태에 따라서 인슐린을 mix 합니다. DW(포도당 수액) 종류든 TPN이든 말이죠.

혈액이 심장에서 뿜어져 나와서 전신을 순환하는데 약 1분 정도가 걸린다고 하죠? 그럼 수액도 혈관으로 들어가는 것이니까 한 번 순환하는데 1분 정도가 걸리겠죠? 그럼 초속효성이 5분~15분 이내에 발현하고, 효과 시간은 30~90분 정도이고, 속효성은 30분~1시간 이내에 효과가 나타나고, 효과 시간은 1~3시간이니까 가장 빠른 효과를 나타내는 인슐린을 섞어 주어야만 하는 것이 당연한 이치겠죠.

만약 중간형 인슐린을 섞는다고 하면요? 지속형은 단독 투여니까 아예 제외해 버리고요. 수액이 들어간 지 한참이 지난 1시간 후에 발현이 되겠죠? 그 과정에 이미 치솟은 혈당은 어떻게 하나요?

그리고 지속시간이 10시간에 16시간, 길게는 24시간이나 되는데, 수액이 이미 끝나서 빼버렸어도 몸의 인슐린이 여전히 작용한다면 저혈당에 빠지게 되겠죠.

결국 인슐린의 이름이 붙은 이유가 정답일 것 같습니다. 말 그대로 속효성인지, 중간형, 지속형인지 말이죠. 시간상의 이치를 따져보면 될 것 같네요.

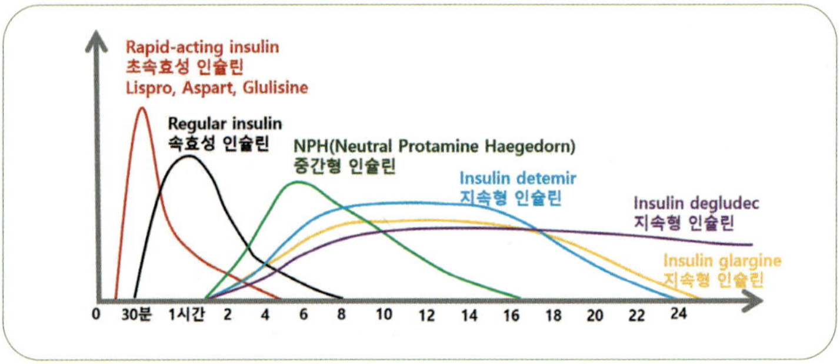

자~ 오늘은 중간형 인슐린이라고 하는 NPH 종류인 휴물린엔, 노보린엔, 인슈라타드 그리고 지속형 인슐린이라고 하는 란투스, 투제오, 레버미어, 트레시바를 알아보았습니다. 지금 언급해 드린 인슐린만 알고 계셔도 정~ 말 많이 알고 계신 거라고 생각되네요.

이전 편에 휴마로그, 노보래피드, 에피드라, 휴물린알, 노보린알까지 합치면 벌써 12가지 인슐린을 알게 되신 거죠. 뭔가 어려워 보이지만 귀에 익숙해지면 사용하는 데에도 이미 익숙해지신 거라고 생각합니다.

3장

바로가기

인슐린 3편 - 혼합형 인슐린

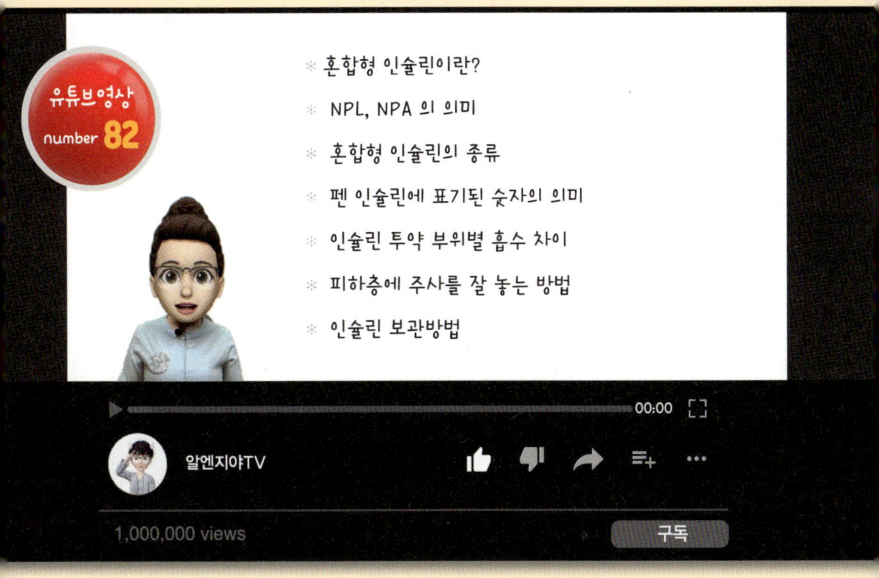

혼합형 인슐린은 무엇이고, 어떤 상품명을 갖고 있는지, 펜 인슐린에 표기된 숫자의 의미와 어떠한 약물이 혼합되어 있는지 설명하겠습니다. 인슐린 투약 부위에 따른 흡수의 차이와 살을 어떻게 집어야 하는지에 대한 의문을 많이 갖고 계시죠? 인슐린 needle 길이에 따라 피하층에 잘 들어갈 수 있는 방법과, 각각의 인슐린의 보관 방법도 잘 알고 있어야 합니다.

혼합형 인슐린에 대한 내용과 함께 투약 시 일반적인 주의사항에 대해서 언급해 보겠습니다.

혼합형 인슐린은 인슐린 1편과 2편의 내용을 섞어준다고 생각하시면 됩니다. 앞에서 언급한 1편과 2편을 알고 계셔야 이 부분의 이해가 빠를 것 같아요.

혼합형 인슐린에는 NPH 즉 중간형 인슐린과 속효성 인슐린이 섞인 것이 있고, 중간형 인슐린과 초속효성 인슐린이 섞인 것이 있고요. 지속형 중에 디글루덱과 초속효성 인슐린이 섞인 것이 있습니다.

아마 이번 편에 설명해 드리는 것보다 찾아보면 더 있겠지만, 이번에 나오는 것만 알고 계셔도 임상에서는 넘치게 알게 되는 것이 아닐까 싶습니다.

혼합형 인슐린

형태	종류	상품명	효과 발현시간	효과시간	지속시간	용법
초속효성	Lispro	휴마로그 vial/pen	5분~15분	30분~90분	3~5시간	식전 15분 이내 or 식사 직후
	Aspart	노보래피드 vial/pen				
	Glulisine	애피드라 vial/pen				
속효성	RI	휴물린알 vial, 노보린알 vial/pen	30분~1시간	1~3시간	3~8시간	식전 30분 이내
중간형	NPH	휴물린엔 vial/pen 노보린엔 vial/pen 인슐리타드 이노렛	[illegible]	4~12시간	10~24시간	식전 30분 이내
혼합형	속효성 +중간형 NPH/RI	휴물린 70/30 vial/pen 믹스타드 30 vial/pen 노보린 30/70 vial/pen 휴마젝트 70/30, 80/20	30분~1시간	2~12시간	10~20시간	1~2회 식전 30분 1~2회 식전 or 식사 직후
	초속효성 +중간형 +지속형	NPL/Lispro 75/25 - 휴마로그믹스 NPL/Lispro 50/50 - 휴마로그믹스 NPA/Aspart 70/30 – 노보믹스 Degludec/Aspart 70/30 - 리조덱	5분~30분	30분~4시간	10~20시간	1~3회 식전 or 식사 직후 리조덱 – 1일 1~2회 식사와 함께
지속형	Detemir	레버미어,	1시간~2시간	3~14시간	24시간	1일 1~2회 언제나 가능
	Degludec	트레시바	60분~90분	거의 일정	42시간	1일 1회 언제나 가능
	Glargine	란투스 vial/pen	1시간~2시간	6시간 이후 거의 일정	24시간	1일 1회 언제나 가능
	Glar-300	투제오	6시간	거의일정	24시간 이상	1일 1회 언제나 가능

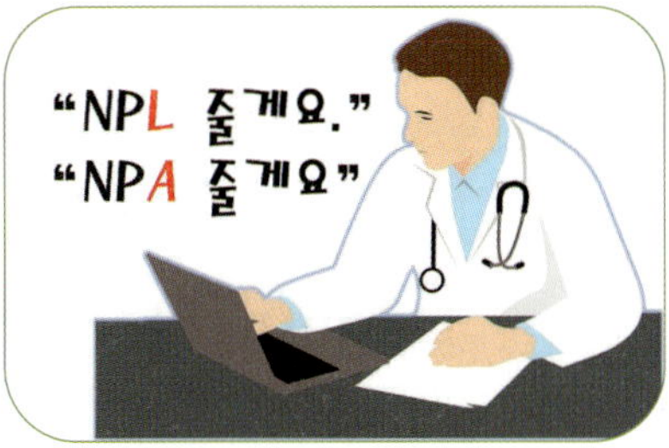

우선 혼란을 먼저 드려보고 시작할까요?
누군가가 “NPL 줄 거예요.” 또는 “NPA 줄 거예요.”라는 말을 들어보신 적 있으신가요?
그냥 듣다 보면 NPH(중간형) 준다는 얘긴가?’ 하는 생각이 드는데 좀 다르죠.

1편에서 초속효성 인슐린이라고 하는 Lispro=휴마로그, Aspart=노보래피드에 대해 설명해 드렸는데요.

NPL은 중간형 인슐린에 Lispro(휴마로그)가 섞여서 NPL로 부르는데요. NPL은 휴마로그믹스(상품명)이고요.

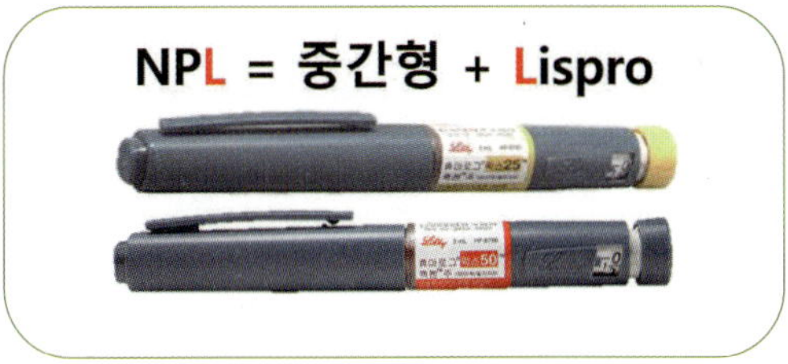

NPA는 중간형 인슐린에 Aspart(노보래피드)가 섞여서 NPA로 불리는데, 이 NPA는 노보믹스(상품명) 입니다.

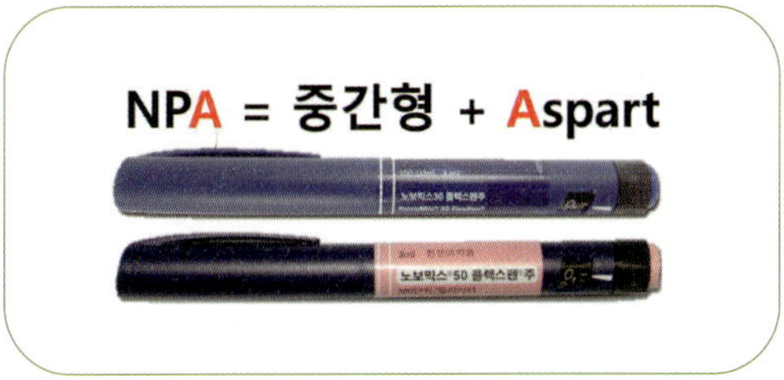

지속형 인슐린 중에 Degludec이라고 말씀드린 게 있는데, 이것에 Aspart(노보래피드)가 섞인 것은 리조덱이라는 인슐린이 있죠.

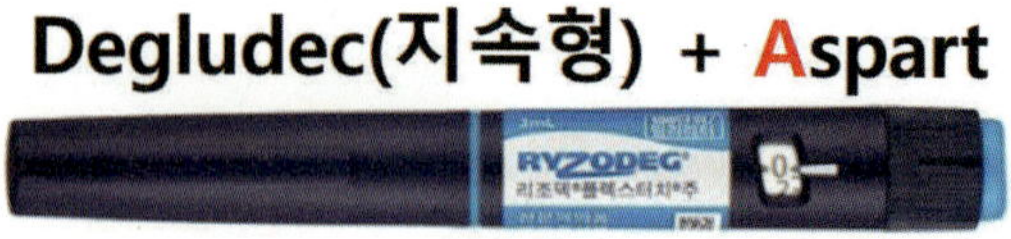

그리고 아래 그림에서 보면 펜 인슐린에 숫자가 있거든요. 휴마로그믹스 25, 노보믹스 30 등등이요. 휴마로그믹스 25라고 하면 중간형 75%, 초속효성인 휴마로그가 25% 섞인 것이고, 노보믹스 30이라고 하면 중간형 70%, 초속효성인 노보래피드가 30% 섞인 것입니다.

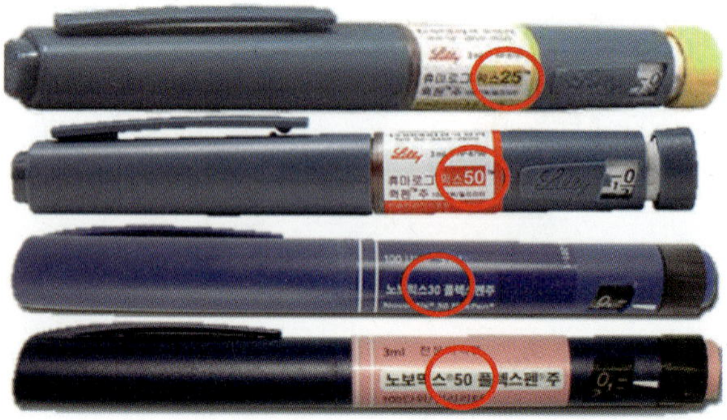

인슐린 숫자표기

비율에 따라 숫자 표기가 되어 있는데, 기준이 초속효성을 따르는 것을 볼 수 있죠. 지금 말씀드린 것이 중간형과 초속효성 인슐린이 섞인 혼합형이었고요.

그런데 또 헷갈리게 이렇게 생긴 것이 있어요. 중간형에 속효성 인슐린이 섞인 것인데요, 이것은 중간형 70 / 속효성 30이라서 중간형이 앞에 표기됩니다.

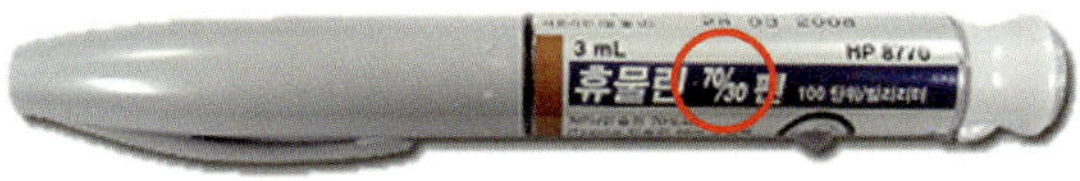

중간형 **70**% + 휴물린(속효성) **30**%

투약 시점은 속효성과 초속효성을 따르고요. 어떤 속효성을 사용할지 지속시간은 어떤 것으로 사용할지는 환자의 검사 결과에 따라 달라지는 것이죠.

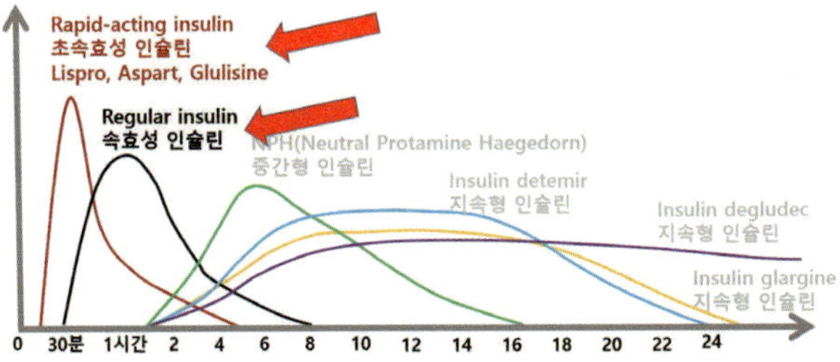

아~~~ 잠깐 진행했는데 뭐가 참 복잡하고 머리 아프죠. 그래도 한 번 정립해놓는다면 다음부터는 쉽게 받아들여지니까 한 번쯤은 익숙해지는 과정은 필요할 것 같습니다. 어려운 것 그냥 다 치우고~ 혼합형은 말은 어렵지만, 무엇이 섞여서 인슐린 시간 조절한다고 대략만 알고 있어도 좋을 것 같네요.

지금까지 혼합형 인슐린에 대해 이야기 드렸고요. 이제 일반적인 주의사항에 대해 언급해 보겠습니다. 간혹 인슐린을 어디에 주는 게 좋냐고 물어보시는 분들이 계세요. 학교에서 배울 때는 배, 팔, 허벅지, 엉덩이에 그림을 그려가며 알려주는데요. 병원마다 이런 인슐린 주사 표가 다 있죠?

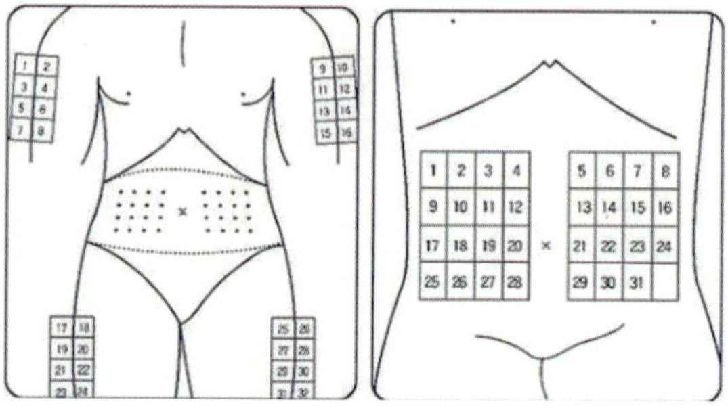

인슐린 주사표

병원에서는 대부분 복부에 드리게 됩니다. 이 표로 보자면 1, 2, 3, 4, 5 순서로 드려도 되지만, 전 1번과 2번이 잘 가늠이 안 되더라고요. 그래서 저는 1 → 5 → 25 → 29... 순서로 멀리멀리 돌아가면서 드리기도 합니다.

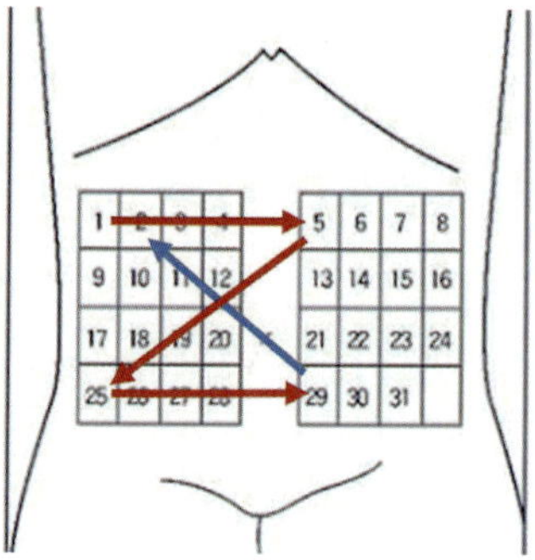

인슐린 주사 순서

같은 곳에 지속적으로 투약되면 해당 부위에 위축, 함몰, 뭉침 같은 증상이 있을 수 있다는 것은 이미 글로 배워서 알고 있는 것이고요. 복부가 흡수가 가장 빠르고 흡수율도 높다고 하고요, 다음으로는 팔, 허벅지, 엉덩이 순입니다. 반대로 팔이나 허벅지에 주사를 놨을 때 운동을 하거나 마사지를 받거나 할 때는 복부보다 흡수가 더 빠를 수 있고요.

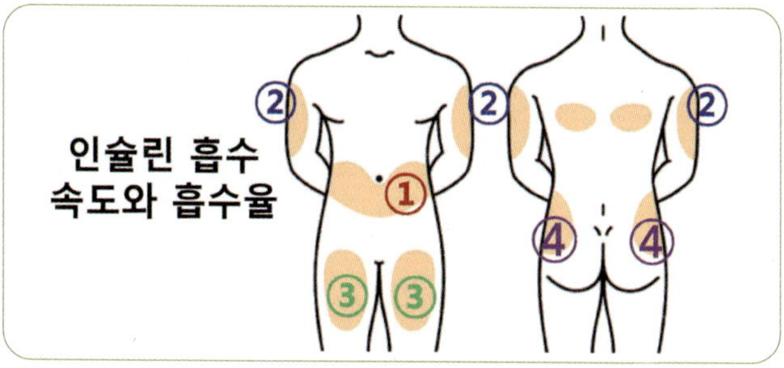

가장 안정적으로 흡수되면서 흡수율도 가장 일정한 부위가 복부라서 병원에서는 복부에 인슐린을 투약하죠. 저 역시 특이 사항이 아닌 이상 병원에서 복부 이외에 드리는 경우는 거의 없는 것 같습니다.

그리고 인슐린을 줄 때 살을 집어야 하나, 말아야 하나 고민될 때가 많죠. 인슐린 드리는 분들이 그렇게 마른 분들은 별로 없는 것 같아요.

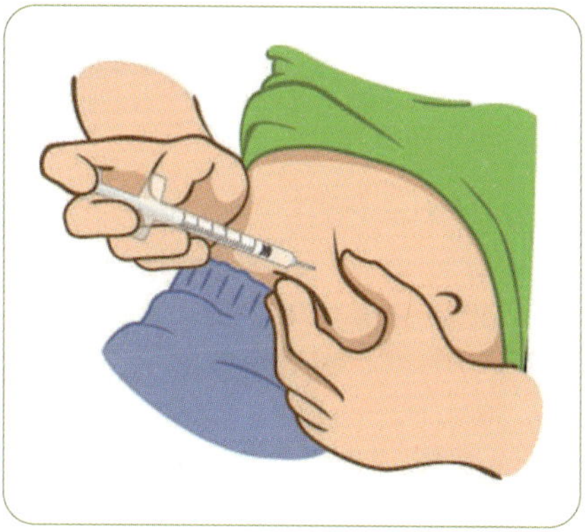

펜 타입 인슐린은 needle 길이가 짧으니까 그냥 피부와 직각으로 찔러서 드리게 되고요. 1cc 시린지로 드려야 할 때 살을 집어서 드리는데요.

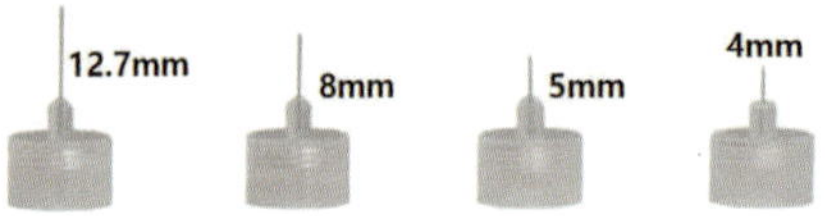

펜 인슐린 needle 길이

어떻게 살을 잡아야 근육이나 진피로 들어가지 않고 피하로 들어가게 될까요? 아래의 그림과 같이 살을 두껍게 많이 잡아서 드리는 경우가 있는데 이럴 때 근육층으로 들어갈 확률이 높습니다.

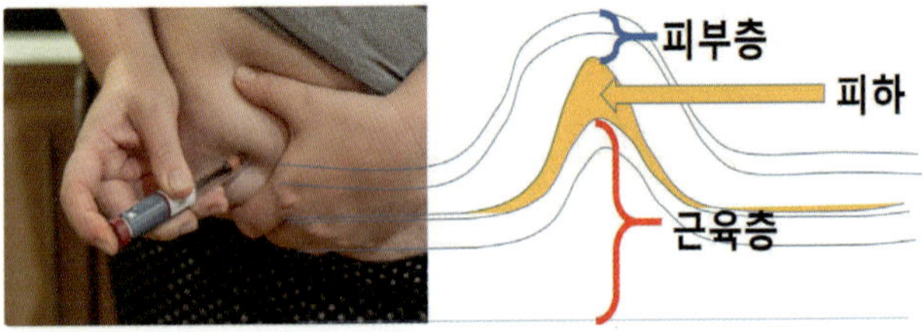

넓게 많이 집게 되면 근육까지 잡아 올리는 것이라서 피하는 눌리고 needle이 들어가기가 쉽지 않죠.

그래서 보시는 것처럼 이렇게 좁게 잡아주어야 피하 투약이 쉽습니다.

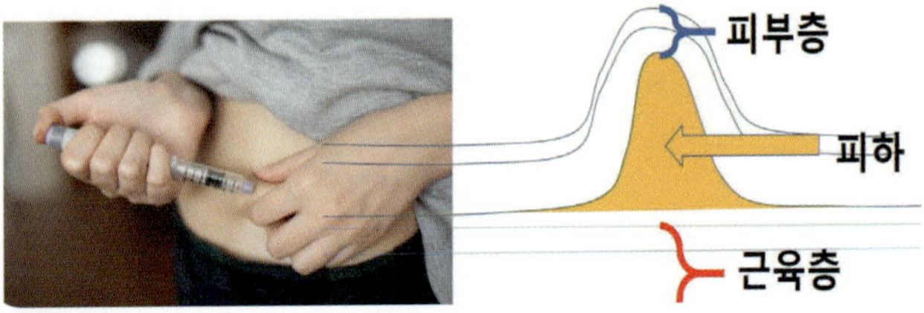

피부층을 들어 올리고 근육층은 올라오지 않도록 해서 피하에 주사가 들어가도록이요. 둘의 차이를 보면 아래의 그림과 같이 되겠죠?

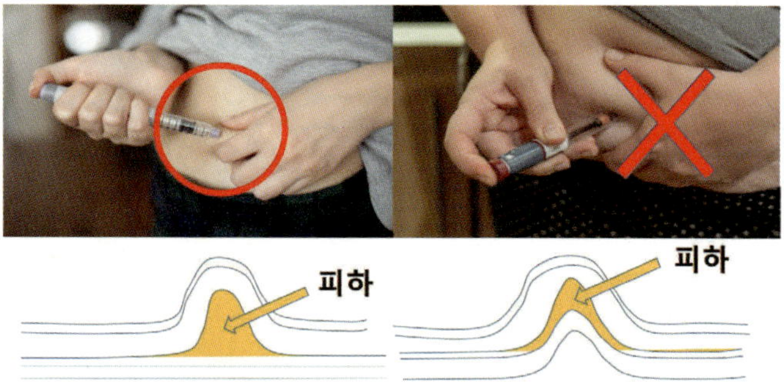

살을 잡는 방법을 말씀드렸고~ 이제 보관 방법도 해야겠죠?

보관 방법을 반대로 알고 계시는 분도 많고, 헷갈리시는 분들이 있죠. 온도와 빛에 대한 노출이 인슐린의 안정성에 영향을 미친다고 하는데요. 일반적으로 0°C 이하에서는 인슐린이 파괴되고 25°C 이상부터 인슐린 활동이 점차 감소되므로 온도 조절에 주의가 필요합니다.

우리가 병동에서 많이 사용하는 인슐린은 vial type입니다. vial type은 open 전에 냉장 보관해야 하고, 유효기간은 vial에 적혀 있죠.

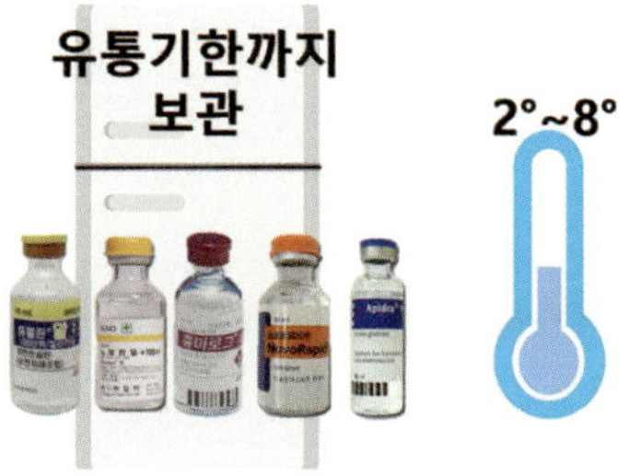

인슐린 open 전 냉장보관

open 후에는 실온 보관이고, 28일까지 사용할 수 있습니다.open 후에는 날짜를 바이알에 적어 놓아야 합니다.

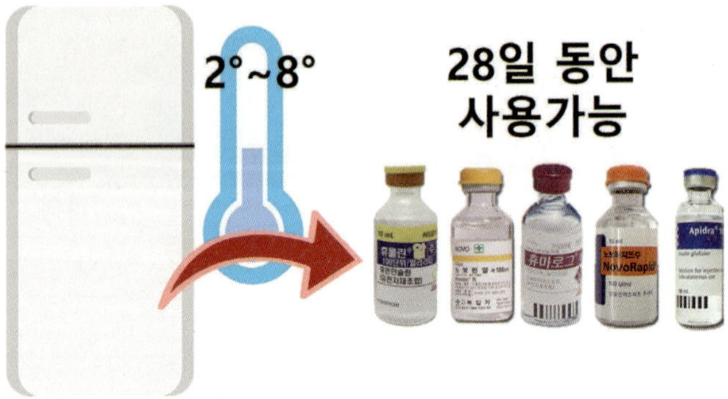

인슐린 open 후 실온보관

그냥 편하게 생각해서요. 원래 냉장고에 있어야 하는데, 사용하기 위해 뚜껑을 따서 실온에 나오면 28일까지 사용하고 버린다고 생각하시면 될 것 같아요.

pen type 역시 사용 전에는 냉장 보관입니다. 사용하기 시작하면 실온에서 보관하고 대부분 28일까지 사용 가능한데, 노보렛, 인슈라타드, 레버미어, 투제오는 42일, 트레시바는 56일인데 외우기 어려우니까 펜 타입은 설명서를 한 번씩 열어보는 것이 좋을 것 같아요.

인슐린은 pen type, vial type 모두 open 전, 후 어두운 곳에 보관해야 하니까 사용을 위해 냉장고에서 나온 인슐린은 서랍 안이나 처치 카 안에 보관하는 것이 좋습니다.

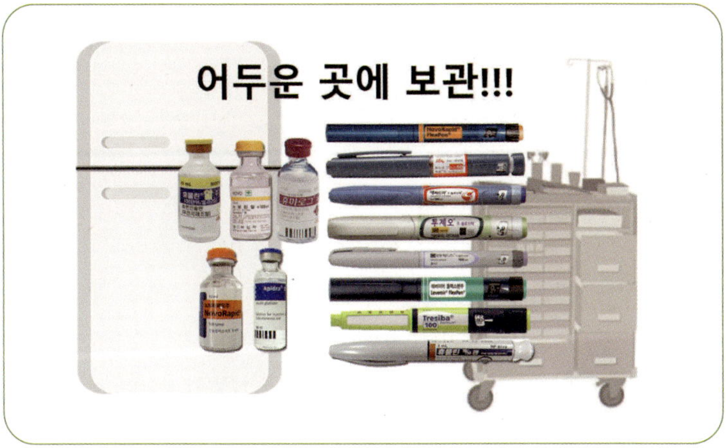

인슐린에 대해 진행하고 보니 검사 결과부터 종류도 많고, 알아야 할 것, 주의해야 할 것도 많고 한두 가지 어려운 게 아니네요.

저는 이 모든 것들이 일하면서 오랜 시간에 걸쳐 천천히 하나하나 알아갔던 것들인데, 세상이 좋아져서 이런 경로를 통해 여러분들의 경험을 앞당겨 드릴 수 있다는 것이 참 좋네요. 일하는 우리도 좋고, 환자에게도 좋고 모두에게 좋은 것이겠죠?

'우리 세대의 가장 위대한 발견은
인간은 자신의 태도를 바꿈으로써
자신의 인생을 바꿀 수 있다는 점이다.'

- William James

4장

바로가기

피하주사 - 인슐린 투약방법

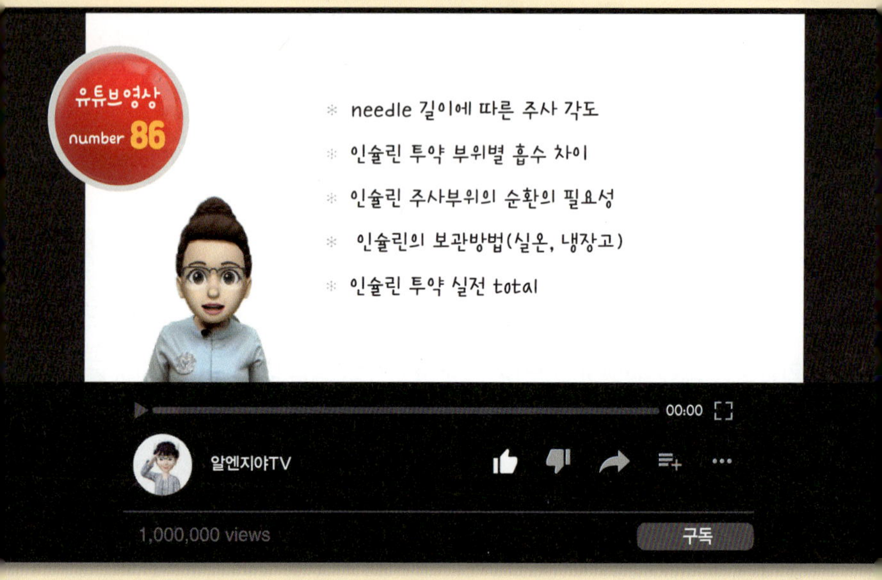

인슐린은 피하주사로 드립니다. 그런데 어떻게 해야 피하에 잘 들어갈 수 있을까요? 시린지, 펜, needle 길이에 따라 각도가 달라질 수 있으니 잘 숙지해야 할 필요가 있습니다.

지방위축이나 함몰 같은 부작용이 없도록 투약 부위를 순환해야 하는 것, 인슐린의 손실이 없도록 보관 방법이 따로 있다는 것도 알고 계셔야 하죠. 각종 주의사항과 인슐린 투약 방법에 대한 상세한 설명이 있으니 업무에 참고하시면 좋을 듯합니다.

피하주사와 함께 인슐린 투약에 대해 진행해 볼게요.

피하주사를 할 때 가장 고민되는 것이 이걸 45도로 찌르면 진짜 피하로 들어가게 될까? 근데 사람마다 피부, 근육 두께와 지방 두께가 다 다른데 그걸 어떻게 알고 눈에 보이지도 않는 피하로 찌를 수가 있지? 그리고 펜 인슐린의 경우에는 needle 길이가 다 다르고, 45도로 찌르기 너무 어려운데 그대로 해도 되는 걸까?

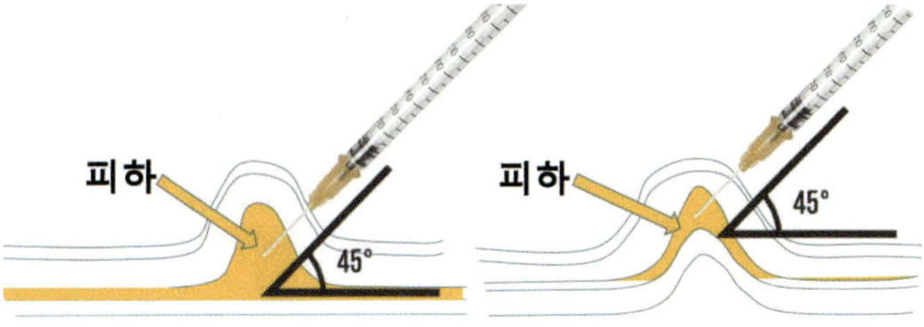

피하주사 각도

피하주사는 복부, 팔, 다리, 엉덩이도 가능하다고 하는데 상완이랑 대퇴부는 근육만 있을 것 같고~ 그래도 주사를 놔도 되나? 하는 여러 가지 고민도 생기죠.

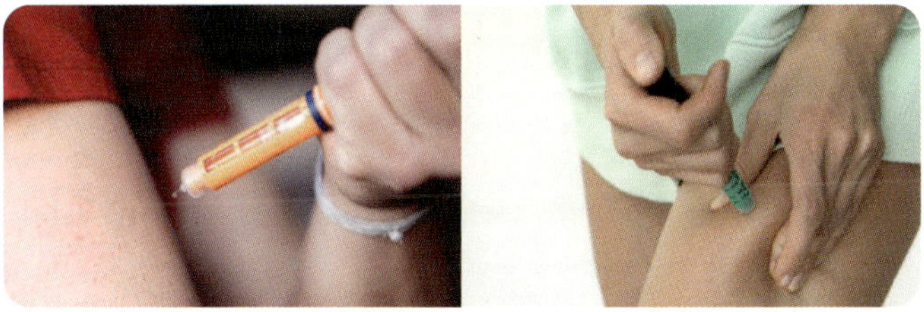

피하주사는 몇 cc까지 투약이 가능할까? 저는 피하로 30cc까지 투약해 본 경험이 있습니다. 항암제 중 하나로요. 약 30분 동안 투약하는데, 딱 벌서는 느낌이었죠. 특수상황이 아니고는 그렇게 드리는 경우는 극히 드물기 때문에 대부분 인슐린을 1cc 이하 정도로 드리게 되는 것 같아요.

이런 고민 이외에도 제가 상상도 못 하는 의문이 머릿속에서 돌아다니는 분들이 계실 거예요. 그런데 이런 현실적인 고민은 책에 나오지도 않으니 어디서 찾을 수도 없고... 참 답답합니다. 저의 경험과 함께 이론적인 부분도 한번 같이 가보죠. 우선 주사 각도부터 피하로 잘 들어갈 수 있는 방법이요.

시린지 주사 각도는 45도라고 하는데, 인슐린 needle의 경우 4㎜짜리를 많이 사용하기 때문에 직각으로 드리는 경우가 많습니다.

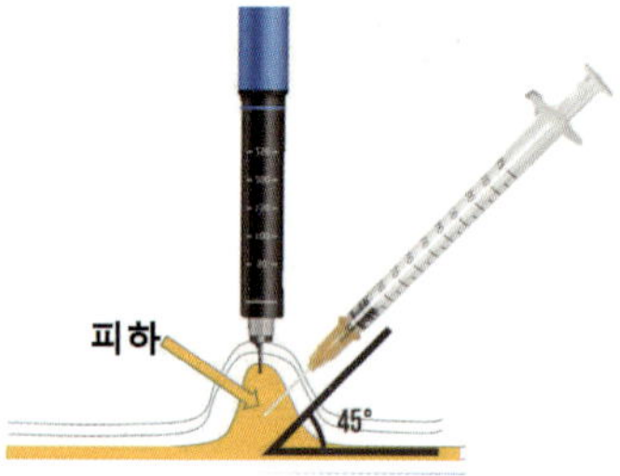

시린지 vs 펜 인슐린 주사 각도

펜 인슐린뿐만이 아니라 일반 1cc syringe도 needle 길이가 다양합니다. Diabetes and Metabolism에 발표된 주사 법 권고안으로는 얇고 짧은 주사침은 더 안전하고, 초기 치료 역시 더 짧은 주사침으로 시작되어야 근육주사의 위험이 감소된다고 합니다.

4, 5, 6mm 주사침은 비만인을 포함하여 대부분의 성인에게 사용될 수 있다고 하고요.

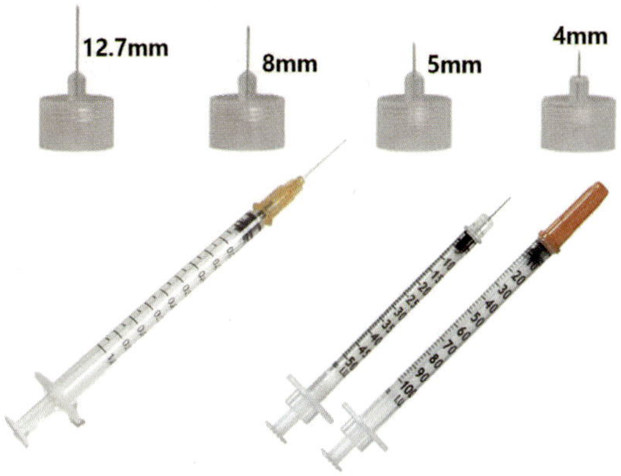

▶ 피하주사 needle 길이

그림에서 보시면 시린지 포장 뒷면이나 케이스에 needle 길이가 적혀 있으니 보고 활용하시는 것이 좋을 것 같아요.

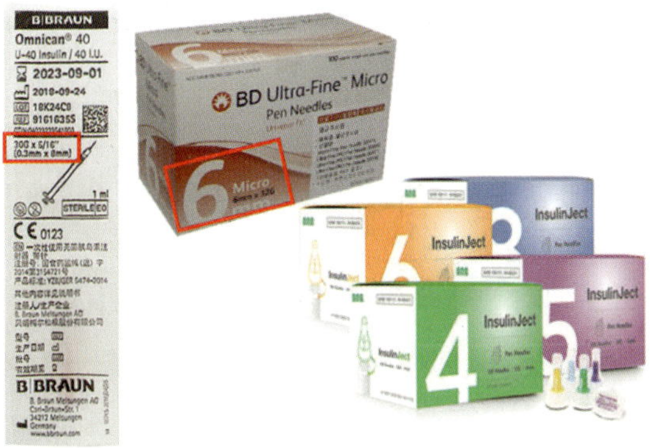

▶ needle 길이 표기

대부분의 중년 이상의 분들은 지방이 많기 때문에 살을 잡기도 편해서 1cc 시린지로 인슐린을 드리기 편하죠. 6mm 이상의 needle의 경우에는 살을 잡아서 45도 정도로 드리게 되고요. 펜 인슐린 4mm 정도면 살을 잡지 않고 직각으로 드립니다. 만약 마른 분들이라면 일반 시린지로는 살을 잡아서 45도 정도로 드리고, 펜 인슐린도 살을 잡아서 직각으로 드리는 것이 안전합니다. 팔, 다리, 엉덩이 같은 경우 복부보다 지방층이 얇으니 이곳도 역시 피부를 들어 올리는 형식으로 살을 잡아서 45도로 드리는 것이 안전하죠.

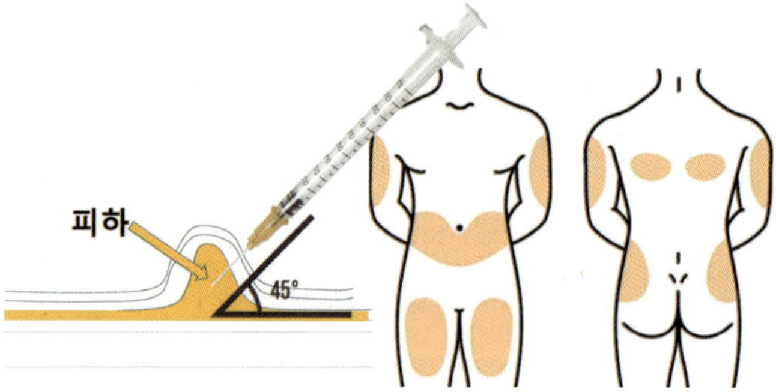

안전한 주사각도

인슐린 3편에서 투약 부위에 따른 흡수 속도에 대한 이야기를 드렸죠. 복부의 흡수가 가장 빠르고, 흡수율도 높고, 팔, 허벅지, 엉덩이 순이라고요. 반대로 팔이나 허벅지에 주사를 놨을 때 운동을 하거나 마사지를 받거나 할 때는 복부보다 흡수가 더 빠를 수 있다고 말씀드렸습니다. 만약 운동을 해야 한다면 적어도 투약 후 50분 정도 후에 하라는 권고가 있습니다.

팔이나 허벅지 안쪽으로 드리지 않는 이유는 살과 살의 마찰 때문에 주사 부위의 염증이나 흡수에 문제가 생길 수 있다고 하니 바깥쪽으로 드리는 것이 맞다고 하네요.

또 한 가지, 속효성이나 초속효성은 복부에 주사하는 것이 가장 흡수율이 빨라서 좋다고 하고요.

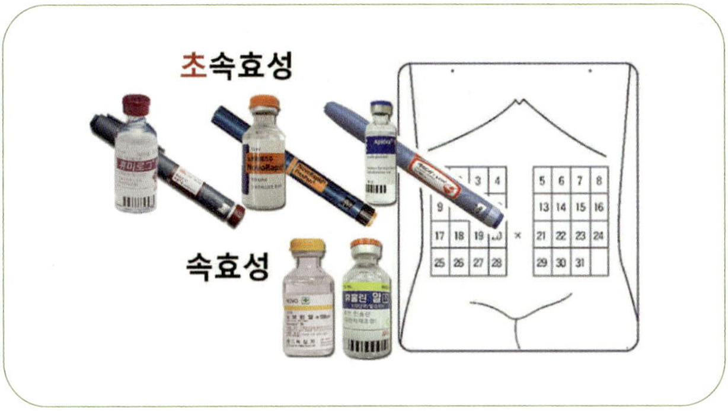

중간형이나 지속형 인슐린은 느리게 흡수되는 약물이니까 팔, 허벅지, 엉덩이와 같은 부위에 드릴 수 있습니다.

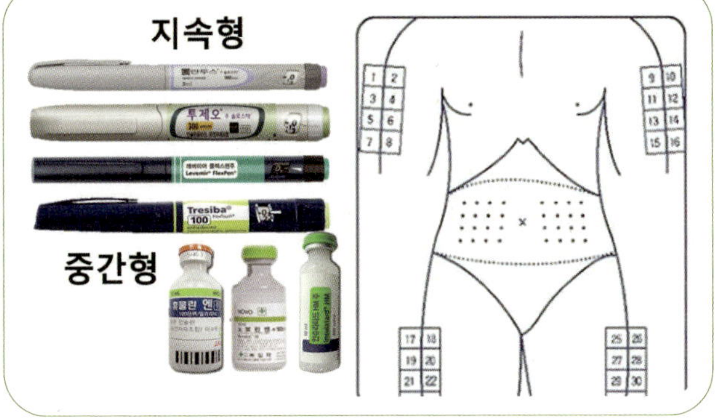

그래도 가급적 하루에 여러 차례 투약하는 것이 아니라면 모두 복부에 드리는 것이 좋다고 합니다.

중요한 것 중 또 하나는 부위를 돌아가면서 주사를 해야 한다는 것이죠. 인슐린을 하루에 3회 이상 주사한다면 주사 부위를 멀리 순환하는 것이 좋습니다. 같은 곳에 여러 번 주사한다면 단단한 멍울이 생기거나 함몰이 있을 수 있고, 인슐린 흡수율을 변화시켜 혈당을 목표 범위 내로 유지하기 어렵게 만듭니다.

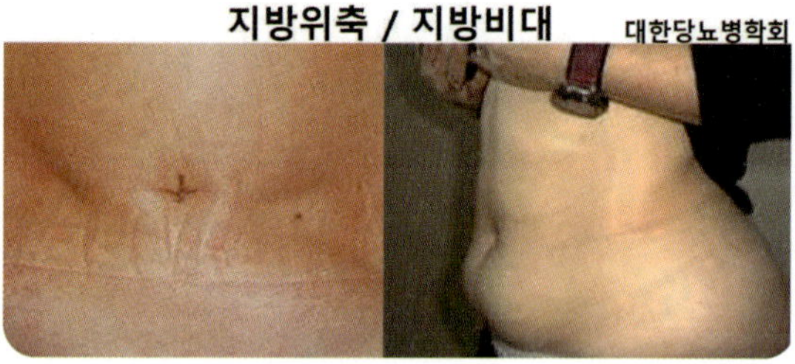

인슐린 주사 부작용

그리고 매일 주사를 드릴 때는 일관성 있게 같은 부위에 주사하는 것이 좋다고 합니다. 예를 들면, 월요일 아침에 복부에 주사했는데 화요일에 팔에 주사하는 것은 지양해야 하죠. 만일 저녁 시간에 허벅지를 선택했다면 저녁 시간 주사는 언제나 허벅지에만 하는 것이죠.

실전으로 들어가기 전에 마지막으로 주의사항을 말씀드리자면요.

펜 인슐린의 경우 냉장고에 넣어두어야 하냐고 물어보시는 분들이 많으신데요. 실온에 두었다가 냉장고에 넣으면 인슐린이 수축해서 펜 내부에 공기가 들어가게 됩니다. 최대 2/3까지 수축한다고 하더라고요. 엄청 많은 용량이죠.

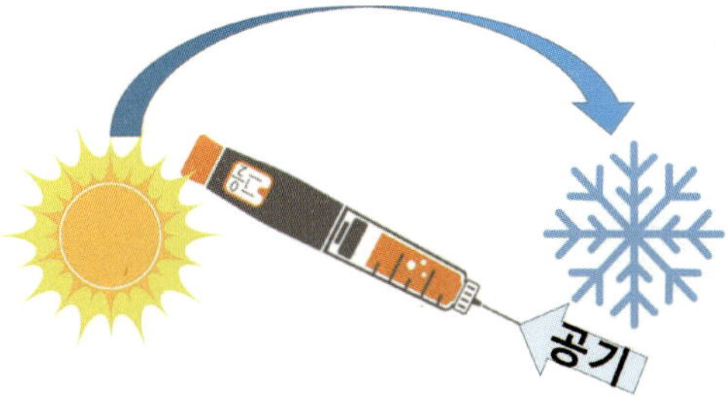

인슐린 수축

냉장고에서 실온으로 나오면 인슐린이 팽창해서 농도에도 영향을 미치고 인슐린이 밖으로 흘러나오게 되어 정확한 용량으로 투약하기 어렵다고 합니다.

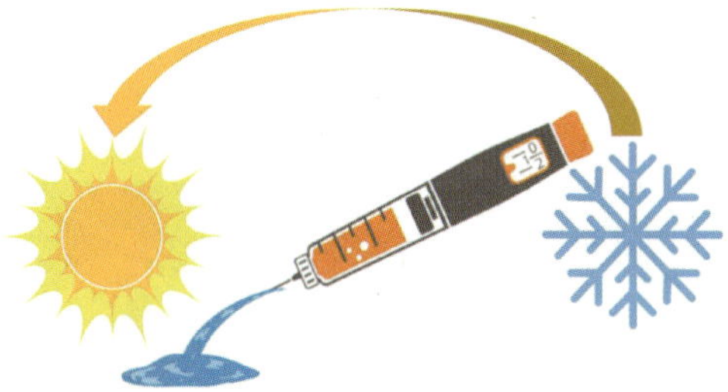

인슐린 팽창

그러니 아직 오픈하지 않았을 때에는 냉장 보관하다가 사용하기 시작하면 계속 15도~25도 사이의 실온, 그리고 어두운 곳에 두시면 됩니다.

이제는 실전으로 가볼게요.

제가 맑은 인슐린과 혼탁한 인슐린 2가지를 준비했고요. needle도 몇 가지 준비해 보았습니다.

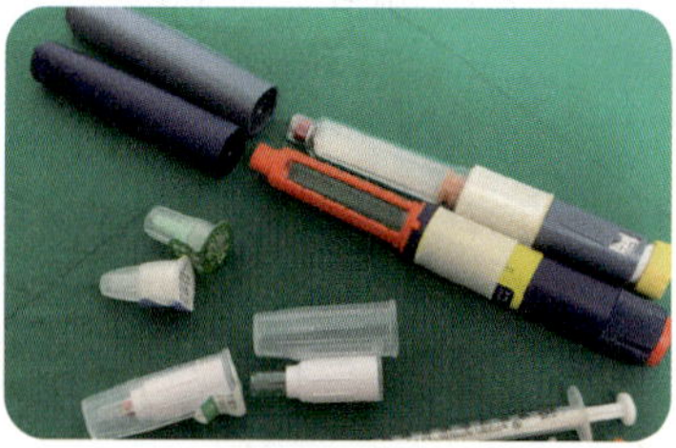

인슐린 & needle 준비

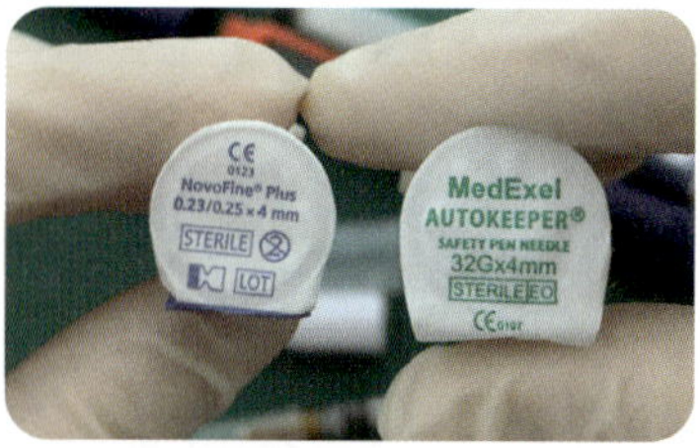

인슐린 needle 표기형태

인슐린 needle도 일반 needle과 safety needle이 있어요. needle 길이도 표시되어 있죠.

투약하기 전에 맑은 인슐린은 그냥 주면 되지만, 혼탁한 인슐린은 최소한 20회 이상은 위아래로 부드럽게 흔들어주라고 합니다.

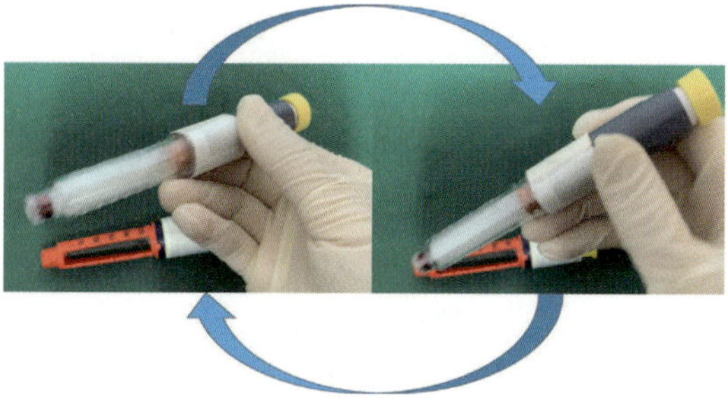

그래야 모두 섞여서 원래의 효과를 볼 수 있다고 하니까요. 그리고 제대로 안 섞어주면 침전물로 needle이 막혀서 안 들어갈 수도 있습니다.

그리고 뚜껑을 빼고, needle을 꽂을 부위를 알코올 솜으로 한 번 닦아주고, 마른 후 needle을 오픈해서 가운데 부분에 꽂아줍니다

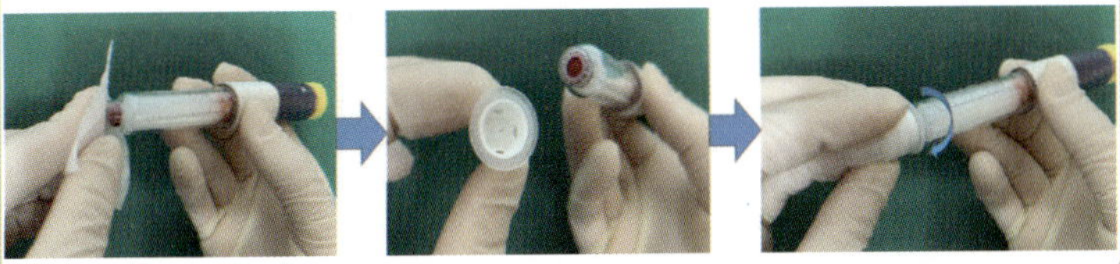

그리고 돌려서 끼워주고, 안에도 캡이 한 개 더 있으니까 우선 이렇게 두고요.

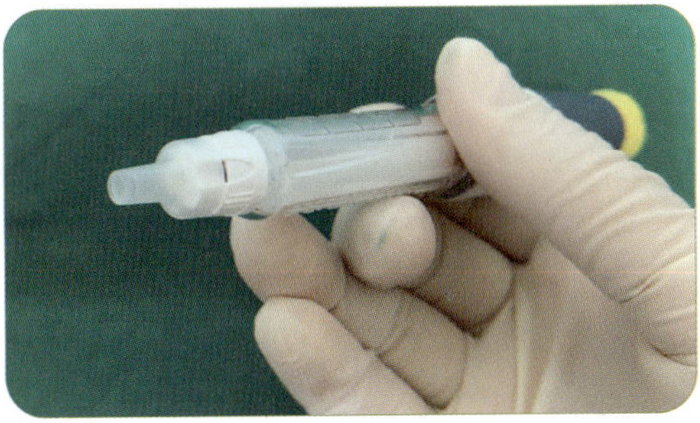

인슐린 펜의 뒷부분에 이렇게 돌리는 부분이 있는데요, 한 칸만 돌리고 눌러서 인슐린이 잘 나오는지 확인하죠. 그리고 만약 공기가 차 있을 때는 단위를 좀 더 돌려서 공기를 빼냅니다.

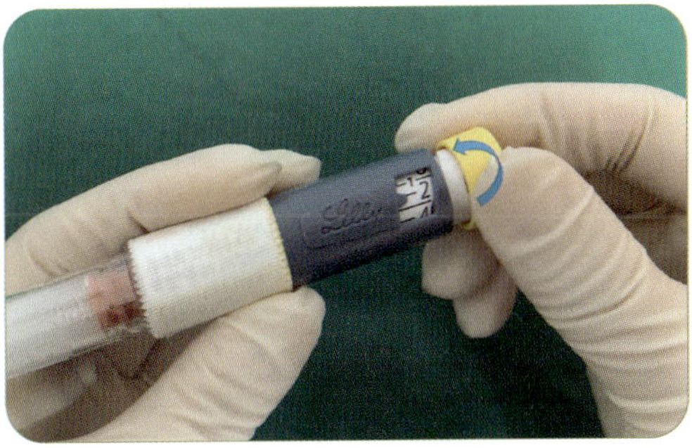

그 후에는 먼저 투약 용량을 재야 합니다. unit 단위이니까 만약 10unit을 줘야 한다면 10으로 돌리면 되죠. 그리고 환자 주사를 부분을 중심으로 알코올로 둥글게 원을 그려가며 닦아주고, 캡을 빼고 needle을 꽂아서 천천히 누르고 가만히 있습니다.

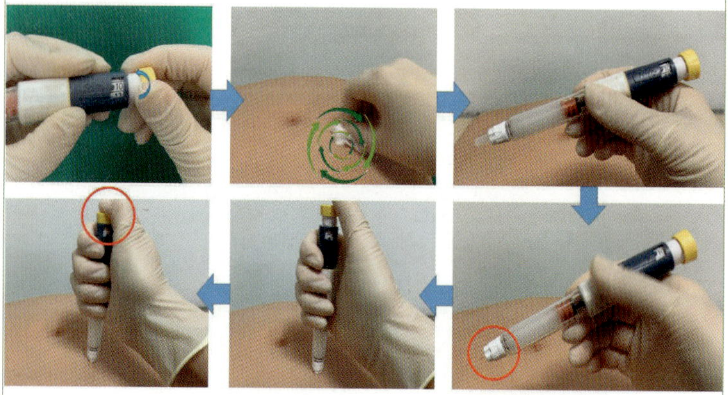

주사를 주고 바로 빼버리면 인슐린이 밖으로 새어 나옵니다. 저는 속으로 천천히 5번 정도를 세는데요, 원래 10초 이상 기다렸다가 빼라고 하거든요. 그런데 10초가 매우 길어요. 마른 분들은 좀 더 오래 있고, 지방이 많은 분들은 천천히 5번 정도만 세고 빼도 인슐린이 새 나오지는 않더라고요.

needle을 뺀 후에는 너무 세게 누르지 말고, 비비지도 말고, 그냥 살짝 알코올 솜을 손가락으로 올려놓는다는 느낌으로 잠시 있다가 천천히 하나, 둘, 셋 하고 버립니다.

만약 미세혈관을 찔렀을 때는 멍이 들 수 있지만 인슐린 흡수에는 큰 문제가 되지 않는다고 해요. 만약 피가 한 방울 나오면 눌러주는 것을 좀 더 오래? 약 10초 이상은 눌러주는 것이 좋습니다. 그리고 인슐린 needle을 그냥 꽂아두시는 분이 계시는데 이미 오염된 것을 꽂아 놓으면 안 되고 한 번 쓰고 버리는 것이 맞습니다.

재사용은 감염 위험으로 원래 안 되는 것이고, 재사용할수록 바늘이 무뎌져서 환자도 아프니까 가급적 환자에게 needle을 한 번만 사용할 수 있도록 계속해서 권유하시는 것이 좋습니다.

Needle 분리 후 뚜껑을 덮어 보관

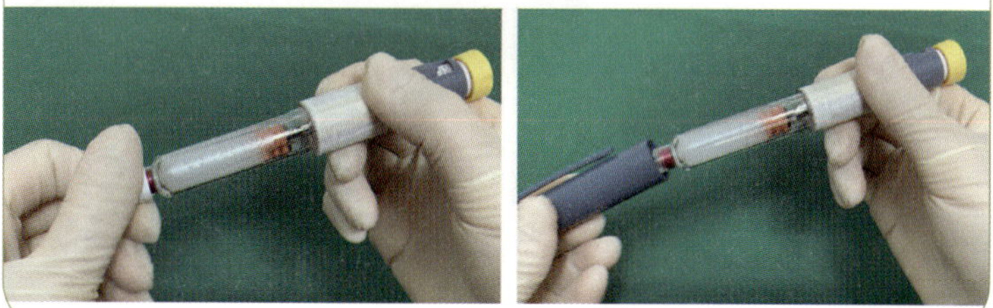

펜 사용법을 보았고요, 이제 vial에서 빼는 것도 해볼까요? 원래 vial에서 약을 뺄 때는 뽑을 양만큼 시린지에 공기를 채워서 밀어 넣은 후 빼라고 하죠? 그런데 1cc 시린지는 이러는 것이 별 의미가 없는 것 같긴 합니다. 여하튼 우선 투약되어야 하는 용량만큼 air를 시린지에 채우고 공기를 밀어 넣고 필요한 만큼 인슐린을 빼도록 합니다. 1cc 시린지는 공기가 더 많이 차는 경향이 있기 때문에 공기가 차는 만큼 인슐린을 조금 더 빼서 마지막에 공기를 털어내면서 정확한 용량을 재야 할 경우가 많습니다.

needle을 교체하고 환자에게 투약할 준비가 끝났습니다.

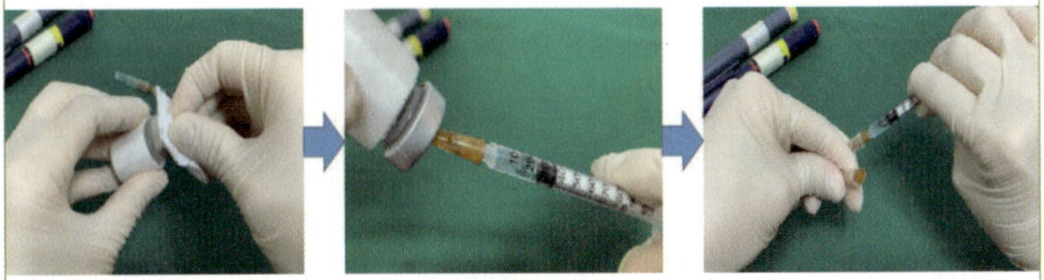

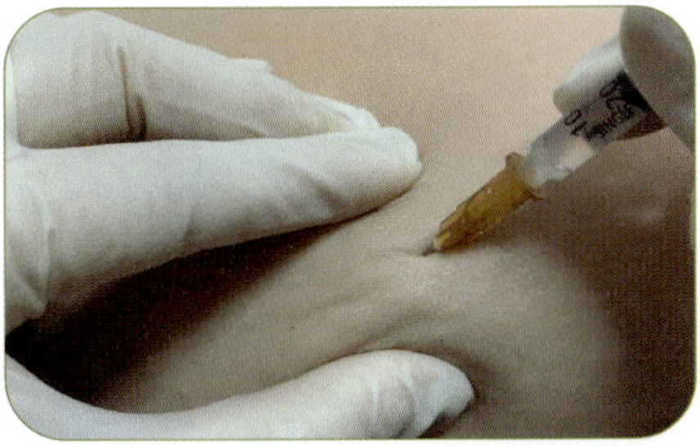

1cc 시린지 needle은 바늘 길이가 펜 인슐린보다 길기 때문에 살을 잡아서 45도 정도로 투약을 진행합니다.

투약이 끝날 때까지 살은 잡고 있어야 하고요. 나머지는 동일해요. 피부소독을 하고 투약 하고 10초 정도 기다렸다가 needle을 빼고 살짝 눌러주고, 끝!

피하주사는 참 간단하다는 생각이 들지만 의외로 주의사항이나 알아야 할 것이 많죠? 제가 말씀드린 것 이외에도 분명 여러 가지가 있을 텐데 대략 필요한 부분은 거의 다 말씀을 드린 것 같아요.

제가 말씀드리는 것은 병원에서 의료인이 투약하는 방법을 알려드린 것이고, 환자 교육은 좀 더 쉽게 다르게 접근해야겠죠. 그래도 우리가 잘 알고 있다면 환자의 궁금증을 좀 더 잘 풀어줄 수 있지 않을까 싶습니다.

II 단원

항생제 시리즈 & AST

5장

바로가기

항생제 1편 - 페니실린계

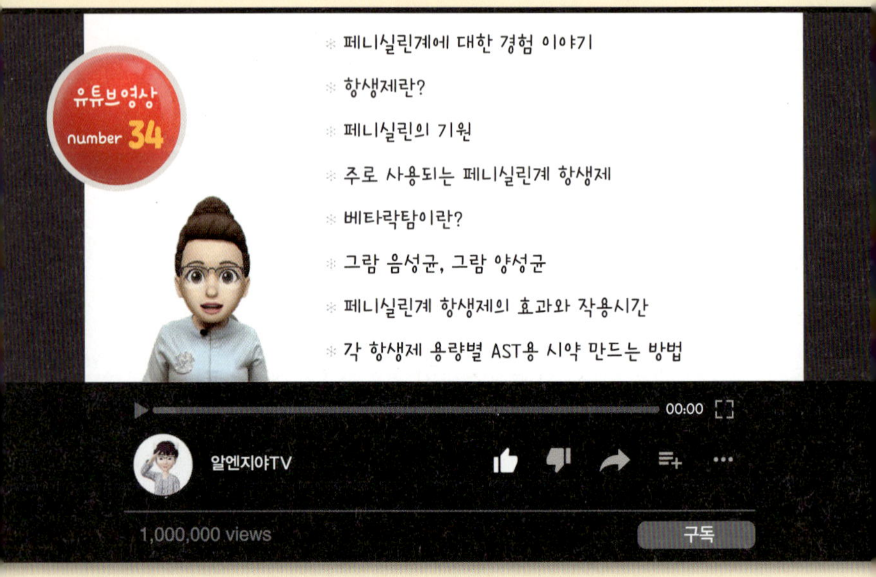

페니실린은 우리 인류에게 매우 큰 도움을 준 항생제입니다. 그러나 내성도 많고 부작용이 크기 때문에 사용 전 피부반응 검사를 해야 하죠. AST를 해야 하는 구체적인 이유, 병원에서 주로 사용되는 항생제 종류, 각각의 항생제별 어떤 질환에 사용되는지, 투약 시간은 어떻게 되는지 설명하였으니 여러분들의 업무에 도움이 되길 바랍니다.

항생제 자체가 참 많이 어려운데, 또 알고 나면 어렵지 않은 것이기 때문에 기준만 잘 세워두면 좋을 것 같습니다. 페니실린을 시작하기 전에 잠시 경험 이야기 한 번 할까요?

언젠가 열이 많이 나는 환자가 있었는데, 의사 선생님에게 “홍길동 님 anti(항생제) 쓰나요?”라고 물어보니까

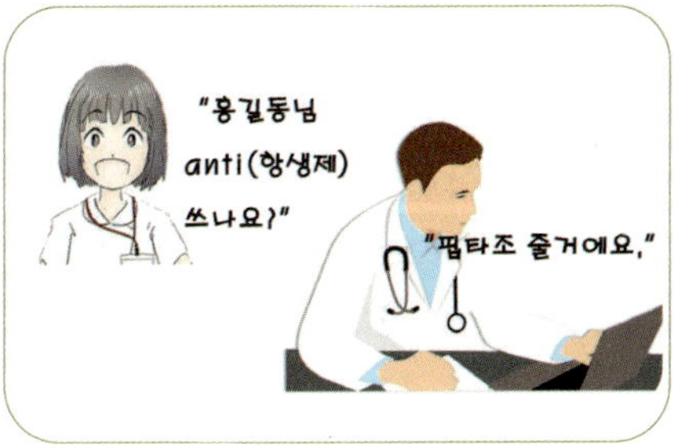

“펩타조 줄 거예요.”라고 하더라고요. ‘펩타조?’ 처음 듣는 이름이었거든요.

그래서 제가 못 알아듣고 “뭐라고요?”라고 하니 “피페라타조요.”라고 하는 거예요.

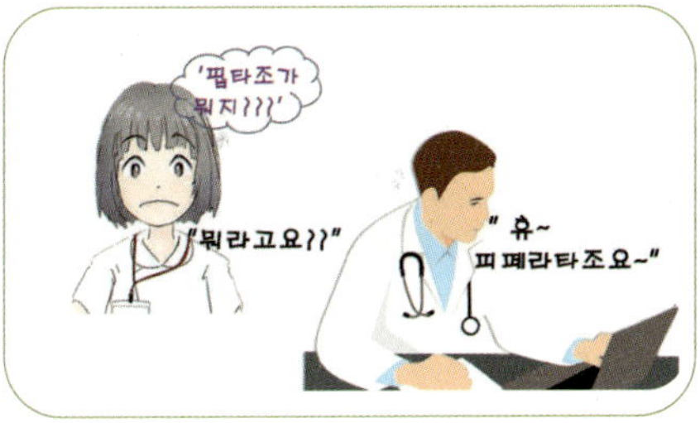

신규 선생님이라면 감도 못 잡을 말을 쓰니 너무 어렵죠. 앞에서 이야기한 경험으로 타박신과 타박탐, 타조페란의 모든 성분을 찾아보았던 기억이 있습니다.

이번에 말씀드릴 기본 성분을 알고 계시면 업무에 큰 도움이 될 수 있을 것이라고 생각합니다.

항생제라 함은 항균제, 항바이러스제, 항진균제, 항원충제, 항결핵제 등 인체에 침입한 세균의 감염을 치료하는 약제입니다. 항생제는 미생물이 생성한 물질인데, 또 다른 미생물의 성장과 증식을 억제하는 것이죠.

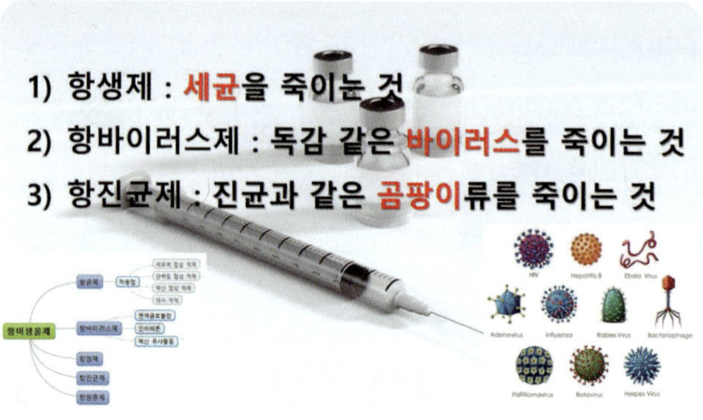

항미생물제

제가 병원에서 많이 사용되는 주사제를 보여드리면서 설명드릴 예정인데요. 기초부터 시작하여 이론도 많이 말씀드리겠지만, 저는 어떻게 하면 실전에서 잘 활용할 수 있을까를 계속 생각하며 말씀드릴 예정이니 참고 바랍니다. 가장 많이 들어보셨을 법한 페니실린부터 볼까요?

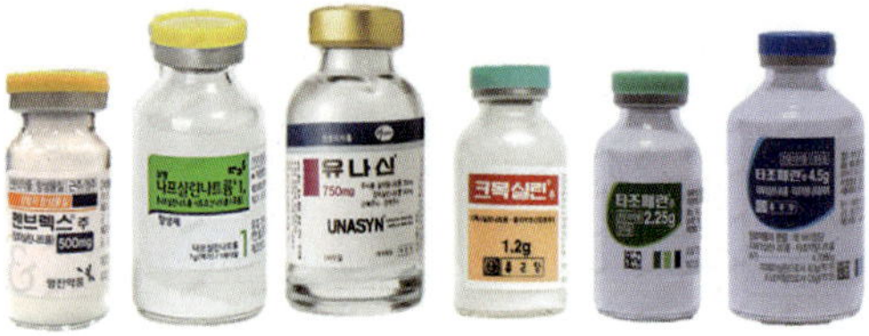

페니실린 성분 항생제

우선 페니실린은 어떻게 만들어졌는지 한 번 이야기하고 넘어가 보겠습니다.

1928년 여름 플레밍은 포도상 구균을 기르던 접시를 배양기 밖에 둔 채로 휴가를 다녀왔는데, 휴가에서 돌아온 플레밍은 페트리접시를 확인하던 중 푸른곰팡이가 페트리 접시 위에 자라있고 곰팡이 주변의 포도상 구균이 깨끗하게 녹아있는 모습을 발견했다고 합니다.
이것이 페니실린을 발견한 시초라고 하죠. 플레밍은 곰팡이로부터 페니실린을 약품으로 만들 수 있도록 성분을 정제하는 것을 성공하지는 못했죠.

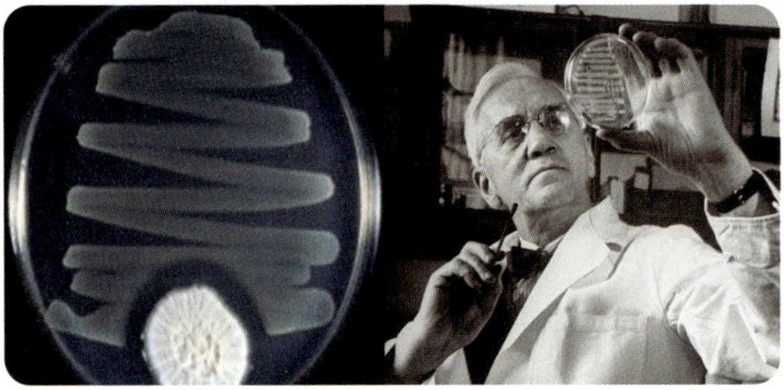

Alexander Fleming

1939년 플로리와 체인은 미국의 록펠러 재단에서 연구비를 받아 반년 동안의 노력 끝에 페니실린을 정제하여 결정을 얻는 데 성공하였고, 1941년 인간에게

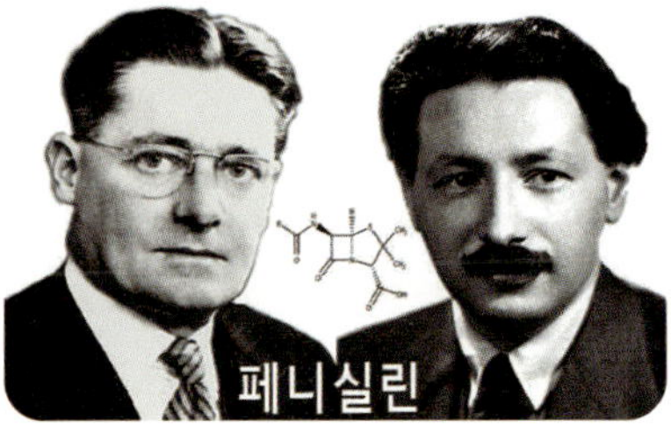

Florey & Chain

최초로 페니실린이 투여됐다고 합니다.

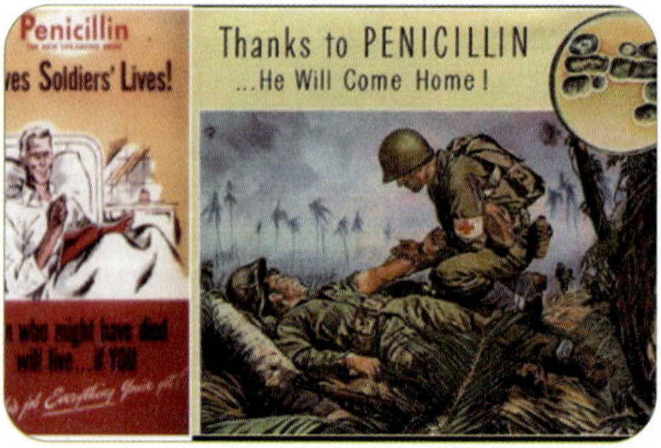

임상시험은 성공하였고, 제2차 세계대전 중에 상용화에 성공해 1943년부터 사용되기 시작했다고 합니다. 약이 일반 사람에게 사용되기까지 10년이 넘는 시간이 걸렸대요. 사람에게 사용되는 것이기 때문에 약이 만들어져서 임상시험의 안정성을 확인하기까지 오랜 시간이 걸립니다.

페니실린을 만들어 낸 후 여러 항생제가 만들어졌습니다. 그러면서 내성균도 생겨났죠. 항생제 내성으로 진화하는 속도를 신약 개발 속도가 따라가지 못하고 있다고 하죠. 그럼에도 불구하고 사람을 치료하기 위해 사용하지 않을 수 없는 항생제! 적절히 사용해야 하고, 언제 어떤 질병에 사용되는지, 어떻게 사용되는지 알고 있어야 우리 모두가 안전하겠죠?

주로 사용되는 페니실린계 항생제는

1. 벤제타실주 Penicillin-G
2. 펜브렉스 ampicillin
3. 아모크라, 크목실린 amoxicillin+clavulanate

4. 유박신, 유나신, 암박탐 ampicillin+sulbactam

5. 타조페란 piperacillin+tazobactam

6. 나프실린 Nafcillin

등 입니다. 자세히 보면 ~cillin으로 끝나는 이름이 많지요. 박탐으로 끝나는 것은 페니실린을 베타락탐으로 부르기도 하기 때문입니다.

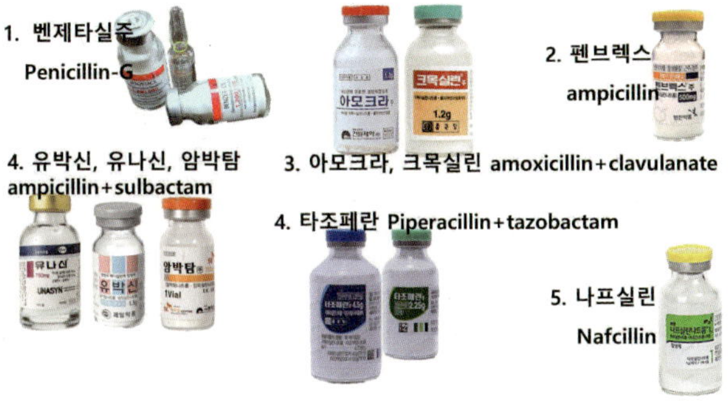

주로 사용되는 페니실린계 항생제

페니실린은 세포벽의 합성을 억제하여 항균 효과를 나타내는 항생제라고 할 수 있습니다. 세균은 세포벽을 갖고 있는데, 사람은 세포벽이 없어서 약제로부터 공격당하지 않고 안전하다고 합니다.

다음 그림에서 보이는 빨간색 구조(탄소3+질소1 고리)를 베타-락탐(beta-lactam) 구조라고 합니다. 페니실린 계열 항생제가 모두 이 베타락탐 구조를 갖고 있어서 세균의 세포벽이 합성되는 것을 막아줍니다. 즉, 집이 있다면 집 벽을 못 만들게 한다고 보시면 됩니다.

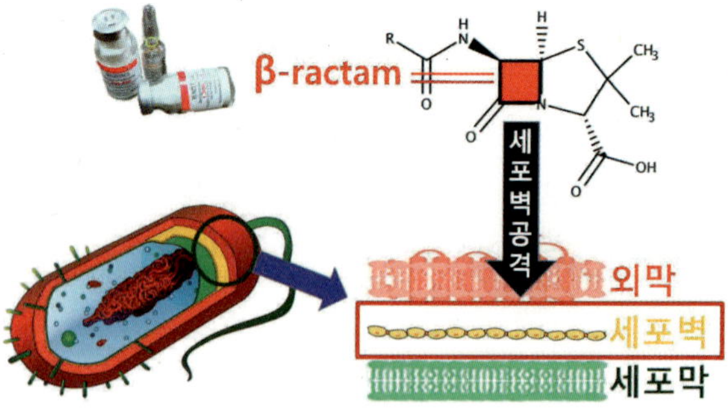

페니실린계의 작용

세균이 불어날 때는 두 조각으로 나뉘어 새로운 2개의 균이 되는데 2개로 나누어지면 세포 둘레에는 보호막인 세포벽이 만들어집니다. 세포벽 형성을 방해하는 베타락탐이라는 성분이 세포벽을 생성하지 못하게 하면 세균 내부의 농도가 높아져서 세포벽이 뚫리고, 세포막은 삼투압으로 터져 균이 죽는 것이죠.

과거 만병통치약처럼 널리 쓰이던 페니실린은 산성 pH에서 불안정하고, 그람음성균이 생산해 내는 효소인 베타-락타메이즈(beta-lactamase)에 의해 파괴되어 그람음성균에는 효과가 좋지 못했습니다.

여기서 그람 음성균과 그람 양성균이 무엇인지 궁금해지죠? blood culture라고 하는 검사와 균 검사 결과를 보면 Gram stain 어쩌고 하는 것을 병원에 계신다면 한 번쯤은 보셨을 텐데요.

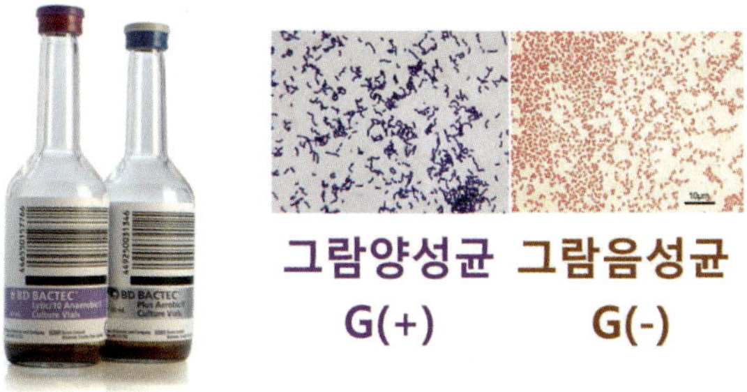

박테리아는 크게 그람양성균과 그람음성균으로 나뉘는데, 그람양성균은 ·포도상구균 ·연쇄상구균 ·폐렴균 ·나병균 ·디프테리아균 ·파상풍균 ·탄저균 ·방선균 등이 여기에 해당합니다. 그람 음성균에는 ·대장균 ·콜레라균 ·녹농균 ·살모넬라균 등이 있어요.

특정한 염색기법에 의해 염색이 되면 그람 양성균, 염색이 안 되면 그람 음성균으로 이름을 붙였는데요. 알고 보면 그 차이는 세포벽의 구조 때문입니다.

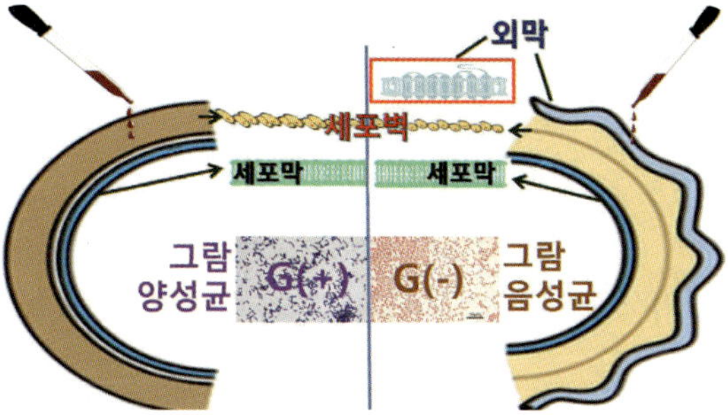

그람양성균 vs 그람음성균 구조의 차이

그람음성균은 세포벽 바깥쪽에 또 한 겹의 외막이 있어서, 페니실린 같은 물질이 잘 통과할 수 없도록 하고, 염색도 안 되는 것입니다.

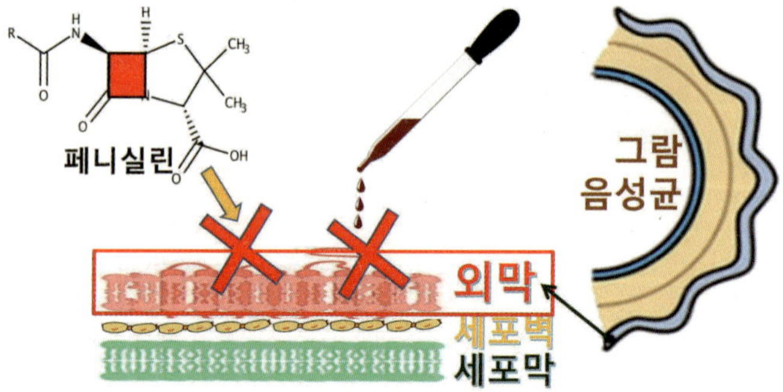

그람음성균의 외막존재

게다가 이 그람음성균이 페니실린을 부수는 효소를 만들어 내는데 이것이 β-lactamase라는 것인데, 페니실린이 균을 죽이는 역할을 하는 이 사각 링 즉 베타락탐 부분을 부숴버려서 못쓰게 만드는 것이죠.

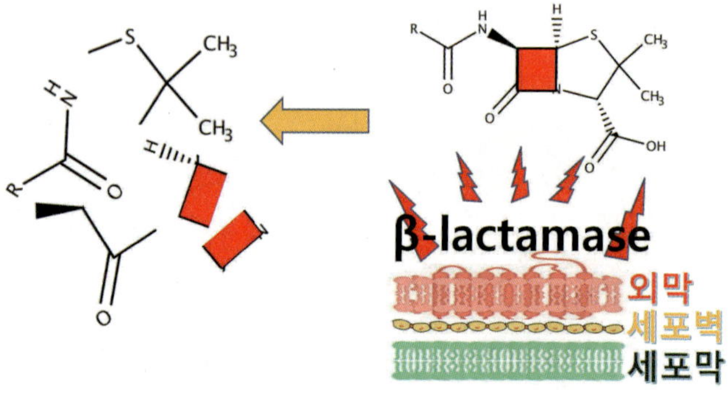

β-lactamase

이것을 극복하기 위해 사람들은 페니실린을 변형하기 시작했죠.

그렇게 페니실린을 변형하여 그람음성균을 극복한 항생제인 아목시실린(아모크라), 나프실린이 개발되었습니다.

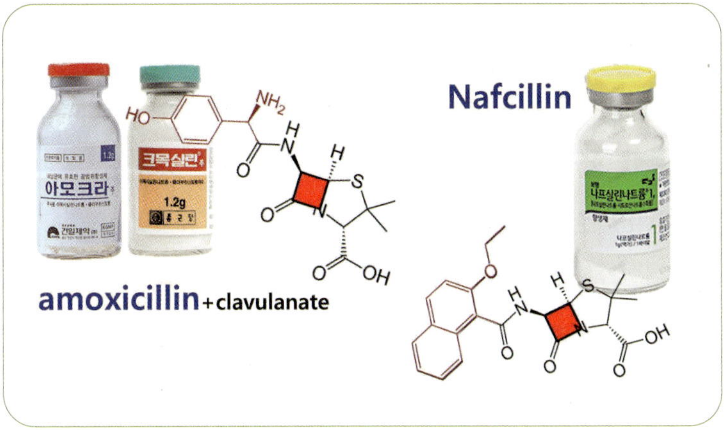

이후, β-lactamase에 대해 불안정한 단점을 극복하기 위해 β-lactamase 억제제를 첨가한 물질을 개발하여 타조페란, 유나신과 같은 항생제가 개발되어 나타나게 된 것이죠.

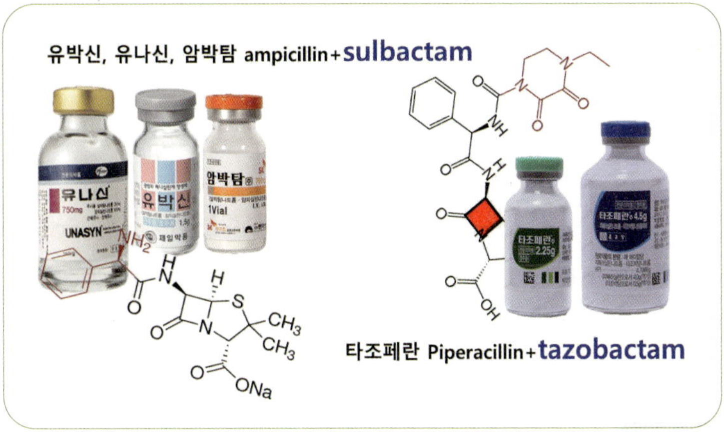

그럼 이제 이 항생제들이 어떤 질병에 사용이 되는지, 부작용은 무엇인지 성인 기준으로 말씀드리겠습니다.

첫 번째. 페니실린 1세대라고 하는, 외막을 갖고 있지 않은 그람양성균에 작용하는 벤제타실(benzathine penicillin G 1200000IU)이란 약제는 주로 매독과 고름을 생성하는 균에 쓰입니다. 저도 지금까지 몇 번 안 써본 약인데요. 매독 환자에게 한 번에 2~3개를 근육주사로 드렸었는데, 이 약이 근육 주사하기에 용량이 상당히 크고 가루 타입을 녹여서 드려야 하는데, 잘 녹지도 않아서 계속 약을 흔들어 섞으면서 환자에게 드렸던 기억이 있습니다.

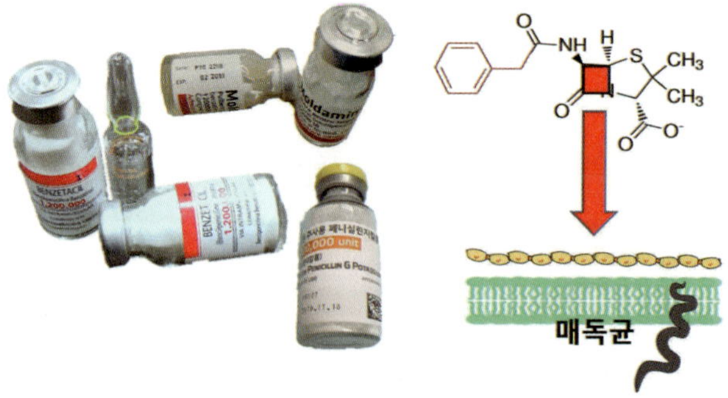

benzathine penicillin G

다음으로 광범위 페니실린이라고 불리는 펜브렉스, 유박신, 유나신, 아모크라, 타조페란과 같은 항생제가 있는데요, 외막을 갖고 있는 그람음성균에도 작용하는 약들입니다.

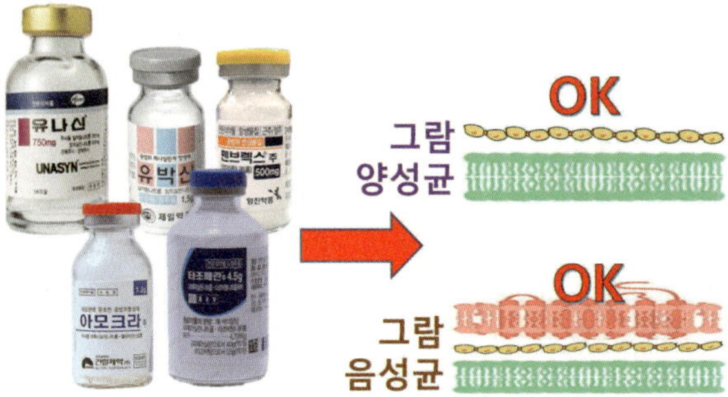

광범위 페니실린

펜브렉스(ampicillin sodium 500g)는 폐렴, 폐농양, 세균성심내막염, 간농양, 복막염 등에 쓰이고요, 주로 NS 100cc에 mix 하여 12시간 간격으로 많이 드리게 되고, 하루 한 번 주는 경우도 있었습니다.

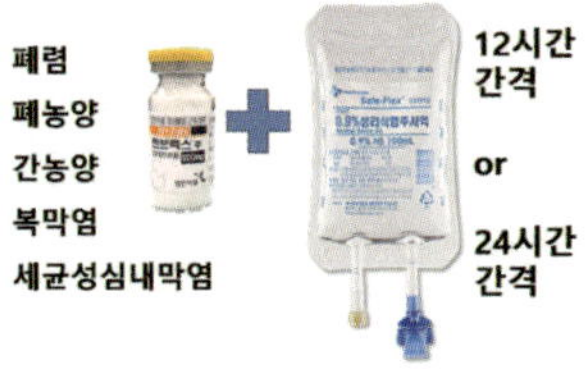

펜브렉스

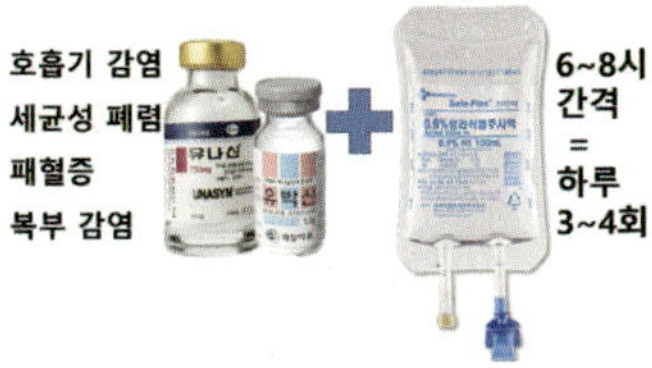

유박신, 유나신

유박신이나 유나신 (ampicillin sodium 0.5g, sulbactam sodium 0.25g)과 같은 항생제는 호흡기 감염과 세균성 폐렴, 패혈증과 복부 감염증에 주로 사용됩니다. 마찬가지로 하루 3~4회 NS 100cc에 섞어서 사용합니다.

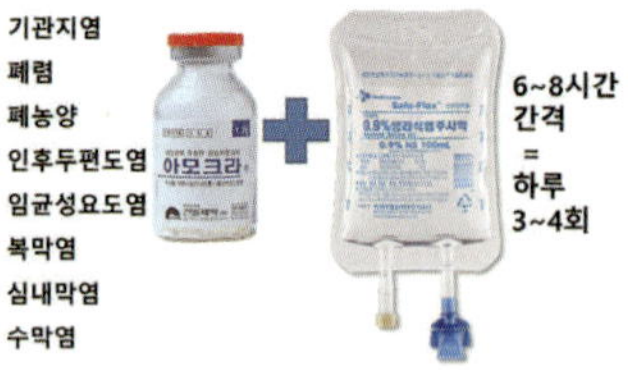

아모크라

그리고 아모크라 (amoxicillin sodium 1g, clavulanate potassium 0.2g)는 기관지염, 폐렴, 폐농양, 인후두편도염, 임균성요도염, 복막염, 심내막염이나 수막염에 사용됩니다. 하루 3~4회 6시간마다, 또는 8시간마다 NS 100cc에 섞어서 투약하죠.

최근 정말 많이 사용되는 타조페란(piperacillin 2g, tazobactam 0.25g) 이라는 약제가 있는데, 타조신, 타박신 등등의 상품명을 갖고 있는 약제입니다. 폐렴이나 비뇨기 감염, 복강 내 감염, 패혈증, 장염에도 사용이 되는데요, 환자 상태에 따라 용량이 결정되고, 하루 3회~4회 즉 6시간마다 또는 8시간마다 NS 100cc에 섞어서 드리게 됩니다. 타조페란은 생리식염수에 정말 잘 녹지 않으니까 생리식염수를 미리 넣어두고 약 30분은 기다렸다가 NS 100cc에 mix 해야 합니다.

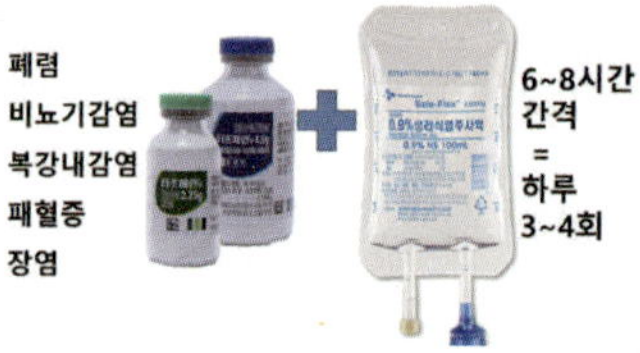

타조페란

마지막으로 황색포도알균이 페니실린을 깨트리는 beta-lactamase를 내뿜는데, 그것에 대응하는 나프실린이라는 항생제가 있습니다.

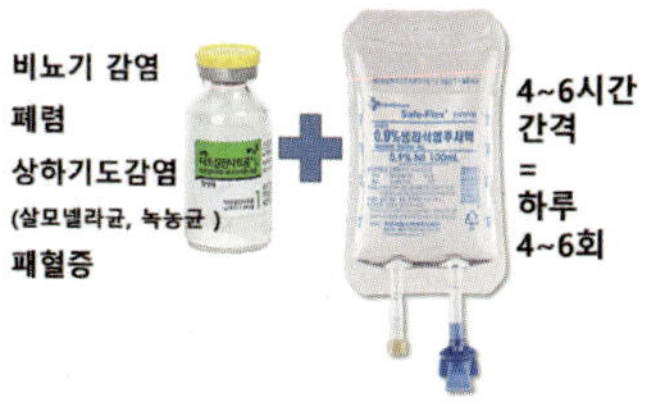

나프실린

나프실린은 그람음성균에 많이 사용되는데, 대장균으로 인한 비뇨기감염, 폐렴, 살모넬라균과 녹농균으로 인한 상·하기도 감염, 패혈증에 사용됩니다. 하루 4회에서 많게는 6회까지도 사용합니다. 이 역시 주로 NS 100cc에 mix 하여 투약하게 됩니다.

항생제는 주로 NS 100cc에 mix 하여 사용하게 되는데, 이는 항생제가 혈관통을 유발하여 천천히 드리는 목적도 있고, 과민반응에 주의해야 하기 때문에 약 30분~1시간 사이에 드리는 이유이기도 합니다.

페니실린 사용 시 가장 큰 문제가 내성도 있지만, 부작용이 크다는 것입니다. 일반적인 부작용은 유해균뿐만이 아니라 유익한 균도 함께 공격한다는 것이죠. 그래서 장내 정상 균도 죽어 설사하는 경우가 많이 있고, 그로 인해 유산균이 같이 처방되는 경우가 있습니다.

그리고 모든 약제는 간에서 해독되기 때문에 간 기능을 확인해야 하죠. 일반적인 울렁거림증과 구토 증상, 혈관염이 발생 가능하니 주의해서 확인해야 합니다.

페니실린이 화학적으로 참 불안정한 구조라서 부작용이 많다고 하는데, 페니실린이 몸으로 들어갔을 때 이것을 적으로 인식하여 IgE라는 항체를 만들어내서 아나필락시스 반응이 나타날 수 있습니다.

우리 몸은 해로운 물질이 들어오면 면역반응을 일으켜 나쁜 물질을 잡아먹는 항체라는 것을 만들어내고 나쁜 물질을 없애게 되는데, 항생제를 매우 나쁜 것으로 인식하여 엄청나게 많은 면역 항체를 만들어내서 몸에 유해 반응을 일으키는 것이죠. 두드러기가 전신으로 발생할 수 있고, 심각한 경우 숨을 쉴 수 없고, 혈압이 떨어지며 의식이 없어지고 죽음까지 이르게 할 수 있습니다.

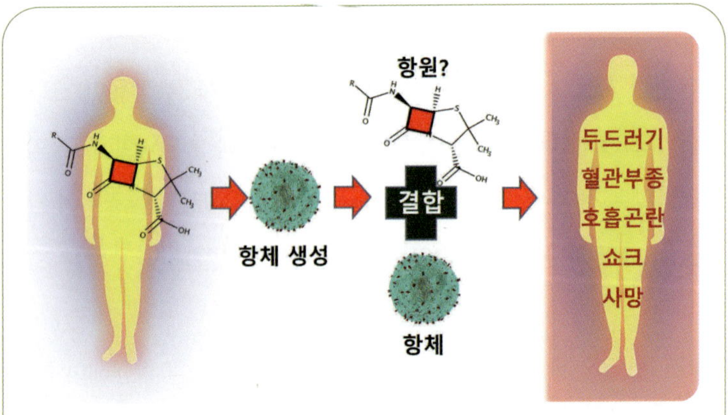

아나필락시스 반응

같은 페니실린이나 페니실린에서 좀 더 발전시킨 세파 계열의 부작용이 발생하는 이유도 비슷한 구조를 갖고 있기 때문이고, 우리가 AST(After Skin Test)를 해야 하는 이유이기도 합니다.

페니실린계는 모두 AST를 해야 합니다. 다음 편에 이야기할 세팔로스포린계 항생제에 과민반응 과거력이 있는 환자 또는 세팔로스포린계 항생제를 처음 투약받는 환자는 AST를 하는 것이 원칙이라고 합니다.

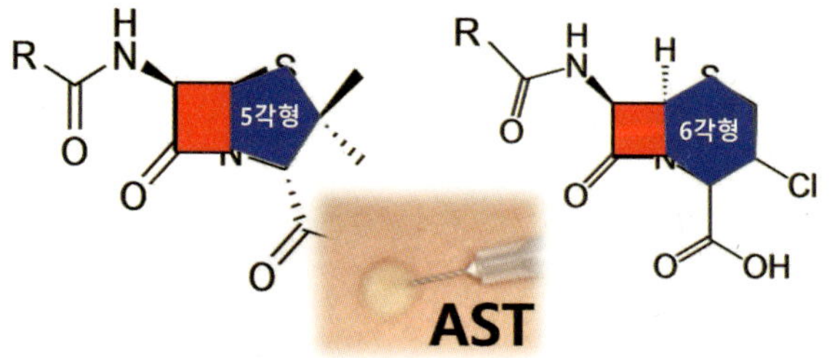

AST 해야하는 항생제

제가 자주 사용되는 주사제에 따라 AST용 시약 만드는 mix 용량을 아래 그림으로 보여드리니까 이용하시면 편할 것 같습니다. 할 때마다 계산해야 하는 불편함을 덜기 위해서요.

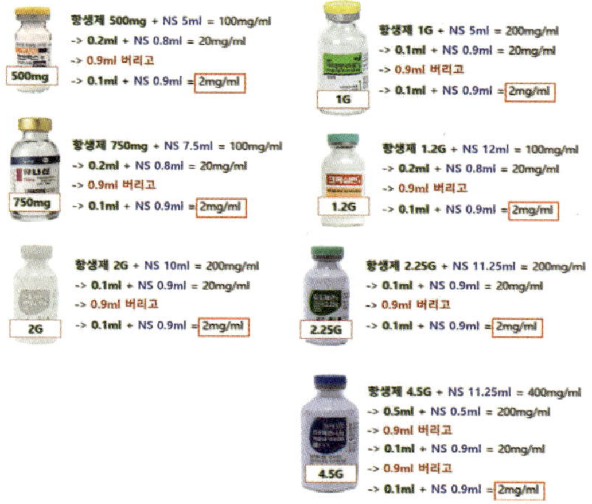

AST 시약 만드는 방법

피내주사 15분 후 확인하여 넓이 2cm 이상, 높이 1cm 이상이라고 하는데, 주로 positive 반응을 보일 때는 높이로 확연히 보이는 경우는 많지 않고, 넓이로 측정하는 경우가 많은 것 같습니다.

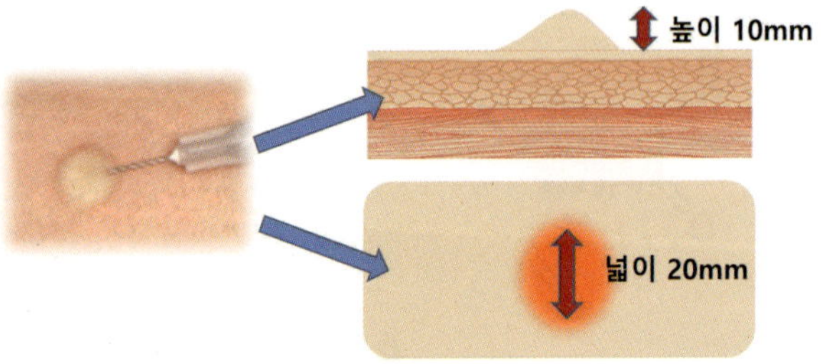

AST 양성 반응

이렇게 항생제를 시작하면서 여러 기초적인 부분부터 질병까지 알아보느라고 길어졌는데요. 이번에 항생제의 발견부터 기본적인 것을 말씀드렸고, 앞으로 경험적 항생제 사용 원칙이나 균이 배양됐을 때 확정적 항생제 사용을 어떻게 하는지도 말씀드리도록 하겠습니다. 점점 깊게 들어가게 될 것 같아요. 실전에서 사용하는 주사 약제도 계속 같이 보여드리도록 하겠습니다.

아는 걸로는 부족하다. 적용해야 한다.

마음만으론 부족하다. 실천해야 한다.

– 괴테 Goethe

6장

바로가기

항생제 2편 - 세팔로스포린계

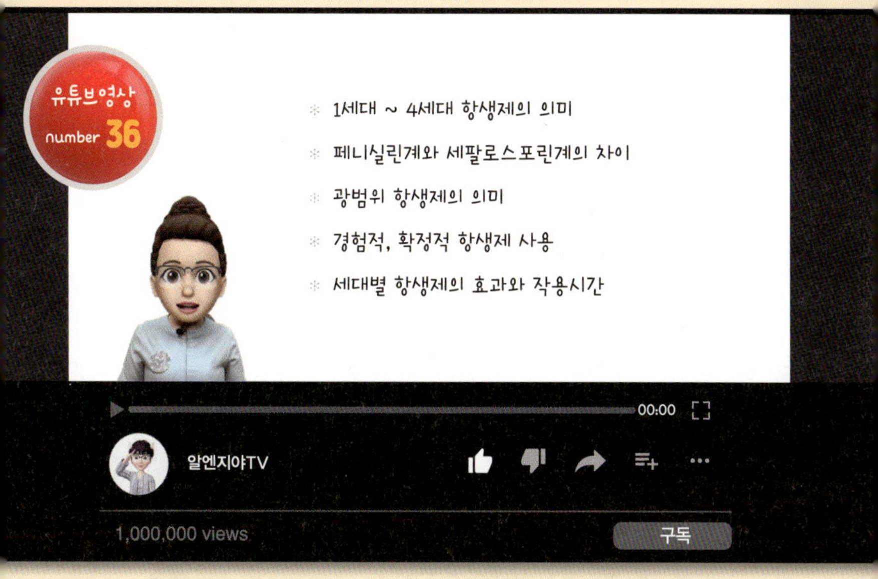

세팔로스포린계 항생제는 병원에서 가장 많이 사용되는 항생제라고 해도 과언이 아닙니다. 병원에서 업무를 한다면 반드시 사용하게 되는 항생제이므로 잘 알고 있어야 하는 것이지요.

임상에서 간호 업무를 하다 보면 항생제를 사용함에 있어 한 번쯤은 의문을 가질만한 내용을 여러 가지 담아보았습니다.

각각의 항생제가 어떠한 특징이 있는지 대략이라도 알고 업무에 임한다면 한층 더 깊이 있는 간호를 할 수 있으리라 생각합니다.

이번 편에는 페니실린의 연장선인 세파계 항생제에 대해 이야기해 보겠습니다.

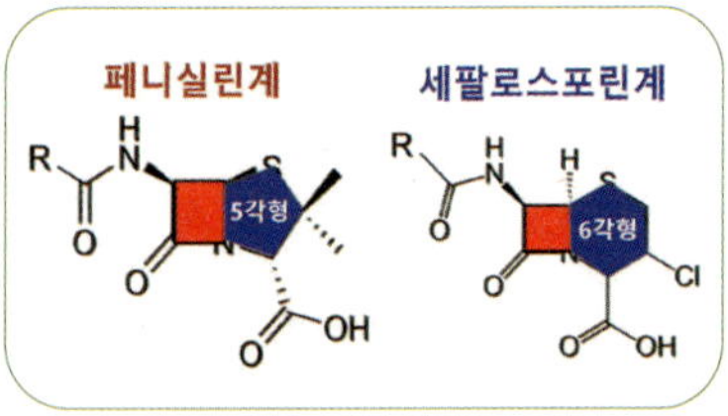

세팔로스포린계 항생제가 1세대부터 4세대 항생제가 있는데, 이 항생제들이 정말 정말 많이 사용되는 항생제입니다. 의료인이 아닌 분들은 페니실린을 많이 들어보셨겠지만, 병원에서는 이번에 이야기하는 약물 이름을 가장 많이 들어보고, 가장 많이 사용할 거라고 생각되네요. 병원에 계신다면 무엇보다 반드시 알고 계셔야 하는 항생제 종류가 세팔로스포린계이므로 한 번쯤은 꼭 공부하시게 될 것 같습니다.

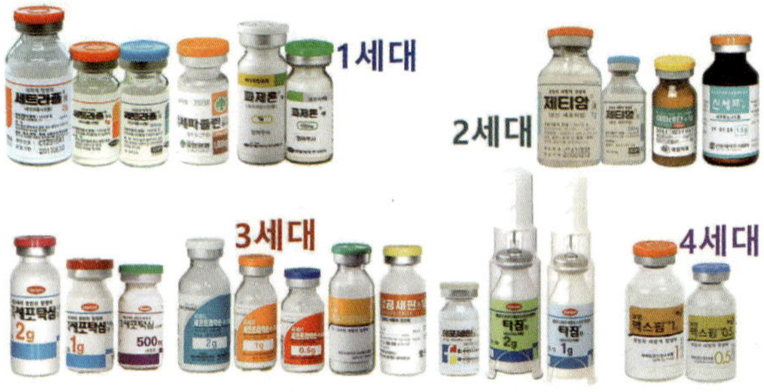

세팔로스포린계 항생제

1편 페니실린계에서 언급한 페니실린은 처음 사용된 후 그람양성균인 포도알균에 아주 강력한 무기가 되어 사용되었으나 포도알균이 페니실린을 분해해 버리는 효소를 만들어내면서 내성이 생기기 시작했죠.

페니실린에 대항하는 균이 점점 많아져서 결국 페니실린은 포도알균이 일으키는 감염에 무용지물이 되었습니다.

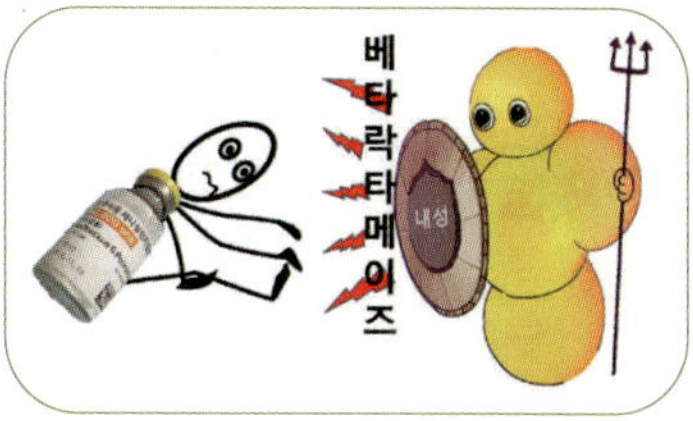

그리고 페니실린은 그람양성균을 포함하여 아주 일부의 외막이 있는 그람음성균에만 항균력이 있어서 사람들은 또 다른 항생제를 만들어내야만 했죠.

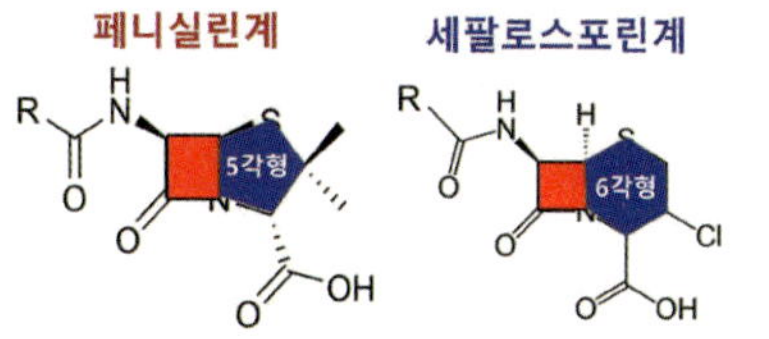

세팔로스린계 화학구조

그리하여 세팔로스포린계 항생제가 만들어졌는데, 페니실린의 5각 고리가 6각 고리로 대체된 형태로, 1세대부터 4세대까지 존재합니다. 페니실린보다 beta-lactamase에 대해 훨씬 안정적이고, 그람 양성균, 그람 음성균에 대해 두루 효과를 보인다고 하죠.

페니실린과 같이 베타락탐 구조를 가지고 있기 때문에 페니실린에 알레르기가 있다면 세파계 항생제에도 어느 정도 비슷한 알레르기가 있다고 보시면 될 것 같습니다.

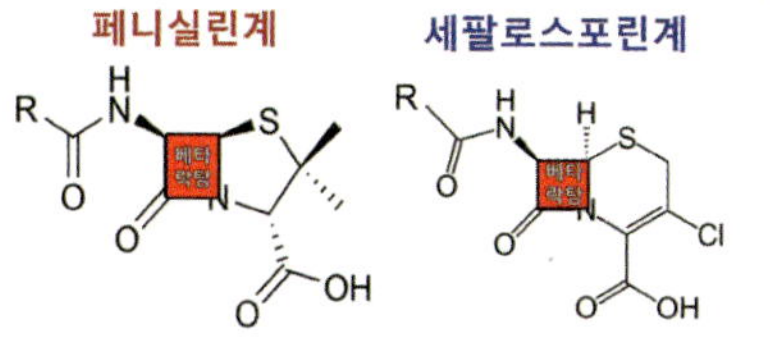

베타락탐 구조

자꾸만 어디선가 많이 들어본 1세대, 2세대, 3세대, 4세대 항생제라는 말이 나오죠. 항생제를 사용해야 한다면 제일 약한 1세대를 써야 한다고 생각하는 분들이 있는데요, 그래야 내성이 덜 생긴다고 생각하시더라고요. 그런데 그렇지는 않습니다.

세대가 낮다고 하여 약효가 약하고, 세대가 높다고 해서 강하다기 보다는 적용되는 균의 범위가 넓어진다고 보면 됩니다.

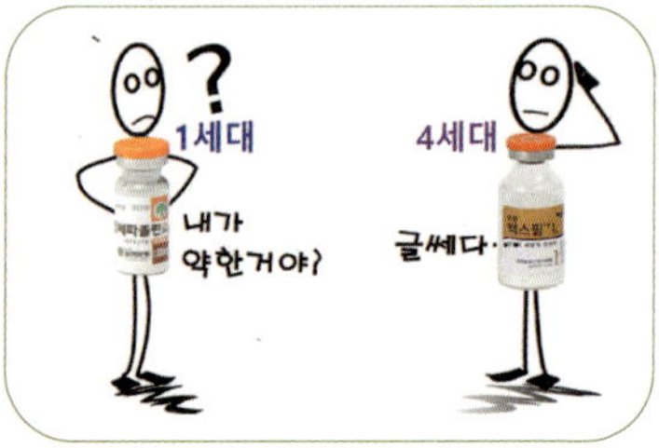

간단하게 말하자면 1세대가 그람 양성균에 작용한다면, 4세대로 갈수록 그람 음성균과 그람 양성균에도 잘 작용을 한다는 이야기가 되겠지요.

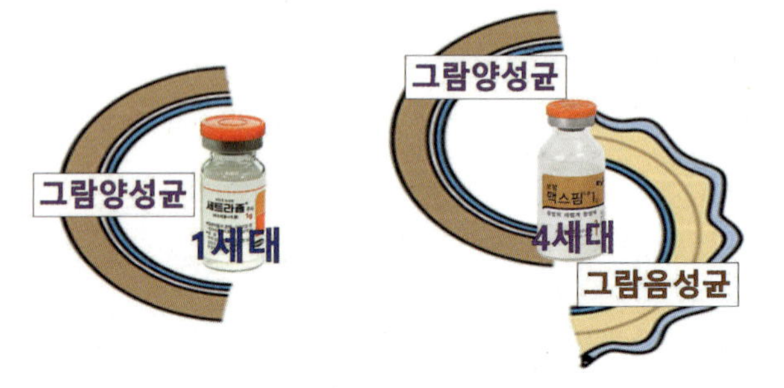

1세대 vs 4세대 항생제 차이

정확하게는 세균마다 생긴 모양이 다르고 주로 질병을 일으키는 인체 부위가 또 다르고, 어떤 환경에 잘 살아남는지 다 다르기 때문에 질병에 따라 적용해야 하는 것이 맞습니다.

감염관리팀이 잘 운영되는 병원에서는 '경험적 항생제'와 '확정적 항생제'를 균형 있게 잘 사용하게 되고, 경험이 많을수록 올바르게 사용되는 것 같습니다. 경험이 부족하면 타깃을 못 잡고 이 약, 저 약 다 쓰다가 내성만 키워주는 일이 됩니다.

그러면 여기서 '경험적 항생제 사용'과 '확정적 항생제 사용'은 무엇일까? 궁금해지죠? 경험적 항생제는 말 그대로 의학계가 오랜 시간 동안 '인체의 어떤 부분에 어느 균이 잘 상주하여 자라더라.' '그래서 어떤 질병을 일으키더라.'라는 경험이 쌓이고, 그것이 data화 되어 후대에 계속해서 이어지고 점점 data는 많이 쌓이겠죠. 그러면서 '어떤 균에는 어떤 항생제가 잘 듣고, 이 부위에는 이 약이 잘 듣고, 어떤 약은 잘 안 듣더라.'라는 것이 족보처럼 내려옵니다.

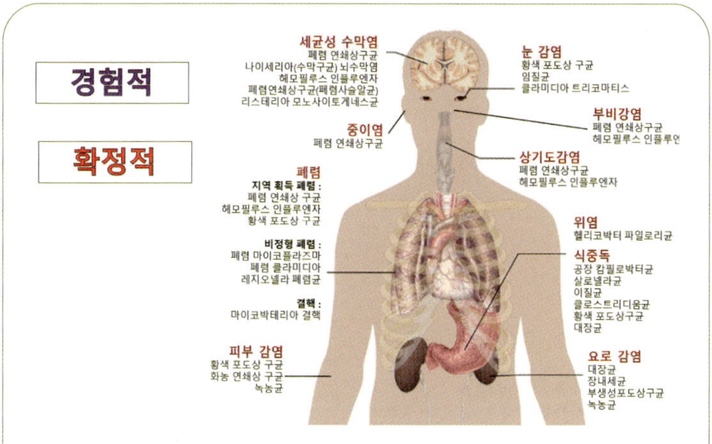

▶ 인체 부위별 질병균

그래서 어떤 환자가 감기가 심하여 병원에 왔더니 폐렴이라고 하여 입원했다면, 우선 폐렴을 가장 잘 일으키고 가장 흔한 연쇄상구균과 포도상구균이라고 추측을 하고 그러한 균에 잘 듣는 타조페란과 같은 경험적 항생제를 먼저 사용하죠. 그 후에 균을 배양하여 마이코플라즈마균이 나왔다고 한다면 그에 맞는 아지스로마이신이나 클래리스로마이신과 같은 확정적 항생제로 바꿔 사용하게 되는 것이죠.

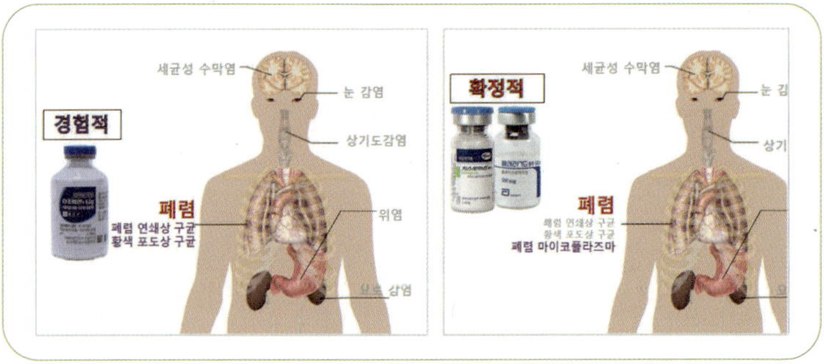

포도상구균이라고 판단하고 경험적 항생제를 사용하다가 균을 배양했더니 실제로 포도상구균이 나오는 경우가 많기 때문에 경험적 항생제가 확정적 항생제가 되는 경우가 대부분입니다

이쯤에서 경험 이야기를 한 번 들려드려 볼게요.

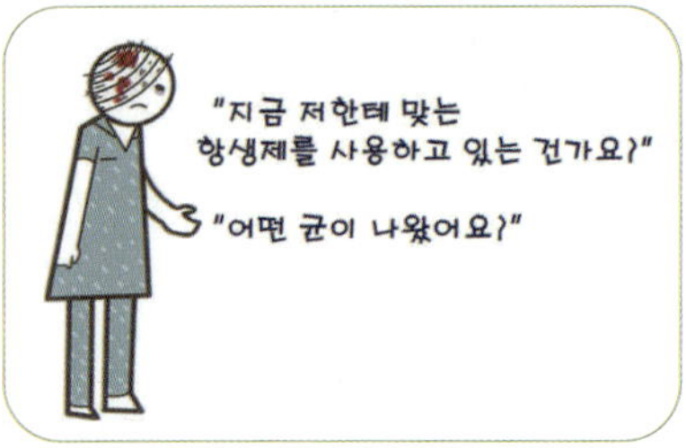

어떤 폐렴 환자가 입원해서 질문을 합니다. "지금 저한테 맞는 항생제를 사용하고 있는 건가요?" "어떤 균이 나왔어요?"라고요.

아무래도 요즘에는 미디어나 여러 경로를 통하여 슈퍼박테리아에 대한 두려움을 여러 사람에게 키워 놓은 상태이기 때문에 환자들의 궁금증은 증폭되는 것 같습니다.

그런데 모두 아시겠지만, blood culture나 코, 상기도, 상처 부위 같은 곳에서 swab을 하여 미생물부로 검체를 보내고, 균을 배양해야만 어떤 균인지 확인할 수 있죠. 최근에 어떤 검사는 2~3시간 만에 결과가 나오는 경우도 있지만, 환자의 검체 일부를 추출하여 균을 자라게 하여 어떤 균인지 확인하기 위해 며칠이라는 시간이 걸리기도 하죠.

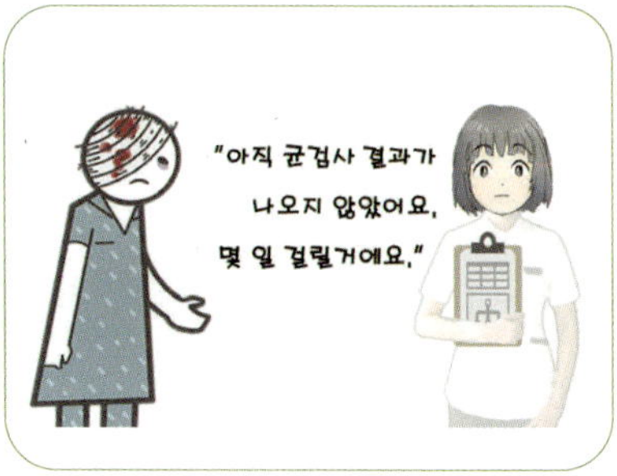

그래서 환자에게 "아직 균 검사 결과가 나오지 않았어요. 아마 며칠 걸릴 거예요."라고 얘기해 드리면 환자는 "아직 어떤 균인지 확인도 안 됐는데 항생제를 이렇게 막 쓰면 어떻게 해요?"라고 따지듯이 물어봅니다.

내용을 잘 모르는 신규 간호사는 멘붕이 되겠죠? 원래대로라면 처음부터 무슨 항생제인지 왜 사용되는지 알려주는 것이 맞겠지만, 사실 병원에서 일하다 보면, 혼자서 20명 가까이 되는 환자 1인당 10분을 설명으로 할애한다는 것이 현실적으로 불가능한 일이라는 생각이 들어요.

여하튼~ 환자에게 설명할 때는 이렇게 합니다.

"원래 폐렴을 잘 일으키는 균들이 있는데, 그러한 균을 타깃으로 만들어진 항생제를 사용해요. 만약 균이 배양될 때까지 며칠을 기다리게 되면 몸 안에 균이 너무 많이 퍼져서 나중에는 잡을 수 없게 되니까 먼저 사용하는 거고요."

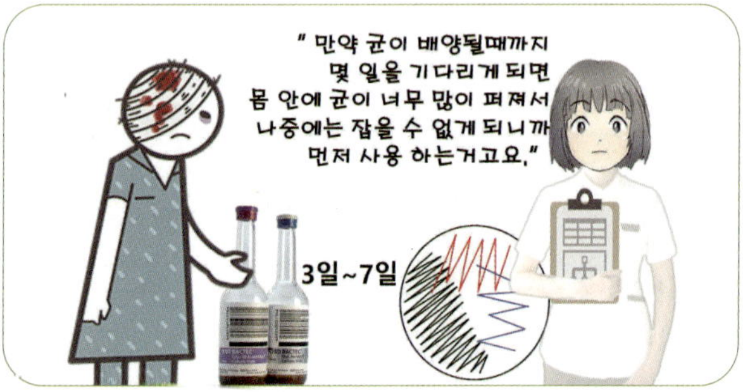

균이 자라서 확인되기까지 원래 며칠이 걸리는데 그때까지 손 놓고 기다릴 수는 없잖아요? 심하면 패혈증이 될 수도 있으니깐요? 며칠 후에 균이 배양됐다고 하더라도 항생제 사용이 크게 다르지 않을 거고, 혹여라도 다른 균이 배양되면 그에 따른 항생제를 추가로 같이 사용하게 될 테니 걱정하지 않으셔도 돼요."라고 설명합니다.

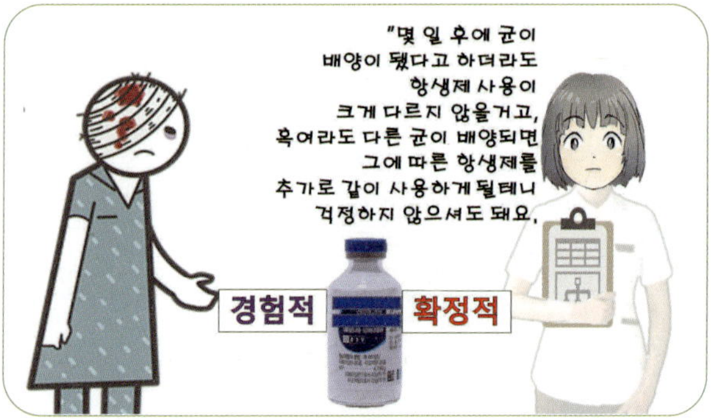

그때 환자가 또 물어봐요. “의사가 며칠 후면 퇴원한다던데 균이 확인되기 전에 제가 퇴원하게 되면요? 그럼 뭐 하러 여러 군데 찔러가면서 검사한 거죠?”

그럼 저는 또 설명하죠. “퇴원하시게 되면 이미 항생제가 잘 맞게 적용돼서 낫게 되신 건데, 그렇다고 어떤 균인지 확인하지 않으면 나중에라도 일반적이지 않은 균이 나타나게 될 경우 제대로 된 치료가 안 될 테니 확인은 해야 해요. 퇴원 후에 다시 한번 외래로 진료 보러 오셔서 몸 상태가 괜찮은지 의사선생님 확인하셔야 할 텐데, 그때 검사 결과를 모두 다 확인하고, 차후 재발 가능성에 대비해야죠.”라고요.

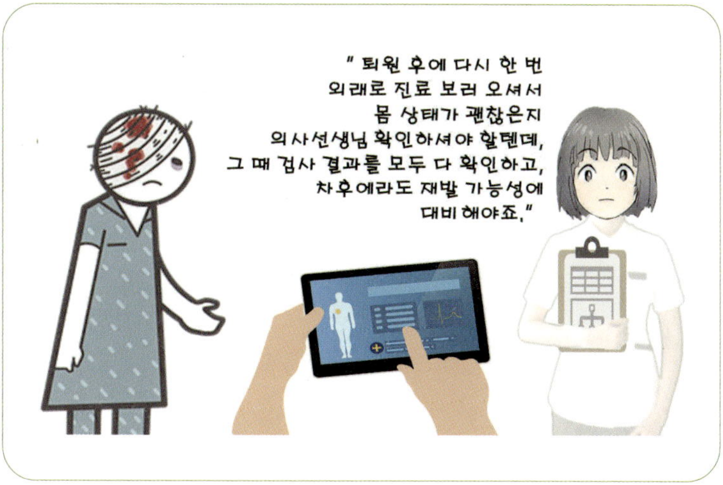

이렇게 설명해도 환자는 여전히 의심을 지우지 못하겠지만, 간단하게라도 설명을 해주는 것과 안 해주는 것은 신뢰도의 문제가 있을 수 있으니 해주는 것이 맞을 것 같습니다.

다시 세팔로스포린계로 돌아와서요. 세팔로스포린계 항생제에는 세트라졸, 세파졸린, 파제론, 제티암, 야마테탄, 세포탁심, 세프트리악손, 타짐, 맥스핌! 등이 있는데요, 병원에서 일하신다면 이 중 하나라도 들어보고 사용하시리라고 생각됩니다.

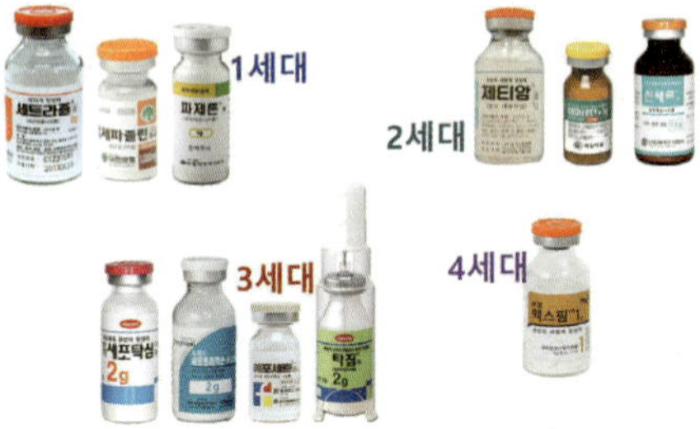

세대별 항생제

여러 균이 인체 내에서 주로 질병을 일으키는 부위가 있는데요, 보기 편하도록 균에 따른 질병 분류를 한 것이 아래의 그림입니다.

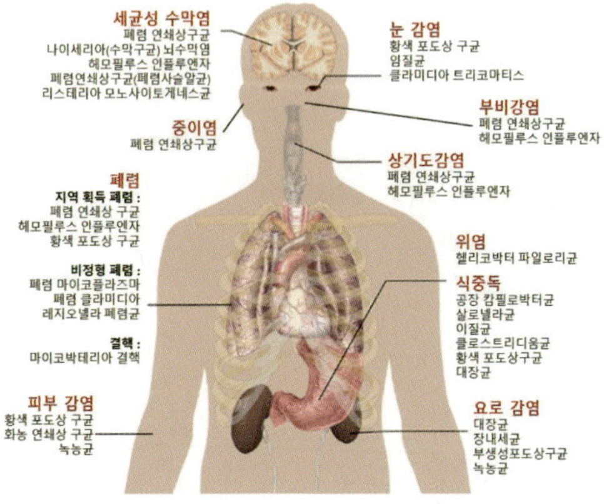

인체 부위별 질병을 발생시키는 균

어떤 균이 인체의 어디서 어떤 질병을 일으키는지 다음 편에 좀 더 자세히 설명드리겠습니다. 혐기성, 호기성, 통기성 균이 다르고, 그람 음성, 양성에 따라서도 다르고, 생긴 모양에 따라서도 다르거든요.

이제부터 나오는 것은 정답이라기보다 이러한 질병에 많이 사용한다는 것이고, 지금 말씀드리는 것보다 더 넓은 질병에 사용되는데 주로 많이 사용되는 것으로 알려드릴 예정이니 참고 바랍니다.

약물은 반드시 의사의 처방대로 사용되어야만 합니다. 다만, 우리가 알고 있어야 좀 더 안전하게 사용될 수 있다는 것이죠. 그럼 1세대부터 진행해보겠습니다.

1세대 세팔로스포린은 세트라졸, 세파졸린, 파제론을 많이 사용합니다.

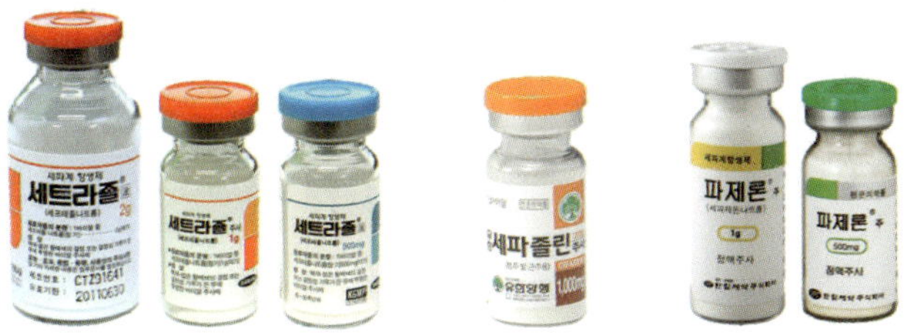

1세대 세파계 항생제

1세대 세팔로스포린계 항생제

세트라졸은 세뇨관, 요관, 신우신염, 방광염에 많이 사용되는데요. 하루 2회, 12시간마다 투약하는 경우가 대부분입니다.

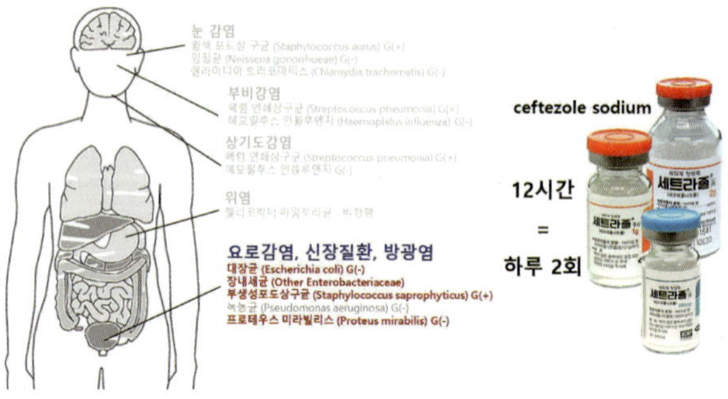

세트라졸

세파졸린은 그람양성균에 광범위하게 작용하고, 반감기가 길어서 사용이 편하고, 수술 환자에게 매우 많이 사용되는 항생제입니다. 예방적으로 정말 많이 사용되는 것이죠. 세파졸린은 폐렴, 피부 감염, 상기도 감염, 비뇨기 질환, 생식기 감염증에 많이 사용됩니다. 하루 2시 12시간마다 주로 사용되고요.

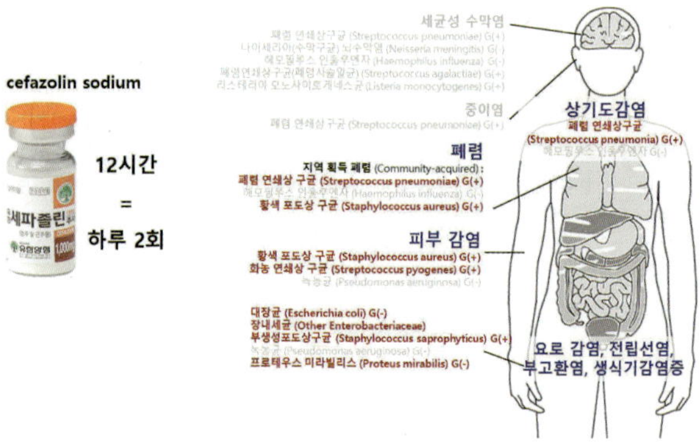

세파졸린

파제론은 산부인과 수술 환자에게 많이 사용되는 항생제라고 볼 수 있습니다. 자궁 내 감염, 자궁부속기염 등의 부인과 감염증에 많이 사용되고 요로 감염, 피부감염에도 사용됩니다. 하루 2~3회, 즉 8시간마다 또는 12시간마다 사용됩니다.

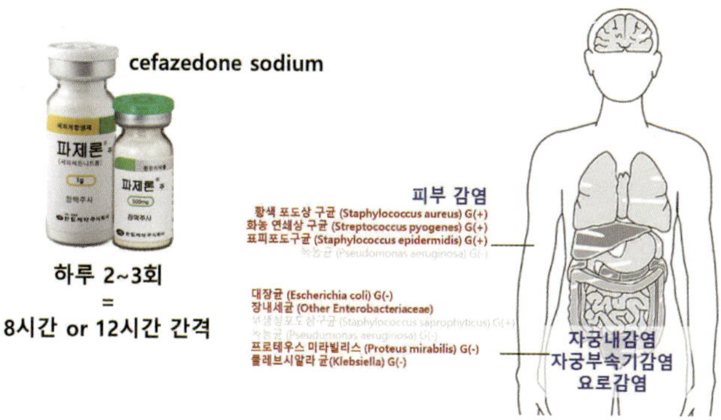

▶ 파제론

2세대 세팔로스포린은 제티암, 야마테탄, 신세프와 같은 것들이 있는데, 그람 음성균에 대해 좀 더 저항력을 증가시킨 약입니다.

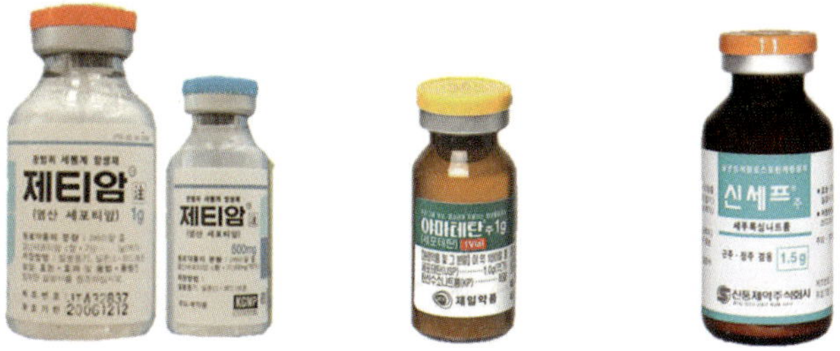

2세대 세파계 항생제

▶ 2세대 세팔로스포린계 항생제

헤모필루스 인플루엔자에 항균력이 있고, 1세대에 비하여 그람음성균에 범위가 넓어졌고 혐기성 세균 즉 산소가 없는 환경에서 잘 살 수 있는 균에 대해서도 항균력이 좋습니다.

제티암(세포티암)은 세파졸린보다 대장균에 대한 외막 투과가 2~10배 빠르기 때문에 수술 후 감염예방에도 많이 사용되고 화상, 피하 농양, 담낭염, 복막염에도 유효하고요, 임질, 대장균으로 인한 요로 감염과 편도, 인두, 호흡기 감염, 중이염에도 많이 사용됩니다. 정말 여러 질병에 적용 가능한 항생제라고 할 수 있겠죠. 하루 2회에서 많게는 4회까지 사용된다고 하는데 주로 2~3회 NS 100cc에 mix 하여 사용하게 됩니다.

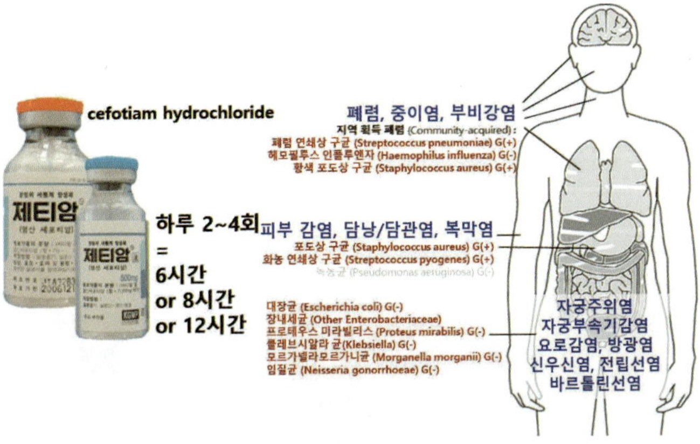

제티암

야마테탄(세포테탄)은 세포티암의 유효균종과는 약간 다르지만, 적응증은 비슷하다고 볼 수 있습니다. 하루 2회, 12시간마다 투약되죠.

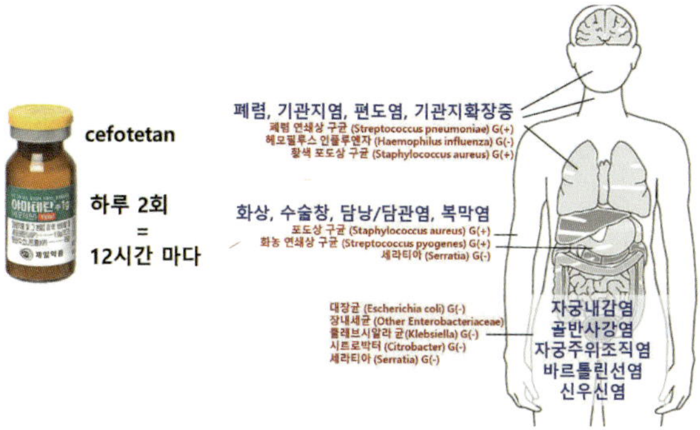

야마테탄

세푸록심은 보시다시피 정말 많은 균에 적용이 되고, 사실 전반적으로 사용될 수 있는 약인데 의외로 많이 사용되지는 않는 것 같습니다. 주로 요로감염증에 먹는 약으로 많이 사용되고 그람 양성균이면 세파졸린이 많이 사용되고, 그람음성균에는 세프트리악손 사용을 더 선호하는 것 같습니다.

cefuroxime sodium

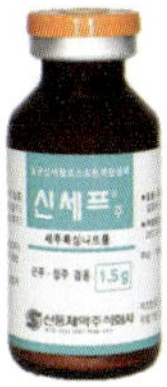

1) 호기성 그람양성균
황색포도구균(페니실린내성균포함, 메치실린 감수성 균주), 화농성연쇄구균, 베타용혈성 연쇄구균, 스트렙토콕쿠스 아갈락티에(그룹B), 코아귤라제 음성 포도구균(Coagulase negative staphylococcus)(메치실린 감수성 균수), 폐렴연쇄구균*, 스트렙토콕구스 비리단스*

2) 호기성 그람음성균
인플루엔자균(암피실린내성균주 포함), 파라인플루엔자균(암피실린내성균주 포함), 클레브시엘라 속*(폐렴간균 포함), 대장균*, 프로테우스 미라빌리스*, 프로비덴시아 속*, 살모넬라 속*, 시겔라 속, 수막염균, 임균*(페니실리나제 및 비페니실리나제 생성균주 포함), 보르데텔라 백일해*, 모락셀라 카타랄리스, 프로테우스 속*(프로테우스 펜너리 및 프로테우스 불가리스 제외), 엔테로박터 속*(엔테로박터 에어로게네스균 및 엔테로박터 클로아케 제외), 시트로박터 속*(시트로박터 프렌디 제외)

3) 혐기성 그람양성균
클로스트리듐 속*(클로스트리듐 디피실리 제외), 펩토연쇄구균 속, 프로피오니박테륨 속

4) 혐기성 그람음성균
박테로이데스 속*(박테로이데스 프라길리스 제외), 푸소박테륨 속*

5) 스피로헤타
보렐리아 부르그도르페리

세푸록심

대망의 세팔로스포린계 3세대가 나왔습니다.

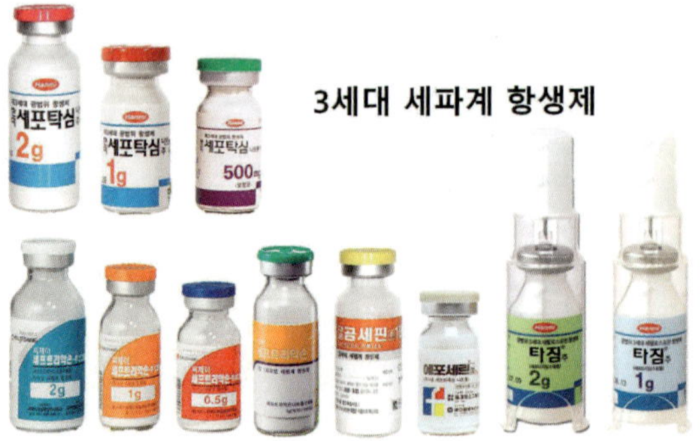

3세대 세팔로스포린계 항생제

3세대는 2세대보다 그람음성균에 대한 항균력이 좋은데 3세대 항생제 중, 녹농균에도 항균력이 좋은 항균제는 ceftazidime, cefoperazone 등이 있습니다.

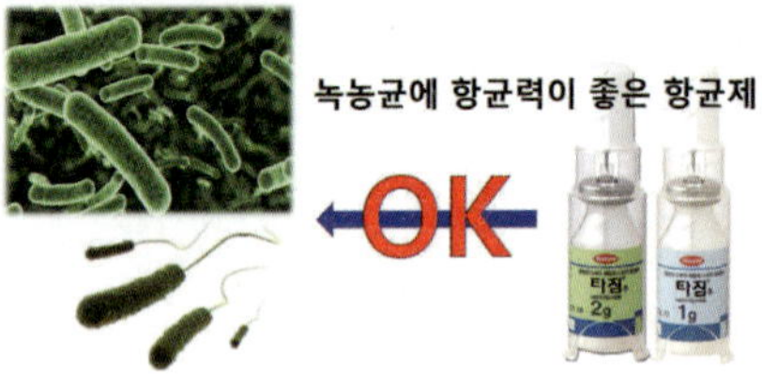

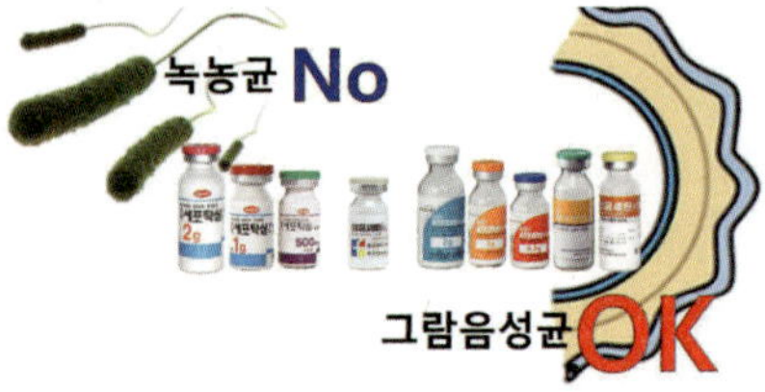

녹농균에 약하지만 그람음성균에 항균력이 좋은 약제는 cefotaxime, cefdizoxime, ceftriaxone 등이 있습니다.

세포탁심은 녹농균에는 약하다는 단점이 있는데, 그래도 매우 광범위하게 사용되는데요, 세균성 수막염, 하기도 감염, 피부, 복부 감염, 임질이나 골반, 뼈, 요로 감염질환에도 사용되고 제왕절개 후 감염 예방에도 이용됩니다. 주로 하루 3번 사용하지만 수막염, 패혈증과 같은 경우는 주로 하루 4회 사용하기도 합니다.

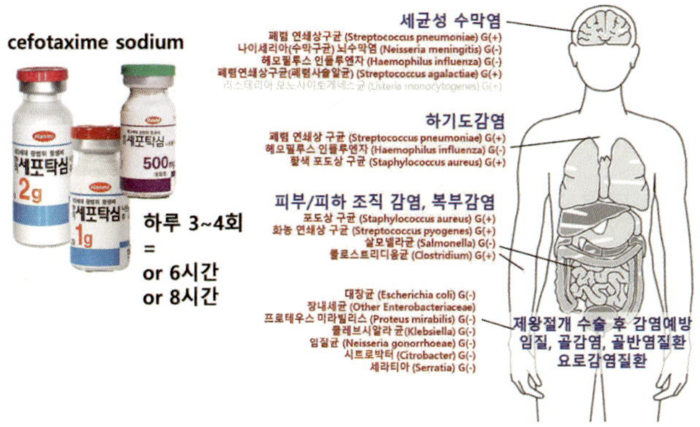

세포탁심

다음으로 세프트리악손 역시 세포탁심과 같이 여러 질병에 사용되고 여러 세균을 커버할 수 있는 약인데요, 세포탁심과 다른 점이라고 하면 세포탁심은 혈중 반감기가 1시간 정도로 하루 3~4회 정도 투약하지만, 세프트리악손은 반감기가 약 8시간으로 하루 한 번으로 충분합니다. 환자에 따라 하루 2회 투약하는 경우도 있긴 합니다. 그리고 세프트리악손은 대체로 48시간에서 72시간은 유지해야 한다고 하네요. 못해도 2~3일은 혈중 농도를 유지해야만 균에 적절한 항균력이 있다고 합니다.

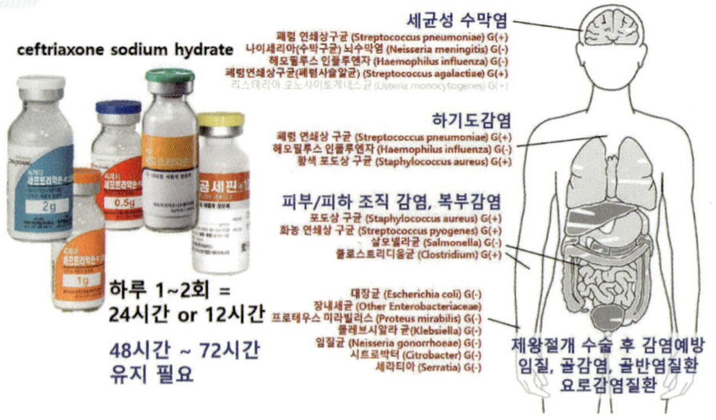

세프트리악손

그리고 타짐(세프타지딤)은 세포탁심과 세프트리악손과 같이 여러 질병에 적용이 되는데, 그람양성, 그람음성균에도 항균력이 좋고, 녹농균에도 항균력이 좋다고 합니다.

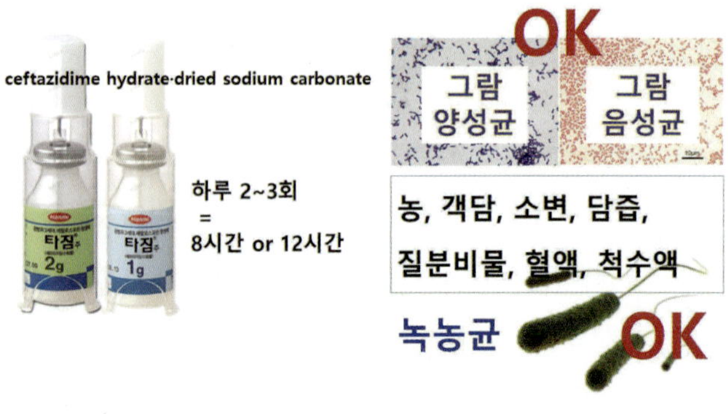

타짐

녹농균은 말 그대로 농을 생성하는 균이라고 하면 이해하기 편할 것 같네요. 농(고름)이나 객담, 소변, 담즙, 질 분비물, 혈액, 척수액에 모두 분포할 수 있는데, 면역 억제제를 투약하는 환자 또는 항암제 투약을 받는 환자, 방사선치료를 받는 환자가 이 균에 감염이 되면 정말 치명적입니다. 다만, 장기간 투여하면 체내 원래 상주하고 있는 칸디다, 장내구균의 과도하게 증가하여 또 다른 항균제를 투약해야 하고, 신장에 무리를 줄 수 있다고 합니다. 그리고 세팔로스포린계에서 3세대 이상은 AST의 유효성이 크지 않다고 하는데 타짐은 AST를 하는 것이 안전하다고 합니다.

4세대 세팔로스포린계 항생제는 세페핌이 있는데요, 세균이 내보내는 베타락탐 분해 효소에 대한 안정성이 3세대보다 좋으며 그람음성 막대균의 외막을 빨리 투과한다는 장점이 있습니다.

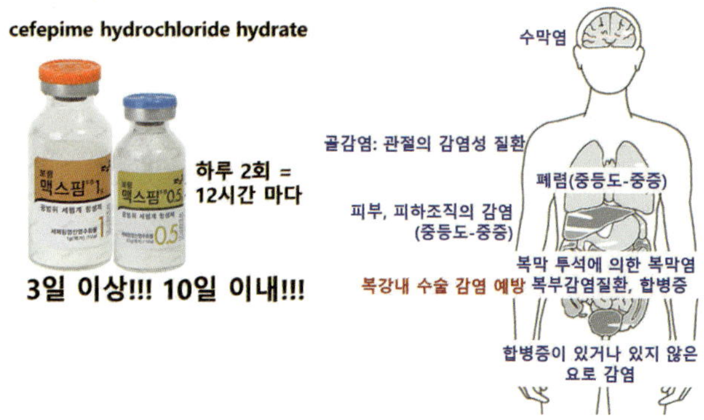

맥스핌

맥스핌(세페핌)은 그람음성간균과 황색포도상구균에 대해 좀 더 세게 작용하여 정말 여러 질환에 적용이 되고 복강 내 수술 감염예방에 사용되기도 하고, 복부 감염 합병증에도 이용됩니다. 중증의 폐렴과 피부 감염에도 사용되고요. 세페핌의 특이한 점은 투약을 시작한 이후 3일 동안은 계속 투약되어야만 하고, 그 후에 다른 항생제로 바꿔야 하는지 판단하게 됩니다. 투여 기간은 10일 이내라고 합니다. 아무래도 여러 균을 커버할 수 있는 중등도의 질환에 사용되기 때문에 효과면에서 적정 혈중 농도를 유지해야 하기 때문이라고 하네요.

이렇게 4세대 세팔로스포린계까지 알아봤는데요. 인체에 많이 생기는 질환에 사용되는 항생제이고 항균범위가 넓어서 많이 사용되는 것 같습니다. 모든 항생제를 다 외울 필요는 없지만, 언제 많이 사용되는지, 어떠한 특징이 있는지 대략이라도 알고 있으면 업무하는 데 도움이 될 것입니다.

'대부분의 사람들은 말만 그럴 듯이 하면서, 그들의 기운을 낭비한다.
하지만 우리는 결과를 가져오는 행동을 해야 한다.'

- 플로렌스 나이팅게일

7장

바로가기

항생제 3편 - 카바페넴, 모노박탐, 옥사세펨

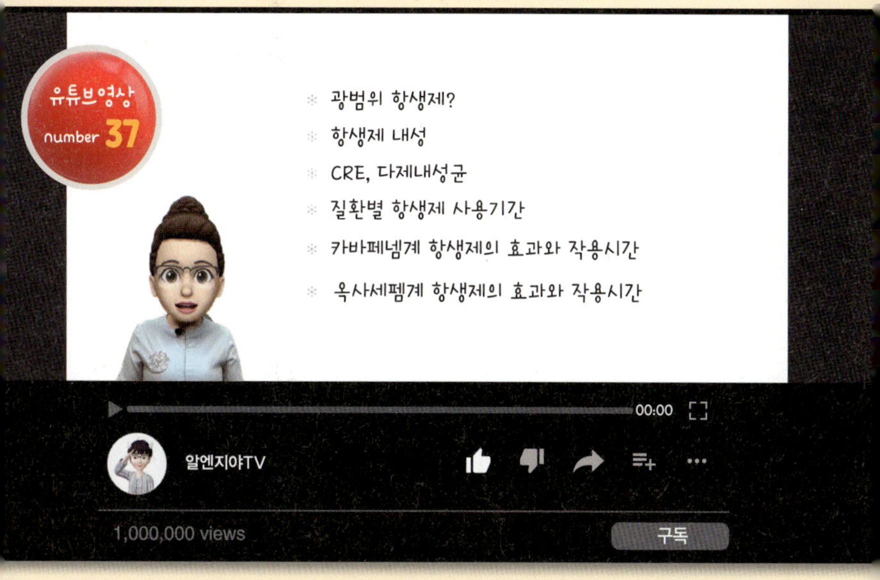

항생제 1, 2, 3편을 통해 베타락탐 구조를 갖고 있는 항생제를 이야기 하였습니다.

이번에는 카바페넴계에서 주로 사용되는 약물과 옥사세펨계에서 많이 사용되는 항생제를 소개합니다. 매우 광범위하게 사용되는 항생제이나 내성의 문제를 간과할 수 없습니다. 내성이 어떠한 영향을 미치는지 자세히 설명하였고, 각 계열의 항생제 종류와 효과, 작용 시간에 대해 보기 편하게 정리해 보았습니다.

페니실린, 세팔로스포린을 지나 이제 카바페넴, 모노박탐, 옥사세펨을 진행해보겠습니다. 이렇게 하면 처음부터 언급했던, 세균의 세포벽을 공격하는 베타락탐 구조를 갖고 있는 항생제는 마무리가 되고요. vial 타입의 가루약이 아닌 주로 액체로 만들어진 퀴놀론계와 마이신이라는 이름을 갖고 있는 아미노글리코사이드계, 우리가 정말 많이 들어본 반코신, 반코마이신이 포함된 글리코펩타이드계, 그 이외에 추가로 린코마이신계와 마크로라이드계로 진행될 텐데요. 제가 지금 외계어를 남발하고 있는지도 모르겠네요.

이번에는 계속해서 말씀드렸던 베타락탐 구조를 갖고 있는 항생제를 완료하겠습니다. 카바페넴, 모노박탐, 옥사세펨인데요.

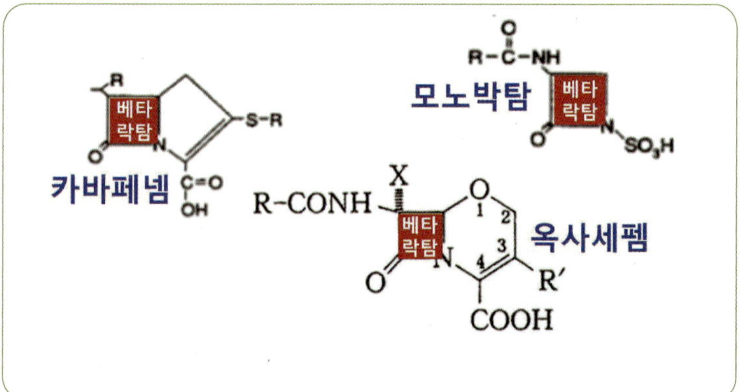

우선 이 항생제들을 언급하기 전에 항생제 1편, 2편에서 이야기했던 페니실린과 세팔로스포린을 한 번 더 짚고 넘어가 보겠습니다.

페니실린은 자연 페니실린이라고 하는 페니실린 G에서, 옥사실린, 메치실린을 만들어냈고, 광범위라고 페니실린계라고 불리는 아목시실린, 암피실린, 피페라실린으로 발전시켰고, 한 단계 더 나아가서 베타락타메이즈에 저항하는 물질을 추가로 첨가하여 사용하게 되었죠.

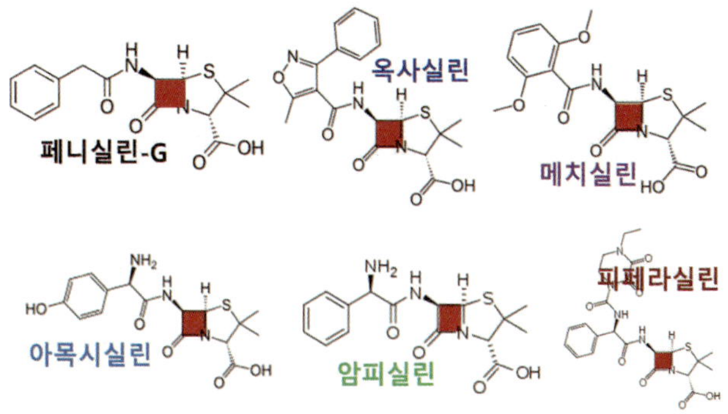

그래서 페니실린 계열에서는 녹농균까지 대응하는 타조신, 타조박탐, 타조페란과 같은 항생제가 가장 광범위한 항생제라고 할 수 있고,

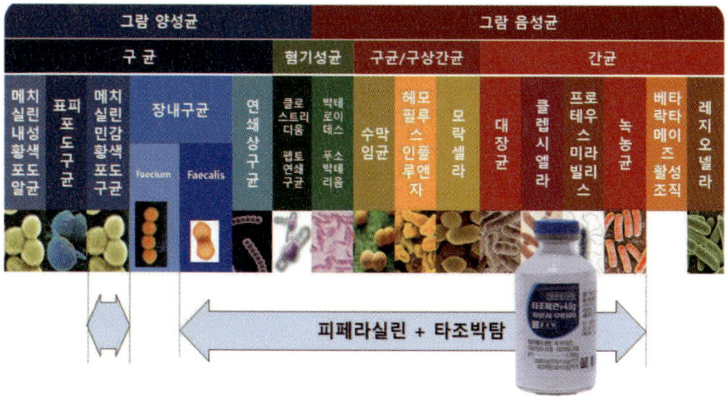

페니실린계 광범위 항생제

세팔로스포린계에서는 1~4세대가 있는데, 4세에 있는 세페핌, 맥스핌과 같은 항생제가 가장 많은 종류의 균에 대응하고,

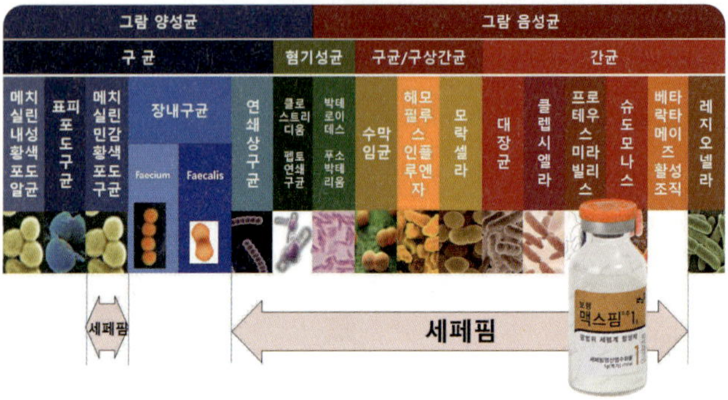

세팔로스포계 광범위 항생제

카바페넴계에서는 메로페넴과 같은 항생제가 가장 많은 균에 대응합니다. 10년 전쯤만 해도 카바페넴 계열에서 실제로 이미페넴이라는 것을 정말 많이 사용했는데, 현재는 메로페넴이라는 것을 가장 많이 사용합니다.

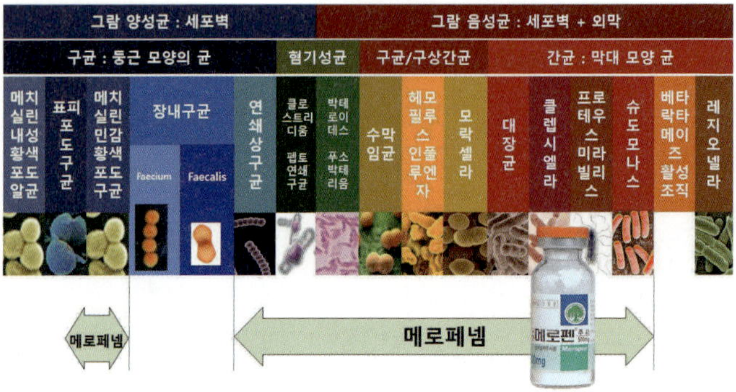

카바페넴계 광범위 항생제

이 약은 함부로 사용해서는 안 됩니다. 페니실린과 세파계 항생제에 내성이 생긴 환자와 중증 감염, 패혈증, 괴사를 일으키는 염증과 같이 무서운 감염증에 사용하는 것이거든요.

결국 페니실린계의 대장 격인 타박탐, 타조페란이나 세팔로스포린계의 3세대 이상의 항생제와 오늘 말씀드릴 모노박탐이 듣지 않는 균에는 카바페넴계 항생제를 사용하게 되는데요.

왜 앞에서 말씀드린 페니실린과 세팔로스포린이 효과가 없는가? 하면 수도 없이 들어본 내성 때문인 거죠. 카바페넴을 이야기하자니 항생제 내성에 대해 이야기하지 않을 수 없네요.

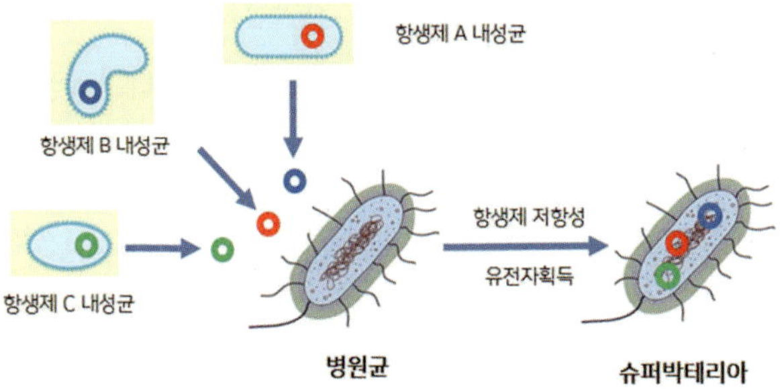

수평적 유전자 이동에 의한 슈퍼박테리아 진화 과정

출처:식품의약품안전처

카바페넴은 세팔로스포린을 포함한 광범위 페니실린계 항생제에 내성을 지닌 세균들을 치료할 수 있는 항생제입니다. 특히 항생제 중 그람음성 세균에 대해 가장 광범위 항균력을 가지고 있죠.

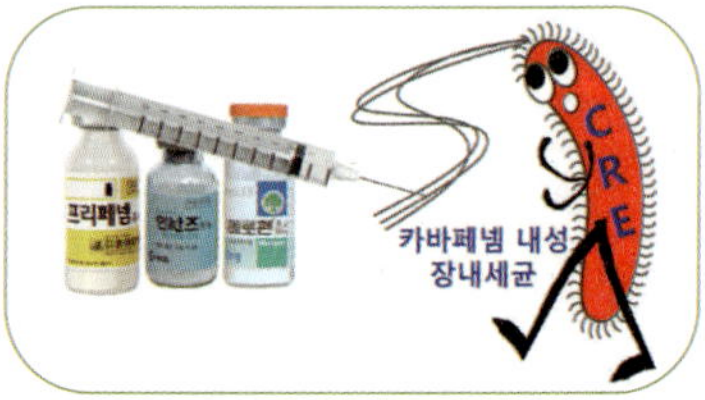

카바페넴계도 이미 어마 무시한 내성균이 존재하죠. CRE!! 정말 CRE 나왔다고 하면 I~C부터 나오는 것 같습니다. 해야 할 일이 너무 많죠. 장갑이랑 폐기물 박스, 체크리스트 등등... 너~ 무 싫어요.

카바페넴 내성 장내세균에는 대장균(Escherichia coli), 클렙시엘라(Klebsiella), 엔테로박터(Enterobacter), 시트로박터(Citrobacter), 세라시아(Serratia) 등의 다양한 세균이 포함되는데, 특징적인 것은 카바페넴 내성 장내세균은 아미노글리코사이드계 (amino- glycoside), 퀴놀론계(quinolone), 테트라사이클린계(tetracycline) 등의 다양한 항균제에도 내성을 보이기 때문에 그토록 많이 듣게 되는 다제내성균(multidrug-resistant organsim)으로 분류됩니다.

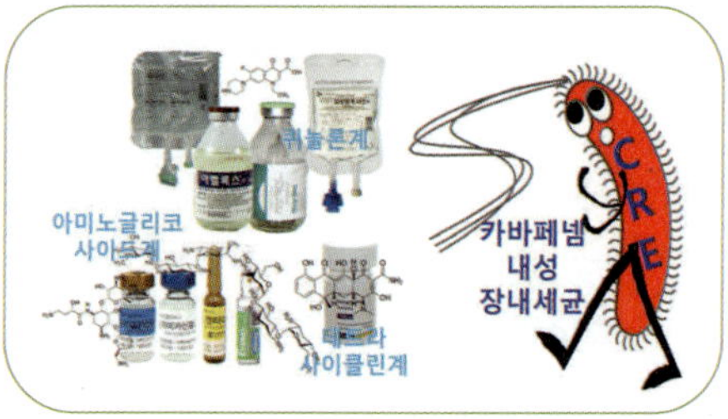

병원에서 수도 없이 들어볼 CRE는 아래 보이는 full name의 약자입니다.

카바페넴 내성 장내세균

CRE

Carbapenem-**R**esistant **E**nterobacteroceae

다제내성균 = multidrug-resistant organsim
= 여러가지 약제에 저항성이 있는 유기체

카바페넴계 항생제를 사용한다고 하면 거부감부터 드는 건 어쩔 수 없는 것 같습니다. 사용 안 할 수도 없고, 사용하자니 '내성균이 생길 텐데...'라는 생각부터 드니까요.

CRE가 무서운 것은 접촉으로 균이 옮겨질 수 있기 때문에 격리가 필요하다는 것입니다. 환자를 만졌던 모든 사람은 반드시 손 씻기를 하고, 의료기기를 포함하여 어떠한 물건을 공유해서도 안 되고, 사용한 기기는 소독해주어야 하죠. 그래서 어떤 환자를 간호하는 것보다 몇 배 더 손이 많이 가는 것 같습니다.

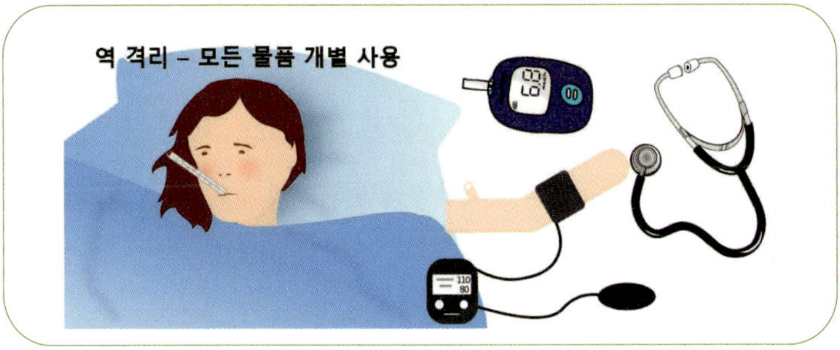

중요한 것 중 하나! 항생제는 특정 균에 적용이 되는 항생제를 잘 사용하고, 유지 기간을 잘 지켜야 한다는 것입니다.

〈표 질환별 항생제 사용기간〉

질환	사용기간(일)	질환	사용기간(일)
패혈증	10~14	인후염	10
봉와직염	10	폐렴	7~14
방광염	3	폐렴알균	5~7
신우신염	14	포도알균	21
심내막염	28	장염균	21~42
연쇄알균, 포도알균	14~18	골수염	42
장알균	28~42	중이염	10
뇌수막염	14	쯔쯔가무시병	7(3)*
비임균성 요도염	7	장티푸스	7(3~14)

※ 사용하는 약제의 종류에 따라 치료기간에 차이가 있을 수 있음

보건복지부 대한의학회

항생제를 투약하다가 중간에 끊게 되면 일부 세균만 죽고 나머지 세균이 남아 있겠죠. 남아 있던 세균은 항생제의 적절한 자극을 받고 항생제를 이겨낼 힘을 키우고, 그 항생제를 없앨 수 있는 만큼의 물질을 만들어냅니다.

남아 있던 세균만 내성을 생성하고 말면 다행인데, 그 세균이 남아서 동료인 다른 균에도 자기가 갖고 있는 항생제에 대응하고 없앨 수 있는 내성 정보를 전달합니다.

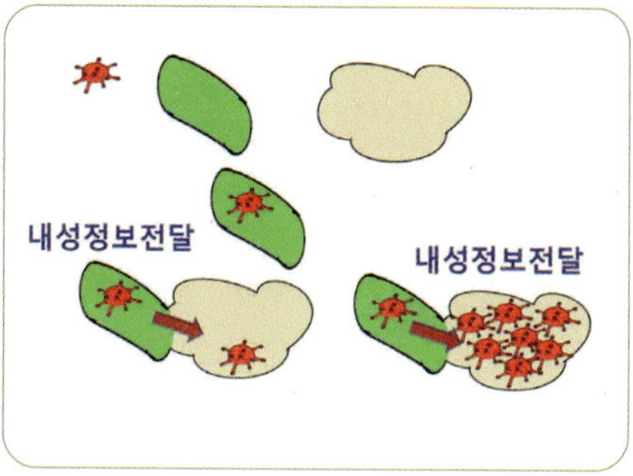

그러면 이전에 사용한 항생제는 효과가 없게 되고, 좀 더 대응력이 있는 또 다른 항생제를 사용해야 합니다. 그리고 좀 더 대응력이 있는 항생제를 사용했다가 일부 세균이 또다시 내성이 생기면 또 다른 항생제를 만들어내야 하죠. 세균은 점점 모든 항생제에 내성을 키우고, 슈퍼박테리아라는 것도 출현합니다.

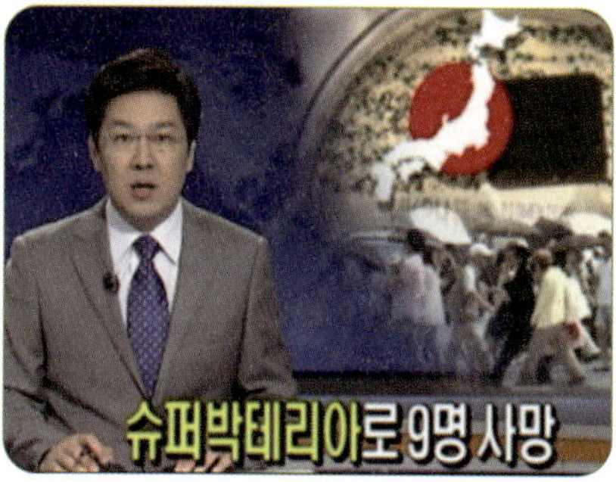

어떤 항생제도 듣지 않는 것이죠. 이러면 과거 항생제가 없어서 손도 못 쓰고 사망에 이르는 것과 같은 결과를 초래할 수도 있는 것입니다. 과연 악순환의 고리를 끊을 수 있을까요? 그런 날이 왔으면 좋겠습니다.

제가 항생제 출현과 내성 출현 표를 한 번 보여드릴게요.

페니실린 같은 경우 사람에게 사용되기 전 동물실험을 할 때 이미 내성균이 생겼고, 빠른 경우 항생제가 만들어진 연도에 바로 내성균이 생기기도 하고, 항생제가 사용되고 1년이나 2~3년 이내에 내성균이 생기는 경우가 많습니다.

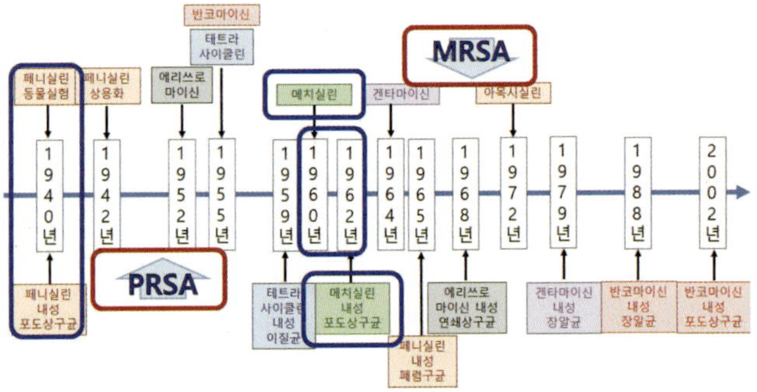

항생제 내성 발생

그리고 여러 항생제에 내성을 가진 다제 내성균도 출현하고, 그 어떤 항생제도 듣지 않는 슈퍼박테리아도 생겨나죠.

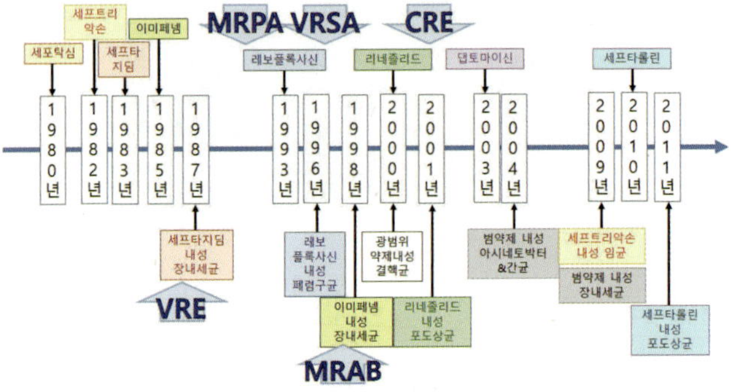

다제내성균 발생

여러 항생제를 동시에 때려 붓는다는 표현으로 많이 투약해도 치료가 어려운 경우가 있습니다. 간혹 병원에서 내성균 검사를 시행하여 항생제를 사용해도 일주일 내내 열이 안 잡혀서 고생하는 경우도 있고, 당최 균 검사에서 없어질 기미가 보이지 않을 때는 두려운 마음이 들기도 합니다.

내 몸에 슈퍼박테리아를 키우는 일이 없도록 가급적이면 일반 감기 정도의 약한 질병에는 항생제를 먹지 않는 것이 좋겠죠? 어차피 1주~2주 정도면 감기는 사라지니까 증상을 감소시키는 일반적인 약만 드시고, 비타민이나 건강에 좋은 음식을 먹고 이겨내는 것이 가장 좋겠습니다.

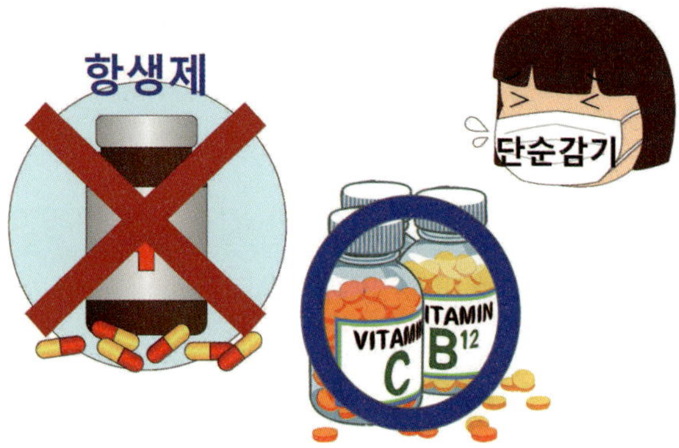

실제로 병원에서는 세대가 높은 광범위 항생제를 참 많이 사용하는데요. 현대에 살고 있는 연세가 어느 정도 있는 분들에게는 사실 1세대, 2세대 항생제가 잘 듣지 않는 경우가 많습니다.

항생제 내성에 대해 많이 모르던 시절에 이런저런 항생제를 알고도, 모르고도 많이 투약되었고, 동물에도 많은 항생제를 사용하여 그것을 섭취해온 사람들은 추가로 내성을 갖게 되었죠.

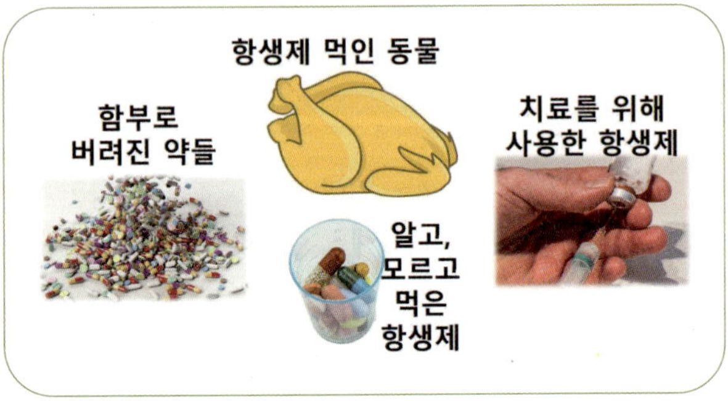

저는 의료인이 아마 내성을 가장 많이 갖고 있지 않을까 싶어요. 그중에 특히 간호사요. 사실 제가 15년 전쯤에는 항암제도 병동에서 직접 맨손으로 mix 했는데, 항생제는 말해 무엇 하겠어요. 그만큼 무지했었던 거죠.

정말 바쁜 시간에는 어쩔 수 없겠지만, 간호사님들! 투약이 주로 많이 진행되는 시간이 있잖아요? 많은 항생제를 mix 할 때 반드시 장갑을 끼고 하셨으면 좋겠습니다. 실제로 정말 어렵겠지만 그렇게 해야 한다는 인식은 갖고 계셨으면 좋겠습니다.

자~ 이제 원래 이야기하려고 했던 카바페넴계 항생제를 진행해보겠습니다. 카바페넴계는 대부분의 그람양성균, 그람음성균, 혐기성균에도 효과가 있습니다.

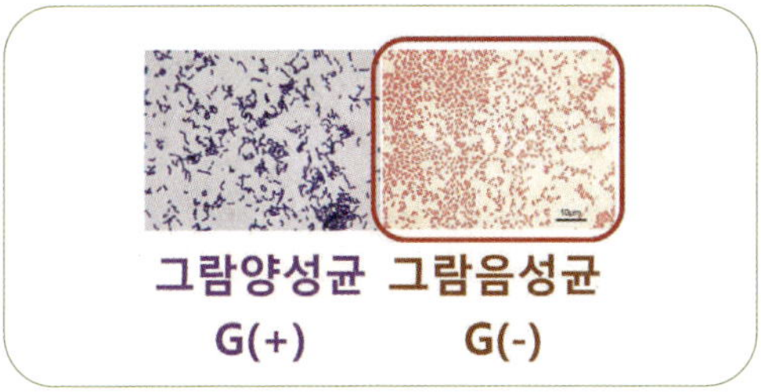

제가 그림을 그렸는데요. 보시면 메로페넴, 이미페넴, 에르타페넴이 정말 많은 균에 효과를 보입니다. 그런데 MRSA, 즉 메티실린 내성 황색포도알균과 VRE, 반코마이신내성장알균과 레지오넬라에는 효과가 없습니다.

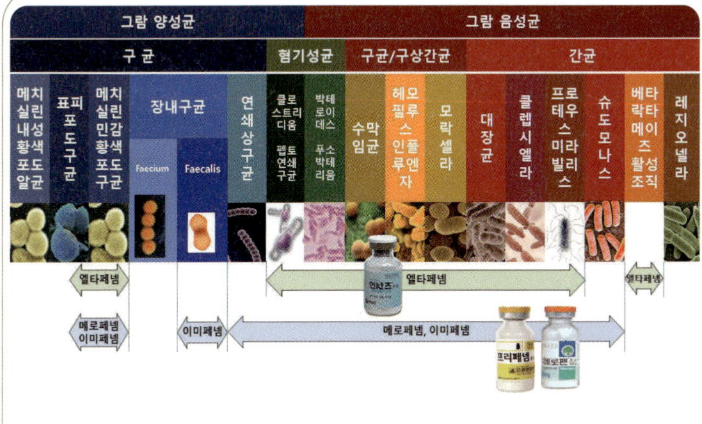

카바페넴계 광범위 항생제

카바페넴 중 도리페넴 성분을 갖고 있는 피니박스라는 주사제가 있는데 이 약물은 잘 사용되지는 않고, 카바페넴 계열에서는 프리페넴, 인반즈, 메로페넴을 많이 사용합니다.

우선 프리페넴부터 말씀드리자면요. 이미페넴에 이미페넴을 분해하는 효소를 억제하는 Cilastatin이 더해진 항생제입니다. 대응하는 균종이 보시는 바와 같이 매우 광범위하죠. 치료 가능한 질병 또한 매우 많습니다. 페니실린과 비교하면 매우 많은 균에 적용이 되는 것을 보실 수 있습니다. 하루에 2회에서 많게는 3회까지 사용하죠.

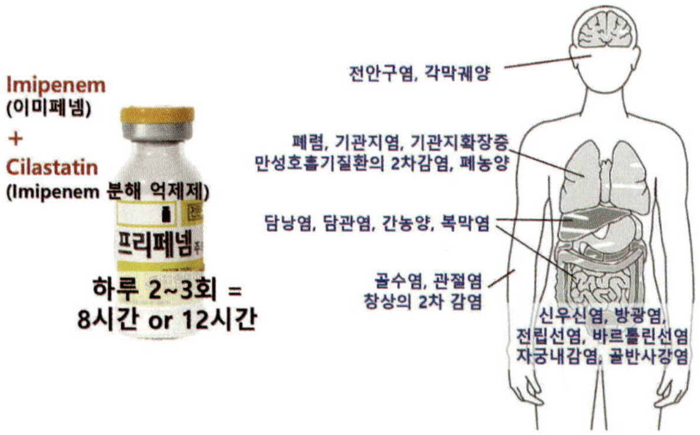

프리페넴

그리고 인반즈라는 상품명을 갖고 있는 항생제는 성분이 에르타페넴입니다.

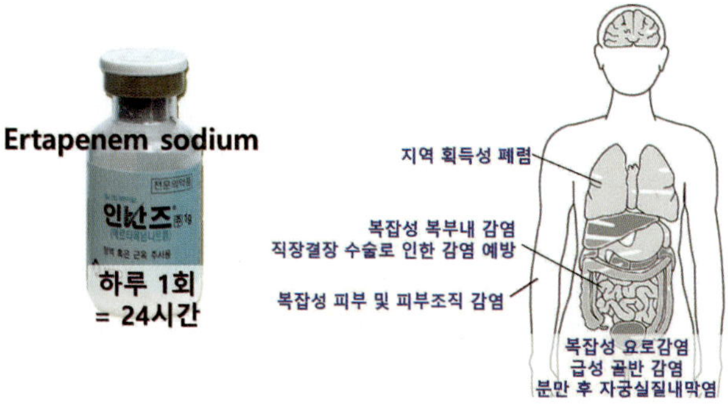

인반즈

복잡한 복부 내 감염이나 복잡성 피부, 요로 감염 등 중증 감염에 사용됩니다. 프리페넴보다는 적용 범위가 좁긴 하지만, 이 역시 광범위 항생제임은 틀림없습니다. 에르타페넴은 통상 하루 1번 즉 24시간에 한 번 사용하고, 약 2주 사용하는 것이 맞다고 합니다.

그리고 정말 많이 사용되는 메로페넴이 있죠. 아래 그림에 보시다시피 매우 많은 질환에 사용되고 농양을 생성하는 균에도 잘 작용하여 사용할 수 없는 질환이 거의 없는 것 같습니다. 하루에 2회~3회 사용됩니다. 장내구균과 레지오넬라 균에는 효과가 없는 것이 오점이네요.

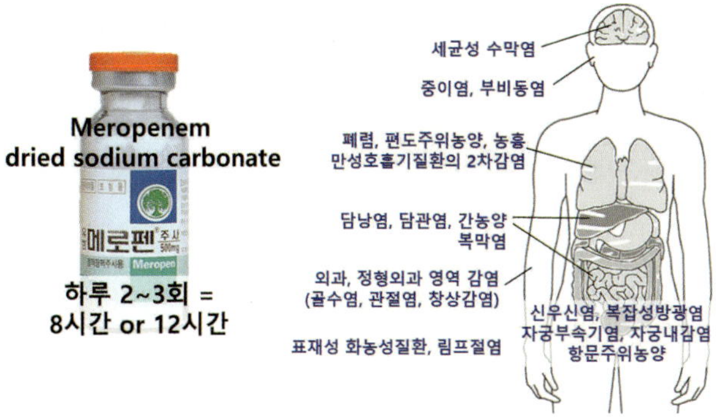

메로펜

병원에서 메로페넴을 사용하게 되는 환자에게는 반코마이신을 같이 사용하는 경우가 많다는 것을 시간이 지날수록 깨닫게 되실 텐데요.

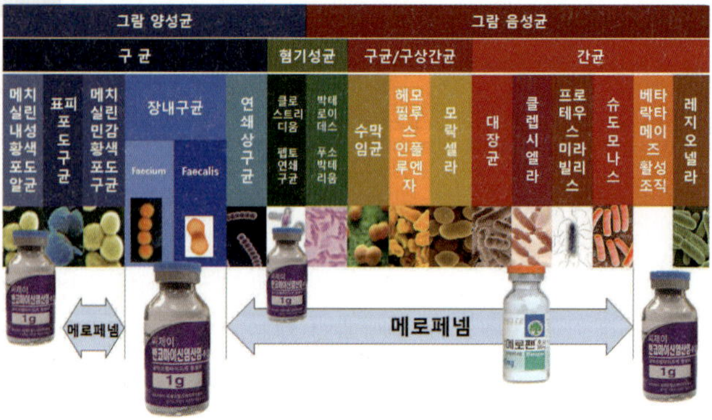

메로펜+반코마이신 항균범위

그 이유는 앞의 그림에서 보는 바와 같이 메로페넴이 레지오넬라균을 제외한 그람 음성균에는 매우 작용을 잘하는데, 장내구균과 MRSA, 메치실린 내성 포도알균에는 힘을 못 씁니다. 그리고 클로스트리디움에는 그다지 효과가 좋지 못합니다. 이때 반코마이신을 사용하게 되는데, 이러면 커버 못 할 균이 거의 없게 됩니다. 이렇게 메로페넴과 반코마이신을 사용하는 환자는 심각한 중증 감염이 있거나 연세가 많은 분 중에 중증 질환을 갖고 있는 분들에게 사용되는 경우가 간혹 있습니다.

마지막으로 베타락탐 구조 항생제로 모노박탐계와 옥사세펨계 항생제가 남았죠. 실제로 모노박탐계 항생제는 잘 사용되지 않아서 과감히 pass 하고요, 옥사세펨계 항생제인 후루마린을 언급하고 마무리하겠습니다.

후루마린은 하루 2회 투약됩니다. 사실 이 약제는 제가 다니는 병원에서 엄청~ 엄청~ 많이 사용되는 항생제입니다.

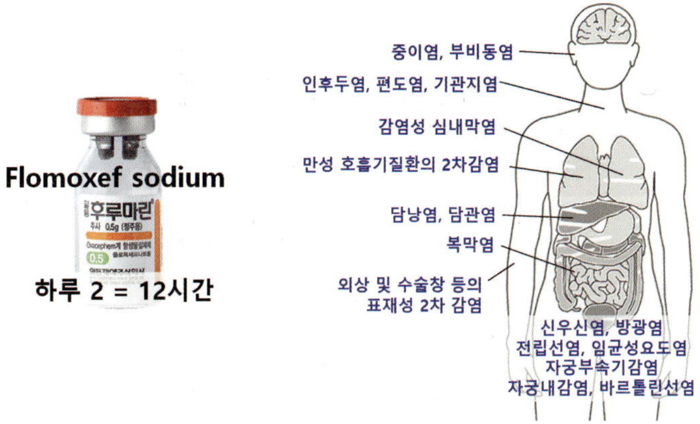

후루마린

반감기가 길어서 하루 2회로 충분하기 때문에 수술 환자에게 많이 사용되는 특징이 있습니다. 표재성 2차 감염에 효과적이므로 수술의 예방적 항생제로도 많이 사용되고, 실제 감염증 환자에게도 많이 사용되지요. 여러 기관지 호흡기 감염이나 비뇨기 감염에도 사용되고요. 여러 균을 커버할 수 있어서 유용하게 사용됩니다.

자~ 여기까지 베타락탐 구조를 갖고 있는 항생제는 마무리되었습니다. 1950년대부터 만들어져서 지금까지도 많이 사용되는 항생제들인데, 인류에 정말 많은 도움을 주고 있는데, 내성이 없었다면 얼마나 더 큰 도움이 될까요.

항생제 1, 2, 3편이 베타락탐 구조를 갖고 있는 항생제로 세포벽을 합성하는 것을 억제하여 세균이 죽게 만들었다면,

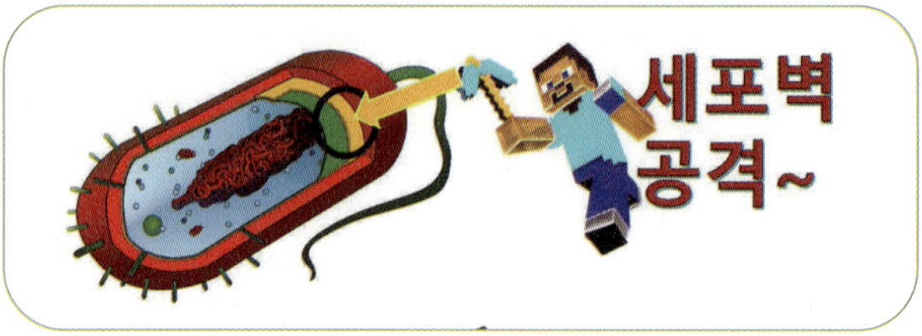

이제 앞으로 단백질 합성을 방해하는 항생제, DNA와 리보솜에 영향을 주는 항생제로 이어가도록 하겠습니다.

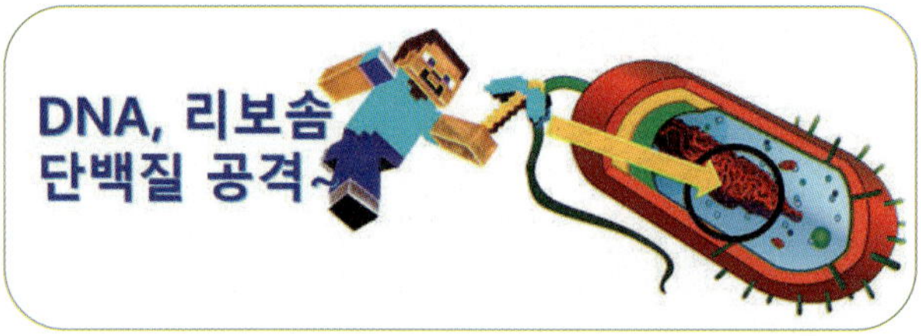

우리는 다음 세 가지 방법으로 지혜를 배운다.

첫 번째는 가장 고귀한 방법으로 자신을 돌아보는 것이다.
두 번째는 가장 쉬운 방법으로 그냥 따라 하는 것이다.
세 번째는 가장 어려운 방법으로 직접 경험을 통해서 배우는 것이다.
– 공자

8장

바로가기

항생제 4편 - 퀴놀론계

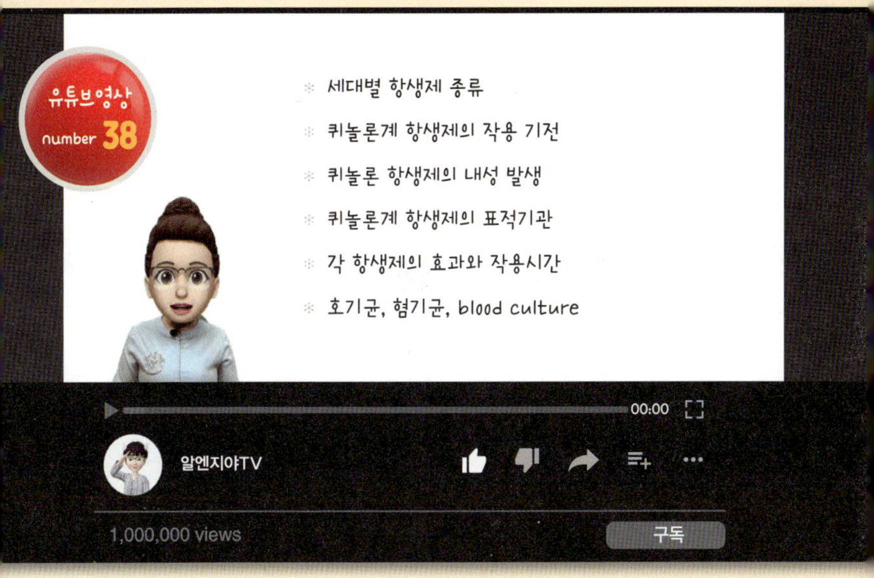

시프로플록사신, 아벨록스, 레보플록사신 등의 이름을 갖고 병원에서 많이 사용되는 액상 type으로 만들어진 항생제가 퀴놀론계 항생제입니다. DNA 합성을 방해하여 번식하지 못하게 막는 역할을 하는 퀴놀론계 항생제가 주로 어떤 질병에 작용하고 어떻게 투약되는지 알아봅니다. 그리고 blood culture를 통하여 호기균, 혐기균을 어떻게 배양하는지 짧게 언급해 놓았습니다. 원리를 알고 실행하면 업무상의 오류가 적을 것입니다.

이번에는 퀴놀론계 항생제에 대해 이야기해볼까요? 퀴놀론계는 작은 vial 또는 가루 타입의 항생제와는 다르게 액체 형식으로 작은 pack이나 병에 들어있죠.

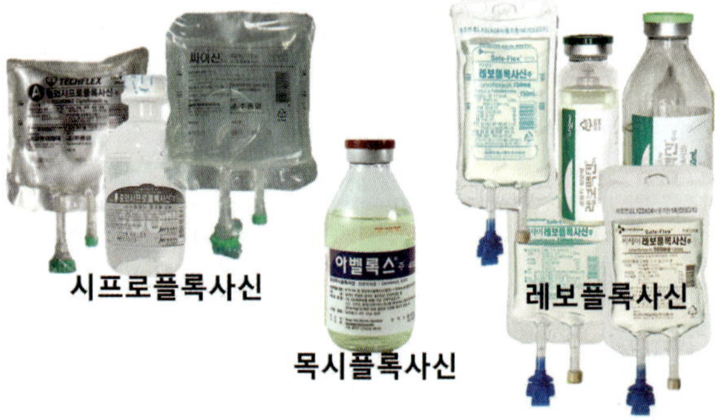

퀴놀론계 항생제

여러 항생제 종류는 미생물을 변형시켜 만든 화합물인데, 퀴놀론계는 인공적으로 만든 순수한 화학물질입니다. 퀴놀론계 항생제는 말라리아 약제인 클로로퀸을 만들던 도중에 나온 부산물이었는데, 이것이 다른 항균능력이 있는 것이 우연히 발견되면서 약제로 개발되었다고 합니다.

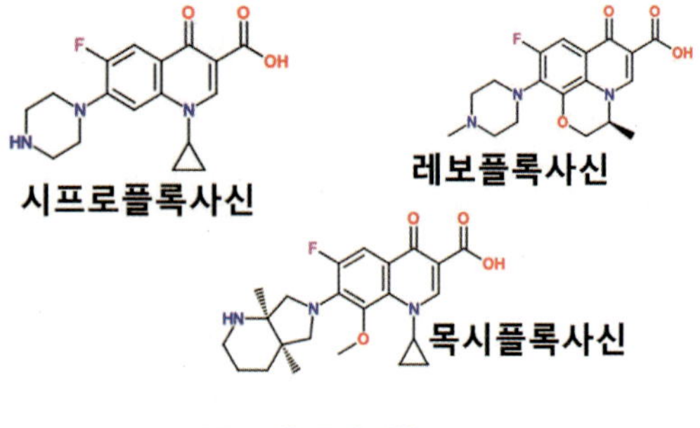

퀴놀론계 화학구조

1세대 퀴놀론은 항균범위가 너무 좁아서 사용되지 않았고, 바로 이어 개발된 2세대 퀴놀론부터 사용되었습니다. 그래서 1세대 퀴놀론은 현재 없고요. 2세대 퀴놀론에는 시프로플록사신이 있고, 3세대 퀴놀론계 항생제에는 레보플록사신이 있습니다. 그리고 4세대에는 아벨록스라는 상품명으로 많이 사용되는 목시플록사신이 있죠.

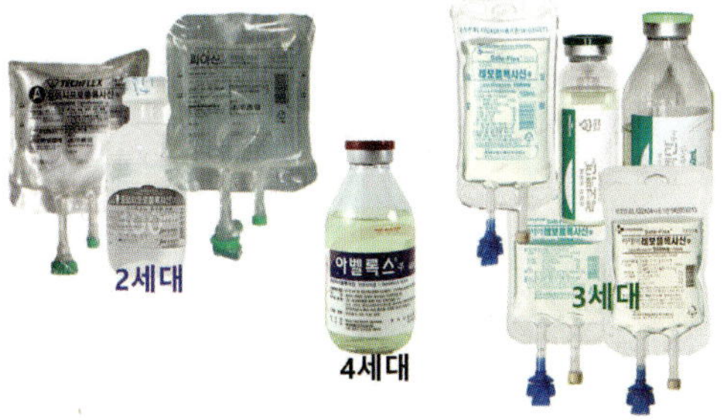

퀴놀론계 세대별 항생제

퀴놀론계 항생제는 세균이 DNA 합성을 방해해서 번식하지 못하게 막는 역할을 합니다. 세균이 번식하기 위해 DNA를 복제해야 되는데, DNA가 복제되기 위해서는 두 줄로 꼬여있던 것을 한 줄로 풀었다가 원래 갖고 있던 정보를 갖고 다시 두 줄로 만들면서 똑같은 정보를 가진 2개의 DNA가 되어 증식하는 것입니다. 그리고 세포벽을 만들고 외막도 만드는 것이죠.

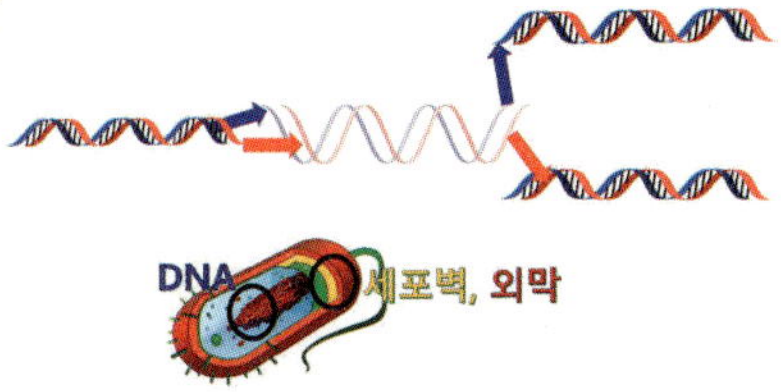

세균의 DNA 증식

항생제 1편부터 3편까지 페니실린과 세팔로스포린, 카바페넴과 같은 항생제들의 베타락탐이 세포벽과 외막을 공격해서 파괴했다면 이번에는 그 안에 있는 DNA를 공격합니다.

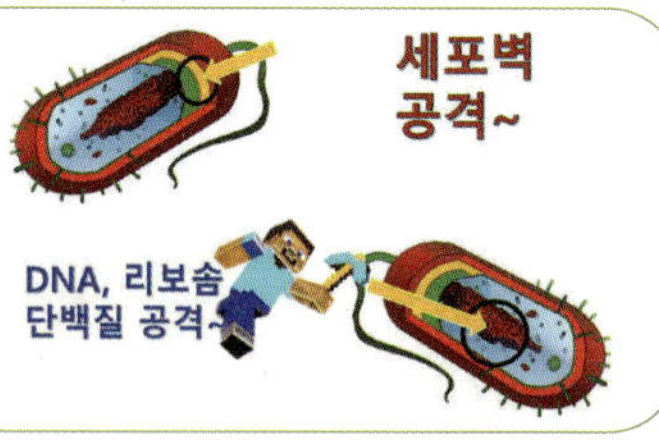

DNA는 한 줄씩 꼬여있을 뿐 아니라 supercoil이라는 이중 꼬임 형태입니다. 이 이중 꼬임을 풀었다가 꼬았다가 하는 효소인 DNA gyrase를 퀴놀론이 억제하고, DNA 합성 과정이 시작될 때 꼬인 이중 나선을 풀어주었다가 합성이 완료되면 다시 이중 나선으로 꼬아주는 역할을 하는 Topoisomerase를 억제하여 결국 DNA가 생성되지 못하게 함으로써 균을 죽게 만드는 것입니다.

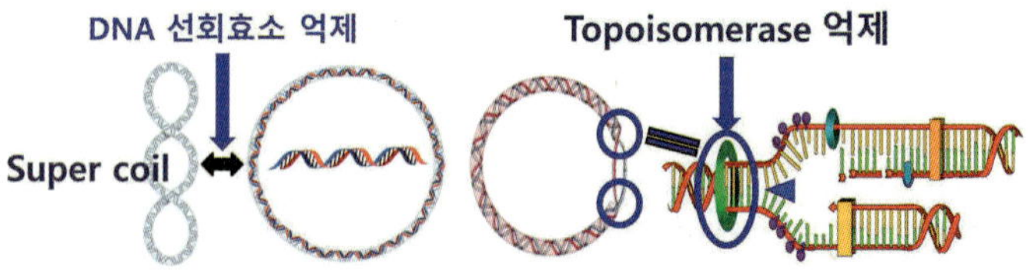

균의 DNA 합성과정에 항생제 작용

그런데 아이러니하게도 퀴놀론에 내성이 생기는 원인이 세포막을 통과시키지 못하게 세균이 진화하는 것도 있지만, 이 DNA 꼬임을 풀었다가 다시 꼬아주는 효소인 DNA gyrase에 돌연변이를 일으켜 퀴놀론이 작용하지 못하게 만들기도 하는 것입니다.

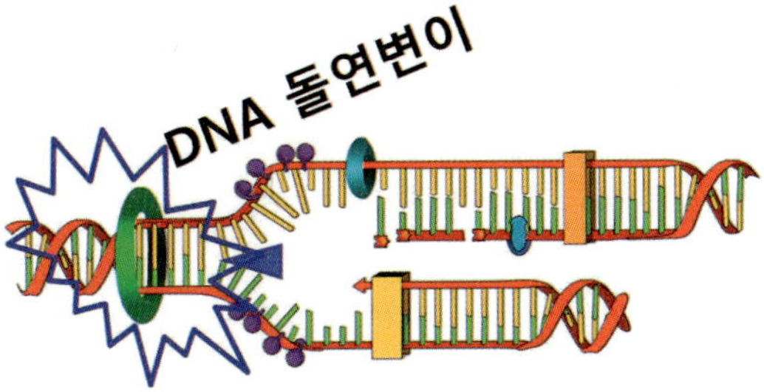

DNA gyrase 돌연변이 내성

이렇게 세균이 내성을 만드는 것은 대단한 능력이 아닐 수 없습니다. 퀴놀론계 항생제는 내성이 정말 잘 발생하기 때문에 신중히 사용해야 한다고 합니다.

실제로 레보플록사신이 1993년에 만들어져서 1996년에 사용되기 시작했는데 그 해에 바로 폐렴구균 내성이 출현 되었다고 하죠.

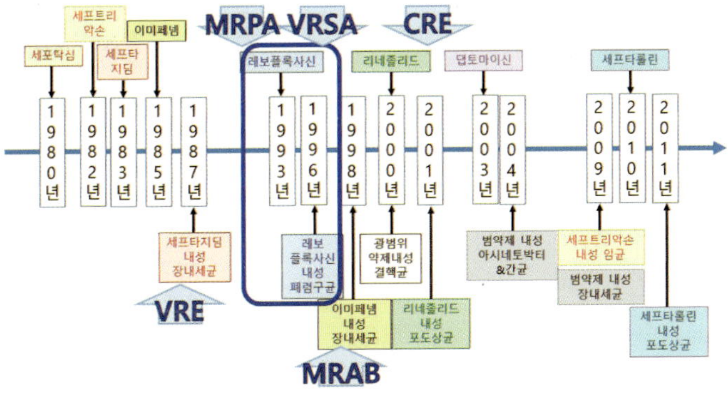

퀴놀론계 내성 출현

퀴놀론계는 질병이 있는 표적기관에 잘 도달한다는 장점이 있습니다. 약이 잘 들으려면 혈관을 타고 잘 돌아다니고 필요한 농도를 유지를 해줘야 하는데, 퀴놀론계 항생제는 그러한 역할을 잘한다고 볼 수 있습니다.

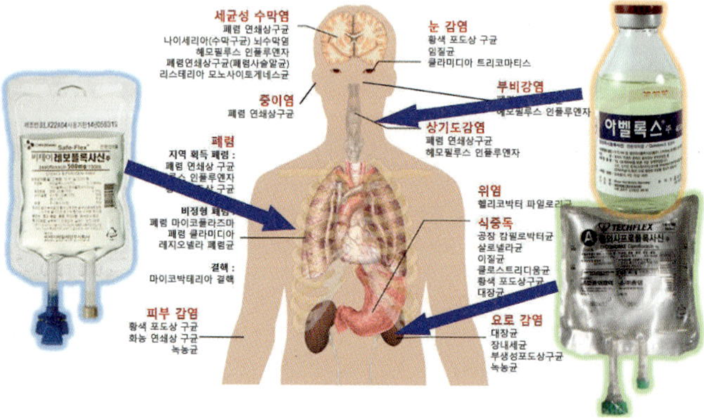

퀴놀론계 항생제의 표적기관 도달

퀴놀론계 항생제의 일반적인 주의사항으로는 진통소염제랑 같이 투약되면 경련이 발생할 수 있다고 하고요. 철분제랑 설사를 멈추게 하는 약과 같이 먹으면 흡수가 잘 안되니까 주의하시면 좋겠고요.

퀴놀론계 항생제는 먹는 약으로 투약하는 경우가 많은데 차후에 먹는 약에 대해 진행할 때 다시 한번 언급하도록 하겠습니다.

2세대 퀴놀론인 시프로플록사신은 신장과 요로감염에 많이 사용되고 중증의 하기도 감염, 피부 또는 피부조직과 뼈 및 관절염 감염 시에도 사용되는데, 평균 투여 기간은 7일~14일입니다.

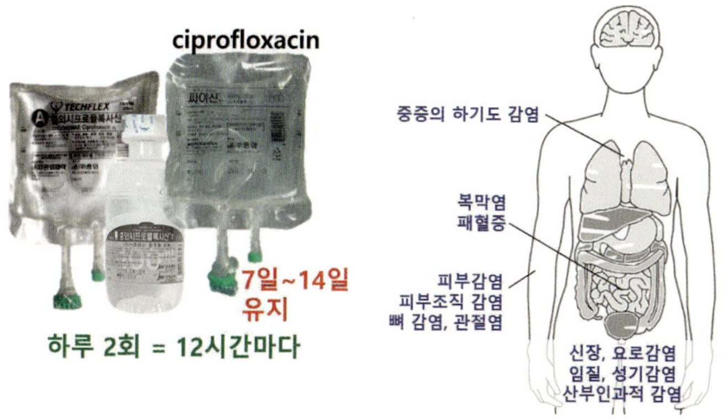

시프로플록사신

증상이 없어진 후 추가로 2~3일 정도 투약을 유지하게 되죠. 그 이외에 임질을 포함한 성기 감염, 산부인과적 감염증, 패혈증과 복막염에도 사용되는데, 하루 2회 즉 12시간마다 투약이 이루어집니다.

시프로플록사신은 그람 음성균에는 잘 작용하는데 그람양성균에는 효과가 좋지 못하여 그 흔한 폐렴균에도 효과가 없고, 혐기성 균에도 작용하지 못합니다. 그런데 녹농균이나 황색포도상구균에는 3세대인 레보플록사신보다 항균력이 좋다고 합니다.

여기서 잠깐 앞에서 언급했던, 검사 결과에서 나오는 호기성, 혐기성균이 무엇인지 알아보고 3세대, 4세대까지 가보겠습니다.

호기성은 산소가 있는 환경에서 자라는 균이고,

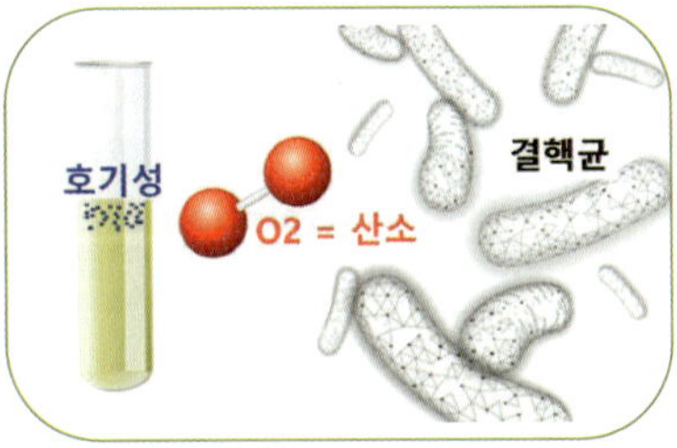

혐기성은 산소가 없는 환경에서 자라는 균이라고 생각하시면 됩니다.

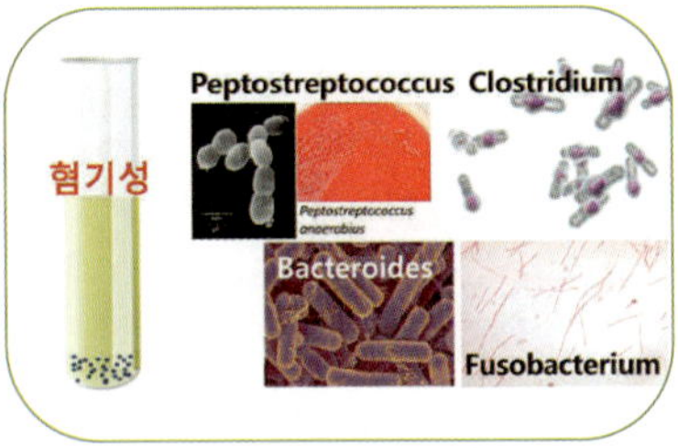

통기성은 산소가 있든 없든 상관하지 않는 균이죠.

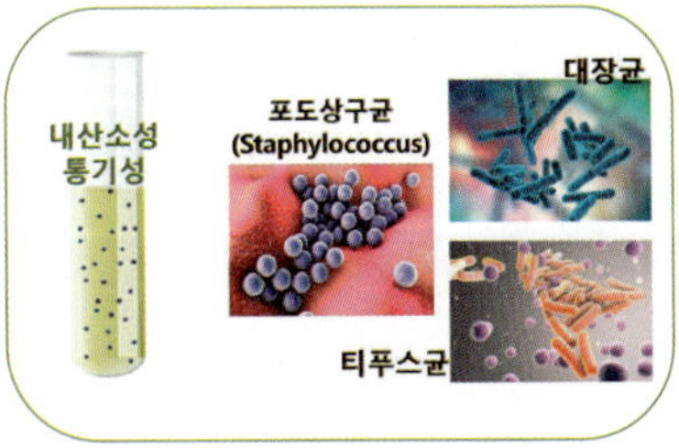

blood culture, 혈액 배양검사를 하게 되면 blood culture bottle 뚜껑 면이 보라색과 파란색이 있죠? 파란색 bottle은 호기균 배양 병이고, 보라색 bottle은 혐기균 배양 병입니다.

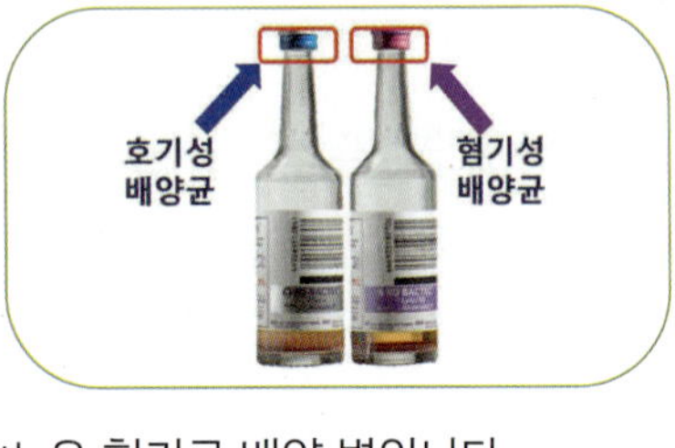

연두색 주황색을 사용하는 경우도 있고, 뚜껑이 노랑, 분홍 색인 경우도 있습니다. bottle을 자세히 보시면 aerobic, anaerobic, pediatric이라고 쓰여 있는데요, 말 그대로 호기성, 혐기성, 소아라는 의미죠.

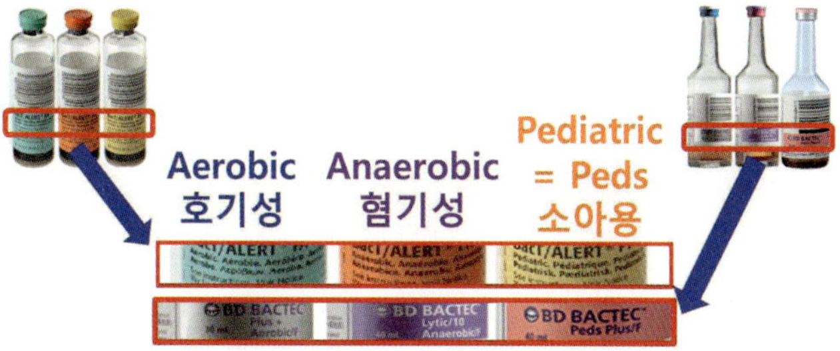

호기성, 혐기성, 소아용 표기

그리고 보라 뚜껑 bottle, 혐기균 배양병 안에는 뭔가 하얀 물질이 있고, 파란 뚜껑 bottle, 즉 호기성 배양병 안에도 역시 액체가 들어 있는 것을 볼 수 있는데요.

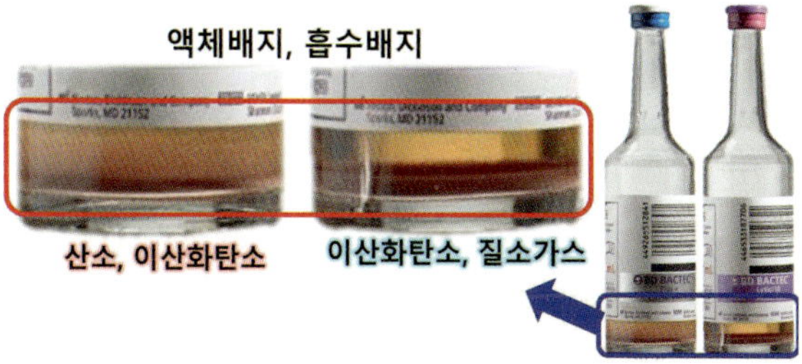

배양병의 배지

이 액체들 안에는 콩가루의 몇몇 물질을 함유하고 있는 액체배지가 들어있는데, 혐기성 세균이나 성장이 잘 안되는 세균이 자라는 데 도움을 주는 물질과 균을 흡수할 수 있는 물질이 포함되어 있죠. 그리고 호기성 배양 병에는 산소와 이산화탄소를 포함하고 있고, 혐기성 배양 병에는 이산화탄소와 질소 가스가 포함되어 있습니다.

혈액 배양 검사 시 20cc를 채혈하여 bottle 두 개에 나눠 담는데, 먼저 혐기균 배양 병에 피를 담게 되는데요, 배양 병 안에 압력이 있어서 needle만 꽂아도 피가 쭉~ 빨려 들어가죠. 시린지에 남아 있는 공기가 혐기균 배양 병에 가급적 들어가지 않도록 해야 하기 때문입니다. 우선 10cc를 혐기균 배양 병에 담고 남은 혈액을 호기균 배양 병에 담게 됩니다. 채혈실에서 진공채혈관 채혈 시에는 반대로 적용되므로 참고해주시기 바랍니다.

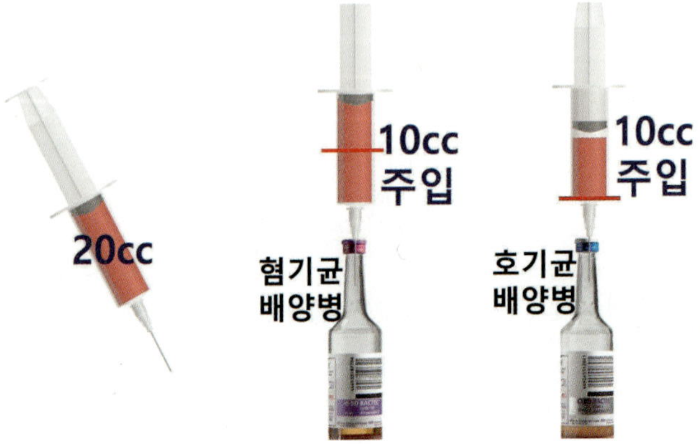

혈액 담는 순서

그리고 bottle 당 10cc를 담아야 한다고 하는데 채혈량이 부족하면 혐기균 배양 병에 담는 것을 우선으로 해야 합니다.

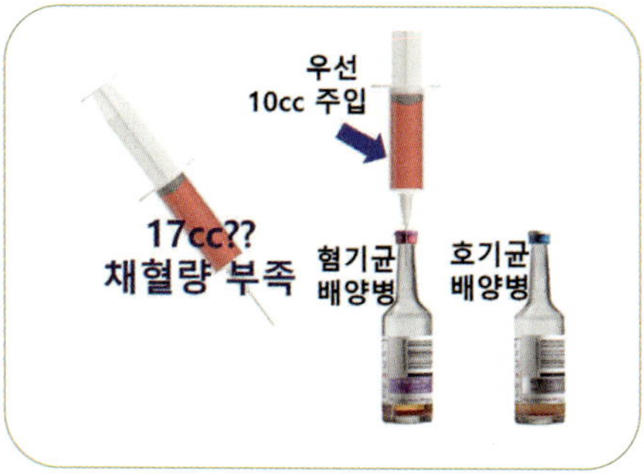

전체 균혈증의 3% 정도가 혐기균이 원인이라서 채혈량이 적으면 혐기균을 배양하기 어렵게 되고, 그러면 정확한 균을 찾아내기 어렵기 때문이라고 하네요.

주의해야 할 사항은 초기 혈액 배양을 해야 할 경우에는 항생제 투약 전에 해야 한다는 것이죠. 항생제가 투약되면 균이 죽거나 항생제에 영향을 받게 돼서 배양 결과가 정확하지 않을 수 있기 때문입니다.

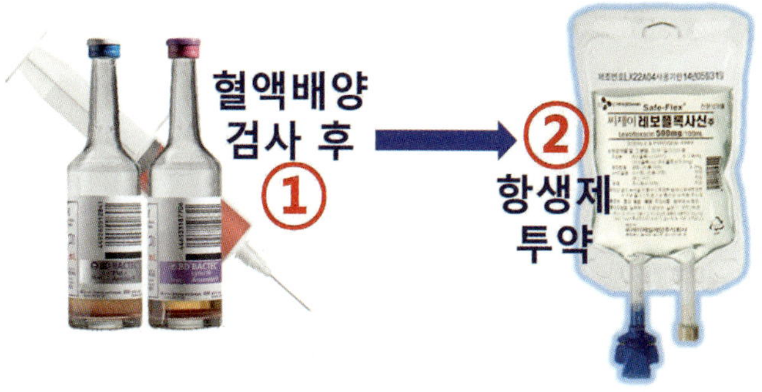

혈액배양 검사 후 항생제 투약

주로 2times을 시행하고, 중심정맥관을 갖고 있는 경우 중심정맥관이 균의 통로가 될 수 있으므로 3times을 시행합니다. 과거에는 간호사가 blood culture를 다 했었는데 지금은 인턴 선생님들이 주로 하죠. 그래도 우리가 꼭 알고 있어야 하는 사항입니다.

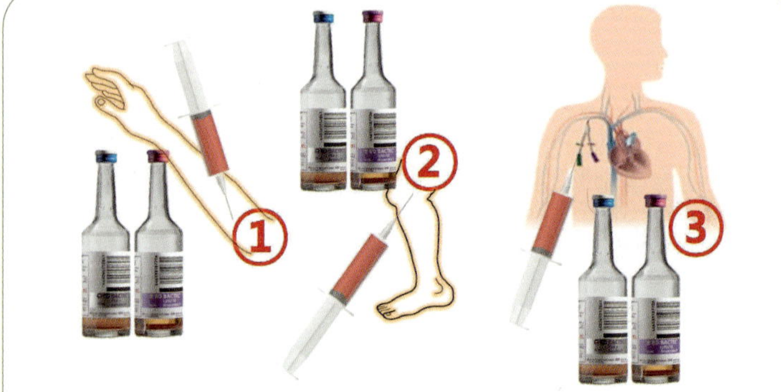

중심 정맥관 혈액 배양 중요

자~ 이렇게 호기성, 혐기성과 blood culture에 대해 잠시 알아봤고요, 다시 퀴놀론계 3세대로 이어가겠습니다.

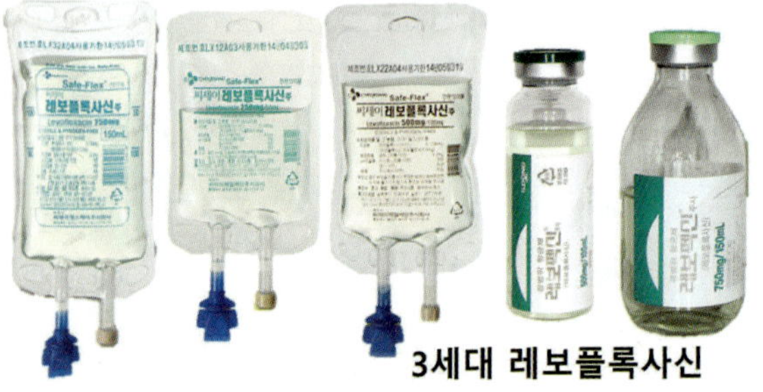

3세대 퀴놀론계 항생제

3세대 레보플록사신은 2세대인 시프로플록사신과 다르게 폐렴구균에도 잘 적용되고 하루에 한 번만 투약해도 되므로 유용하게 사용할 수 있습니다. 시프로플록사신이 그람양성균에 효과가 없다면 레보플록사신은 그람음성균과 양성균에도 항균력이 있어요. 그러나 혐기성균에는 항균력이 없죠.

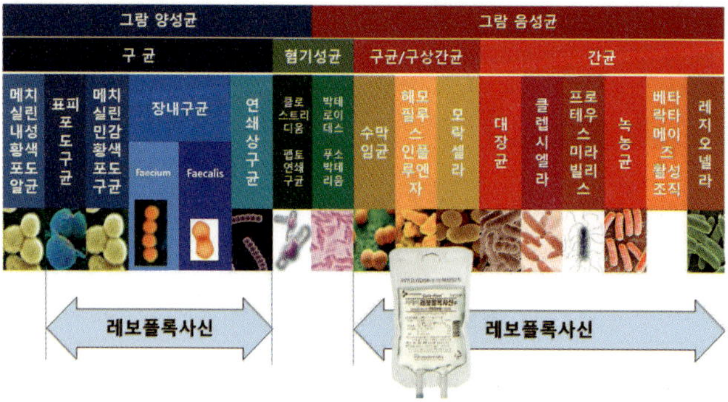

레보플록사신 항균범위

폐렴구균에 잘 작용하여 호흡기성 퀴놀론이라는 별명도 갖고 있죠. 주로 하루 한 번 사용하고 하루 2회 사용하는 경우도 있습니다. 급성 신우신염과 복합적인 요로 감염에 많이 사용되고, 피부 및 연조직 감염, 급성 부비동염과 만성 기관지염에도 많이 사용됩니다.

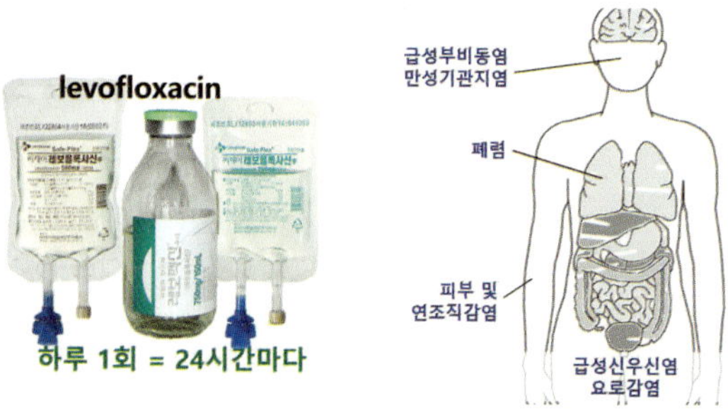

레보플록사신

4세대 목시플록사신은 레보플록사신과 같이 폐렴구균에도 잘 작용하고 혐기성균에도 작용하는 반면에 녹농균에는 힘을 발휘하지 못합니다.

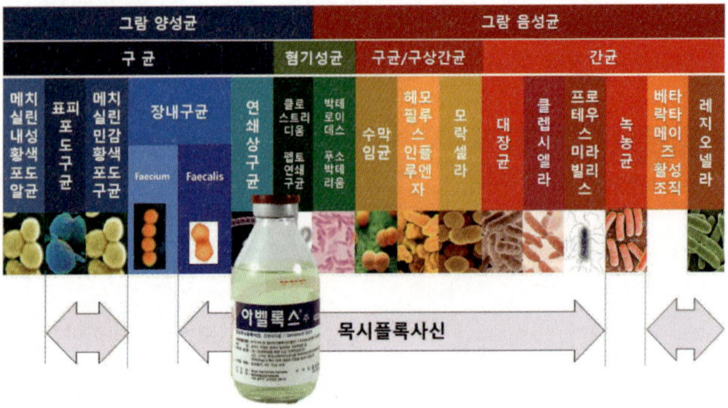

목시플록사신 항균범위

이 역시 3세대 레보플록사신과 같이 폐렴구균에 잘 작용하여 호흡기성 퀴놀론이라고도 하고요, 하루 1회 주로 사용되고 많게는 2회까지도 사용됩니다. 급성 부비동염, 만성 기관지염, 폐렴과 피부 및 연조직 감염, 합병증이 있는 복강 내 감염에도 사용됩니다.

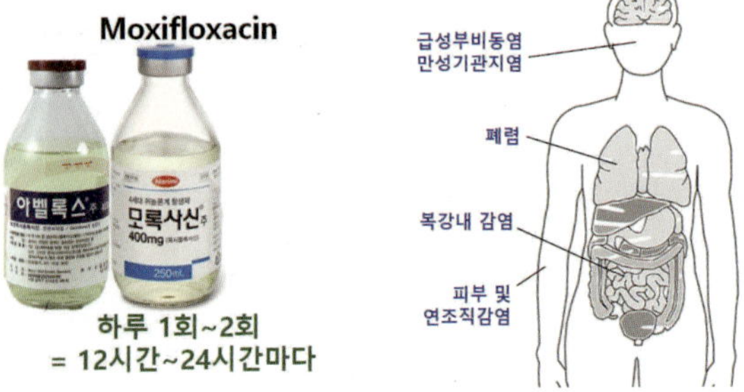

목시플록사신

그람 음성균, 그람 양성균에도 광범위하게 작용하고 간에서 분해되는 약물로써 신장에는 큰 영향을 미치지 않아서 신기능이 떨어진 환자에게도 유용하게 사용될 수 있다는 장점이 있습니다. 반대로 간에서 이미 분해되서 신장으로 갔을 때는 이미 약의 농도가 현저히 저하되어 있기 때문에 요로 감염에는 효과가 없다는 말이 될 수도 있습니다.

여러 가지 상품명을 갖고 있으나 세대별로 주로 한 가지를 사용하게 되니 오히려 기억하기는 편할 것 같네요. 다음 편에는 마이신이라고 불리는 아미노글리코사이드계열, 그 유명한 반코마이신, 테이코플라닌이 있는 글리코펩타이드계를 진행해 보겠습니다.

'병원에서 가장 중요한 것은 환자에게 해를 끼치지 않는 것이다.'

- 플로렌스 나이팅게일

9장

바로가기

항생제 5편 - 아미노글리코사이드계, 린코마이신계, 마이크로라이드계, 테트라사이클린계

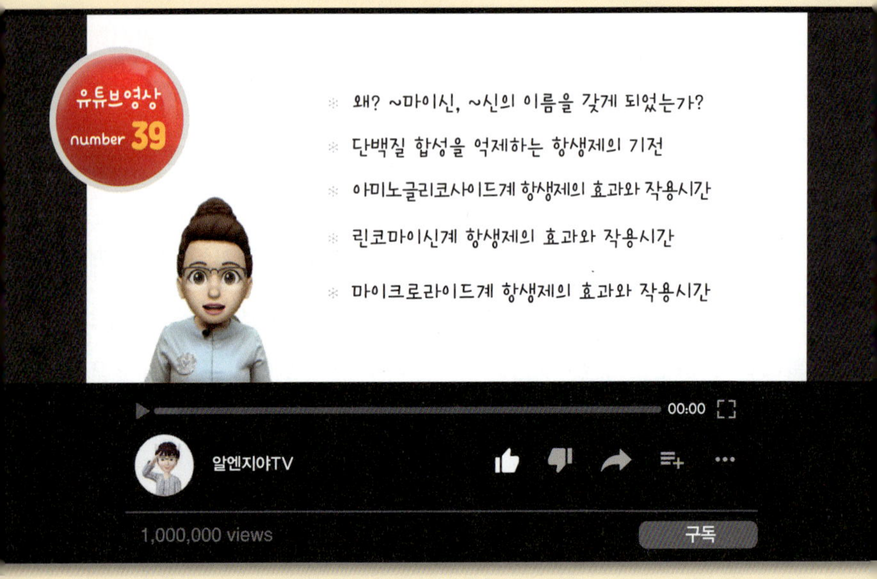

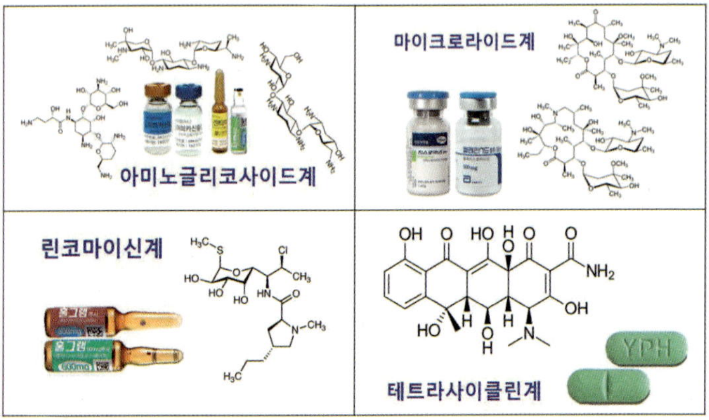

항생제 1, 2, 3편에서 bacteria가 세포벽을 만들지 못하게 하였고, 항생제 4편에서 퀴놀론계 항생제가 DNA 합성을 억제하였다면,

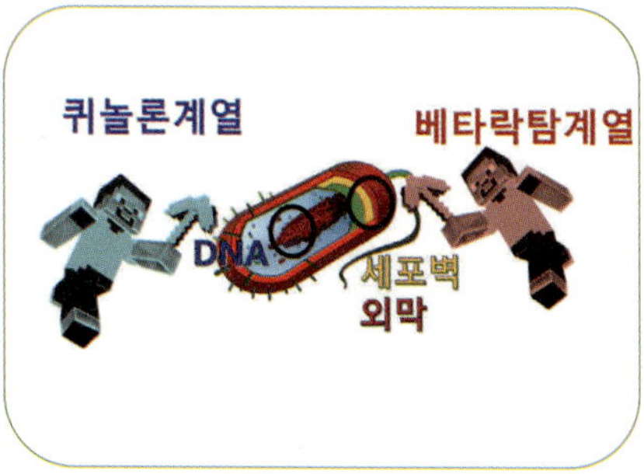

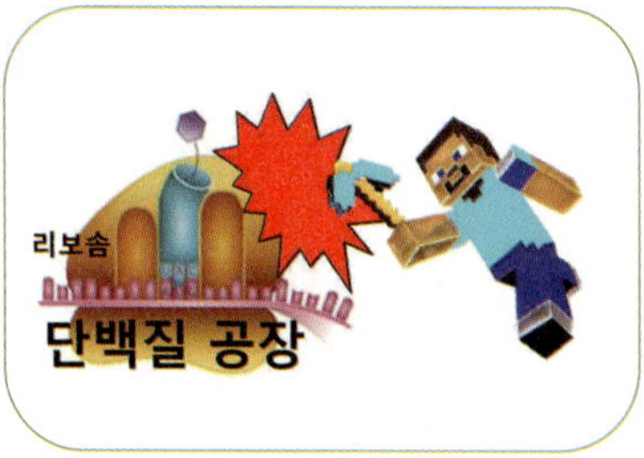

이번에는 단백질을 만들지 못하게 하는 아미노글리코-사이드계, 린코마이신계, 마이크로라이드계, 테트라사이크린계에 대해 알아보겠습니다.

아미노글리코사이드계에는 아미카신, 겐타마이신, 토브라마이신이 있고, 린코마이신계에는 훌그램이란 상품명으로 많이 불리는 클린다마이신이 있고요, 마이크로라이드계에는 아지쓰로마이신, 클래리스로마이신 등이 있습니다.

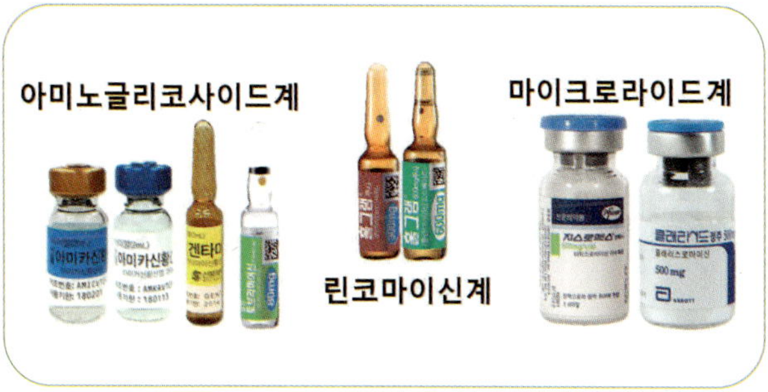

테트라사이크린계는 내성 때문에 잘 사용되지 않지만 한 번 언급하고 지나갈게요. 오늘도 자꾸 외계어를 남발하죠. 쉽게 풀어서 이야기할 테니 뒤로 갈수록 익숙해지실 거라고 생각합니다.

앞에서 약 이름이 ~~신, 또는 마이신으로 끝나는 항생제들이라는 것을 알 수 있지요. 연세가 많은 분이 항생제를 마이신이라고 부르는 것을 들어보신 적 있으신가요? 왜 마이신으로 부르는지 한 번 잠깐 들여다볼까요?

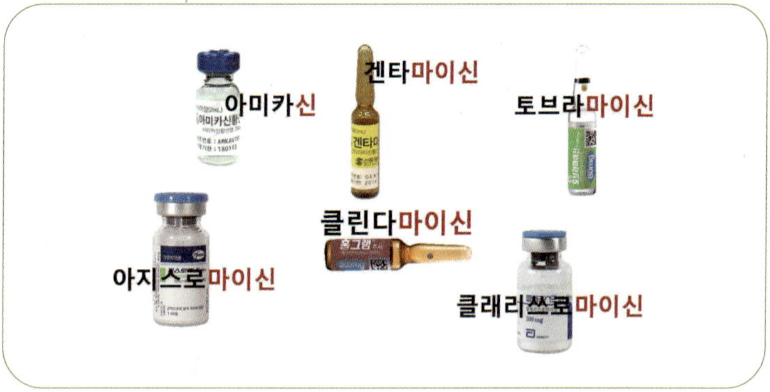

먼 과거로 거슬러 올라가서 우리나라는 전쟁을 겪었고, 결핵이라는 매우 무서운 질병이 여러 사람을 죽음에 이르게 했습니다.

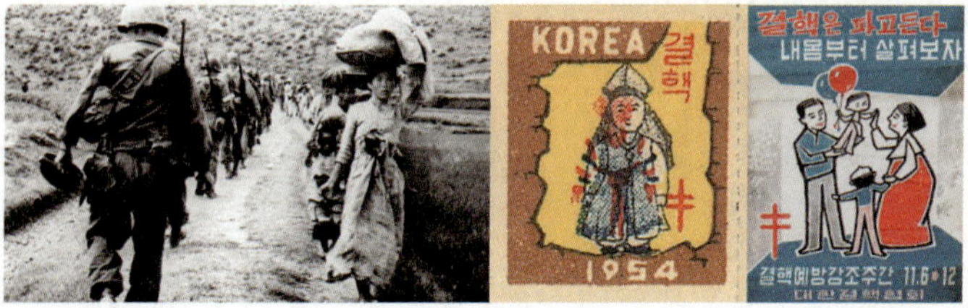

그때 이 스트렙토마이신이라는 것이 캡슐 형태로 환자에게 투약이 되었고, '마이신을 먹었더니 사람을 죽게 하는 결핵이 낫더라.'라는 것이 과거 사람들의 기억 속에 너무 깊숙이 박혀 버린 것이죠.

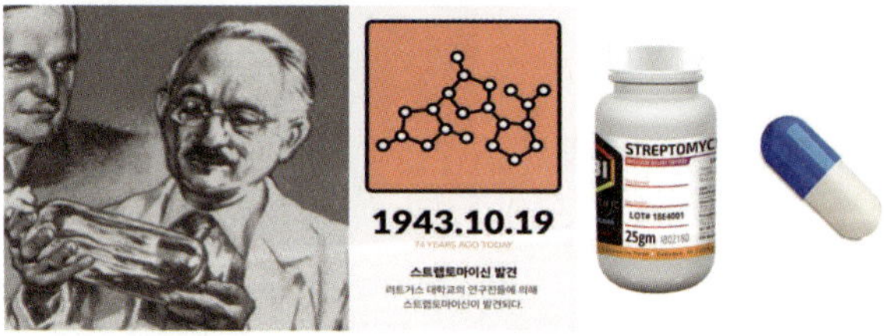

그리고 매우 여러 질병에 강력한 효과를 나타내는 네오마이신, 카나마이신, 겐타마이신, 테라마이신등이 개발이 되면서, 어찌 보면 가난한 우리 할머니 할아버지들의 질병을 싼 비용에 고쳐주는 매우 고마운 존재가 되었을지도 모르겠습니다.

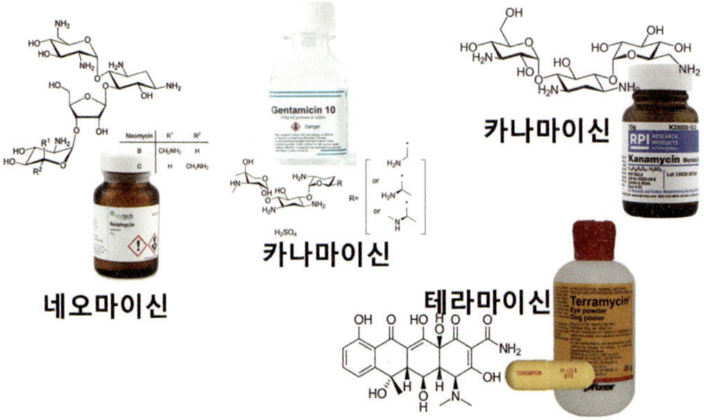

각종 항생제의 개발

그래서 정말 좋은 약이라고 강화된 기억을 가지고 어딘가 조금만 아파도 약국에 가서 "마이신 주세요."라고 하면, 약국에서는 간단한 감기나 상처에도 여러 항생제와 여타의 약들을 팔았을 것입니다.

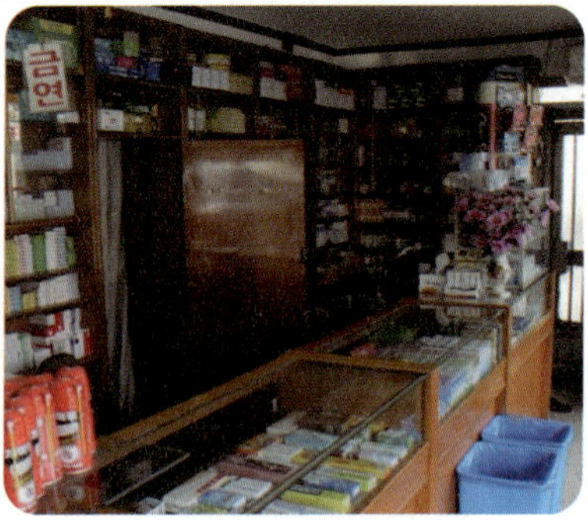

과거 약국

그리고 과거의 의사들 역시 항생제에 대한 경각심이 많지 않아 병원에 찾아온 환자들에게 단번에 잘 듣는 광범위 항생제를 많이 처방했었을 테고요. 지금은 이것이 부메랑이 되어 연세가 많은 분이 입원하게 되면 웬만한 항생제는 듣지도 않고, 최고 광범위 항생제를 여러 가지 사용하다 보니 다제내성균을 몸 안에 지니게 되어 격리까지 해야만 하는 경우가 발생하는 것입니다. 게다가 어떤 약도 듣지 않는 슈퍼박테리아가 꾸준히 생겨나고 있는 상황이죠.

기억하시나요? 아마 나이가 어린 선생님들은 모르겠지만, 2000년에 의약분업이 시행될 때 엄청난 진통을 겪었었죠. 항생제는 약국에서 누구나 바로 구입할 수 있었는데 의약분업 후에는 의사의 진료를 봐야만 처방받을 수 있는 약이 되었습니다. 누군가는 약을 쉽게 구입하기 어려워졌다고 불만일 수 있고, 일부 의사들은 여전히 광범위 항생제를 많이 처방하지만, 저는 2000년 이후에 태어난 분들이라도 어느 정도의 보호망 아래 살고 있어서 다행이라고 생각하고 있습니다. 오늘도 옆길로 너무 많이 샜네요. 다시 돌아와서요.

단백질 합성을 억제하는 계열은 아미노글리코사이드계, 린코마이신계, 마이크로라이드계, 테트라사이크린계 이외에도 몇 가지 더 있지만 주사약으로는 앞에서 말한 정도가 가장 많이 사용되는 약이기 때문에 모든 것을 다 언급하지는 않겠습니다. 처음부터 말씀드렸듯이 많이 사용되는 것 위주로 가자고요. 너무 많이 알게 되면 머릿속이 포화상태가 될 테니까요.

우리가 많이 들어본 반코마이신은, 이름은 마이신으로 끝나지만 테코플라닌과 함께 글리코펩타이드계라고 해서 세포벽을 만들지 못하게 하는 베타락탐계와는 또 다른 작용으로 세포벽 합성을 저해하는 것으로써 다른 분류입니다. 그리고 할 말이 많은 항생제이니 마지막에 다뤄보도록 하겠습니다.

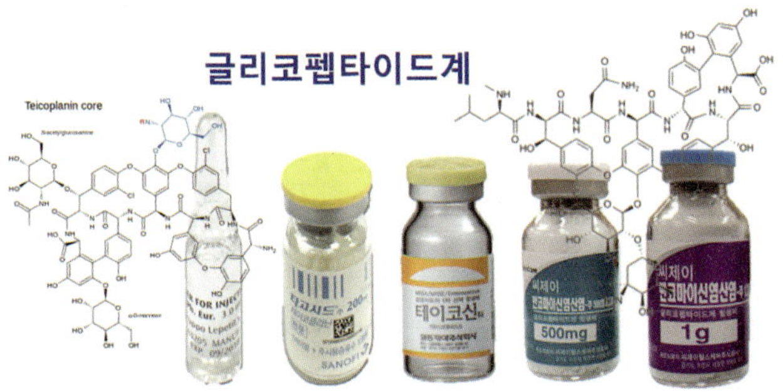

글리코펩타이드계 항생제

단백질 합성을 억제하는 항생제들은 정확히 말해서 리보솜이라는 것과 결합해서 균을 죽이는 역할을 하는 것인데요, 리보솜은 단백질을 합성하는 것으로 모든 살아있는 세포에 존재합니다.

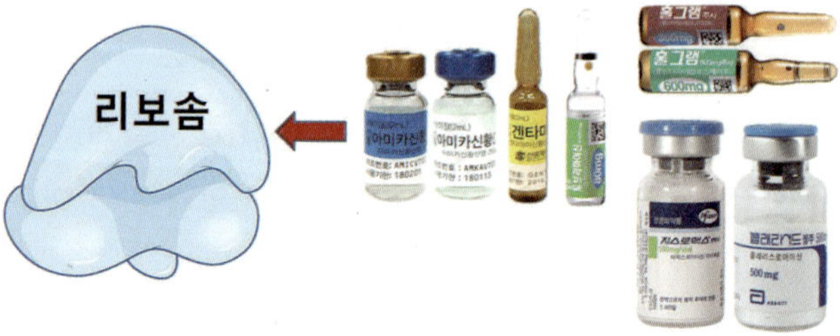

리보솜과 항생제의 결합

항생제 1, 2, 3편에서 항생제들이 세포벽을 만들지 못하게 공격한다고 했지요? 인체는 세포막까지만 있고, 세포벽이 없어서 항생제로부터 공격받지 않는다고 말씀드렸는데, 단백질 합성 억제제 계열 역시 인체 세포의 리보솜과 세균 세포의 리보솜은 조금 다른 구성을 하고 있어서 인체의 리보솜은 항생제의 공격을 받지 않게 되는 것이죠.

자~ 그럼 리보솜이 뭔지 알아야겠죠? 인체나 세균은 모두 세포로 이루어져 있습니다. 사람의 세포는 한가운데 핵이라는 것이 있고, 핵 안에는 인과 DNA의 꼬임으로 구성되어 있고요, 핵 표면에 핵공이라고 해서 단백질을 합성하는 역할을 하는 RNA가 드나들 수 있고, 핵 밖에 소포체라는 것이 있는데, 이곳에 리보솜이 수도 없이 많이 있습니다. 세포 하나에 리보솜이 2만~3만 개가 있다고 하네요.

그리고 박테리아에는 오히려 간단하게 세포질에 리보솜이 존재하는 것이죠.

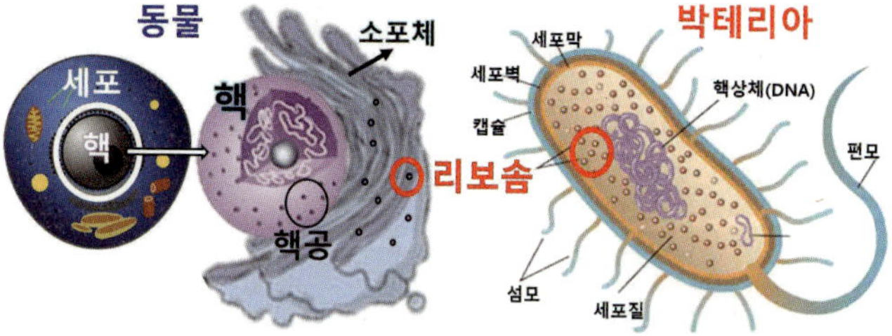

동물 vs 세균 세포속의 리보솜

리보솜은 대단위체와 소단위체로 구성이 되어 있는데, 글리코펩타이드계 항생제를 사용하여 죽이게 되는 박테리아는 원핵생물이라고 해서 대단위체는 50s, 소단위체는 30s라고 하는데, 동물과 같은 진핵생물은 대단위체가 60s, 소단위체가 40s라서 항생제로부터 공격받지 않게 되는 것이죠.

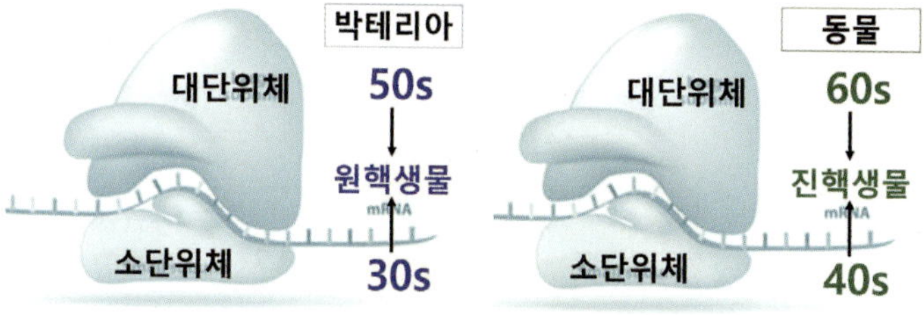

동물 vs 세균 단위체

지금 이야기한 50s, 30s라는 것은 스베드베리가 리보솜의 분리를 위해 초고속 원심 분리법을 개발한 것으로서 본인의 이름 첫 자 S를 따서 수치화 한 것이라고 합니다.

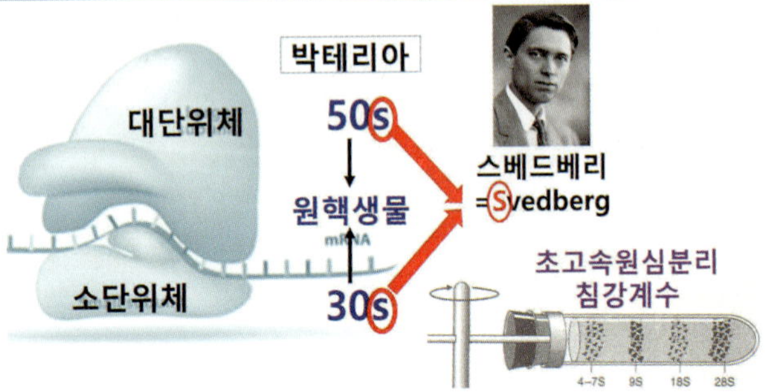

기본은 이렇고요, 리보솜은 그냥 쉽게 단백질 공장이라고 생각하시면 될 것 같습니다. 메신저 RNA가 신호를 보내면 운송 역할을 하는 tRNA가 와서 붙고, 이 운송 RNA가 아미노산을 하나하나 끌어와서 붙이게 되면 폴리펩타이드가 되어 단백질을 만들게 됩니다.

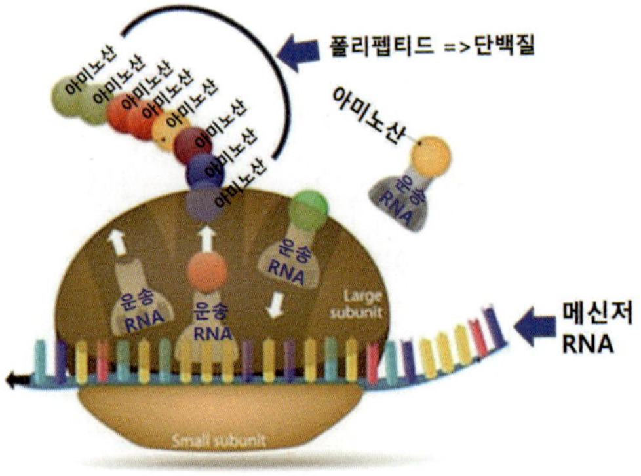

리보솜에서의 단백질 생성

그런데!!! 이번에 이야기할 단백질 합성을 억제하는 항생제가 이 리보솜에서 어떤 역할을 하길래 세균을 죽이게 되는 걸까요?

첫 번째로 아미노글리코사이드계 항생제는 소단위체와 운송 RNA 사이를 방해해서 메신저 RNA가 제대로 된 역할을 못 하게 합니다.

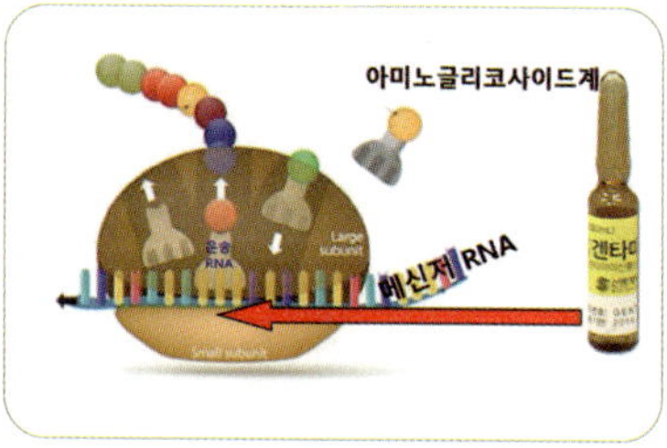

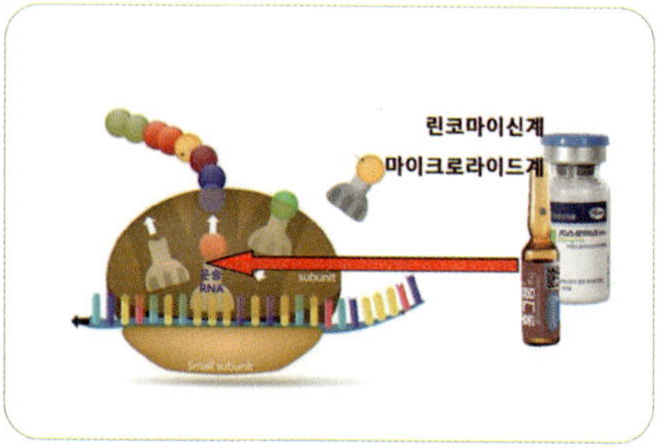

그리고 린코마이신계와 마이크로라이드계는 대단위체에 결합하여 운송 RNA가 아미노산을 결합해 폴리펩타이드로 만드는 것을 봉쇄하는 것입니다.

테트라사이크린계 항생제는 소단위체와 결합하여 아미노산과 운송 RNA의 결합을 못 하게 합니다.

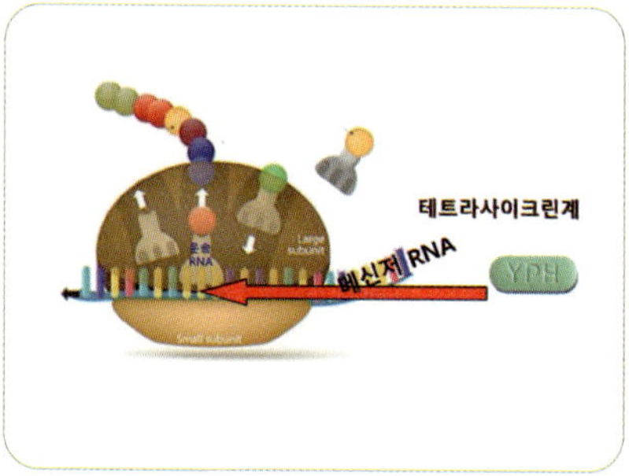

결국 균은 항생제의 공격을 받고 단백질이 정상적인 모양을 갖추지 못하여 사멸하게 되는 것이죠.

그런데!! 또 문제는 여기서 내성이 생기죠. 리보솜이 머물고 있는 세포질 내에서 효소를 만들어내서 리보솜에 작용하지 못하게 하기도 하고요. 균들이 이 리보솜 자체의 구조를 바꿔 약이 듣지 못하도록 한다고 합니다. 생각할수록 참 대단한 것 같아요.

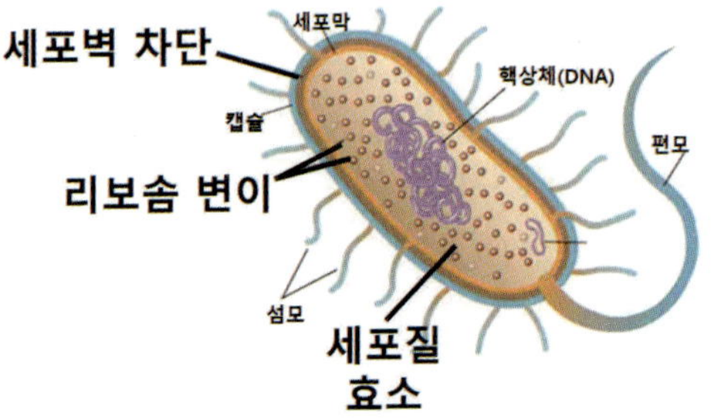

리보솜 변이에 따른 내성

이제 이론을 알았으니 실전으로 가보겠습니다.

아미노글리코사이드계에는 아미카신, 겐타마이신, 토브라마이신, 카나마이신과 같은 약들이 있는데 항균 범위가 많이 넓지는 않습니다.

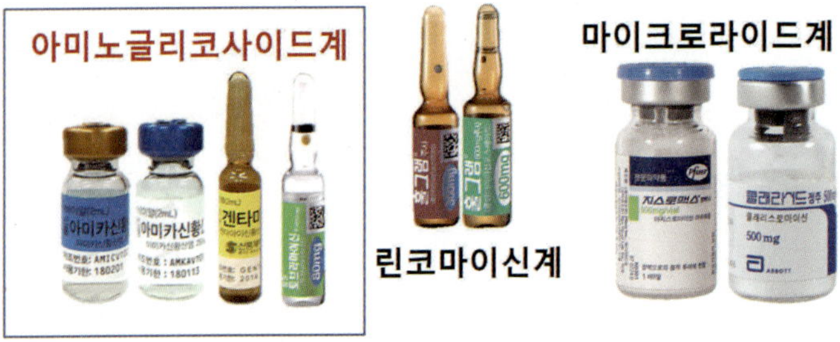

아미카신은 그람음성균 중 막대처럼 생긴 간균에 주로 작용하고 여러 중증의 감염에 사용됩니다. 하루 2회~3회 사용하고 NS 100cc 또는 5DW 100cc에 섞어서 사용합니다.

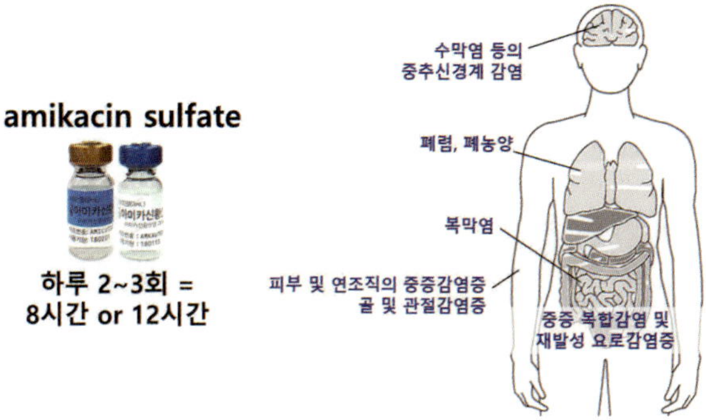

아미카신

겐타마이신은 내성이나 약물 독성으로 현재 많이 사용하지는 않지만, 장내구균과 녹농균에 잘 작용하고 아미카신과 같이 여러 중증 감염증에 하루 3회 정도 사용됩니다.

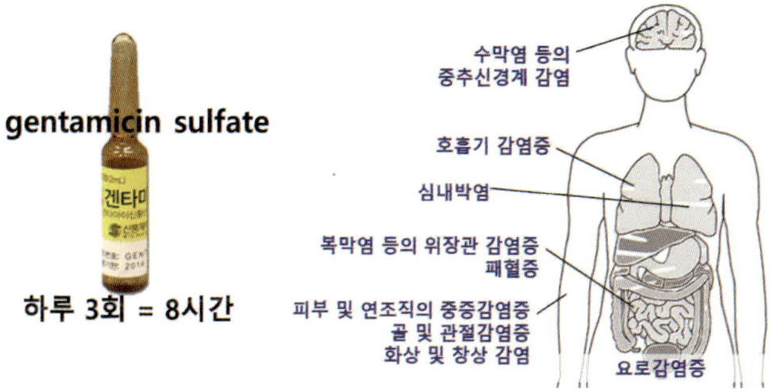

겐타마이신

토브라마이신과 카나마이신은 항균 범위가 넓지 않고 겐타마이신과 비슷한 작용을 하지만 현재 많이 사용되지는 않는 약제입니다.

린코마이신계에는 클린다마이신이 사용됩니다.

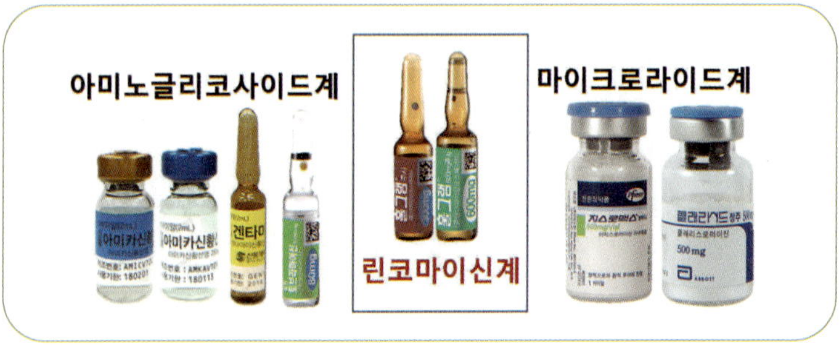

훌그램이라고 많이 불리는 약제인데 항균범위가 넓지는 않지만, 페니실린계 약물에 알레르기가 있는 환자 또는 페니실린 사용이 적절하지 않은 환자에게 사용됩니다. 하루에 2회에서 4회까지 사용되기도 합니다.

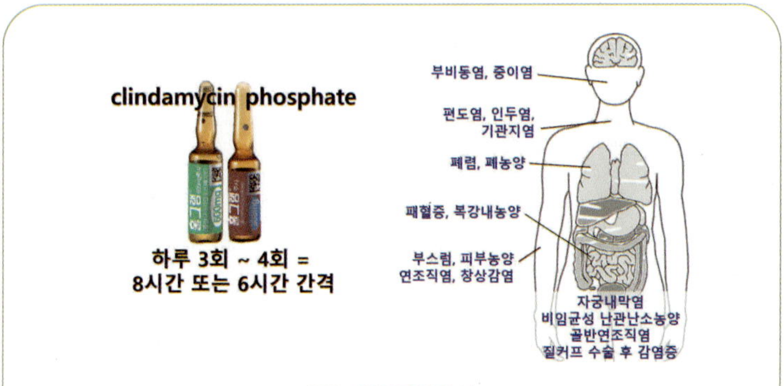

클린다마이신

마이크로라이드계에는 지스로맥스라는 상품명을 갖고 있는 아지스로마이신과 클래리스로마이신이 많이 사용됩니다.

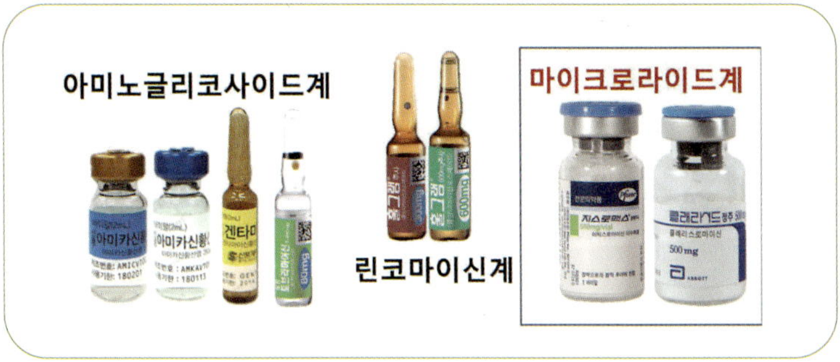

아지스로마이신의 커버 균종이 보면 참 간단하죠? 주로 폐렴에 사용하는데요.

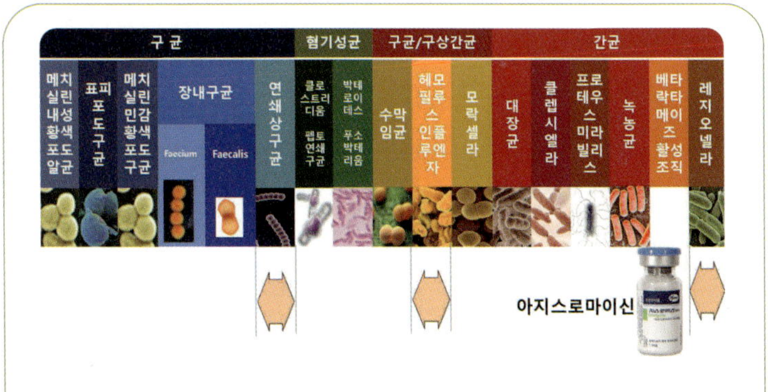

아지스로마이신 항균범위

감기가 심하여 폐렴이 된 경우 어찌 보면 중증이 아닌 환자에게 약 2~3일간 병원에서 집중 치료 후 퇴원시켜야 할 때 사용된다고 생각하시면 됩니다. 2일 정도 주사로 주고 증상이 감소되면 먹는 약으로 교체해서 퇴원시키게 되는 것이죠.

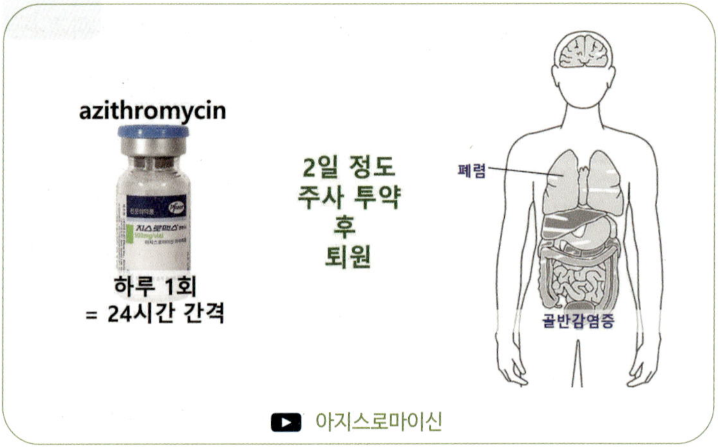

클래리스로마이신은 폐렴구균과 헤모필루스 인플루엔자 마이코박테리아로 인한 균종에 많이 적용되고, 주로 상, 하기도 감염증, 폐렴과 마이코박테리아로 인한 감염증에 사용됩니다. 소아에서도 용량을 주의하여 많이 사용되기도 하죠.

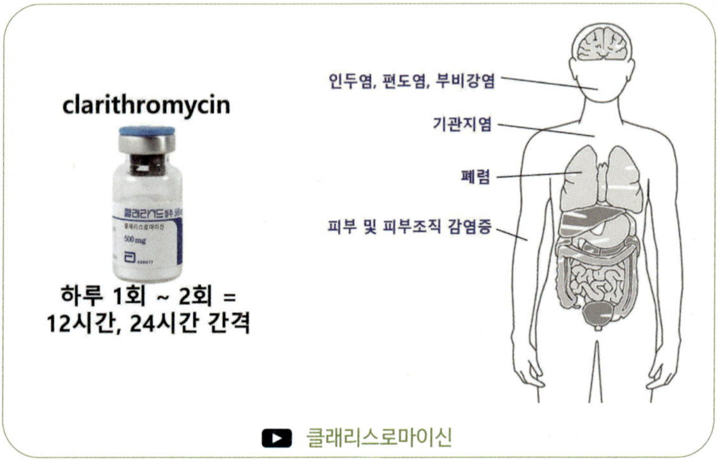

어떻게 보면 오늘 말씀드린 항생제들은 먹는 약으로 더 많이 투약되기도 합니다. 항생제 6편에서는 반코마이신과 타고시드를 진행해볼게요.

약 이름과 성분을 익숙해지시길 바라는 마음에 계속해서 반복했었는데 조금은 기억 속에 남으셨는지 모르겠네요. 약의 기전이나 어디에 작용하는지 자세한 것은 잊어버리더라도, 언젠가 한 번 들어봤다 싶은 약은 그래도 친근하기 때문에 업무하는데 훨씬 편해지니까 자꾸 보고 익숙해지시길 바랍니다.

'만일 관찰하는 습관을 가질 수 없다면, 간호사가 되는 것을 포기하는 것이 낫고,
소명 받은 것이 아니라면 친절하고 사려 깊어야 한다.'

- 플로렌스 나이팅게일

10장

바로가기

항생제 6편 - 글리코펩타이드계

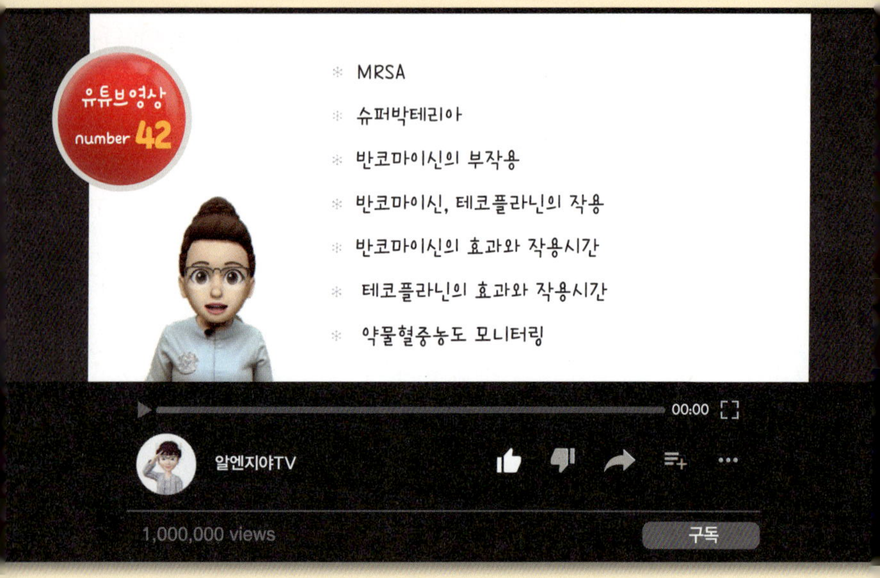

MRSA에 대항하는 항생제인 반코마이신, 테코플라닌!!

글리코펩타이드계인 반코마이신과 테코플라닌은 MRSA에 대항하지만, 부작용이 많기 때문에 주의하여 사용해야 하는 약물입니다.

AST를 하지 않고 약물혈중농도 모니터링을 시행하여 치료 범위 내에서 민감하게 투약해야 하지요.

주의사항과 약물 사용을 어떻게 해야 하는지 알아봅시다.

이번에는 항박테리아제 마지막 시간, 반코마이신에 대해 이야기 해보겠습니다. 제가 항생제 1편에서 페니실린에 대해 이야기했습니다. 페니실린이 2차 세계대전에서 수백만 명의 생명을 구했으나 내성이 생겨 페니실린이 작용하지 못하자 베타락탐 계열로 생겨난 대체 약품이 메치실린이었습니다. 현재는 거의 사용되지 않지만, 이 메치실린이 사용된 지 2년 만에 메치실린에 저항을 가진 내성균이 생겨났죠.

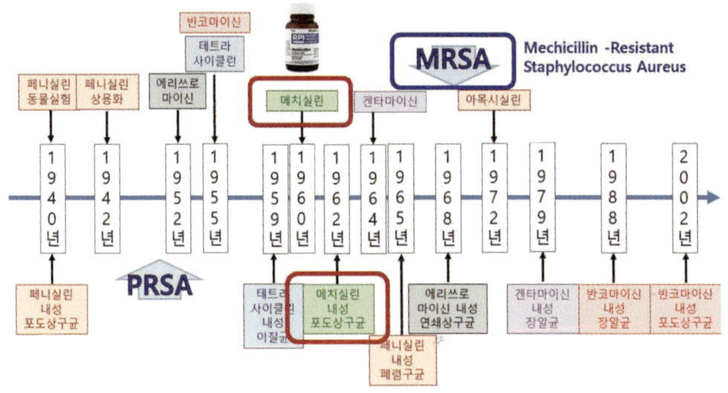

메치실린 내성균 출현

이것이 그 유명한 MRSA인데, 이 **MRSA에 대항하는 항생제가 반코마이신, 테코플라닌입니다.**

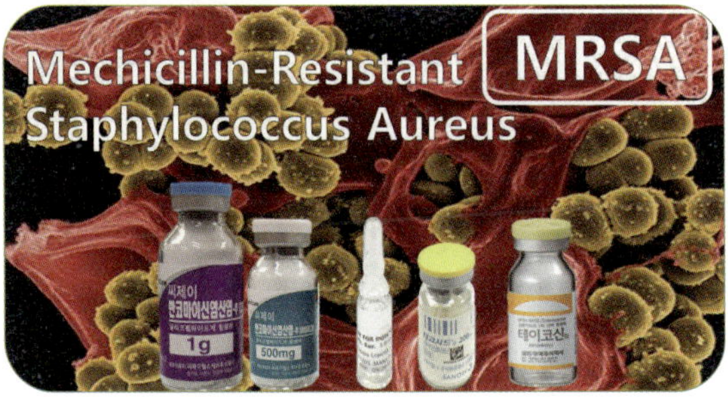

한때 ‘죽음의 세균’이라고도 불렸던 MRSA, 즉 메치실린 저항 황색포도상구균은 병원 내 감염으로 많은 사람을 죽음으로 몰아갔던 것도 사실입니다. 우리나라의 경우 항생제의 오남용이 많아서 내성 비율이 매우 높은데 반코마이신이 MRSA에 대항할 수 있는 항생제로써 매우 큰 역할을 하고 있죠.

안타까운 점은 이 반코마이신에도 내성을 가진 균이 1996년 일본에서 발견이 되었다는 것입니다. ‘슈퍼박테리아’라고 불리는 VRSA는 반코마이신 저항 황색포도상 구균인데요. 면역력이 약해진 환자에 침투해서 여러 가지 복합적인 항생제로도 치료가 되지 않아 결국 치명적인 패혈증을 유발하여 사망에 이르게 되는 것입니다.

〈그림 반코마이신 내성 황색포도알균 감염증〉

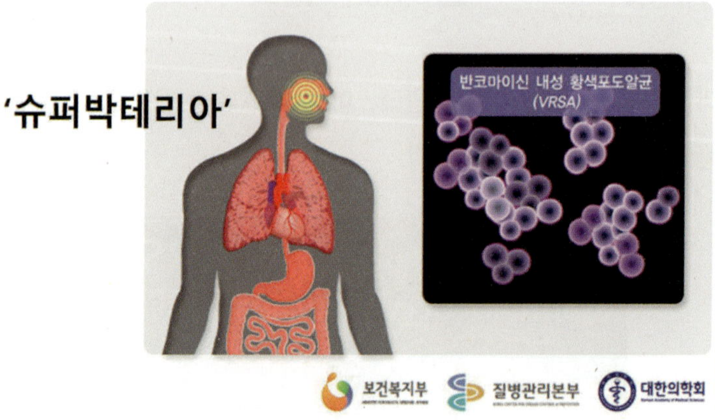

그러니 제발~ 감기와 같은 단순 질병에는 일반적인 증상 치료만 하고 항생제를 최소화했으면 좋겠다는 생각입니다. 그리고 대형병원에는 면회와 같은 이유로 면역력이 약할 수밖에 없는 아이와 노인은 출입을 금했으면 좋겠어요. 큰 병원일수록 중증의 환자들이 많을 수밖에 없고, 병원에서는 공기나 접촉으로 옮겨올 수 있는 질병이 너무 많은데, 아직도 그러한 경각심이 없는 상태로 병원을 너무 쉽게 드나드는 것을 보면 '언제쯤이면 문화와 인식이 바뀔까…' 하는 생각을 하곤 합니다. 대형병원에는 중증 질병으로만 방문하시길 바랍니다.

반코마이신은 보루네오 섬의 토양에서 발견된 streptomyces orientalis라는 균에서 정제하여 사용되었다고 합니다.

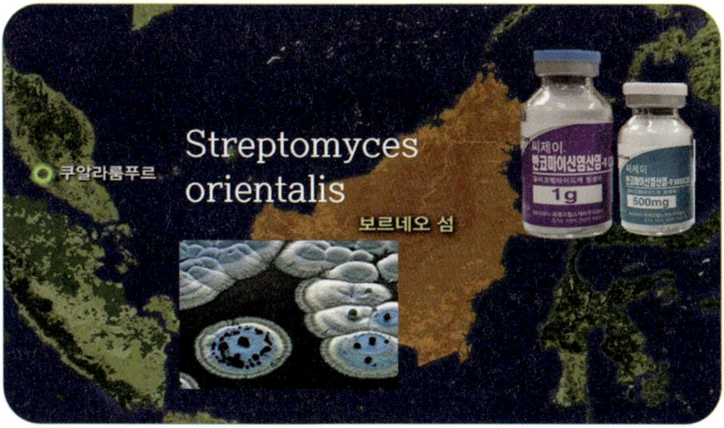

페니실린이 푸른곰팡이에서 발견되어 사용되었듯이 반코마이신 역시 또 다른 균에서 추출한 것이지요. 그 당시에는 정제 기술이 부족하여 완전히 순수한 물질을 추출할 수 없어서 부작용이 심했다고

합니다. 그리고 1960년대에는 MRSA가 많지 않아서 많이 사용되지 않았는데, 1970년대 말 MRSA가 증가하고, 균을 죽일 수 있는 순수한 물질만 추출해내는 기술 또한 발달하여 부작용을 줄였고, 본격적으로 많이 사용되기 시작했다고 하네요. 반코마이신의 부작용이라 함은 홍인증후군, 아나필락시스가 대표적입니다.

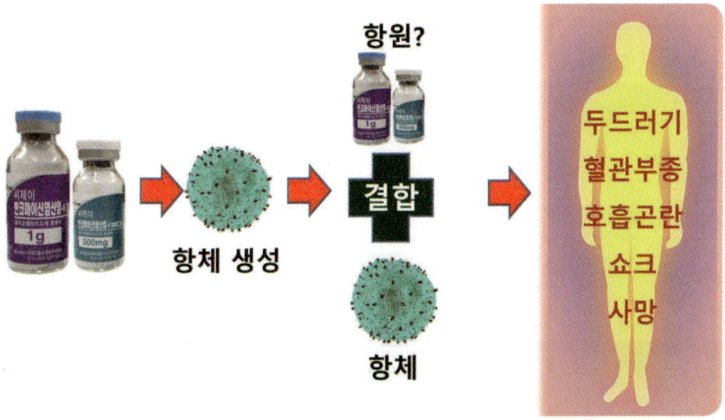

반코마이신 부작용

홍인증후군이라고 들어보신 적 있으신가요?
red-man syndrome이라고 해서 두드러기와 가려움증이 생기고, 몸이 히스타민 반응을 일으켜 빨개지는 것이죠.

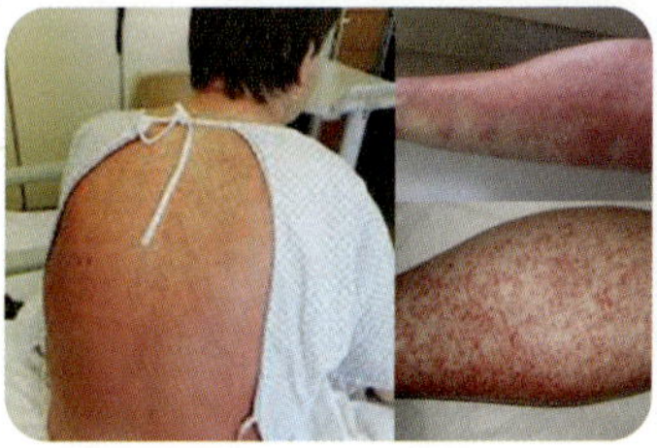

홍인 증후군

과거 순수한 물질을 추출하지 못했을 때 불순물이 많아서이기도 하고, 빠른 주입을 하게 되면 발생했던 부작용이라고 합니다.

지금은 순수한 물질을 추출하더라도 빠른 주입 시 red-man syndrome이 발생 가능하다고 하니 정맥 주입 시 천천히 투약해야 합니다. 그런데 천천히 투약해도 부작용이 발생하는 환자는 많더라고요. 실제로 저는 반코마이신을 맞고 울렁거린다고 하며 토하거나, 두드러기가 발생하는 환자를 많이 봤습니다.

그러한 부작용이 발생했을 때는 항히스타민제, 페니라민이라고 많이 부르죠? 이 약을 투약하면 부작용 증상을 감소시킬 수 있고, 투약을 중단하면 없어진다고 하니 알고 계시면 좋을 듯합니다.

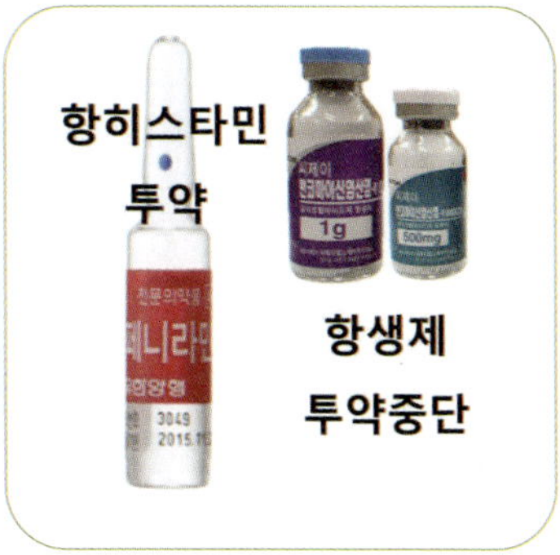

반코마이신은 글리코펩타이드계 항생제입니다.

글리코펩타이드계 항생제는 테코플라닌과 반코마이신이 대표적입니다.

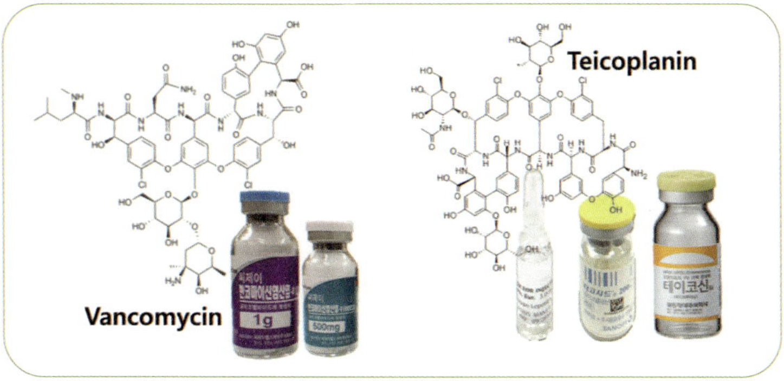

테코플라닌은 타고시드나 테이코신이라는 상품명으로 많이 사용되고, 반코마이신은 반코신 또는 반코마이신이라는 상품명으로 많이 사용되죠.

그러면 우선 글리코펩타이드계가 어떤 작용으로 균을 번식하지 못하게 하는지 알아야겠죠? 항생제 1편에 이야기했던 페니실린 계열이 베타락탐 구조를 갖고 있어서 세포벽 합성을 억제했다고 했지요. 글리코펩타이드계 역시 세포벽을 만들지 못하게 하여 세균을 번식하지 못하게 만듭니다.

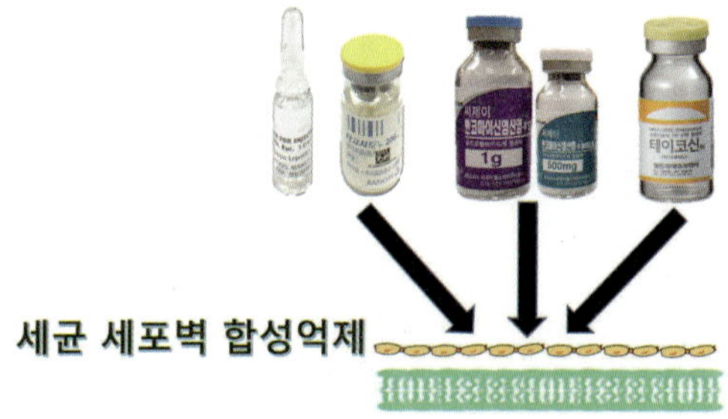

글리코펩타이드계 작용

반코마이신과 테코플라닌은 베타락탐계열, 즉 페니실린계, 세팔로스포린계, 카바페넴계, 모토박탐, 옥사세펨 계열까지의 항생제에 내성을 가진 박테리아 중 그람 양성균에 적용됩니다.
그러나 안타깝게도 외막을 갖고 있는 그람음성균에는 작용하지 못하죠.

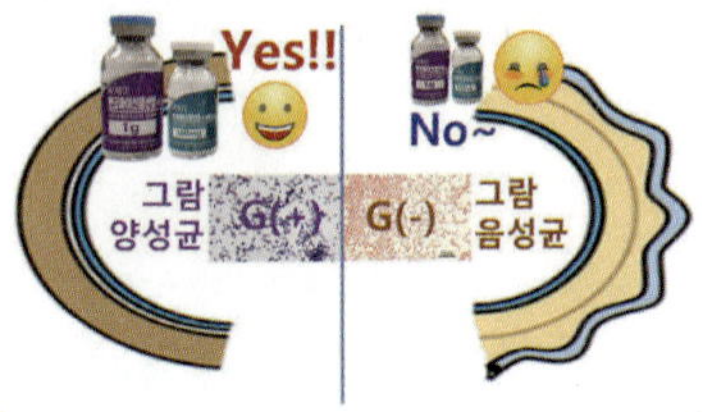

그래서 반코마이신 또는 테코플라닌만 단독 투여하는 경우는 별로 없고, 반코마이신이 투약되는 환자는 대부분 그람 음성균에 대응하는 다른 항생제와 같이 사용되는 것을 많이 볼 수 있게 됩니다.

반코마이신은 연쇄상구균, 포도상구균, 클로스트리듐, 디프테로이드균 등에 적용되고, 심내막염, 관절염, 골수염, 수막염이나 화상, 수술창 등의 2차 중증 감염증, 대장염, 폐렴, 폐농양과 패혈증에도 사용됩니다.

앞에서 말씀드렸듯이 페니실린계나 세팔로스포린계 항생제로 치료되지 않는 중증 감염증에 사용됩니다. 하루 2회 정도 사용되고, NS 100cc에 mix 하여 약 1시간~2시간 투약되는 거죠.

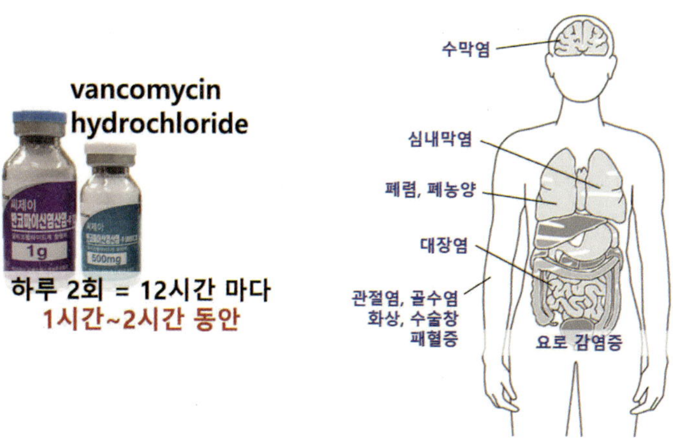

반코마이신

테코플라닌의 커버균은 반코마신과 같이 지금 보여드리는 균에 해당이 되고요. 반코마이신과 차이점이라고 하면 장내 구균과 일부 혐기성균에 좀 더 효과적이지만 일부 응고 효소 음성 포도상구균에는 효과가 덜하여 환자의 culture 결과에 따라 사용이 약간씩 다를 수 있습니다.

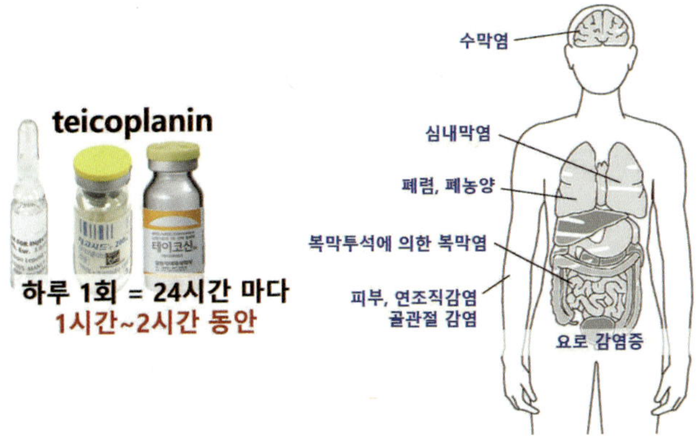

테코플라닌

피부 및 연조직 감염, 골관절 감염, 폐렴, 요로감염증, 심내막염, 복막투석에 의한 복막염 등에 사용되지요. 테코플라닌은 반감기가 길어서 하루 한 번 정도 사용되고 NS 100cc에 mix 하여 사용됩니다.

반코마이신과 테코플라닌 모두 신장을 통해 분해되어 배설되기 때문에 신부전 환자나 신장의 기능이 좋지 못한 환자에게는 주의해서 투약해야 해야 합니다. 이(耳) 독성도 있다고 하니까 잘 들리지 않는다거나 이명이 생겼다고 하면 환자 상태를 점검해보아야 합니다.

이제부터 현장에서 가장 중요하게 생각해야 하는 부분을 말씀드릴게요. 반코마이신과 테코플라닌은 AST를 시행하지 않습니다. 실제로는 환자에게 과민반응이 없으나 약물 자체가 독해서 피부 괴사의 위험성으로 정말 얇은 피부에 적용하는 피내주사로는 적합하지 않고, 약물이 히스타민을 분비하게 하고 분자가 커서 양성 피부 반응이 나타날 수 있고, AST가 피부 반응 검사에서 negative라고 하여도 과민반응 이외에 일반적인 부작용이 나타날 확률이 높습니다. 따라서 감별이 의미가 없다고 하여 현재는 시행하지 않고 TDM이라고 하여 약물 혈중농도 모니터링 검사를 시행하죠.

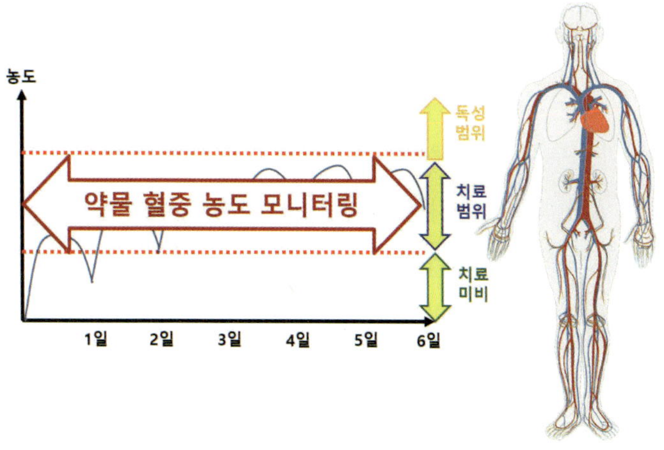

약물 혈중농도 모니터링

약물 혈중 농도 모니터링이 뭘까요? 아미노글리코사이드계 항생제와 반코마이신에 시행된다고 하는데, 주로 반코마이신에서 모니터링합니다. 몸 안에 어느 정도로 약물의 농도로 유지가 되는지 확인하는 것입니다.

지속해서 많은 용량의 투약할 경우 몸 밖으로 배출되는 것보다 잔재되어 있는 약물이 많으면 몸에서 독성을 일으키게 되는 것이죠. 치료적 용량을 유지해야 환자가 안전하기 때문에 시행되는 검사입니다. 만약 치료적 용량이 유지되지 못하면 효과가 없게 되니까 그 또한 주의해야 합니다.

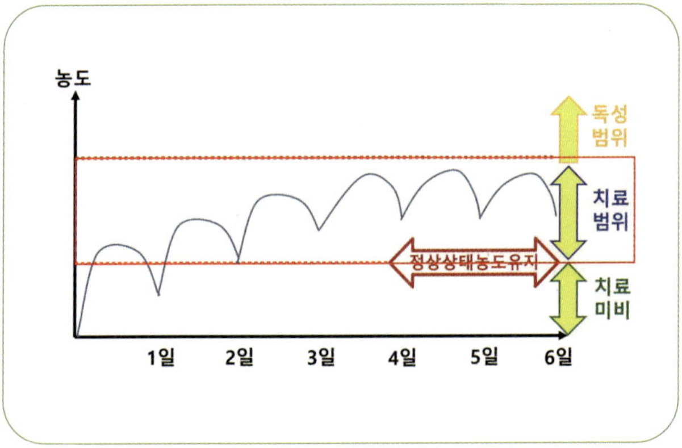

반코마이신 투약 3일 후부터 투약 직전에 혈액검사를 시행하고, 약물의 용량을 얼마나 줄 것인지 결정하는데요, 만약 검사를 시행하지 않은 상태에서 투약이 진행되면 정말 난리가 납니다.

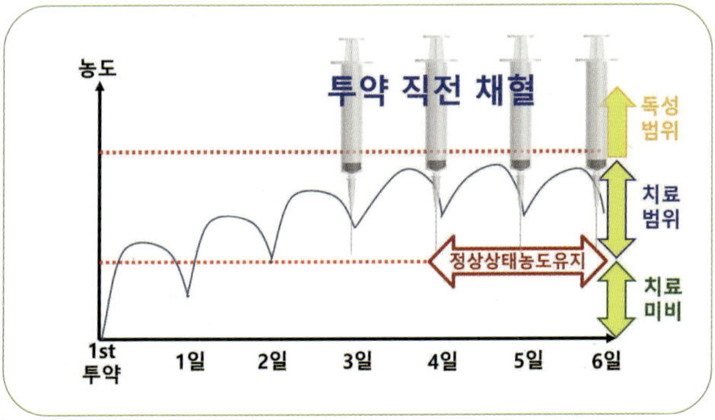

환자마다 약물의 생체 이용률과 신장 청소율이 다르기 때문에 몸 안의 잔재 농도에 따라 약을 주어야 하는데 그것을 정확하게 이행하지 못했을 경우에는 환자에게 안전한 투약을 할 수 없게 되니까 반드시 알고 계셔야 하는 사항입니다.

이번 편에 정말 중요한 MRSA, 약물 혈중농도 모니터링, 과민반응 등 여러 가지를 이야기했는데요. 아무래도 약물 분자가 크고 부작용이 많을 수밖에 없는 약물은 주의하고 또 주의해야 할 것입니다.

다른 건 다 잊어버리더라도,

1. 반코마이신은 NS 100cc에 mix 하여 1시간 이상 천천히 투약하고 부작용을 관찰한다.

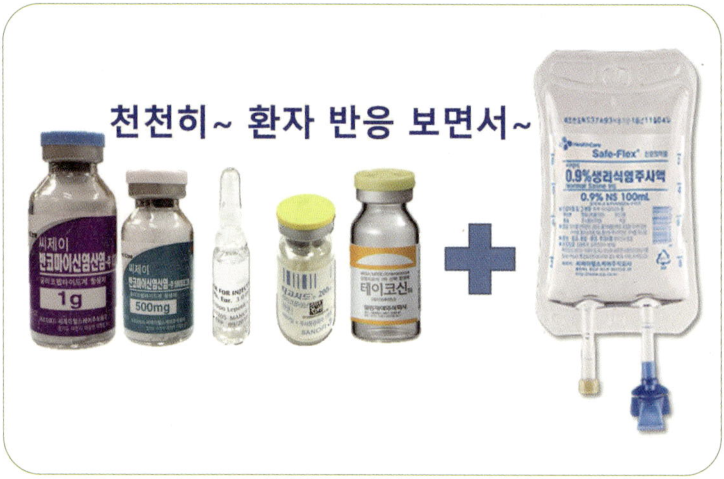

2. AST는 시행하지 않고 약물 혈중 농도 모니터링은 3일 후 투약 직전에 채혈한다.

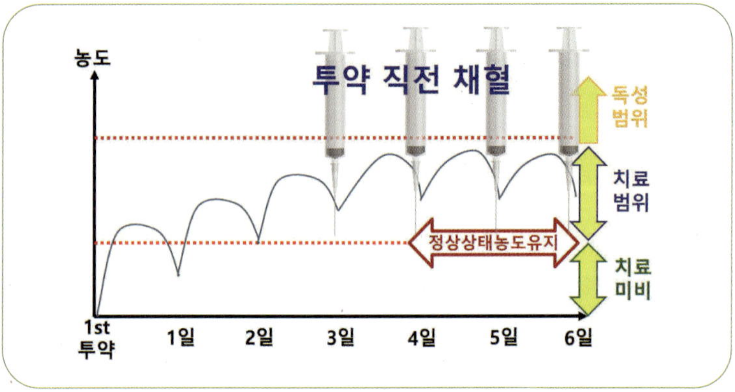

3. 약물 혈중 농도에 따라 용량이 달라질 수 있으니 매일 매일 용량을 확인한다.

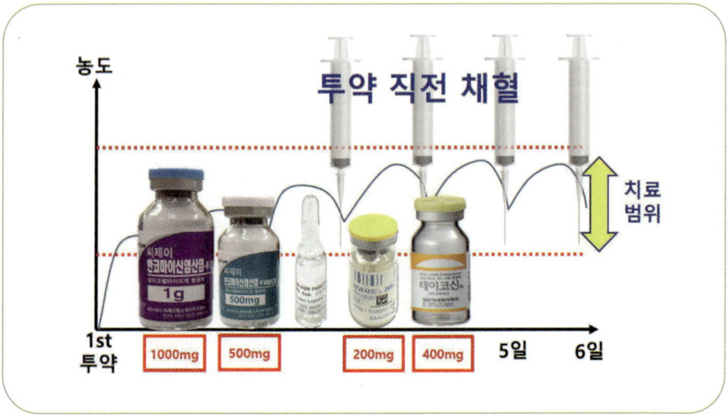

이것만이라도 꼭!!! 기억해 주시길 바랍니다.

11장

바로가기

AST(After Skin Test)

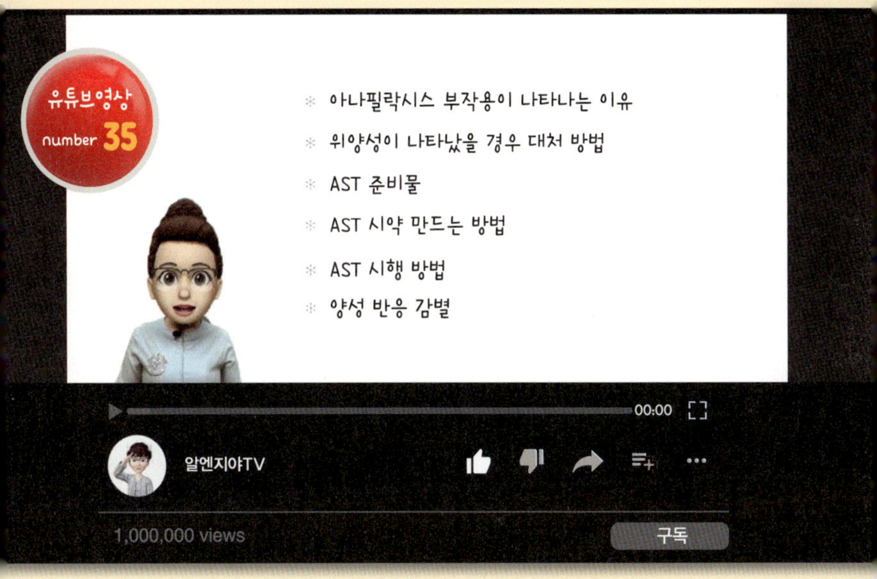

AST의 목적과 방법에 대한 내용을 이야기 하였습니다.

AST의 효용에 대해 논란이 많지만, 그래도 우리는 알아야만 하는 내용이지요.

항생제 1편에 있는 약물 용량별 AST 시약을 만드는 방법과 함께 보시면 유익할 것입니다. 감사합니다.

항생제를 생각하면 빼놓을 수 없는 것이 AST죠? 이제 AST (After Skin Test)에 대해 진행해보겠습니다. 피내(intradermal injection) 주사라고 하죠. 주로 팔 안쪽에 주사합니다.

AST를 생각하면 "아프다"라는 것이 가장 먼저 떠오르는 단어인데요. 그 어떤 주사보다 정말 제일 아픈 것 같아요.

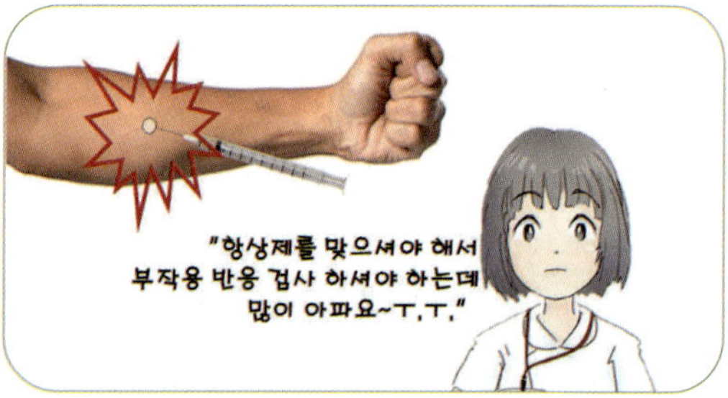

AST를 할 때는 환자에게 항생제 부작용 확인하는 검사인데 많이 아프다고 먼저 이야기를 해줍니다. 이건 아프지 않게 할 수 있는 방법이 없는 것 같아요. 그런데 그렇게 환자에게 이야기하면 "이거 꼭 해야 하나요?"라고 물어보는 환자가 있지요? 그러면 저는 확인하지 않고 맞으면 쇼크 오는 분도 계신다고 합니다. 그럼 어쩔 수 없이 팔을 내어주시더라고요. 미리 아프다는 것을 인지하고 있기 때문에 어쩔 수 없이 참아주시는 것 같습니다.

그런데 AST를 한다고 해도 부작용을 100% 걸러주지는 못한다는 것이죠. 위(거짓) 양성이 나올 때도 많고요. 일반적인 항생제 부작용으로 오심, 두통, 가려움증, 발적, 어지러움과 같은 전신 반응이 나타나기도 합니다.

항생제의 가장 큰 부작용은 아나필락시스라는 것이죠.

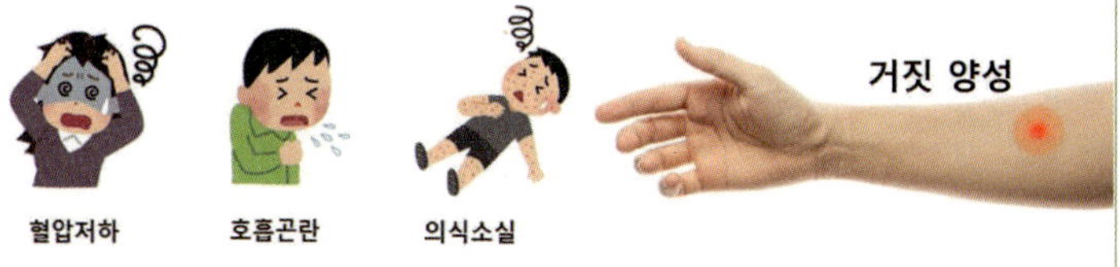

아나필락시스 부작용이 나타나는 이유는 IgE라는 항체가 몸 안에서 항생제를 적으로 인식하여 급격히 많이 만들어지는데, 인체 스스로를 방어한다는 것이 오히려 호흡기 수축과 부종과 같은 현상이 나타나게 하여 죽음에도 이를 수 있는 위험을 초래하는 것이죠.

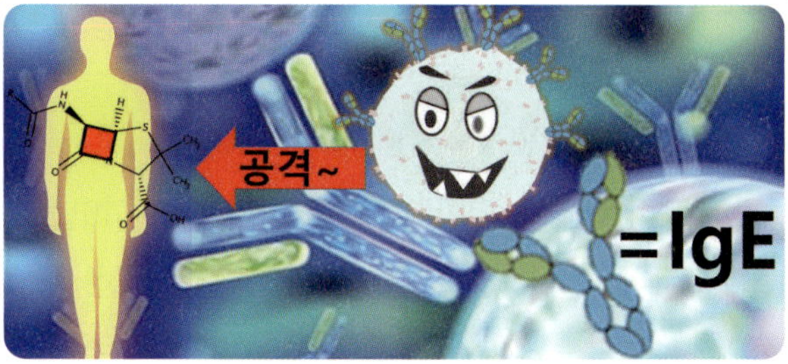

아나팔락시스 원인

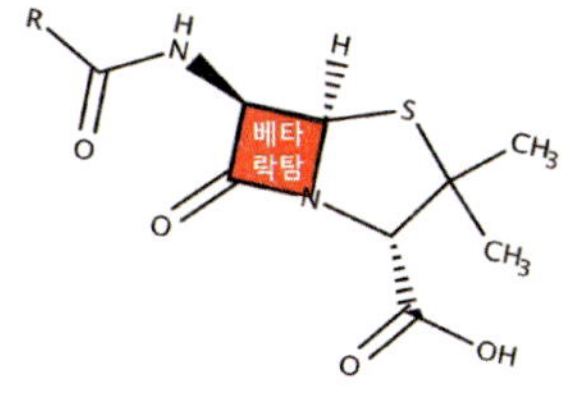

AST를 해야만 하는 약제는 베타락탐 구조를 갖고 있는 약물이라고 합니다.
이전 항생제 페니실린 편에서 베타락탐 구조에 대해 말씀드렸죠. 이 빨간색 부분이요.

베타락탐 구조를 갖고 있는 항생제는 페니실린과 세팔로스포린계, 카바페넴계, 모노박탐이 있는데요. 사실 페니실린계와 세팔로스포린계 1세대, 2세대는 AST가 약물 알레르기 진단에 유용성이 있다는 연구 결과가 있는데 세팔로스포린계 3세대, 4세대는 랜덤으로 양성이 나타난다고 하네요.

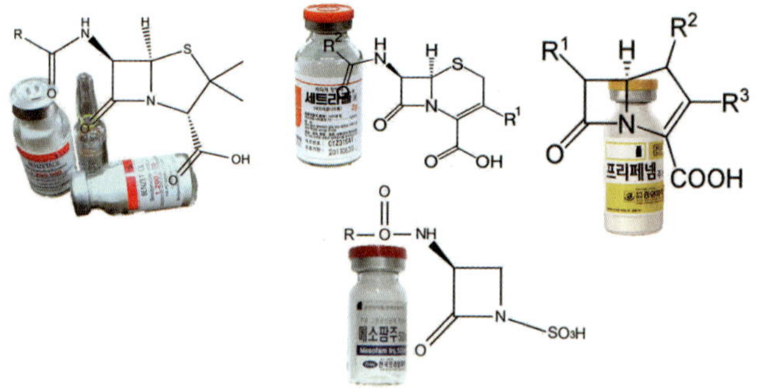

베타락탐 구조의 항생제

카베페넴계는 AST 효용성이 10%~20% 정도밖에 안 된다는 이야기도 있고, 실제로 제가 다니는 병원에서는 카바페넴계는 10년 전쯤에는 AST를 했었는데 지금은 하지 않습니다. 모노박탐도 약물 알레르기 반응이 랜덤으로 유효하다고 하여 시행하지 않고요. 각 병원의 지침대로 시행하면 됩니다. 다만, 약물의 알레르기가 있었다는 과거력이 있다면 반드시 시행해야 하죠.

제가 설명 후 약물 섞는 방법과 피내주사 방법을 보여드릴 텐데요. 0.2cc를 5~6mm 넓이로 피내주사하라고 하는데 이게 해보시면 알겠지만 엄청 많은 용량입니다.

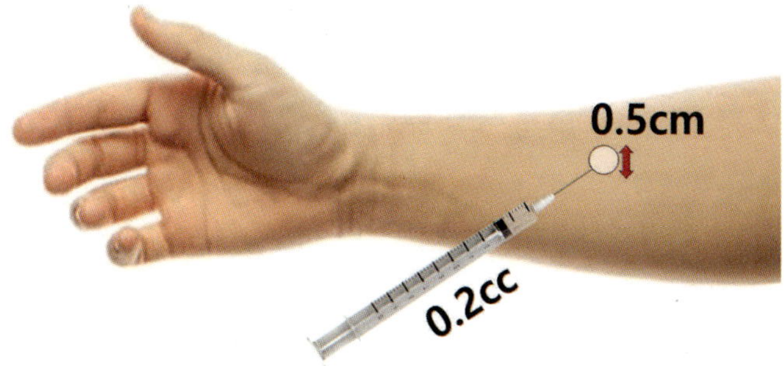

AST 주입 용량

그것도 제일 아픈 팔 안쪽에 하잖아요? 제가 경험한 바로는 너무너무 너무 아파요. 실제로는 0.2cc까지는 들어가지지도 않아서 못 하는 경우도 있고, 주사를 하여 6mm 정도 되면 더 주입하지는 않고 그림을 그려주고 표시합니다. 15분 후 판독하게 되는데, 페니실린 1세대는 직경이 1cm 이상이면 양성으로 본다고 하고요. 합성페니실린, 즉 유나신, 타박신, 타조페란, 2cm을 양성으로 본다고 합니다.

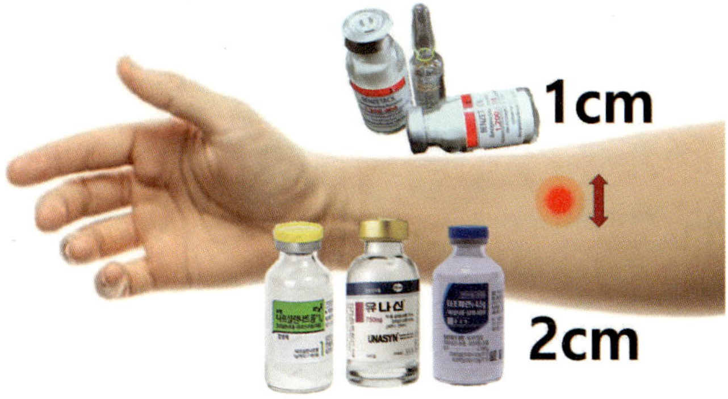

AST 양성 판정

AST만으로도 오심, 두통, 가려움증, 발적, 어지러움과 같은 전신 반응이 나타나기도 한다고 하는데, 저는 가려움증이 있는 환자는 보았지만, 그 이외 전신 반응은 아직 본 적은 없네요.

문제는 이게 결과가 긴가민가할 때가 많다는 것입니다. 위양성, 즉 거짓 양성일 경우에는 어떤 것에도 피부가 반응하는 상황이 상당히 많이 있으니, 그때에는 생리식염수만으로 검사를 해봐야 하는 경우가 있습니다. 근데 또 의외로 주삿바늘에 반응하는 분들도 생각보다 참 많거든요. 그래서 부풀어 오르는 것이 명확하지 않고, 생리식염수와 같다면 주치의에게 상황을 이야기하고 아주 천천히 진행하는 경우가 있습니다.

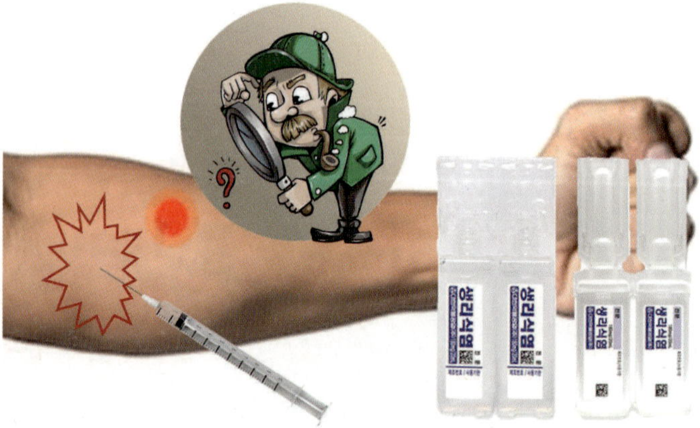

위양성 확인 방법

처음 주사를 천천히 맞을 때 문제가 없었다면 다음부터는 조금은 마음 놓고 투약을 진행할 수 있습니다.

과거에는 반코마이신과 같은 약물도 AST를 했으나 감별이 의미가 없다고 하여 현재는 시행하지 않습니다. 그야말로 복불복이죠. 실제로는 환자에게 과민반응이 없으나 약물 자체가 독해서 피부 괴사의 위험성으로 정말 얇은 피부에 적용하는 피내주사로는 적합하지 않고, 약물이 히스타민을 분비하게 하고 분자가 커서 양성 피부 반응이 나타날 수 있고, AST가 피부반응 검사에서 negative라고 하여도 과민 반응 이외에 일반적인 부작용이 나타날 확률이 높습니다. 반코마이신은 처음에는 아주 천천히 투약해야 하고, 투약한 지 3일이 지나서는 투약 직전에 혈액검사를 하여 반코레벨을 확인하고 용량을 결정하여 투약하게 됩니다.

참고로 미국에서 근무하시는 선생님께서는 AST 자체를 모르고 모든 항생제에 혈액검사를 적용한다고 하니, 과연 이것이 의미가 있는 것인지 저도 가끔 의문이긴 합니다.

자~ 어쨌든 우리는 우리나라에서 시행되는 것을 알아야 하겠죠? 기본적인 이야기들을 해봤는데요. 이제 실전으로 들어가 보겠습니다.

항생제와 mix용 생리식염주사액, 10cc 주사기, 1cc 주사기를 준비합니다.

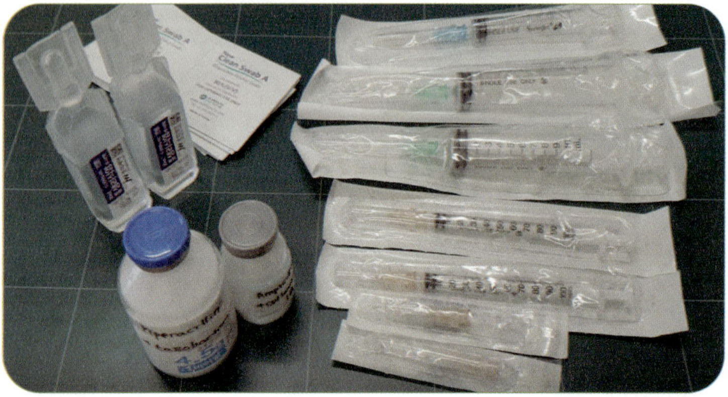

가장 많이 사용되는 페니실린 종류 중 타조페란(타조신)과 암피실린을 갖고 왔는데요. 페니실린 편에서 항생제 mix 용량을 보여드렸었죠? 1ml당 2mg으로 만들어보겠습니다.

우선 생리식염수 11.25cc를 재서 항생제 vial에 넣고 기다립니다.

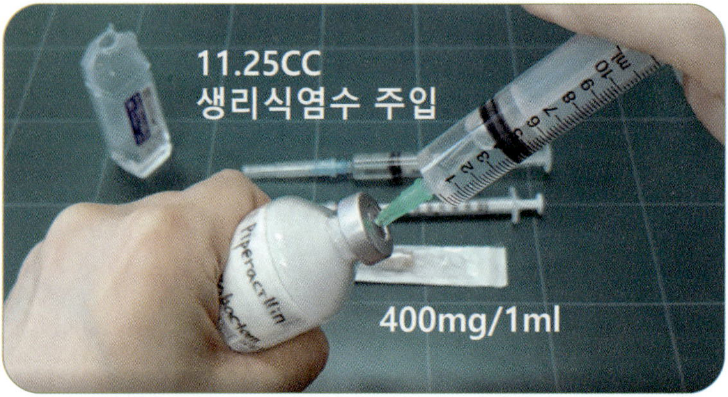

어디선가 타조페란에 22.5cc를 넣어서 바로 1ml당 200mg을 만들라고 하는데, 22.5cc를 vial에 넣으면 좋겠지만 그 많은 양이 vial에 들어가지 않거든요. 그래서 저는 처음에는 11.25cc를 넣어서 1ml당 400mg으로 만듭니다.

타조신, 타조페란과 같은 항생제는 생리식염수에 잘 녹지 않아서 약 30분간을 기다립니다. 원래는 굴리라고 하죠? 굴려도 녹지 않고요. 막~ 흔들지 말라고 하는데, 그렇게 흔들어도 녹지 않습니다. 가끔 벽에 있는 가루를 흔들어서 놓아주고, 그냥 한참 기다리면 알아서 천천히 녹습니다.

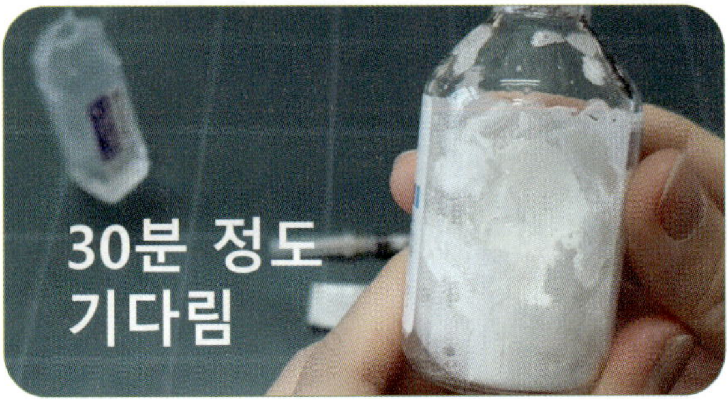

그리고 0.5cc 생리식염수와 0.5cc 주사제를 뽑아서 농도를 1ml당 200mg으로 만듭니다.

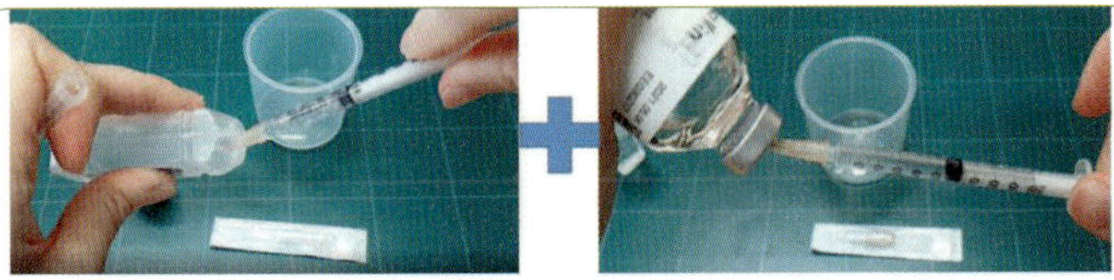

생리식염수 0.5CC

400mg/1CC
mix 용액 0.5CC

0.9cc를 버리고, 생리식염수 0.9cc를 재고, 0.1cc 주사제를 빼서 1ml당 20mg으로 만들고요.

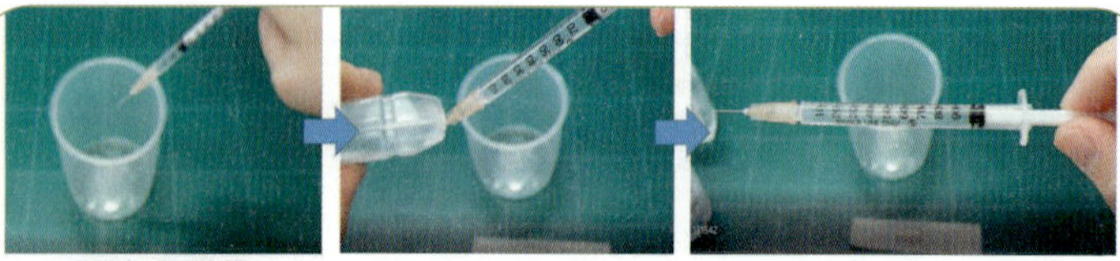

다시 0.9cc를 버리고 생리식염수를 0.9cc를 재면 1ml당 2mg이 되는 거죠.

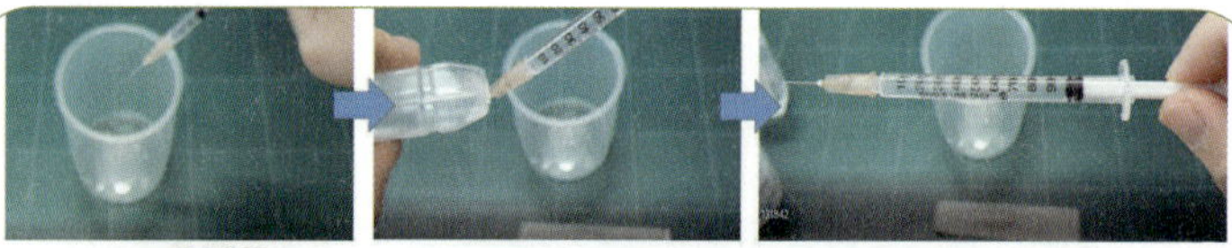

그리고 needle을 교체해 줍니다. 보다시피 이 얇은 주사기를 바이알에 몇 번을 넣었다 뺐다 하면서 분명 needle 끝부분이 조금이라도 닳았을 것이고, 환자에게 직접 주입하는 것은 가장 깨끗한 상태여야 하기 때문이죠.

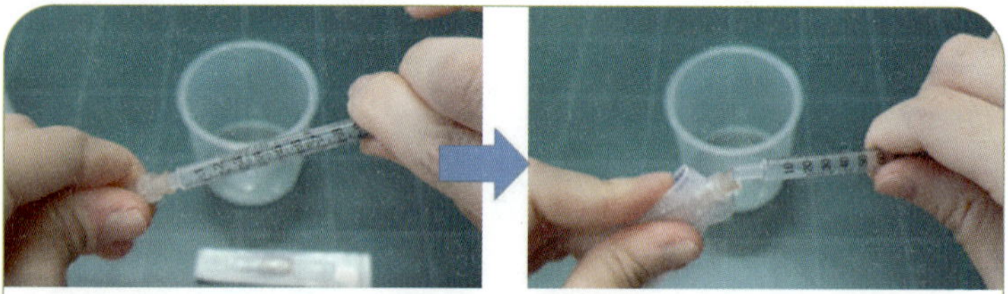

Needle 교체

그리고 이번에는 암피실린에 생리식염수 5cc를 넣고 기다립니다. 1G에 생리식염수를 5cc 넣었기 때문에 1ml당 200mg을 맞춘 것이고요.

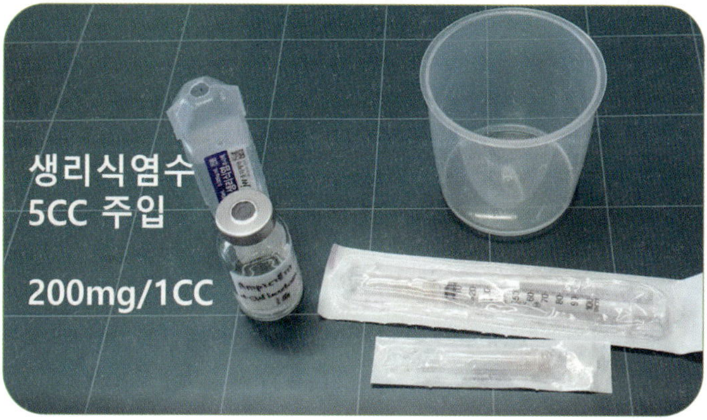

그리고 1cc 주사기에 0.1cc의 항생제와 0.9cc 생리식염수를 재줍니다. 그럼 농도가 1ml당 20mg으로 되겠죠?

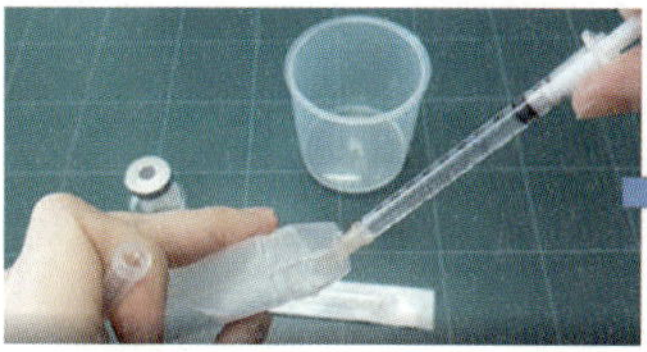

생리식염수 0.9CC

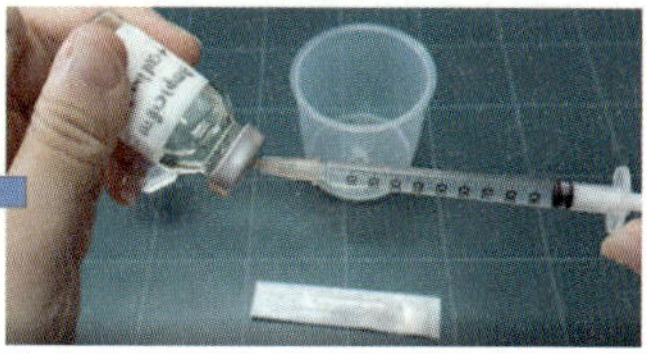

200mg/1CC
Mix 용액 0.1CC

여기서 0.9cc를 버리고 생리식염수를 다시 0.9cc 넣어주면 1ml당 2mg으로 맞춰졌죠. 완성입니다.

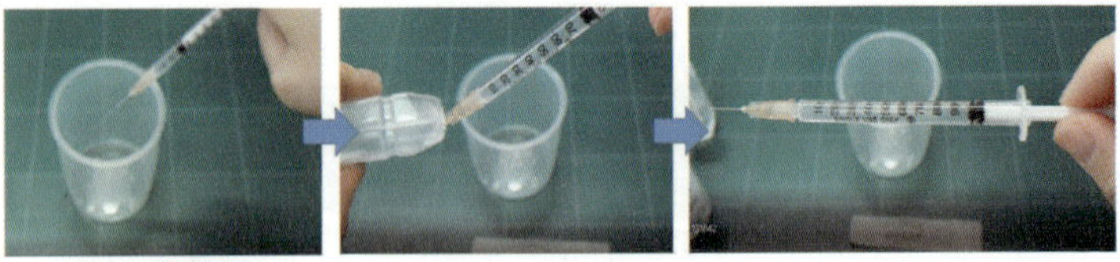

Mix 용액을 0.9CC 버리고 0.1CC 남김 / 다시 생리식염수 0.9CC 채움 / 2mg/1CC

이제 AST를 해보겠습니다. 이번에도 역시 메디폼으로요.

책에 나오는 0.2cc를 주입하려 했으나 너무 많다는 생각이 들어 결국 0.1cc 주입했고 피부는 부풀어 오릅니다. 직경을 재보면 5mm는 넘습니다.

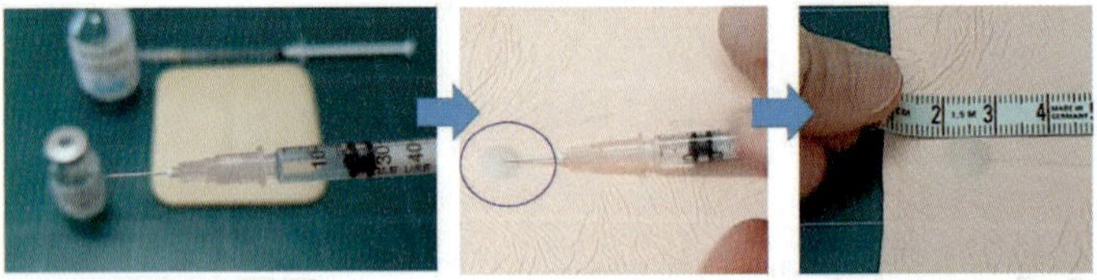

0.2CC 준비 / 0.1CC 주입 / 직경 5mm 초과

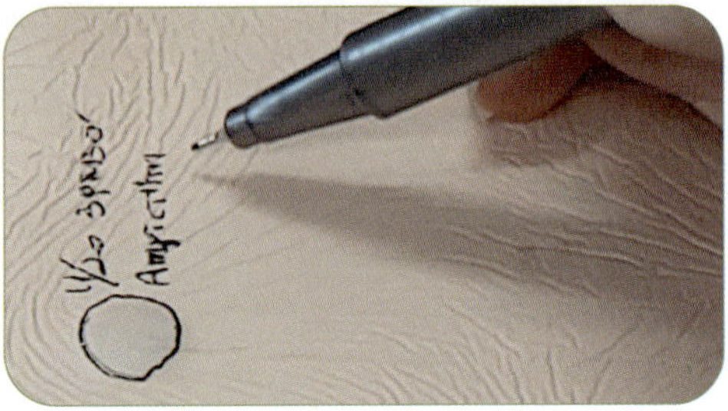

그리고 그 주변을 검은 펜으로 그려줍니다. 빨간펜으로 하는 거 아니고요. 피부색의 변화를 봐야 하는데 빨간펜으로 하면 구분이 잘 안 되겠죠?

그리고 15분 후에 피부 상태를 확인합니다. 발적 정도와 팽만 정도를 보는 거죠. 환자에게 가렵지는 않은지, 계속해서 아프지는 않은지 물어봅니다. 환자가 괜찮다고 하고 양성 반응을 보이지 않으면 투약하게 됩니다.

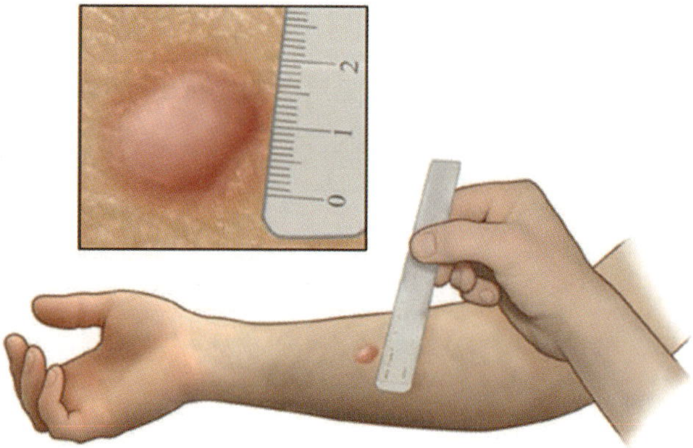

AST 후 반응 확인

앞에서 말씀드렸다시피 긴가민가할 때에는 다른 선생님과 같이 한 번 보시고, 두 명 다 긴가민가할 때는 생리식염수로만 test를 해보고 모든 결과를 주치의에게 보고합니다. 그러면 의사 판단 하에 투약을 진행할지 말지 결정하게 되겠죠?

AST를 해야만 하는 약제는 어느 병원이나 아마도 전산에 positive 인지, negative 인지 입력하게 되어 있을 테니 잊지 마시고요, 그것이 제대로 시행이 안 됐다면 병원 인증평가에 영향을 미칠 테니 누락시키면 안 됩니다.

만약 positive라면 주치의한테 보고하고 약제를 변경해서 투약하거나, 주치의 판단하에 아주 천천히 start를 한 후 환자의 반응을 보고 진행하는 경우도 있으니 참고 바라고요.

NS 100cc에 섞어서 약 30분에서 1시간가량 투약을 진행합니다. 사실 AST를 해야 하는 약물이 있지만, 의미가 별로 없는 약제도 많고, AST를 시행했다고 하더라도 모든 부작용을 다 감별해 내는 것도 아니긴 해요. 그리고 사실 AST 하는 거 너무 귀찮은 일이잖아요?

근데 만약 항생제 투약 전에 AST를 하지 않았는데, 환자가 심각한 부작용이 발생했다? 그러면 그것이 간호사 책임이 될 수도 있어요. 아무리 의미가 없는 약제의 반응 검사라고 해도 백만 명 중 1명이 운 나쁘게 부작용이 발생해서 슈(Sue)가 걸리면 책임을 피해갈 수 없기 때문에 AST를 해야 하는 약물은 반드시 확인하고 시행해야 할 거예요. 그리고 무엇보다 환자의 생명과 건강이 가장 중요하다는 것은 늘 잊지 않아야 하는 것은 당연하고요. 간호사의 미덕은 확인 또 확인이겠죠? 모두가 안전한 그날까지 파이팅!!!

나는 해야 한다. 그러므로 나는 할 수 있다.

-칸트

III 단원

혈액검사 & 혈당검사

12장

바로가기

혈액검사결과 1편 - CBC & diff. (1)

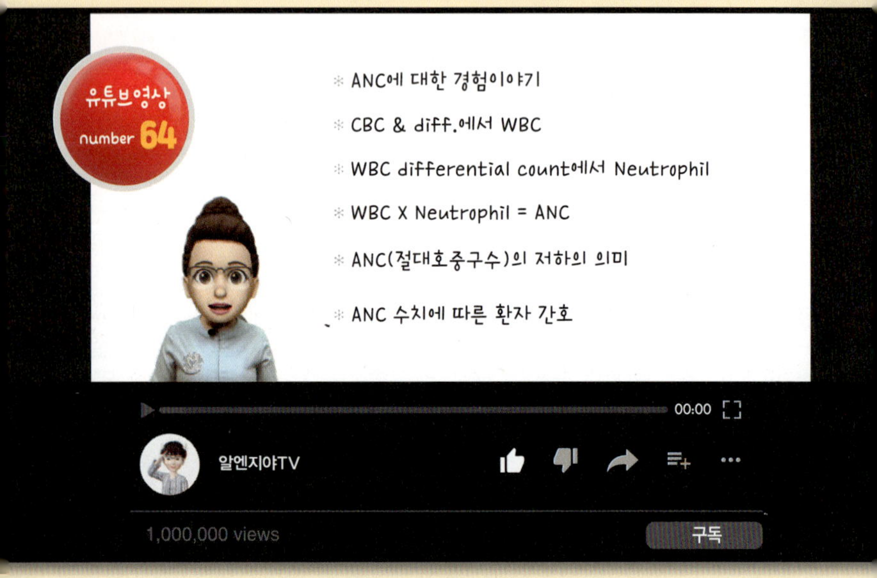

CBC & diff.에서 매우 중요한 ANC!!!

신규 시절에 ANC가 무엇인지 몰라서 그 의미를 알기 위해 고군분투했던 경험 이야기와 함께 항암 화학 요법을 받는 환자에게 ANC의 저하가 어떤 의미인지 알아보겠습니다.

신규 때부터 오랜 시간 간호사 생활을 하는 동안 큰 사고는 다행히 없었지만, 지금에 와서 생각해 보면 스스로 생각해도 정말 뻘짓을 많이 했는데 유튜브와 책을 통해 여러분들에게 정보를 제공하기에는 매우 좋은 소스가 되는 것 같네요. 혈액검사 편에서도 경험 이야기를 섞어가면서 진행해보겠습니다.

유튜브 댓글 중 가장 많이 문의하시는 내용 중 하나가 혈액 검사 결과에 대한 것입니다. 아마도 단순히 혈액검사 결과라기보다 그 혈액 검사 결과로 인해서 어떤 처치가 이루어지는지? 어떤 치료로 이어지는지가 궁금한 것이겠죠? 혈액 검사는 아래의 그림에서 보시는 것과 같이 항목 자체가 찾자면 너~ 무 너무 많아요.

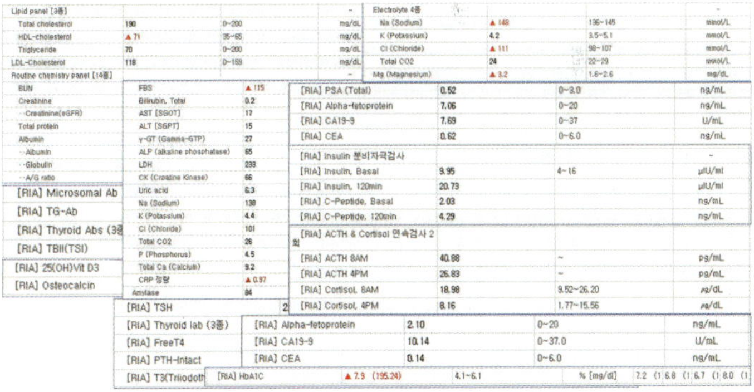

혈액검사 종류

지금까지 해왔듯이 이 중에 가장 많이 실행되는 것과 가장 주의해야 하는 것이 무엇인지? 반드시 알아야 하는 것을 중심으로 말씀드리는 것이 좋겠죠?

검사 결과로 무조건 보게 되는 것이 CBC & diff.입니다. 빈혈, 염증, 혈액암, 약물 부작용 등을 확인할 수 있는 지표로 활용 가능합니다. CBC & diff. 를 딱 봐도 세부 항목이 20가지가 넘기 때문에 한 편에 모두 다 해석하려면 불가능하다는 생각이 들고요. 천천히 가보겠습니다.

CBC & diff.

CBC & Diff.			
WBC Count	6.0	4.0~10.0	10^3/μℓ
RBC Count	4.29	3.6~4.8	10^6/μℓ
Hb(Hemoglobin)	12.5	12~16	g/dL
Hct	39.3	36~48	%
MCV	91.6	86~102	fL
MCH	29.2	26~32	pg
MCHC	▼ 31.8		
RDW	14.2		
Platelet Count	375		
MPV	7.1		
PCT	0.268		
PDW	16.3		

WBC Differential Count			-
··Neu%	53.01	40~74	%
··Lym%	37.10	19~48	%
··Mono%	7.59	3.4~9	%
··Eo%	1.67	0~7	%
··Ba%	0.63	0~1.5	%
··Neu#(ANC)	3.181		10^3/μℓ
··Lym#	2.2		10^3/μℓ
··Mono#	0.4		10^3/μℓ
··Eo#	0.1		10^3/μℓ
··Ba#	0.0		10^3/μℓ
ESR	▲ 45	0~30	mm/hr

CBC&diff 결과

우선~ 경험 이야기부터 해볼게요. 제가 신규 때 내과 병동에서 암으로 chemotherapy, 즉 항암 화학 요법을 받는 환자가 늘 있었는데요. 항암 화학 요법을 받는 환자에게서 가장 중요한 지표가 CBC 결과에서 나옵니다.

항암제 투약 전에 선배 간호사님이 "환자 BSA랑 ANC가 어떻게 되니?"라고 물어보시는 거예요.

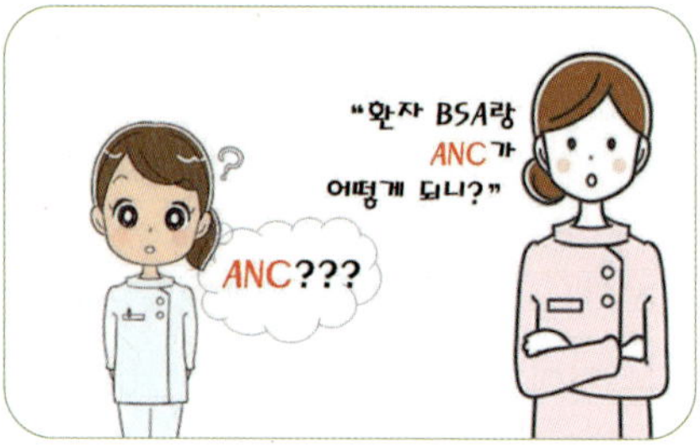

시작부터 맨붕입니다. BSA는 많이 들어봤고 키 몸무게를 기준으로 한다는 것은 알고 있었는데, 저는 ANC가 뭔지 진짜 몰랐거든요.

지금은 혈액검사 결과에서 ANC가 표시되어 나오는데 제가 신규 때에는 계산을 일일이 했었죠.

그래서 대답을 못 하고 "죄송합니다. 잘 모르겠습니다." 기어들어 가는 목소리로 이야기했었는데요.

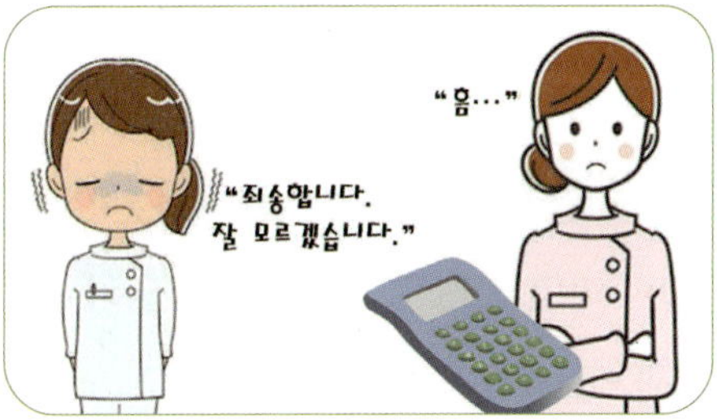

선생님은 그냥 한심하다는 듯이 한숨을 쉬고는 계산기를 두드리시더라고요.

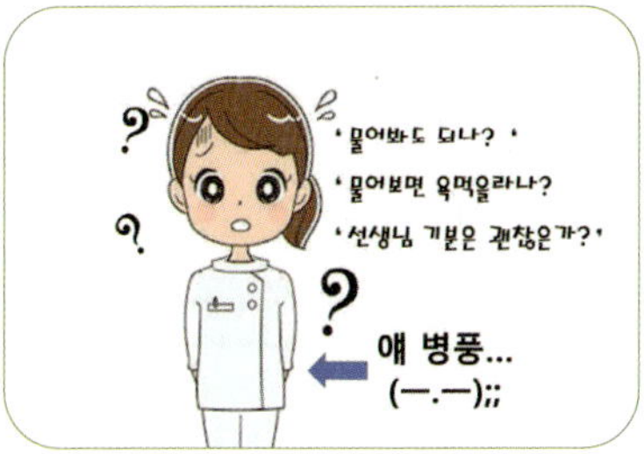

사실 신규 때는 항상 주눅 들어 있었고, 그걸 물어봐도 되는지 안 되는지도 몰라서 병풍이 되어 있던 경우도 참 많았습니다. 그냥 알려주셨으면 좋았을 텐데 말이죠. 결국 물어보지 못한 채 눈치만 보다가 한 duty가 끝났습니다.

제게 질문하신 선생님께는 차마 물어보지 못하고 다른 선생님께 몰래 ANC가 무엇인지 물어보았습니다.

선생님은 "WBC랑 neutrophil 곱하면 나와."라고 너무 간단하게 말씀해주시는 거예요. 그리고 더 이상 설명을 안 해주시더라고요. 답답함은 쌓여만 갔습니다.

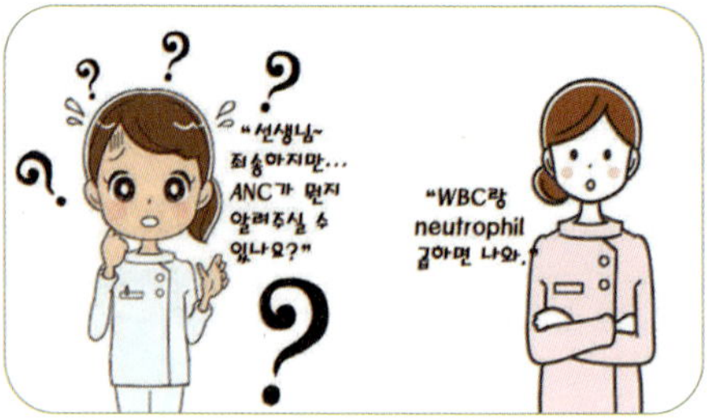

그래서 결국 혼자 퇴근을 못 하고 환자 검사 결과를 들여다보았습니다. 'WBC라면 CBC 결과에 있던 것인데...' 생각하고 말이죠. 그때 CBC 결과지를 자세히 보게 된 것 같아요.

CBC & Diff.			-
WBC Count	6.0	4.0~10.0	10^3/㎕
RBC Count	4.29	3.6~4.8	10^6/㎕
Hb(Hemoglobin)	12.5	12~16	g/dL
Hct	39.3	36~48	%
MCV	91.6	86~102	fL
MCH	29.2	26~32	pg
MCHC	▼ 31.8	32~36	g/dL
RDW	14.2	11.5~14.5	%
Platelet Count			
MPV			
PCT			
PDW			

WBC Differential Count			-
··Neu%	53.01	40~74	%
··Lym%	37.10	19~48	%
··Mono%	7.59	3.4~9	%
··Eo%	1.67	0~7	%
··Ba%	0.63	0~1.5	%
··Neu#(ANC)	3.181		10^3/㎕
··Lym#	2.2		10^3/㎕
··Mono#	0.4		10^3/㎕
··Eo#	0.1		10^3/㎕
··Ba#	0.0		10^3/㎕
ESR	▲ 45	0~30	mm/hr

WBC-Neutrophil

보니까 WBC가 있고, Neutrophil이라는 게 있더라고요. 그래서 곱하기를 해봤죠. 6.0*53.01=318.06... 이상하다... 분명 천 단위였는데...

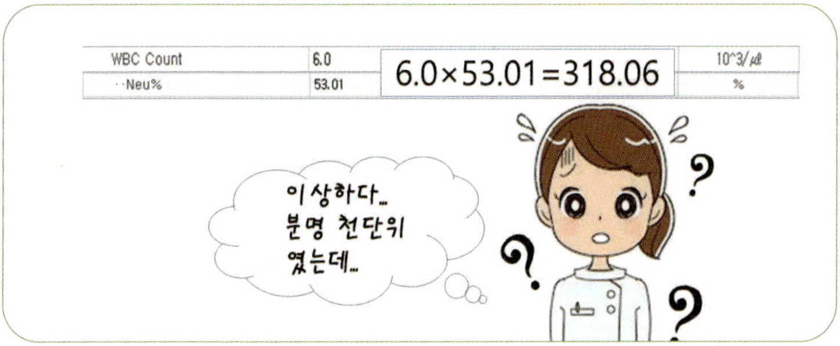

그래서 단위를 봤죠. WBC는 6.0*10∧3이니까 6000/㎕이겠고, Neutrophil은 53.01%... 그러면 6000*0.5301 = 3180.6 빙고!

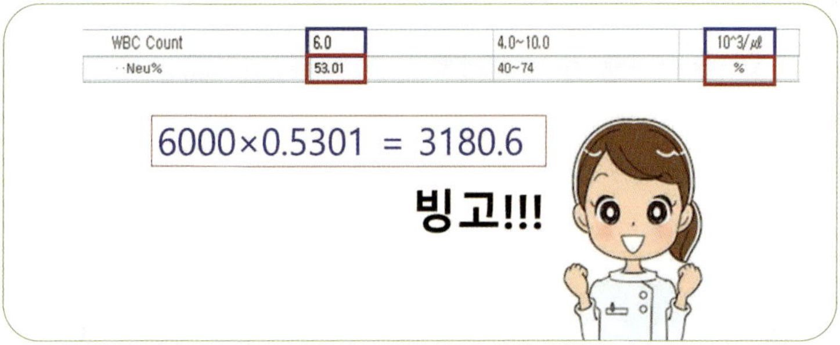

그럼 이 환자 ANC는 3181! 인계장을 보니까 딱 이렇게 적혀있더라고요. 별것 아닌데도 알아냈다는 것이 기뻤어요.

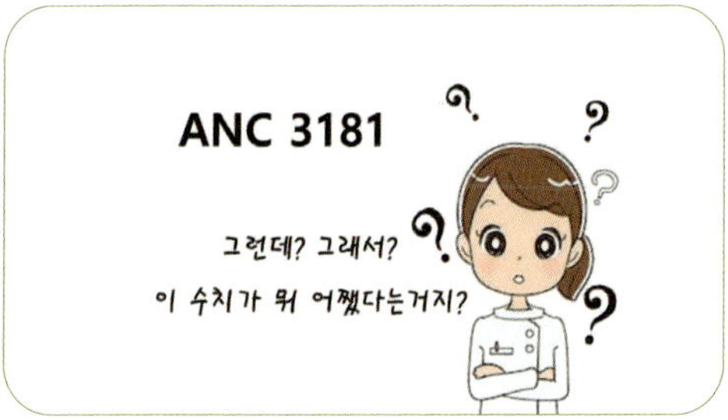

'그런데? 그래서? 이 수치가 뭐어쨌다는 거지?'라는 생각이 들더라고요.

ANC를 찾아보니까 'absolute neutrophil count' '절대호중구수'라고 하더라고요. 백혈구의 한 종류인 호중구는 감염이 있을 경우 균과 싸우는 일을 하는데요. 항암제 중 대표적인 부작용 때문에 절대호중구가 감소하는 거라서 반드시 확인해야만 하는 수치였던 거죠. 감염에 대한 방어력이 떨어지게 되면 항암 치료 중에도 생명에 직결되는 것이니까요. 세포독성 약물이나 방사선 조사에 의한 호중구 감소증은 노출 후 7-10일이 되는 시점에 나타나고 2-3주간 지속된다고 하죠.

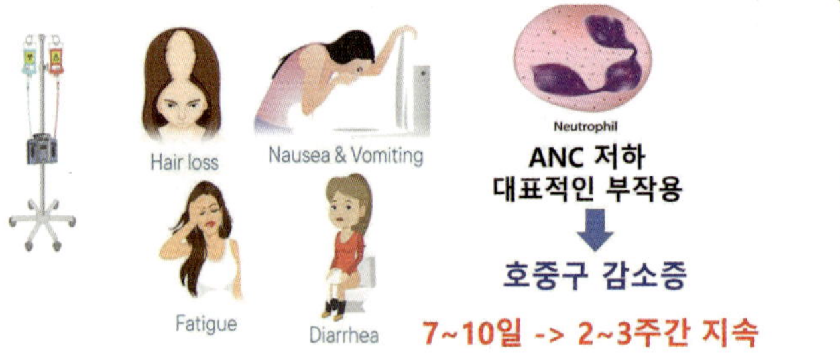

ANC 저하 부작용

항암제는 분열이 왕성한 세포를 표적으로 하기 때문에, 역시나 빨리 자라고 성장이 멈추지 않는 머리카락, 손톱, 피부 각질, 점막, 골수 즉 혈액을 만드는 곳이죠? 이러한 정상 세포까지 공격해 버립니다. 가장 중요한 것이 골수에 영향을 미치는 것인데, 일반적으로 화학요법(항암제)은 여러 차례 반복 시행되기 때문에 혈액을 생성하는 골수 기능의 회복을 어렵게 합니다. 따라서 우리 몸을 방어해 주는 백혈구 감소 시에는 감염증 등의 합병증이 심각하게 발생되므로 무엇보다 감염 예방이 중요한 것이죠.

ANC가 2,500 이상은 되어야 정상이라고 보고 1,000에서 2,500 사이라면 항암제 용량은 환자 상태에 따라 그대로 주거나 용량을 좀 줄여서 시행합니다. 1,000 이하라면 주의 깊게 살피면서 용량을 줄여 항암 요법을 시행하거나 치료를 한 템포 멈추기도 합니다. 병실 격리까지는 하지 않고, 익힌 음식만 드리고, 생과일이나 생채소, 유제품을 끊고, 끓인 물만 드시도록 하죠. 500 이하라면 병실 격리를 권장하게 됩니다. 타인과 접촉하지 않도록 하고 감염에 매우 주의하게 되는 것이죠. 의료인 역시 환자를 대할 때 마스크와 장갑을 착용하고 가급적 침습적인 처치를 최소화하게 됩니다.

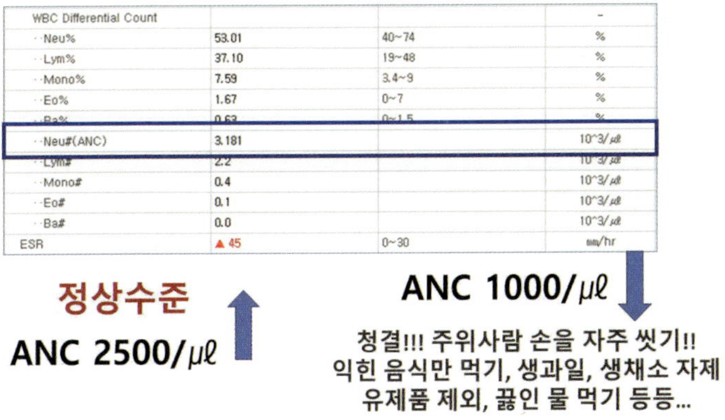

WBC Differential Count			-
··Neu%	53.01	40~74	%
··Lym%	37.10	19~48	%
··Mono%	7.59	3.4~9	%
··Eo%	1.67	0~7	%
··Ba%	0.63	0~1.5	%
··Neu#(ANC)	3.181		10^3/㎕
··Lym#	2.2		10^3/㎕
··Mono#	0.4		10^3/㎕
··Eo#	0.1		10^3/㎕
··Ba#	0.0		10^3/㎕
ESR	▲45	0~30	mm/hr

ANC 저하 시 주의사항

이때 시행되는 격리를 역격리라고 하는데요. 일반적으로 환자의 질병이 타인에게 전염되는 것을 막기 위해 격리를 하죠. 최근 우리를 힘들게 하는 COVID-19는 대중적인 타인을 전염시키지 않게 하기 위해 환자를 격리시키는 것인데, 환자의 면역이 저하되어 타인으로부터 안전하기 위해 격리하는 것을 역격리라고 하는 것이죠.

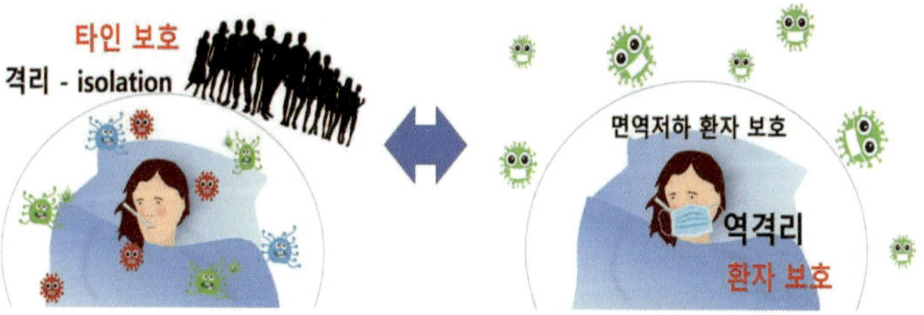

격리 VS 역격리

ANC가 200 이하라면 절대적으로 감염에 취약한 상태가 되기 때문에 무균실 역격리를 심각하게 고려하게 되고, 병실 전체를 소독해야 하죠. ANC가 '0'(zero)가 되는 경우가 있는데 이때는 반드시 무균실 격리가 필요합니다.

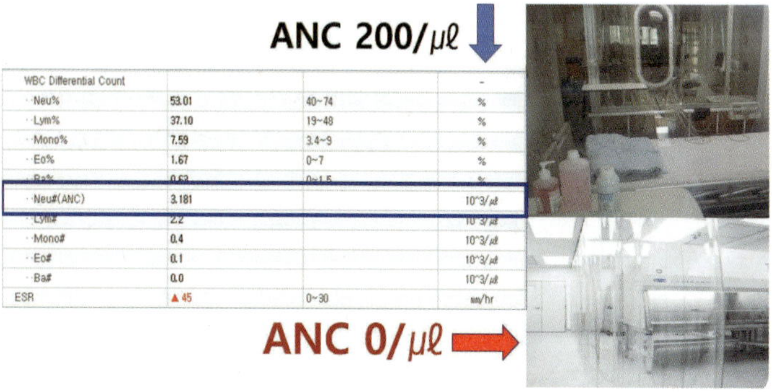

무균실 격리 상황

ANC는 조혈 기능을 도와주는 주사제를 주면 하루 만에 정상 수준을 회복하는 경우도 많고, 반대로 일주일 내내 수치가 오르지 않는 경우도 있습니다. 약물로는 G-CSF, 그라신, 뉴트로진 등과 같은 것들이 있습니다.

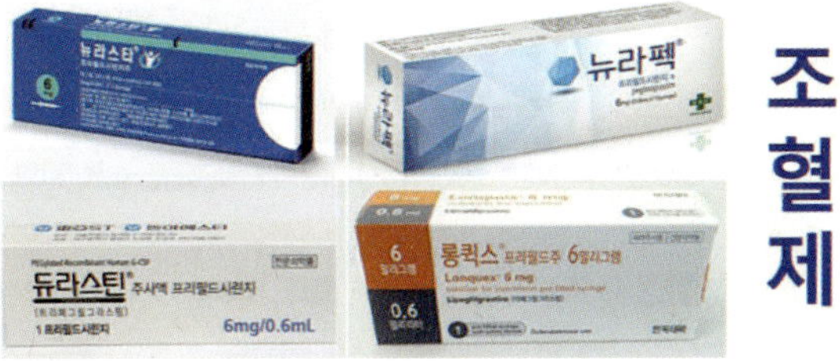

조혈제 종류

WBC를 진행하려다가 CBC 결과 중 Neutrophil 수치만 갖고 이렇게 많은 이야기를 하게 되었네요. 그렇지만 임상에서는 매우 중요한 사항이기 때문에 반드시 알고 계셔야만 합니다. 다음 편에 검사 결과에서 주로 보는 것이 무엇인지 본론으로 가보겠습니다.

'간호사에게 강조하고 싶은 것 중 하나는

환자의 어제와 다른 오늘을 기억해 주는 일이다.'

- 모형중 간호사

13장

바로가기

혈액검사결과 2편 - CBC & diff. (2)

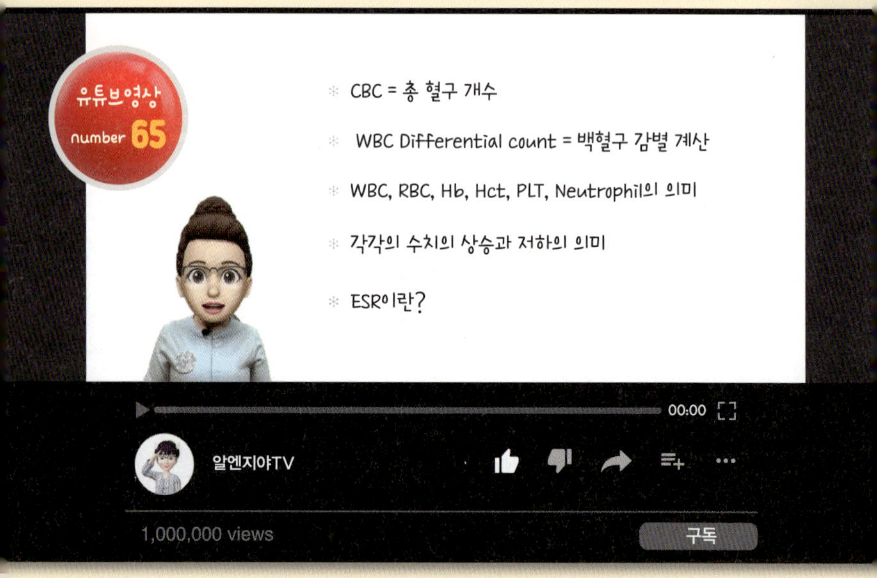

CBC & diff. 에 대해 전반적인 내용에 대해 설명드리겠습니다.

항목별로 수치의 높고 낮음에는 어떠한 이유로 어떠한 증상이 나타나는지 알아야 환자의 상태를 빠르게 이해할 수 있습니다.

혈액 검사의 모든 정상 범위를 외워야만 하는 것은 아니지만, 병원에서 주로 보게 되는 항목은 무엇인지 알면 업무 속도에 큰 차이가 있을 것입니다.

지난 편에 이어 CBC 결과에 대해 진행해 보겠습니다. 음… 이렇게 하다가 electrolyte, chemistry 검사는 언제 하나~ 라는 생각이 드는데요. 그래도 천천히 가는 것이 맞는 것 같아요. 검사 결과는 환자의 상태를 보여주는 지표가 되기 때문에 여러 가지 상황을 알고 계시는 것이 업무하시는 데 도움이 될 거라는 생각입니다.

CBC 결과를 볼 때 가장 눈이 많이 가는 것은 WBC, RBC, Hb, Hct, PLT, Neutrophil 정도가 되겠습니다. 그 이외의 것들은 어차피 WBC, RBC, PLT를 기준으로 나오는 값이라서 잘 안 보게 되는 것 같아요. 그런데 지금 말씀드린 6가지만 잘 알고 계셔도 아~ CBC는 다 알았어 할지도 모르겠네요.

CBC & Diff.			-
WBC Count	6.0	4.0~10.0	10^3/㎕
RBC Count	4.29	3.6~4.8	10^6/㎕
Hb(Hemoglobin)	12.5	12~16	g/dL
Hct	39.3	36~48	%
MCV			
MCH			
MCHC			
RDW			
Platelet Count			
MPV			
PCT			
PDW			

WBC Differential Count			-
Neu%	53.01	40~74	%
Lym%	37.10	19~48	%
Mono%	7.59	3.4~9	%
Eo%	1.67	0~7	%
Ba%	0.63	0~1.5	%
Neu#(ANC)	3.181		10^3/㎕
Lym#	2.2		10^3/㎕
Mono#	0.4		10^3/㎕
Eo#	0.1		10^3/㎕
Ba#	0.0		10^3/㎕
ESR	▲ 45	0~30	㎜/hr

CBC & diff. 결과

검사 결과지를 보면 CBC & diff.라고 되어 있죠? CBC는 Complete blood count 총 혈구 개수. & diff. 이것은 Differential count죠. 혈구감별계산입니다.

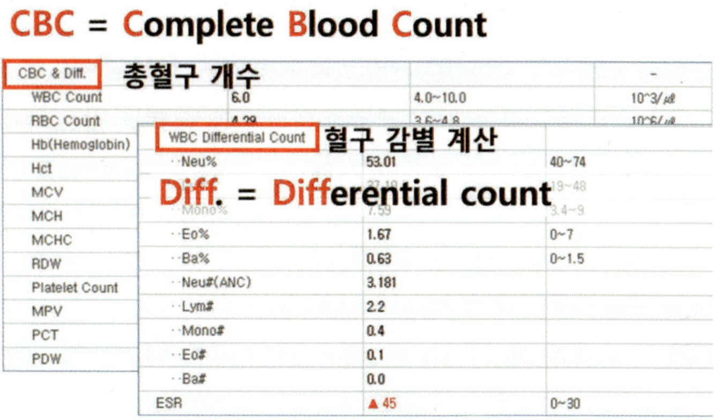

참고로 CBC와 CBC & diff.의 차이를 궁금해하시는 분들이 계시는데요. 요즘에 병동에서 일반 CBC는 거의 보기 어려우실 거예요. CBC 8종, 10종, 12종, 13종 등등 세부 항목을 몇 개 더 추가하거나 빼는 정도의 차이라고 보시면 됩니다.

병동에서는 거의 routine으로 CBC & diff.검사를 합니다. 종합검진센터나 일반검진에서는 differential count까지 해서 세부 항목을 굳이 볼 필요가 없어서 그렇게 시행하지만, 질병이 있거나 입원한 분이라면 모두 CBC & diff. 검사를 시행해야 여러 신체의 문제를 감별해낼 수 있으니까요. 혈액검사 결과 1편에서 말씀드린 ANC를 구해야 한다면 일반 CBC 결과만으로는 알아낼 수 없겠죠?

결국, 검사 결과지로만 보는 차이점이라는 것은 CBC만 보느냐? Differential count까지 보느냐의 차이죠. 딱 봐도 세부 항목이 많죠?

검사 결과지를 보면 WBC 백혈구가 있고요, RBC 적혈구가 있죠.

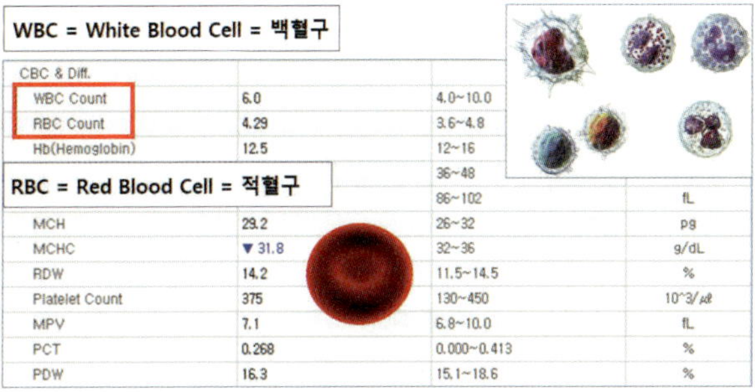

WBC, RBC

적혈구 개수도 중요하지만, 혈액에 있는 헤모글로빈의 양도 중요한데요, 헤모글로빈은 산소 운반에 매우 중요한 역할을 하죠?

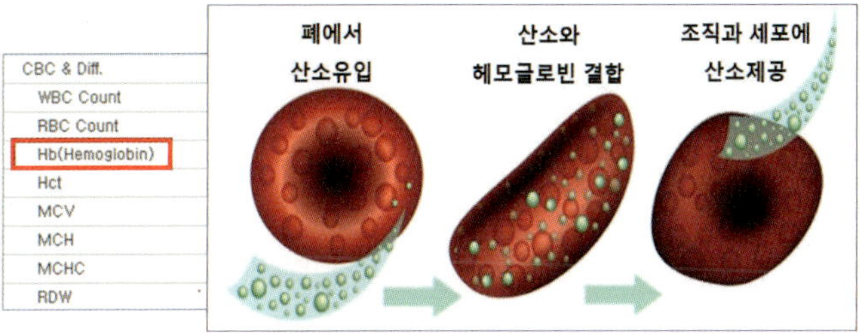

헤모글로빈 역할

그리고 헤마토크릿이라고 하여 전체 혈액에서 적혈구가 차지하고 있는 비중을 보는 것이 있는데, 혈액 손실이 만성인지 급성인지 결정하는 데 도움이 되죠.

CBC & Diff.	
WBC Count	6.0
RBC Count	4.29
Hb(Hemoglobin)	12.5
Hct	39.3
MCV	91.6
MCH	29.2
MCHC	▼ 31.8
RDW	14.2

헤마토크릿(hematocrit, Ht, Hct)
= 혈액에서 적혈구가
차지하고 있는 용적의 비중

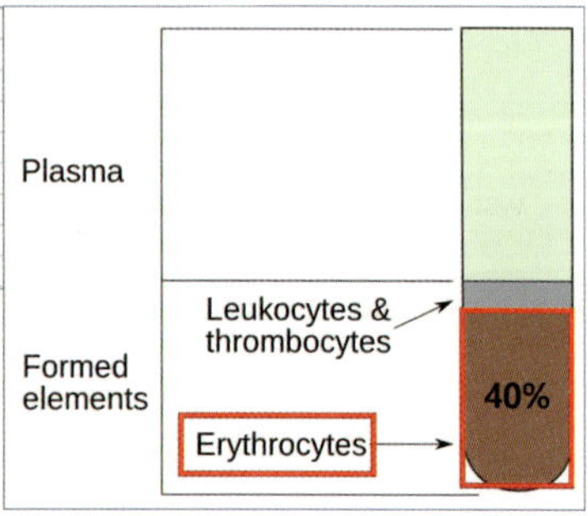

헤마토크릿

그리고 아래 그림을 보시면… 보이죠? 눈이 잘 안 가는 것들이 있는데요. MCV, MCH, MCHC, RDW는 적혈구의 부피나 헤모글로빈의 평균적인 양, 농도, 적혈구의 개별 부피 차이를 나타내는데 이것들도 역시 RBC로부터 계산되는 것이므로 업무하는 데에는 RBC를 주로 보면 됩니다.

RBC = Red Blood Cell = 적혈구

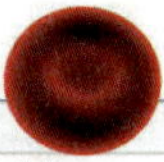

CBC & Diff.			-
WBC Count	6.0	4.0~10.0	10^3/㎕
RBC Count	4.29	3.6~4.8	10^6/㎕
Hb(Hemoglobin)	12.5	12~16	g/dL
Hct	39.3	36~48	%
MCV	91.6	86~102	fL
MCH	29.2	26~32	pg
MCHC	▼ 31.8	32~36	g/dL
RDW	14.2	11.5~14.5	%

그리고 백혈구에는 호중구, 림프구, 단핵구, 호산구, 호염기구 같은 것들이 있는데 이것들이 어느 정도 비율을 차지하고 있는지를 알려주는 지표인 것이죠. 결과는 각각의 백혈구 종류의 백분율로 표시합니다.

WBC = White Blood Cell = 백혈구

WBC Differential Count	
··Neu%	53.01
··Lym%	37.10
··Mono%	7.59
··Eo%	1.67
··Ba%	0.63
··Neu#(ANC)	3.181
··Lym#	2.2
··Mono#	0.4
··Eo#	0.1
··Ba#	0.0

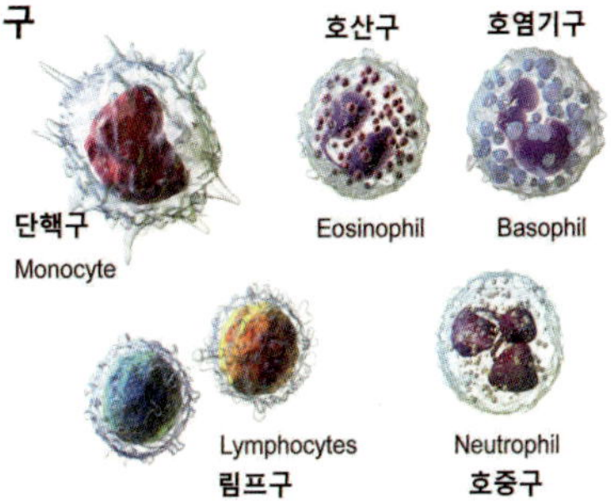

참고로 CBC 검사는 EDTA bottle로 채혈합니다. 3cc를 채혈하여 넣는데요. 위아래로 움직여 주어서 혈액이 굳는 것을 방지해야 하죠. 제가 유튜브 43번 영상 채혈 bottle 편에 자세히 올려놓았어요.

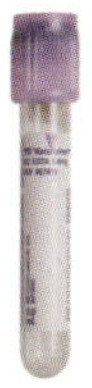

EDTA tube

다시 RBC를 보면요. RBC는 너무 다 잘 알고 있는 거죠? 적혈구는 Red blood cell인데 증가하는 경우는 많지 않은데 탈수나 심폐질환, 다혈구증이라는 질병이 있다고 하는데 전 아직 그렇게 수치가 많이 오른 환자는 못 본 것 같습니다. 일반적으로 적혈구 수치가 오른다면 탈수 정도가 많지 않나 싶어요.

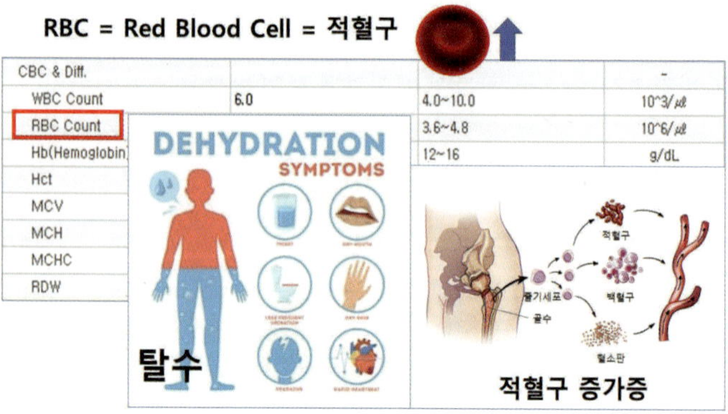

적혈구

적혈구는 부족한 경우가 대부분이죠. 각종 빈혈이나 출혈, 골수 기능 부전이나 혈액 질환이 있을 수 있습니다.

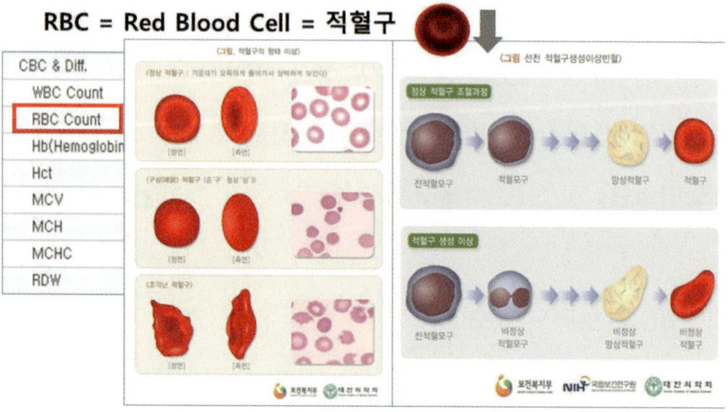

적혈구 감소

RBC 수치도 중요하게 보지만, Hb과 Hct도 매우 중요하게 보게 됩니다.

병원에서는 "헤모헤마 얼마예요?"라고 세트로 묶어서 물어보거나 답하는 경우가 대부분입니다.

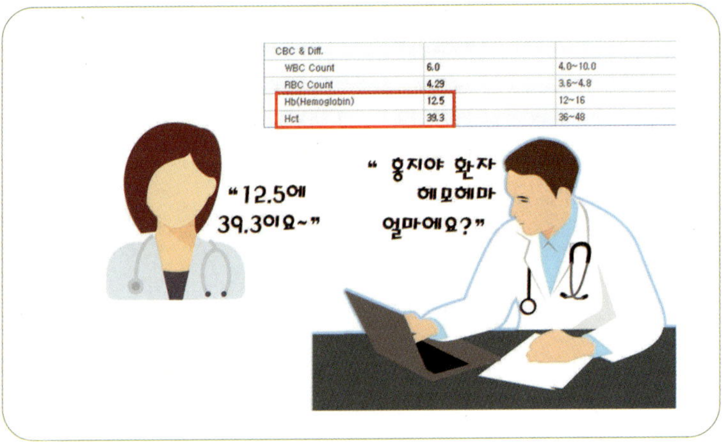

Hb이 떨어진 것이 보이면 신체 곳곳으로의 산소 공급 어렵겠다는 판단이 되고, Hct이 떨어져 있으면 만성적으로 혈액 손실이 있었다는 것을 판단할 수 있게 됩니다. RBC가 300만 정도 이하로 떨어져 있으면 Hb, Hct가 동시에 저하되는 것이 일반적이죠. RBC가 저하되어 있을 때는 수혈을 고려하게 되는데 이것은 유튜브 49번 영상 수혈 편에서 자세히 올려놓았으니 참고 바랍니다.

▶ 49번 영상

다음으로 WBC는 백혈구죠? White blood cell이 갑자기 증가하면 염증이나 감염성 질환, 인체 조직의 급성 괴사나 상처, 혈액 질환 같은 것이 있을 수 있다고 판단할 수 있고요.

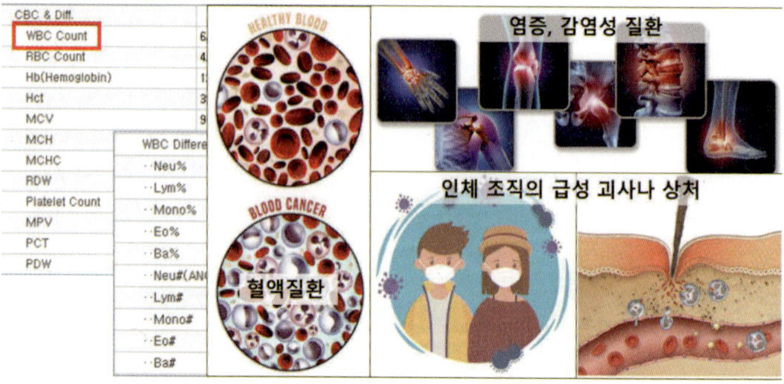

WBC 증가

WBC가 감소하면 재생불량성 빈혈이나 약물 복용이 문제가 있었는가? 중증으로 만성적인 감염이나 바이러스 감염, 또는 혈액 질환이 있는가? 하는 생각을 할 수 있습니다.

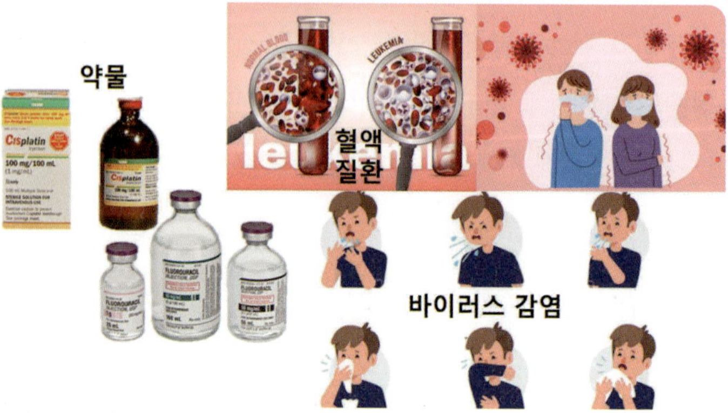

WBC 감소

경험 이야기를 한 번하고 갈까요? 제가 5년 차 때인가? 의료봉사를 나간 적이 있었습니다. 의료봉사를 나갈 때는 의사, 간호사, 약사,

임상병리사, 행정 직원이 한 팀이 되어 움직이는데요. 대규모로 나갈 때는 혈액 검사도 진행 했었습니다. 그리고 검사 결과에 따른 소견을 의사가 chart에 적어주면 그것을 보고 typing 해서 행정부서를 통해 결과지를 내보내야 했었죠. 그런데 그렇게 분류하는 과정에서 이상 소견이 있다면 의사에게 확인하고 진료를 받았던 분에게 전화해서 어느 병원이든 방문해서 진료를 보시는 게 좋겠다고 연락했었거든요.

특이 사항이 없는 경우가 대부분인데, 어느 한 분이 WBC가 너무 많이 떠 있는 거예요. 4만이 넘어 있었던 것으로 기억합니다. 최대 정상 기준의 4배죠. 그러면서 PLT는 떨어져 있고요.

CBC & Diff.			-
WBC Count	40,000	4.0~10.0	10^3/㎕
RBC Count	4.29	3.6~4.8	10^6/㎕
Hb(Hemoglobin)	12.5	12~16	g/dL
Hct	39.3	36~48	%
MCV	91.6	86~102	fL
MCH	29.2	26~32	pg
MCHC	▼ 31.8	32~36	g/dL
RDW	14.2	11.5~14.5	%
Platelet Count	90	130~450	10^3/㎕
MPV	7.1	6.8~10.0	fL
PCT	0.268	0.000~0.413	%
PDW	16.3	15.1~18.6	%

'아~ 이거 어쩌지?' 하는 생각과 함께 잠시 결과지에서 눈을 뗄 수가 없었습니다. 혈액 종양 내과 진료를 봐야 할 것 같은데... 너무 안타까운 일이었습니다. 의료봉사를 받는 분들은 분명 경제 상황이 좋지 못한 분들이니까요. 환자에게 조심스럽게 연락을 드리고 최대한 진료비 부담을 덜어드릴 수 있도록 사회사업팀과 연계해드렸던 일이 있었네요. 이런 분들은 WBC Differential count 역시 모두 다 저하되어 있거나 동반 상승되어 있거나 합니다.

Neutrophil은 호중구, Lymphocyte는 림프구, Monocyte는 단핵구, Eosinophil은 호산구, Basophil은 호염기구입니다. 임상에서 일할 때는 이것들을 하나하나 다 해석할 필요는 없을 것 같고요.

WBC = White Blood Cell = 백혈구

WBC Differential Count	
··Neu%	53.01
··Lym%	37.10
··Mono%	7.59
··Eo%	1.67
··Ba%	0.63
··Neu#(ANC)	3.181
··Lym#	2.2
··Mono#	0.4
··Eo#	0.1
··Ba#	0.0

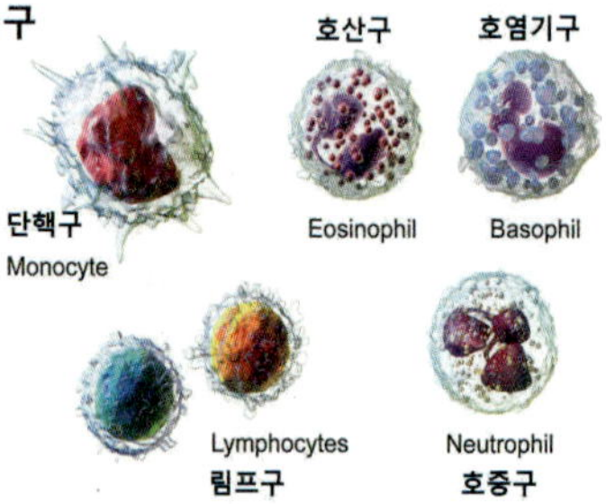

WBC differential count 세부항목

Platelet count는 중요합니다. 혈소판이죠. 병원에서는 PLT라고 부릅니다. 여기서 375로 표시되어 있는데, 37만 5천으로 주로 이야기합니다.

CBC & Diff.			-
WBC Count	6.0	4.0~10.0	10^3/㎕
RBC Count	4.29	3.6~4.8	10^6/㎕
Hb(Hemoglobin)	12.5	12~16	g/dL
Hct	39.3	36~48	%
MCV	91.6	86~102	fL
MCH	29.2	26~32	pg
MCHC	▼ 31.8	32~36	g/dL
RDW	14.2	11.5~14.5	%
Platelet Count **PLT**	375 **37만5천 = 375,000**		10^3/㎕
MPV	7.1	6.8~10.0	fL
PCT	0.268	0.000~0.413	%
PDW	16.3	15.1~18.6	%

Platelet Count

다쳤을 때 피를 멎게 해 주는 아주 중요한 역할을 하고, 평균 수명은 약 7일~11일인데 일반 성인이 하루에 혈소판을 체중 1kg당 약 20억 개를 생산한다고 하네요.

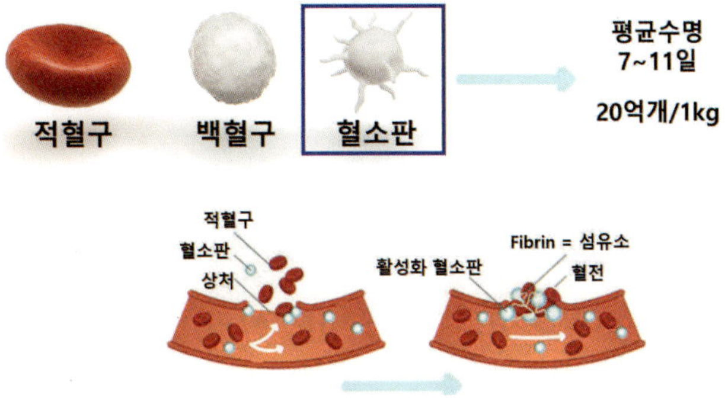

혈소판의 역할

혈소판 역시 골수에서 생성되기 때문에 항암 화학 요법 환자의 혈소판 감소증이 대표적인 부작용 중의 하나이기도 하죠.

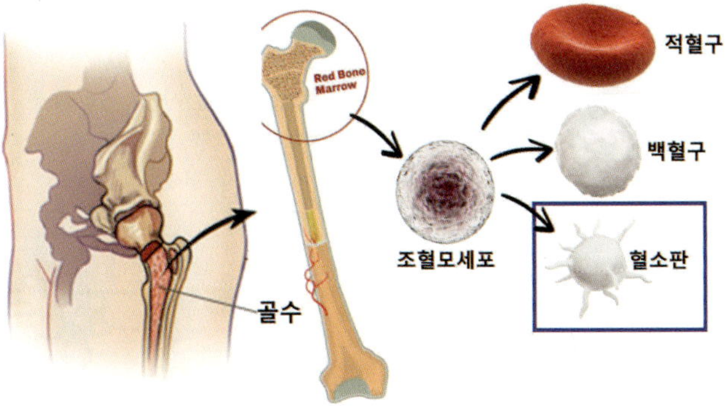

골수에서 혈소판 생성

Blood Sampling

혈소판 수가 정상보다 많다면 암, 만성 백혈병, 류마티스 관절염, 심장병, 결핵, 만성 췌장염 등을 의심해 볼 수 있고요.

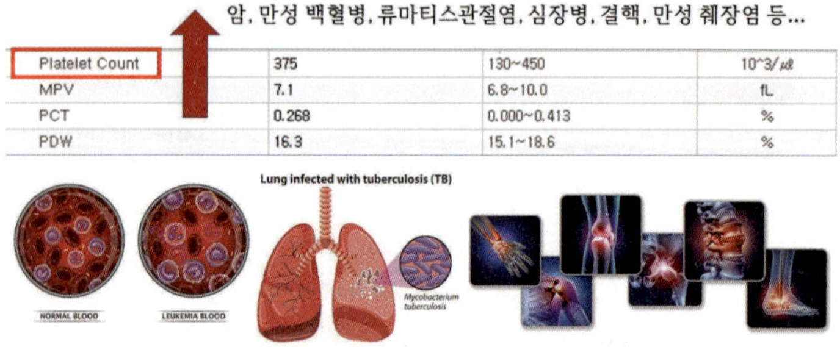
Platelet Count	375	130~450	10^3/㎕
MPV	7.1	6.8~10.0	fL
PCT	0.268	0.000~0.413	%
PDW	16.3	15.1~18.6	%

혈소판 증가

반대로 정상보다 낮을 때에는 바이러스 감염, 폐렴, 급성 백혈병, 알레르기 반응 등을 갖고 있을 위험이 높습니다. 또 평소 출혈이 잦다면 혈소판 수치가 정상보다 낮게 나올 가능성이 크다고 합니다. 혈소판이 매우 부족하면 혈소판을 수혈 받아야 합니다.

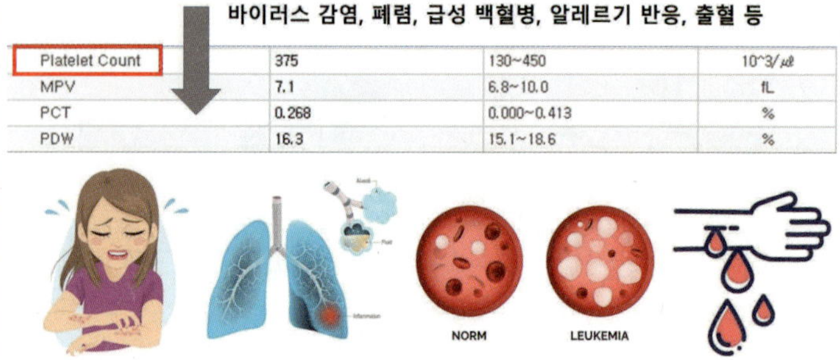
Platelet Count	375	130~450	10^3/㎕
MPV	7.1	6.8~10.0	fL
PCT	0.268	0.000~0.413	%
PDW	16.3	15.1~18.6	%

혈소판 감소

다음으로 Platelet Count 아래에 있는 MPV, PCT, PDW를 보게 됩니다. MPV는 평균 혈소판 용적(Mean platelet volume)이고, PCT는 plateletcrit이라고 하여 혈소판 용적입니다. PDW는 혈소판 분포계수(Platelet distribution width)입니다. 결론적으로 이것들은 PLT 수치에서 계산하는 것이기 때문에 임상에서는 Platelet count를 주로 보게 되는 것이죠.

Platelet Count	375	130~450	10^3/㎕
MPV	7.1	6.8~10.0	fL
PCT	0.268	0.000~0.413	%
PDW	16.3	15.1~18.6	%

Mean Platelet Volume = 평균 혈소판 용적

PlateletCriT = 혈소판용적

Platelet Distribution Width = 혈소판분포계수

Platelet count 세부항목

마지막으로 ESR을 볼까요? ESR은 'Erythrocyte sedimentation rate'라고 하여 적혈구 침강 속도입니다. 환자마다 혈액 속에서 적혈구가 가라앉는 속도가 다 다른데요. 시간당 가라앉는 속도가 높을수록, 즉 수치가 정상보다 높으면 몸 안에서 염증이나 질환이 많이 진행되고 있다는 것을 의미하죠.

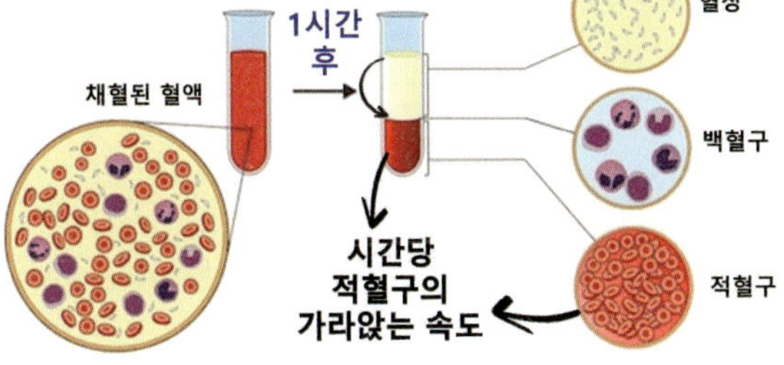

ESR

암세포 등의 악성종양, 세균성 간염, 백혈병·림프종 등 각종 혈액질환, 대장염·복막염 등 위장관질환, 사구체신염 등 신장질환, 갑상선 기능 저하, 화상 등의 요인으로 ESR 수치가 증가합니다.

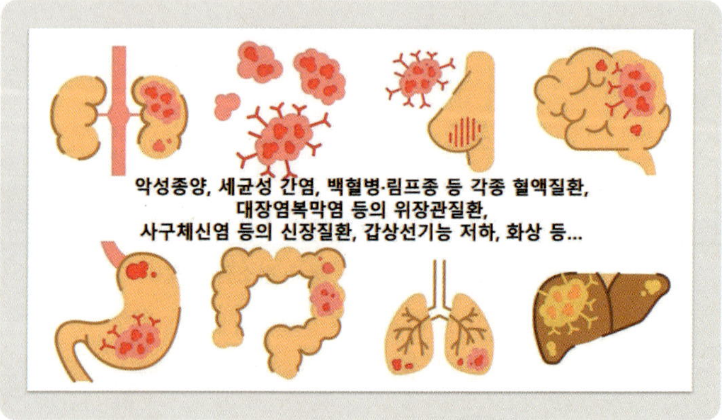

ESR 증가

이 검사는 첨단 장비가 필요 없다고 하고요. 방법이 비교적 간단해 오래 전부터 사용되어왔으며, 특정 질환이 아닌 다양한 비특이적 질환의 유무를 판단하는 데 유용합니다. 그런데 요즘에는 ESR 검사보다 기전은 다르지만, CRP를 더 많이 보게 되는 것 같아요. CRP는 chemistry 부분에서 진행해 보겠습니다.

14장

▶ 바로가기

혈액검사결과 3편 - CRP

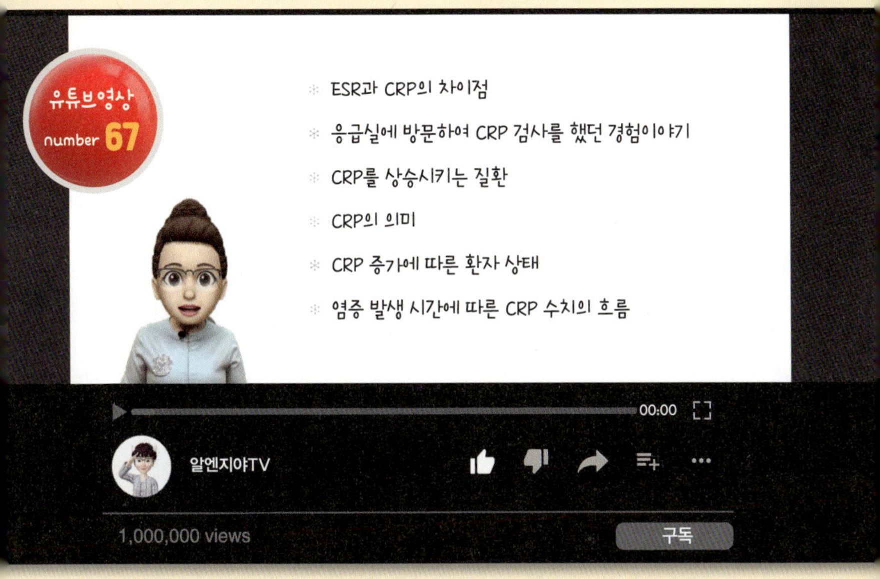

병원에서 열이 나거나 염증이 있는 환자에게서 꼭 시행되는 CRP!! ESR과 CRP의 차이에 대해 알고, CRP의 수치가 무엇을 의미하는지 알게 된다면 환자 care와 경과 설명에 큰 도움이 됩니다.

의사와 환자 사이에 많은 것을 조율하고 중재자 역할을 하는 우리는 참 많은 것을 알아야만 하네요~

이번에는 chemistry 검사에 대해 진행 예정이었는데요. CRP부터 진행해 보겠습니다. chemistry를 모두 다 알려면 매우 많은 시간이 필요합니다. CBC만큼 중요하고 많이 보게 되는 것이 chemistry 검사 결과인데요. chemistry 세부 항목은 하나하나 다 알고 있어야 합니다.

OT/PT부터 해야 하나... B/Cr부터 해야 하나... 아니면 albumin 먼저 해야 하나? 고민하다가 CRP부터 하기로 했어요~^^;;
OT, PT, B/Cr, album?? 이게 다 뭔 말인가 싶으시겠지만, 다 알려드릴 테니 고민하실 필요는 없고요. 지금부터 알게 될 검사 결과는 모두 다~ 중요합니다.

Routine chemistry panel [14종]			-
BUN	12.2	6~20	mg/dL
Creatinine	0.88	0.5~1.2	mg/dL
··Creatinine(eGFR)	93.37		ml/min
Total protein	7.8	6.4~8.3	g/dL
Albumin			
··Albumin	4.9	3.5~5.2	g/dL
··Globulin	▲ 2.9	1.2~2.5	g/dL
··A/G ratio	1.7		-
FBS	▲ 181	70~100	mg/dL
Bilirubin, Total	0.5	0~1.2	mg/dL
AST [SGOT]	15	0~40	U/L
ALT [SGPT]	14	0~41	U/L
γ-GT (Gamma-GTP)	23	5~61	U/L
ALP (alkaline phosphatase)	68	35~130	U/L
LDH	216	0~250	U/L
Uric acid	4.9	2.4~7.0	mg/dL
P (Phosphorus)	3.0	2.5~4.5	mg/dL
Total Ca (Calcium)	9.4	8.6~10.2	mg/dL

Chemistry panel 결과

Chemistry가 모두 다 그렇게 중요한데, CRP부터 하려고 하는 거는요. 앞에서 진행했던 CBC part에서 ESR을 마지막으로 언급해 드렸으니 CRP로 이어가야 하지 않을까 하는 그냥 완전한 개인적인 생각의 흐름입니다.

그리고 요즘에 가장 많이 진행하게 되는 검사 중 하나가 아닌가 싶어요. 급성기 염증 소견을 보기 위해 가장 많이 활용되는 지표 중 하나이거든요.

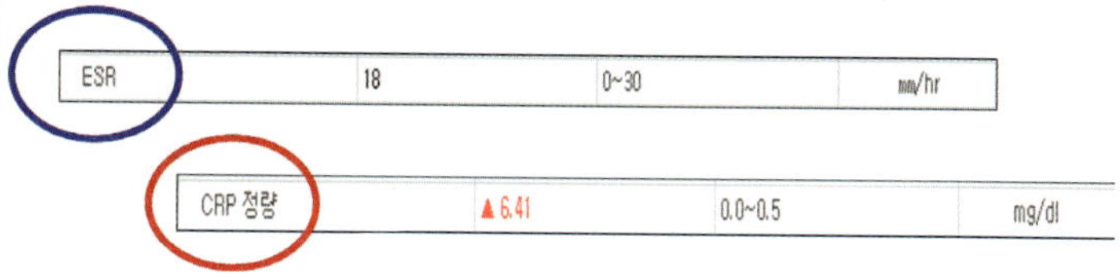

ESR, CRP

우선, 제가 새벽 4시에 응급실에 갔던 환자로서의 경험 이야기부터 해볼까요? 약 10년 전 행정부서에서 근무할 당시 회식을 한다고 해서 20명 정도의 여러 부서의 직원과 함께 횟집을 방문했던 적이 있습니다. 그 횟집을 방문했던 직원 중 12명이 응급실 행을 했던 일이 있었어요. 저도 그 무리에 포함이 됐었는데요.

회식을 8시 정도 끝낸 후 집에 가서 9시까지만 해도 '그냥 소화가 잘 안되네.' 하는 느낌만 있었는데, 10시 정도부터 체한 느낌이 심해지더니 12시가 되니까 vomiting, diarrhea를 수도 없이 하게 되는 거예요.

간호사는 '이런 걸로 응급실에 가면 안 돼~' 하면서 '시간 지나면 괜찮아지겠지...' 라고만 생각하고 있었는데, 새벽 2시가 되도록 진정될 기미가 보이지 않고 이러다가 딱 죽겠다 싶더라고요.

버티다 버티다 결국은 새벽 4시 넘어서 콜택시를 불러서 응급실을 찾았습니다.

그런데 응급실 선생님이 저를 보시더니 " 어? 선생님도 회식하셨어요?" "왜 이렇게 늦게 오셨어요~?" 하시는 거예요. 이미 저랑 같이 회식하셨던 몇 명의 선생님이 응급실에 누워계시더라고요.

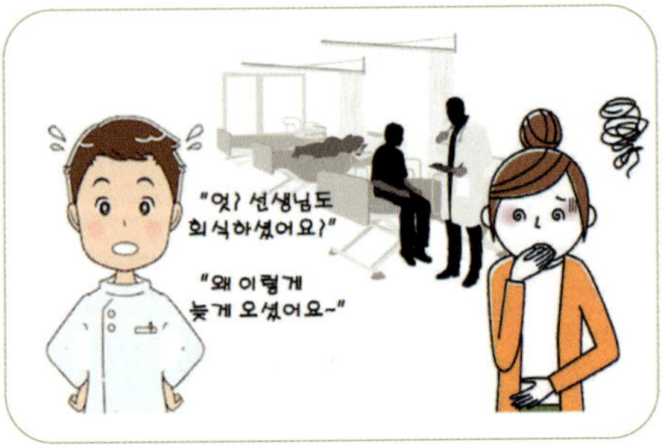

아~ 나만 이런 게 아니었구나. 괜히 버티다 왔나보다 하는 생각이 들었습니다. 원인은 생굴로 인한 노로바이러스였던 것으로 판명이 났었어요. 그 이후로 굴은 안 먹게 되더라고요. 혈액검사를 하니까 WBC는 1만 7천 정도가 됐었고, Neutrophil도 뜨고 CRP는 6점 대가 넘어 있더라고요.

CBC & Diff.			-
WBC Count	▲ 17.2	4.0~10.0	10^3/μℓ
RBC Count	4.44	3.6~4.8	10^6/μℓ
Hb(Hemoglobin)	12.8	12~16	g/dL
Hct	40.0	36~48	%
WBC Differential Count			-
··Neu%	▲ 86.77	40~74	%
··Lym%	▼ 6.25	19~48	%
··Mono%	6.58	3.4~9	%
··Eo%	0.10	0~7	%
··Ba%	0.30	0~1.5	%
··Neu#(ANC)	14.924		10^3/μℓ
CRP 정량	▲ 6.41	0.0~0.5	mg/dl

그런데 그 시점에 참고 수준에서 10배도 넘는 수치였는데도, 워낙 환자들에게서 높은 수치를 많이 보다 보니까 '그렇게 많이 오르지는 않았네?' 하는 생각이 드는 거예요. '와~ 이 정도 수치에서 나는 죽겠다 싶은데 환자들은 정말 힘들었겠구나...'라는 생각이 들었습니다.

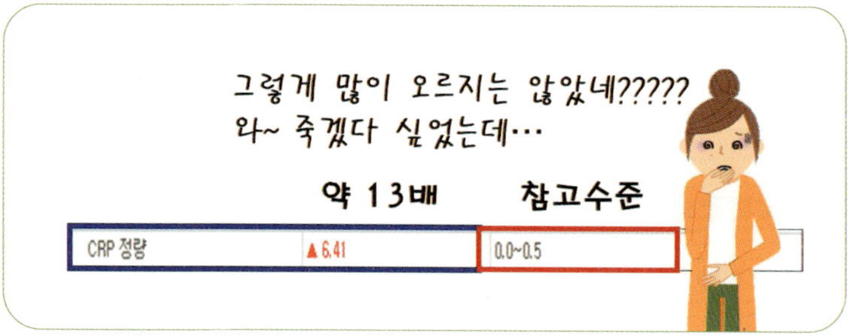

그런 일을 겪고 나니까 급성기 환자들에게서 CRP를 좀 더 잘 확인하게 되더라고요. 이래서 사람은 겪어봐야 알고 좀 더 깊이 이해하게 되는 것 같아요.

CRP는 제가 겪었던 위장관 급성 감염증뿐만이 아니고, 급성기 혈관 질환이나 폐렴, 장염, 수술 후 염증반응, 급성신우신염, 패혈증 등 인체 전반에서 발생하는 염증 소견에서 상승할 수 있습니다.

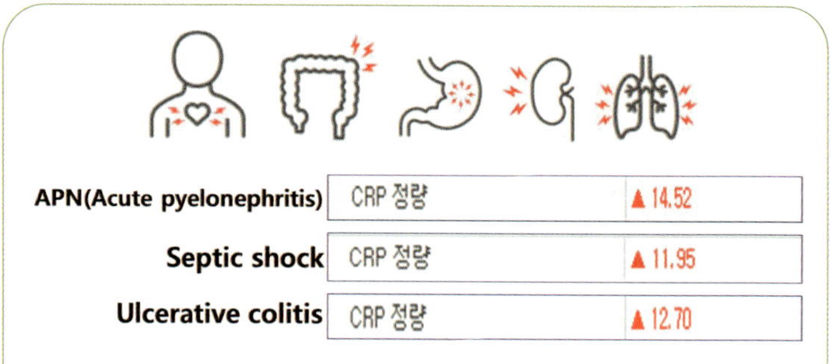

CRP를 상승시키는 질환

저의 검사 결과를 보더라도 ESR은 정상 수치인 반면에 CRP만 떠 있는 것을 볼 수 있죠.

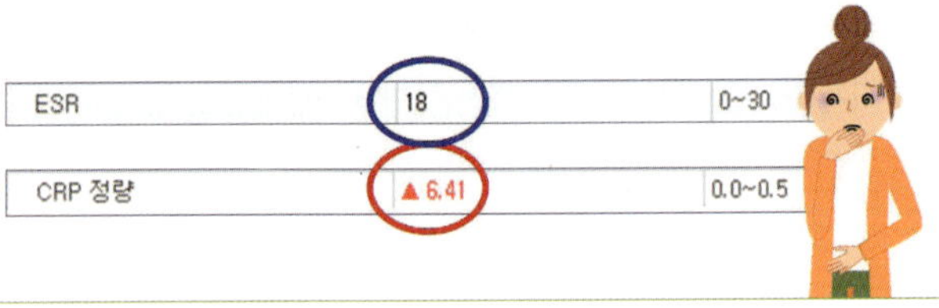

아마도 ESR은 시간이 지나서 다시 검사해보았다면 올라가 있었겠죠? 우리는 아는 게 병이라고 굳이 follow up을 하지 않으니 그 후의 수치는 알 수가 없네요.

CRP는 C-reactive protein이라고 하여 C-반응성 단백입니다.

폐렴알균에 표면 항원인 C-다당체라고 하는 C-polysaccharide와 반응하는 단백질이라고 해서 C-반응성 단백질 즉 CRP라는 이름이 붙었는데요. 이 'C'라는 것은 폐렴구균의 일부 구조라고 보시면 될 것 같습니다.

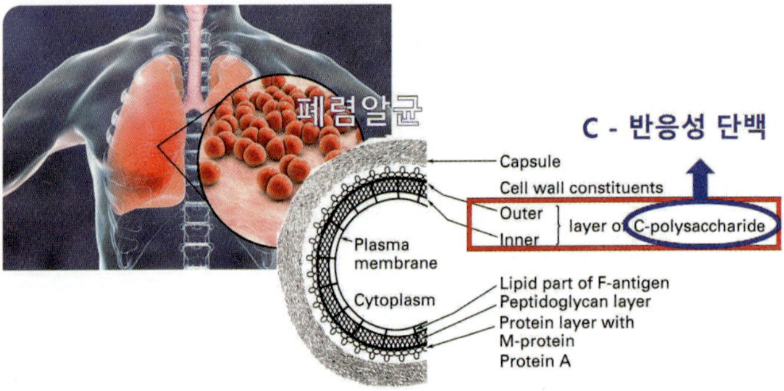

CRP

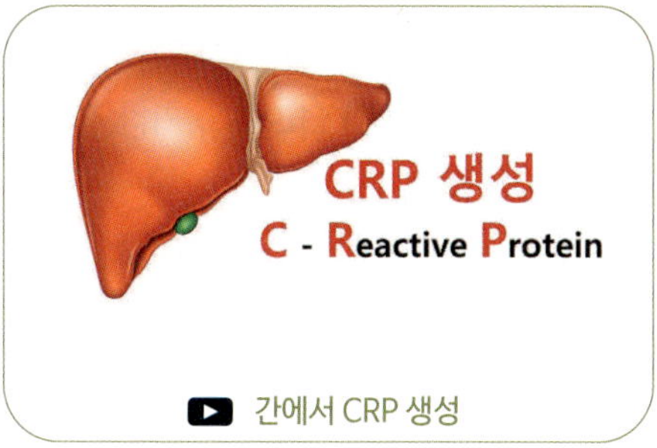

CRP는 감염이나 염증의 시작 후, 수 시간 내에 간에 의해 만들어지고 혈류로 분비되는 물질인 급성기 반응 물질인데, 이름은 폐렴알균 C-다당체로 붙었지만, 각종 급성기 반응 물질이 간세포를 자극하여 C-반응성 단백의 생산을 촉진한다고 합니다.

그래서 실제로 보면 폐렴 환자도 CRP가 올라가고, 신우신염 환자, 수술 후 염증 반응이 있는 환자 또는 그 이외의 열이 막~ 나는 환자 검사를 해보면 CRP가 올라 있는 것을 볼 수 있는 것이죠. 이것도 CRP가 왜 오르는지 이유를 모른다면 맥락을 찾기 어렵죠.

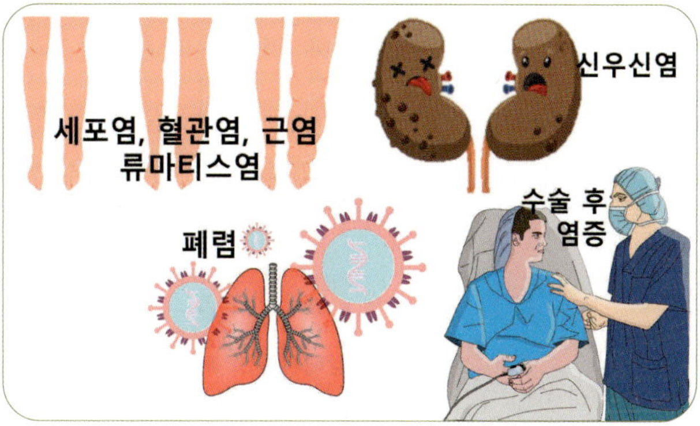

OT/PT가 올라 있으면 '간이 문제가 있나 보다' Amylase, Lipase가 올라 있으면 '췌장이 뭔가 문제가 있나?' 하고 추측이 될 텐데 CRP만으로는

원인 focus를 알 수 없으니까요. 최근에는 C-단백성 단백 농도가 높을 때 뇌졸중과 심근경색의 위험도가 높다는 사실이 알려져 이러한 질환의 위험인자의 기능도 활발히 연구되고 있다고 하네요.

hsCRP라는 것을 보셨는지 모르겠는데요. 일반 염증성 질환에서보다 더 낮은 농도를 정확히 측정할 필요가 있어서, 일반 CRP 검사보다 민감도를 높인 C-반응성 단백 시험이 개발되었는데 그것을 high-sensitive CRP. 즉, hsCRP라고 합니다.

CRP는 백혈구보다 민감도(Sensitivity)가 높고 급성 염증에 특이적으로 반응해 수치 상승이 곧 염증의 존재와 직결됩니다. 따라서 염증 여부를 초기에 판단하는 데 유리하고, 이미 진단된 환자에게 어떻게 치료해야 할지 결정하는 데 유용하게 사용되고 있어요. 그렇지만 검사 결과 CRP 값이 증가한 경우 질병이 있다고 전반적으로 파악할 뿐이지 정확히 어디가 아픈지는 구별하기 어렵습니다. 그렇기 때문에 이미 질병의 origin, 즉 발병 원인을 알고 그 증상이 '더 심해지는구나!' '이제 좀 나아지는구나'라는 것을 대략적인 판단만 하게 되는 것이죠.

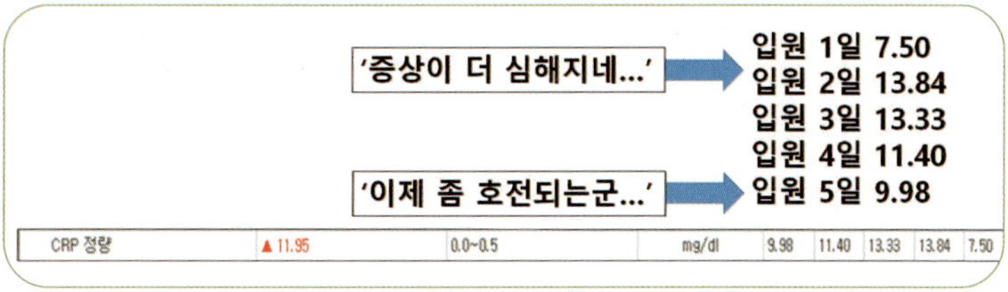

CRP는 단순한 염증 지표의 역할뿐만이 아니라 질병의 위험도를 알려주기도 하는데요.

CRP가 일정 수준에서 지속적으로 높으면 관상동맥질환, 허혈성 심장질환, 뇌혈관질환 위험도가 각각 45%, 60%, 30% 정도 증가하는 것으로 보고 있고

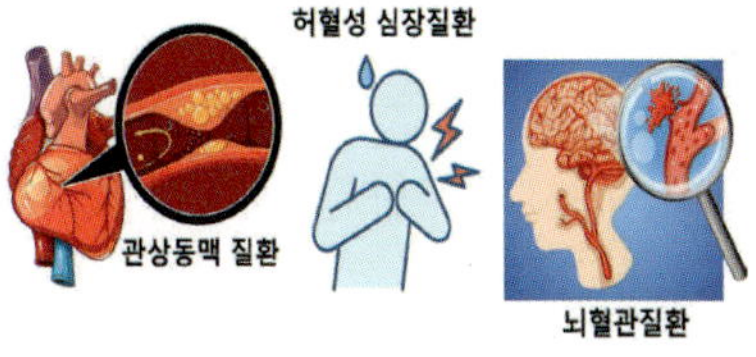

CRP 상승 시 질병의 위험 증가

CRP 수치가 정상 범위를 넘으면 당뇨병 위험이 최대 16배 이상 증가한다는 연구도 있습니다.

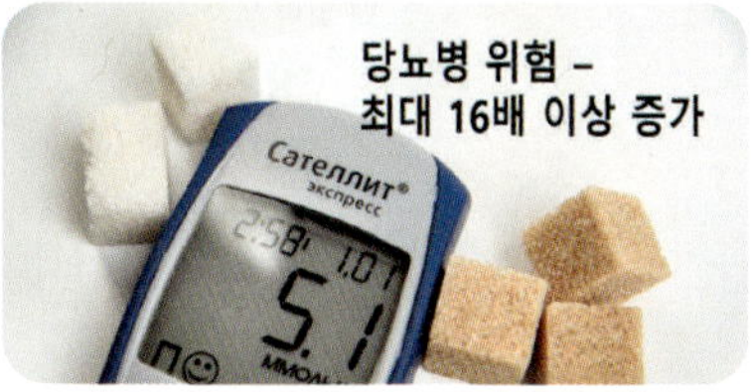

CRP 상승 시 당뇨병 위험 증가

인체의 염증반응 원인 발생 후 혈중 CRP 수치는 6~10시간 이내에 증가하고, 36~50시간에 최고치를 찍고, 염증이 회복기 시작하면 24~48시간 이내 감소한다고 하는데요. 그렇지만 그렇게 사람의 몸이 일반적이지 못하죠. 실제로는 환자의 상태에 따라서 계속 오르락내리락합니다.

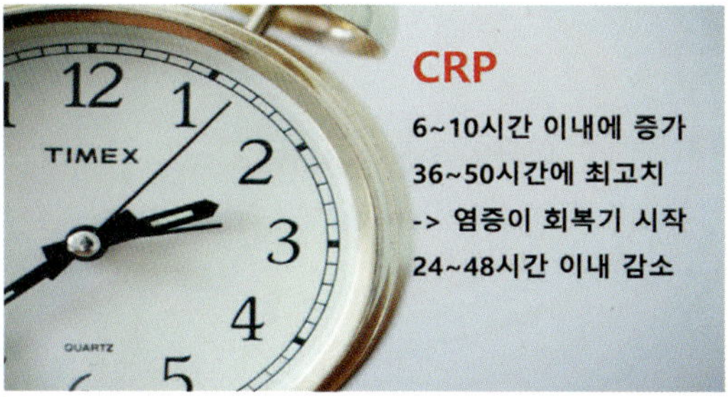

환자가 병원에 와서 처음에는 열이 없었는데, 혈액검사를 해보니 CRP가 올라 있으면 '이제 조만간 열나겠구나' 하는 생각이 들거든요.

국제병동에서 근무할 당시 이집트 국적 환자가 입원했었는데, 다리에 cellulitis(봉와직염)가 발생해서 입원했었어요. 그 환자가 입원할 당시에는 열은 없었고 염증 부위만 아프다고 하며 치료하러 왔다고 했어요.

그런데 '검사 결과에 CRP가 20이 넘어 있었는데, 왜 열이 없지?'라고 생각하고 있었죠.

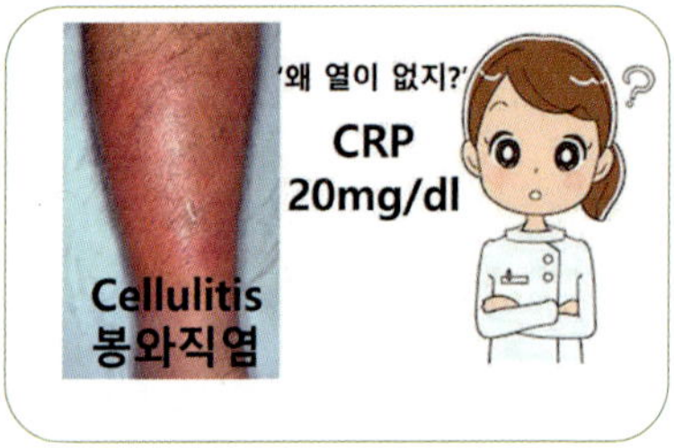

그런데 역시나 입원 후 만 하루가 지나서 열이 나기 시작한 거죠.

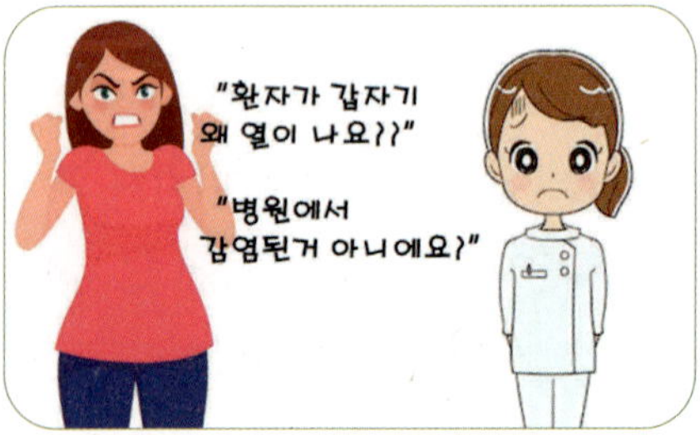

보호자가 왜 열이 나냐며 병원에서 감염된 거 아니냐고 소리를 지르고 난리가 났습니다.

그래서 흥분한 상태인 외국인을 진정시키는 것도 너무 어려웠고, 설명도 많이 어려웠는데요.

이미 열이 날 것을 예상하고 있었다고 알려드리고, CRP 수치의 흐름을 보여주었습니다. 그리고 항생제가 잘 작용하고 환자의 면역이 받쳐준다면 회복기까지 며칠 더 열이 날 거라고 알려주었고, 실제로 그렇게 경과가 진행되니까 나중에 화내서 미안하다고 하더라고요.

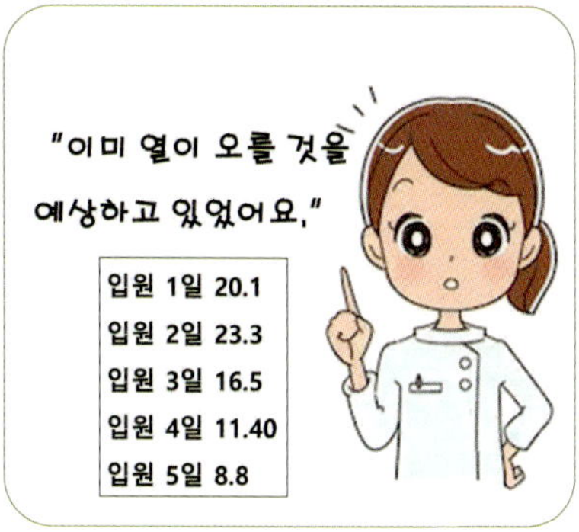

이러한 환자가 상당히 많죠. 왜 병원에 왔는데 환자 상태가 더 안 좋아지냐고 말이죠. 환자가 아프기 시작해서 최고치에 오르는 시점이 있는데, 우리나라는 병원 접근성이 좋아서 완전히 아프기 전에 이미 치료를 시작하고, 병원에 온 후 최고치에 오르기 시작하는 경우가 많은 것이죠. 그러니 병원에서 더 상태가 나빠졌다고 말하는 분들이 많은 것 같습니다.

이럴 때 환자가 입원하고부터 CRP의 흐름을 보면 '아~ 좀 더 시달려야겠구나~',

CRP 정량	9.98	11.40	13.33	13.84	7.50

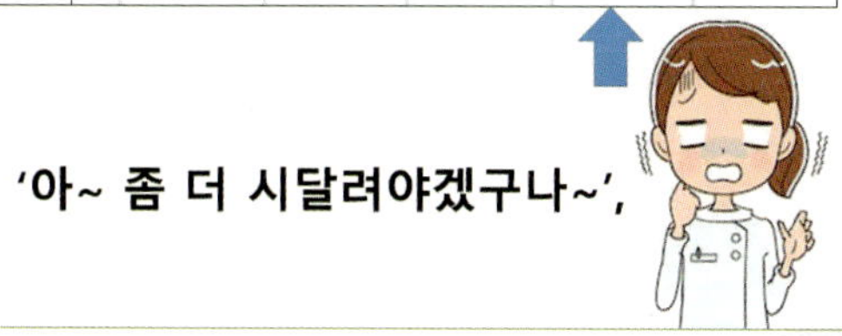

'이제 좀 괜찮아지겠네~' 하는 게 보이죠.

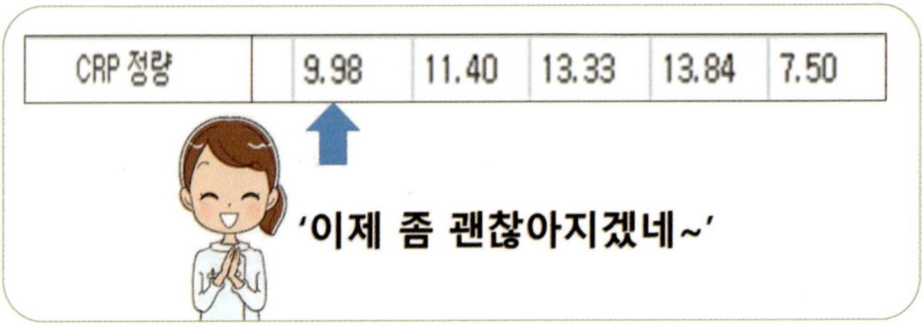

의사와 환자 사이에 많은 것을 조율해야 하고, 어느 하나 틀어지면 생명과 직결되니 늘 긴장하고 있어야 하고, 수없이 많은 것을 알고 있어야 하니 정말 여러분들은 정말 대단하신 것 같아요.

어느 구독자님께서 그러시더라고요. 간호사는 의학적인 지식부터 철학에 우주 천문학까지 알아야 하는 것 같다고요. ㅋㅋㅋ 공감이 가더라고요. 이렇게 어려운 일인데 그래도 우리는 잘해 나가고 있는 것 같습니다. 모두 같이 힘내자고요. 파이팅!!!

'학력이 높은 간호사를 존중하여 부를 말은 없다.
하지만, 다년간 환자를 위한 노하우를 가졌다면
우린 그를 경력간호사라 높여 부른다.
그리고 간호를 더 잘 할 수 있다고 생각한다.'

– 모형중 간호사

15장

바로가기

혈액검사결과 4편 - Chemistry(AST/ALT)

유튜브영상 number 69

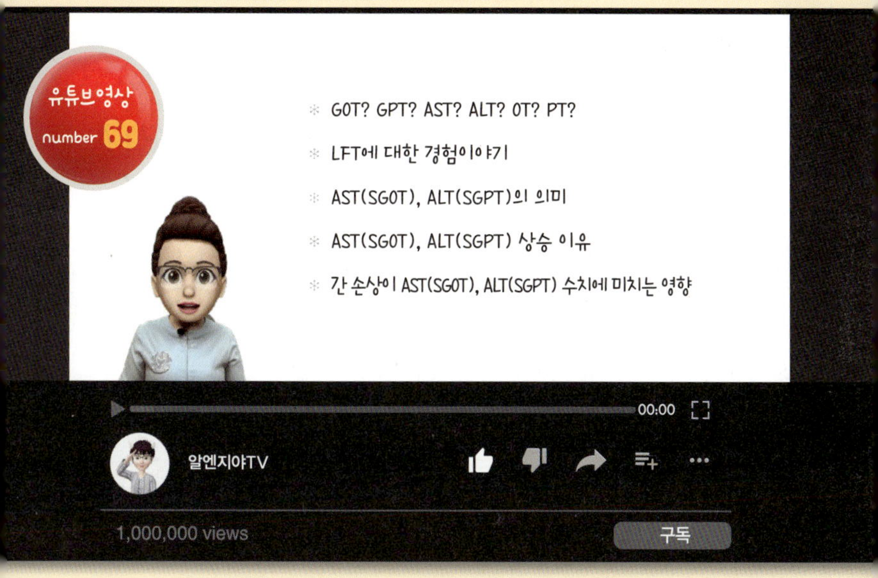

주로 간 수치라고 불리는 AST(SGOT), ALT(SGPT)의 의미와 LFT에 대한 경험 이야기를 다루어 보았습니다.

AST(SGOT), ALT(SGPT)가 왜 상승하는지? 각각의 수치가 어떤 질병에서 더 많이 오르는지도 자세히 언급하겠습니다.

수치가 상승했는지만 확인하고 쉽게 지나칠 수 있지만 알고 나면 좀 더 관심을 갖고 보게 되는 것 같습니다.

일반화학(chemistry)의 간 기능 혈액검사 중 OT/PT에 대해 이야기해 보겠습니다. 간기능 검사로는 총 단백, 알부민, 빌리루빈, ALP, Gamma-GTP 같은 것들도 있는데요, 모두 천천히 진행해 보겠습니다.

자꾸 OT/PT라고 하니까 이게 뭐지 싶은 분들도 계실 텐데요. GOT/GPT에서 G를 빼서 부르는 것이고요. 지금은 AST/ALT로 보이는 것들입니다.

OT? PT?
GOT GPT
II II
AST ALT

환자에게는 간 수치라고 이야기해드립니다. 고덱스, 펜넬, 레가론, 우루사, 헤파멜즈와 같은 약을 드릴 때 "간 수치가 올라가서 드리는 거예요~"라고 하죠.

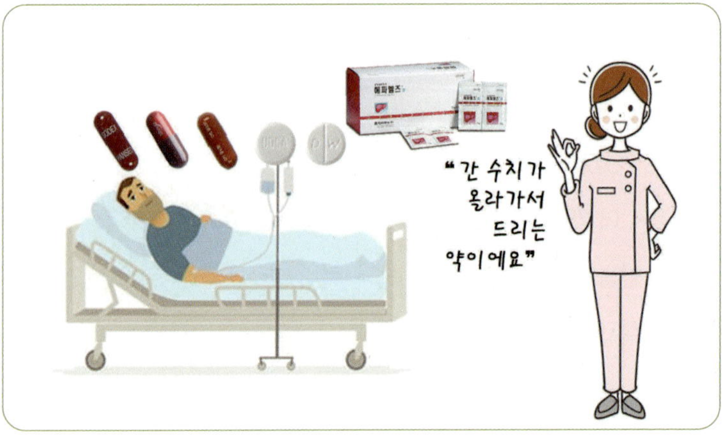

간 기능을 보는 여러 가지 검사들이 있지만, 그중 대표적인 OT/PT인 것이죠.

Routine chemistry panel [14종]			-
BUN	12.2	6~20	mg/dL
Creatinine	0.88	0.5~1.2	mg/dL
··Creatinine(eGFR)	93.37		ml/min
Total protein	7.8	6.4~8.3	g/dL
Albumin			
··Albumin	4.9	3.5~5.2	g/dL
··Globulin	▲ 2.9	1.2~2.5	g/dL
··A/G ratio	1.7		-
FBS	▲ 181	70~100	mg/dL
Bilirubin, Total	0.5	0~1.2	mg/dL
AST [SGOT]	15	0~40	U/L
ALT [SGPT]	14	0~41	U/L
γ-GT (Gamma-GTP)	23	5~61	U/L
ALP (alkaline phosphatase)	68	35~130	U/L
LDH	216	0~250	U/L
Uric acid	4.9	2.4~7.0	mg/dL
P (Phosphorus)	3.0	2.5~4.5	mg/dL
Total Ca (Calcium)	9.4	8.6~10.2	mg/dL

AST(SGOT), ALT(SGPT) 검사 결과

제가 신규 때 좀 열 받았던? 경험 이야기를 한 번 해드려 볼까요?

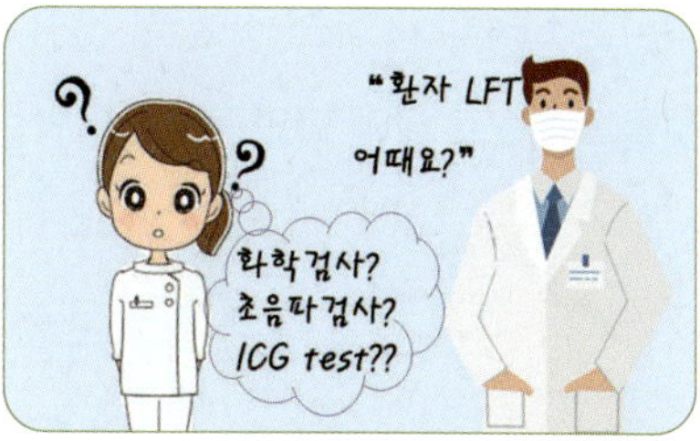

전공의가 "환자 LFT 어때요?" 라고 물어봅니다. 제 생각에는 간 기능 검사에는 초음파검사도 있고, 혈액검사도 있고, 그리고 그 당시 물어봤던 환자가 ICG test(Indocyanine Green)도 했기 때문에 뭘 대답해야 하는지 모르겠는 거예요.

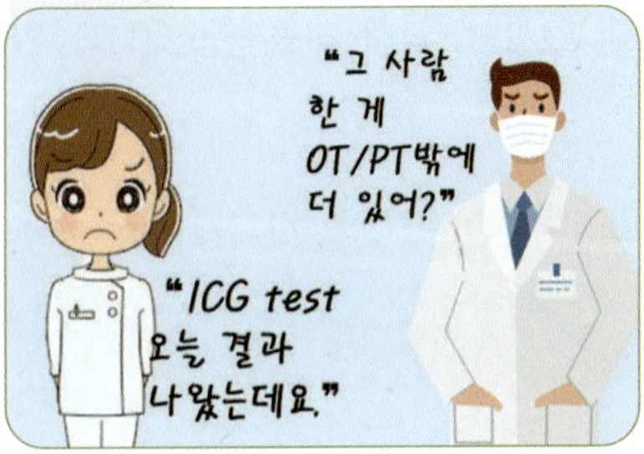

제가 대답을 못 하고 있으니까 "LFT도 몰라?"라고 하더라고요. 전공의는 "그 사람 오늘 한 게 OT/PT밖에 더 있어?"라고 하더라고요. 그래서 저는 "ICG test는 오늘 결과 나왔는데요."라고 했죠. 그랬더니 그제야 chart를 뒤적거리더라고요. 그 당시에는 지금과 다르게 종이 결과지였거든요.

간호사와 의사가 서로서로 잘 지내야 하지만, 그 당시에는 무시당한다는 느낌으로 가득 차 있었던 것 같습니다.

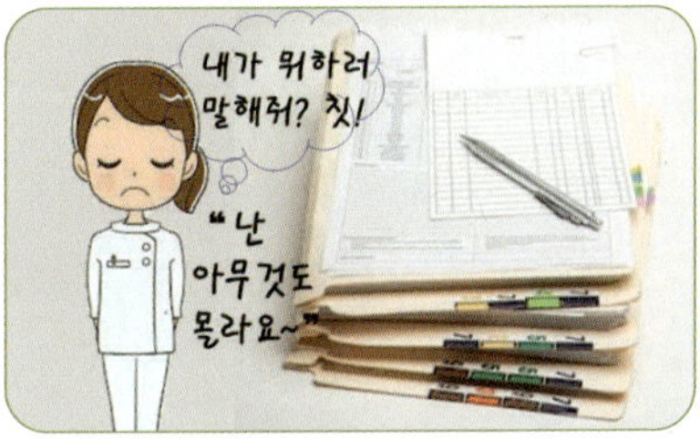

현실에서 얼마든지 있을 수 있는 일이기에 한 번 언급해 보았고요. 결국은 LFT라고 하는 것을 물어본다면 OT/PT를 대부분 물어본다는 것을 느낌으로 알게 되었던 경험이었습니다.

LFT
= Liver Function test

Creatinine	0.88	0.5~1.2	mg/dL
··Creatinine(eGFR)	93.37		ml/min
Total protein	7.8	6.4~8.3	g/dL
Albumin			
··Albumin	4.9	3.5~5.2	g/dL
··Globulin	▲ 2.9	1.2~2.5	g/dL
··A/G ratio	1.7		-
FBS			mg/dL
Bilirubin, Total	0.5	0~1.2	mg/dL
AST [SGOT]	15	0~40	U/L
ALT [SGPT]	14	0~41	U/L
γ-GT (Gamma-GTP)	23	5~61	U/L
ALP (alkaline phosphatase)	68	35~130	U/L
LDH	216	0~250	U/L

그러한 일이 있던 이후에 다른 누군가 LFT(liver function test) 즉, 간 기능 검사 결과를 물어보면 바쁠 때는 OT/PT 결과만 이야기해 주고 시간이 있으면 총 단백, 알부민, 빌리루빈, ALP, G-GTP에서 추가로 PT 결과까지 쭉~ 나열해 주었습니다.

Routine chemistry panel [14종]			-
BUN	12.2	6~20	mg/dL
Creatinine	0.88	0.5~1.2	mg/dL
··Creatinine(eGFR)	93.37		ml/min
Total protein	7.8	6.4~8.3	g/dL
Albumin			
··Albumin	4.9	3.5~5.2	g/dL
··Globulin	▲ 2.9	1.2~2.5	g/dL
··A/G ratio	1.7		-
FBS	▲ 181	70~100	mg/dL
Bilirubin, Total	0.5	0~1.2	mg/dL
AST [SGOT]	15	0~40	U/L
ALT [SGPT]	14	0~41	U/L
γ-GT (Gamma-GTP)	23	5~61	U/L
ALP (alkaline phosphatase)	68	35~130	U/L
LDH	216	0~250	U/L
Uric acid	4.9	2.4~7.0	mg/dL
P (Phosphorus)	3.0	2.5~4.5	mg/dL
Total Ca (Calcium)	9.4	8.6~10.2	mg/dL

지금은 EMR에서 알아서 확인하니까 이렇게 좋을 수가 없네요.

또다시 아주아주 먼~ 옛날이야기였고요. 제가 자꾸 옛날 사람티 내면서 쥐구멍이 숨고 싶었던 에피소드도 이야기해서 창피하기도 하지만, 그래도 이해가 쉬울 수 있다면 이까짓 거야 뭐~ 얼마든지 해보겠습니다.

자~ 제가 자꾸만 OT/PT라고 하죠? 검사 결과에서는 AST (SGOT), ALT(SGPT)라고 보이는 것입니다. 저는 GOT, GPT라는 말이 더 익숙하고 편하게 받아들여지네요.

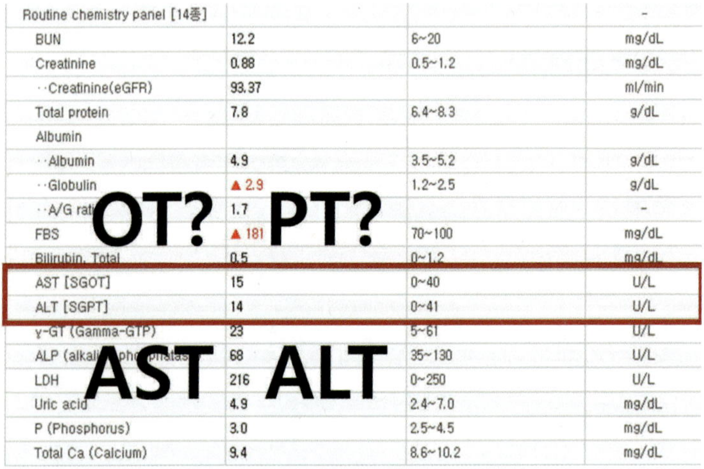

Routine chemistry panel [14종]			-
BUN	12.2	6~20	mg/dL
Creatinine	0.88	0.5~1.2	mg/dL
··Creatinine(eGFR)	93.37		ml/min
Total protein	7.8	6.4~8.3	g/dL
Albumin			
··Albumin	4.9	3.5~5.2	g/dL
··Globulin	▲ 2.9	1.2~2.5	g/dL
··A/G rati	1.7		-
FBS	▲ 181	70~100	mg/dL
Bilirubin, Total	0.5	0~1.2	mg/dL
AST [SGOT]	15	0~40	U/L
ALT [SGPT]	14	0~41	U/L
γ-GT (Gamma-GTP)	23	5~61	U/L
ALP (alkali pho phatas	68	35~130	U/L
LDH	216	0~250	U/L
Uric acid	4.9	2.4~7.0	mg/dL
P (Phosphorus)	3.0	2.5~4.5	mg/dL
Total Ca (Calcium)	9.4	8.6~10.2	mg/dL

현재도 병원에서 AST, ALT로 말하는 분들은 대부분 신규 간호사 선생님들이나 새로 들어온 전공의 정도인 것 같습니다.

과거에는 주로 GOT, GPT라고 사용했는데, 현재는 AST, ALT로 표기되고 있기 때문에 둘 다 혼용해서 사용하는 것이죠. 기전을 설명하려면 하루 다 가니까 이것저것 다~~ 빼고 간단하게 할게요.

아미노산 중 하나인 Aspartate라는 것이 일종의 신경 전달 물질인 glutamate로 전환시키는 효소가 AST(aspartate aminotransferase) = 아스파테이트아미노전이효소 즉, GOT(glutamic oxalacetic transaminase)라고 불리는 것이고요.

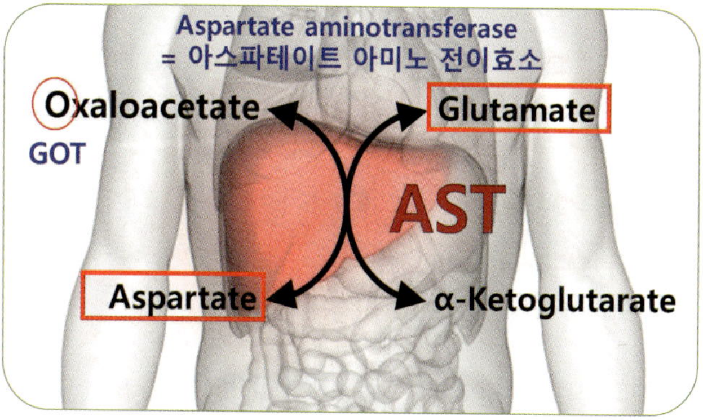

또 다른 아미노산 중 하나인 Alanine이라는 것 역시 glutamate로 전환시키는 효소가 ALT(alanine aminotransferase) = 알라닌아미노전이효소 즉, GPT(glutamic pyruvate transaminase)라고 불리는 것입니다.

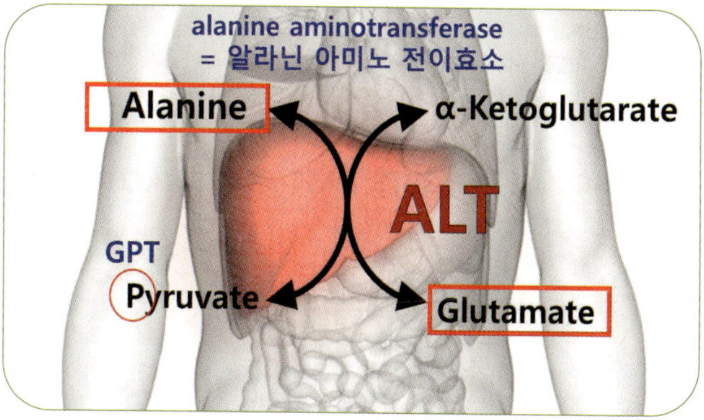

이것들이 간세포 안에서 전이 효소 역할을 해야 하는데, 간세포가 터지고 손상이 되면 혈액 속으로 들어가 떠돌아다니게 됩니다.
간세포의 손상이 많을수록 AST(GOT), ALT(GPT) 수치가 올라가게 되는 이유입니다.

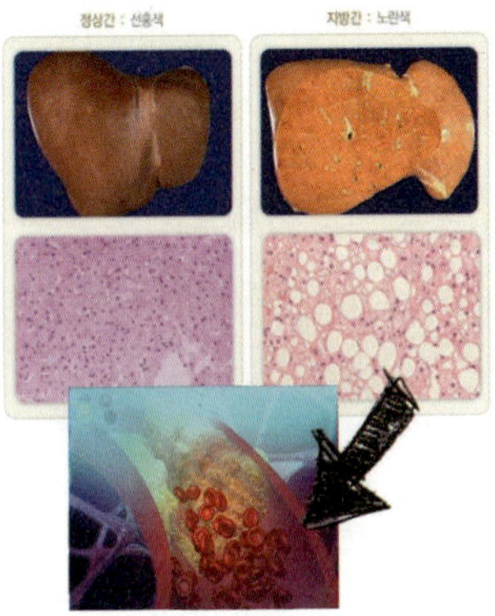

AST(GOT), ALT(GPT) 상승원인

그럼 간세포 손상은 무엇 때문에 발생하죠? 간염이 있거나, 간암 또는 간경화가 진행되고 있거나 약물 때문일 수도 있고, 수술 후 일시적인 상승이거나 담도가 막혔을 경우도 있습니다.

그런데 AST(GOT)가 ALT(GPT)보다 2배 이상 높으면 알코올성 간질환을 의심하고, ALT(GPT)가 AST(GOT)보다 2배 이상 높으면 지방간이겠다고 추정하기도 합니다.

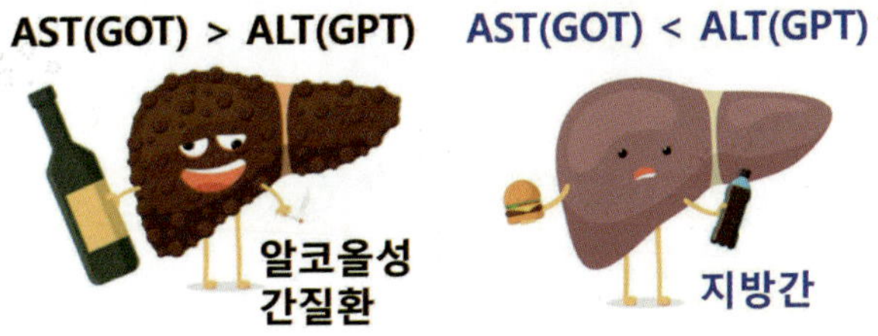

그런데 간 기능 검사는 절대로 OT/PT만을 갖고 판단하지는 않습니다. 여러 검사 결과를 갖고 전반적인 기능과 상태를 파악해야 하는 것이죠. 왜 그러는지 각각 얘기해 볼게요.

AST(GOT)는 일종의 효소라고 했죠. 이것이 간에서만 있는 건 아닙니다.

가장 많이 분포하고 있는 곳이 간이지만, 심장근, 골격근, 비장이나 폐에도 있죠.

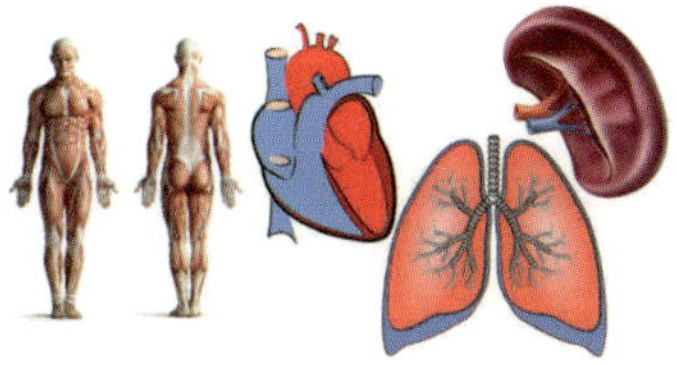

AST(GOT) 분포

그래서 심근경색이나 심부전, 부정맥 환자에게도 AST는 올라갈 수 있어요. 근육 운동을 엄~~~청 많이 해서 근육세포가 손상을 받는 중에 또는 근육 염증이 여기저기 심할 때도 올라갈 수도 있습니다.

그런데 반대로 간암이나 간경화 환자같이 만성적으로 간질환이 많이 진행되어 있을 때는 수치가 별로 안 높은 경우도 있어요.

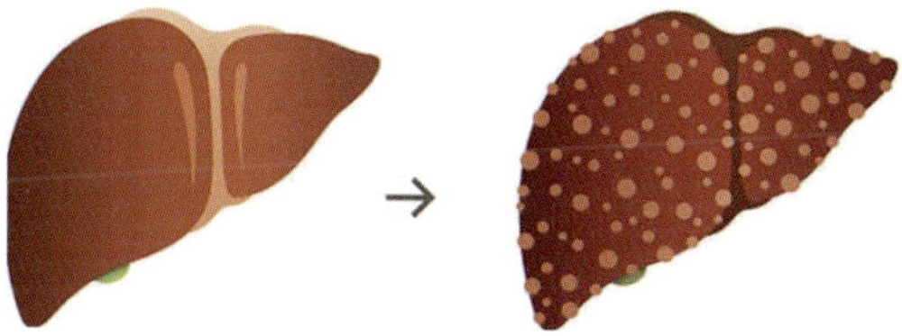

Blood Sampling

간 손상이 계속 진행되고 있을 때 수치가 올라가는 것이라서 이미 손상이 너무 많이 진행돼서 더 이상 세포가 터지고 망가질 게 별로 없게 되면, 이미 간경화나 간암이 많이 진행했을 때는 수치는 높지 않을 수 있는거죠. 많은 간세포가 빠른 손상이 진행될 때에는 1000단위를 넘기는 경우도 있습니다.

그리고 ALT(GPT)에 대해 이야기해 보자면요. AST(GOT)와 같이 심장이나 골격근과 같은 곳에 분포하지만, AST(GOT)보다는 간에 집중적으로 많이 분포되어 있다고 합니다.

그래서 ALT(GPT)가 올라갔다고 하면 '다른 곳보다는 그냥 간이 안 좋구나!'라고 판단하시면 될 것 같아요.

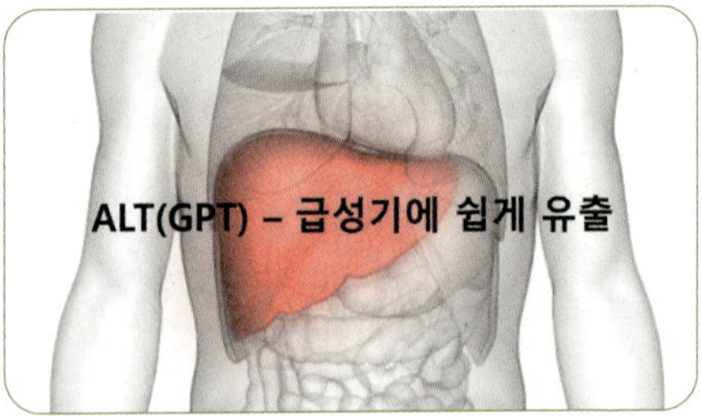

그리고 AST(GOT)보다 좀 더 급성기에 쉽게 유출이 된다고 하거든요.

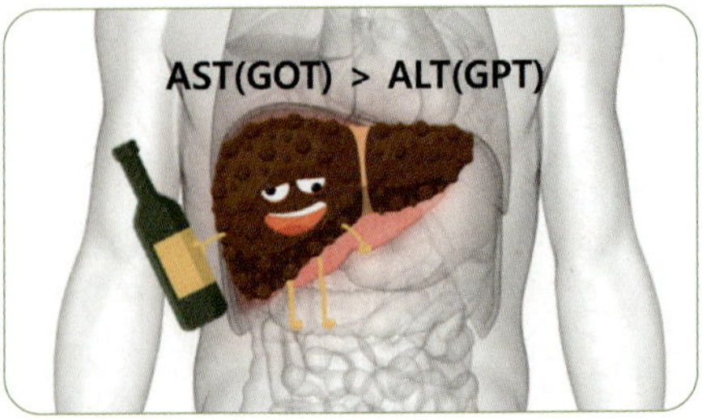

제가 앞에서 AST(GOT)가 ALT(GPT)보다 2배 이상 높으면 알코올성 간염을 의심한다고 했죠?

아무래도 알코올은 아주 오랫동안 많이 먹어야 간이 지속해서 손상되잖아요. 이미 초기에 ALT(GPT)가 손상됐을 때에는 병원에 오지 않다가 많이 손상되고 뭔가 문제가 있어야 오는 경우가 많은데, 그때 검사를 해보면 AST(GOT)가 ALT(GPT)보다 더 높게 측정이 되는 것이죠. 그렇지만 이게 정답일 수는 없고요. 그런 경우가 많다는 것뿐입니다.

그리고 또 한 가지, 술도 안 하고, 간에 무리를 줄 만한 행동을 아무것도 안 한다고 하는데 OT/PT가 떠(수치가 올라) 있는 경우가 있어요.

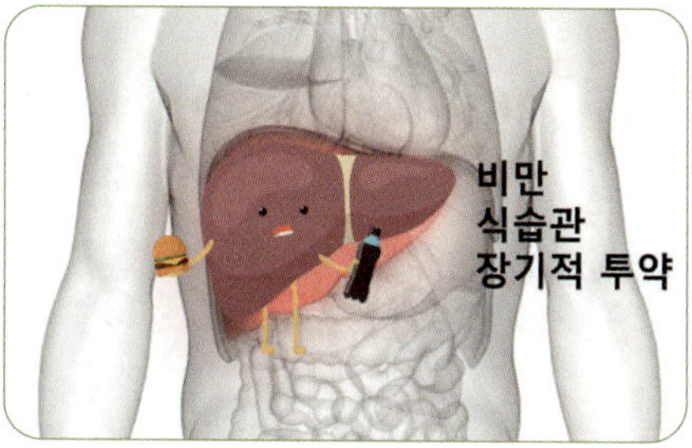

이럴 때는 환자를 치료하기 위해 장기적으로 투약되는 약이 간에 손상을 주고 있는지도 판단해야 하고요. 비만인지도 확인해야 합니다. 식습관이나 과거에 A형 간염 과거력이 있는지, 당뇨병이 있는지, 부정맥이나 심장질환이 있는지 확인하는 것도 중요합니다. 정말 매우 여러 가지가 간에 영향을 미칠 수 있으니까요.

이렇게 정말로 아주 많이 언급되는 간 수치라는 것에 대해 알아봤고요. 다음 편에는 알부민에 대해 진행해 보겠습니다.

16장

혈액검사결과 5편 - Albumin

바로가기

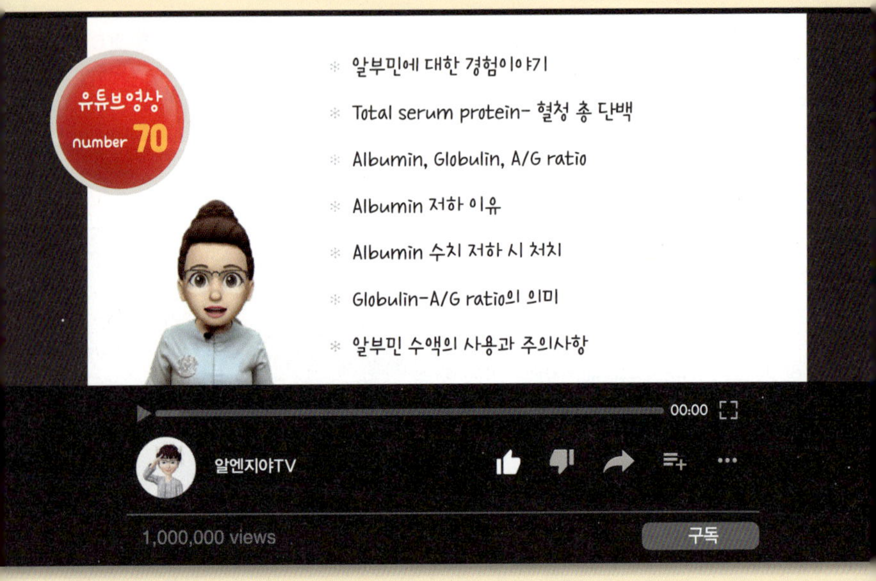

혈청 총 단백의 주요 성분인 알부민과 글로불린에 대해 이야기 하겠습니다. 임상에서 간질환 환자에게 알부민을 투약하는 것을 많이 보게 됩니다. 과거의 저처럼 단지 알부민 수치가 낮으니 교정을 해주기 위해 투약한다고 알고 계시는 분이 많을지도 모르겠습니다. 그러나 알부민이 우리 인체에서 어떤 작용을 하는지 알게 된다면 알부민을 투약받는 환자에게 좀 더 전문적인 설명을 할 수 있겠지요?

알부민 검사 결과에 대해 알아보겠습니다. 저는 알부민을 생각하면 자꾸 주사 놔달라고 하는 분들이 생각나네요. 간 기능에 문제가 없는 분들은 알부민을 드려도 아무런 의미가 없는데요.

주먹만 한 게 엄청 비싸니까, 사람들에게 알부민이 어떻게 좋다는 소문이 났는지, 자꾸 알부민 놔달라고 하시는데요. 내 돈 내고 맞겠다는데 왜 안주냐고 화를 내는 분들도 봤었어요.

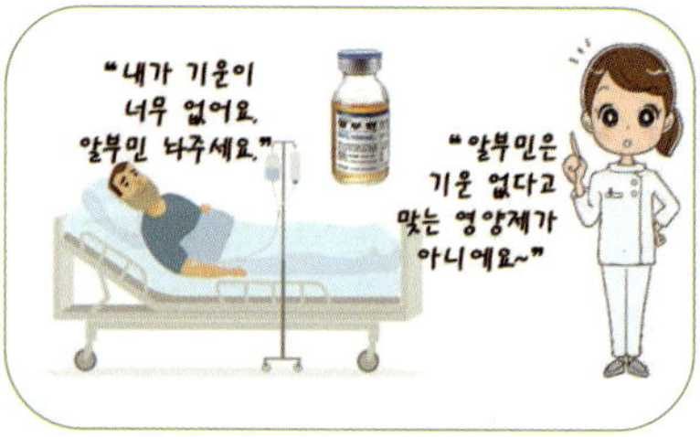

그럼 저는 그러죠. 알부민은 알부민이라는 피수치가 낮을 때 드리는 건데, 수치가 정상이셔서 주사 놔드린다고 해도 그냥 소변으로 나오고 끝이라고요. 아마도 정~말 좋은 영양제라고 생각하는 분들이 많은 것 같습니다.

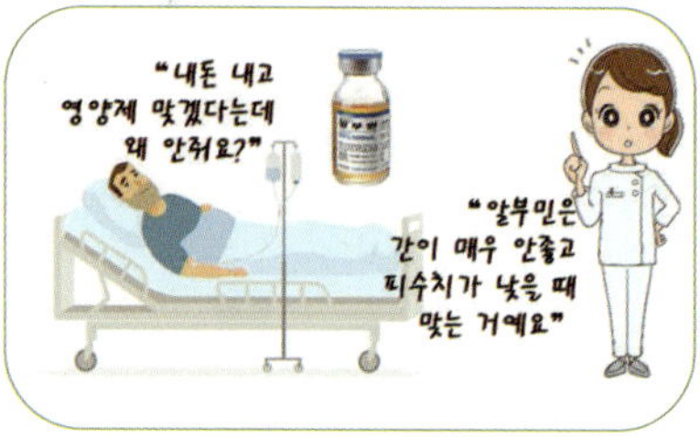

자~ 알부민에 대한 경험 이야기부터 했지만, 알부민을 알아보기 전에 알부민 위에 Total protein을 먼저 보고 가보죠. Total serum protein인데요. 혈청 총 단백이라고 하는 것이죠.

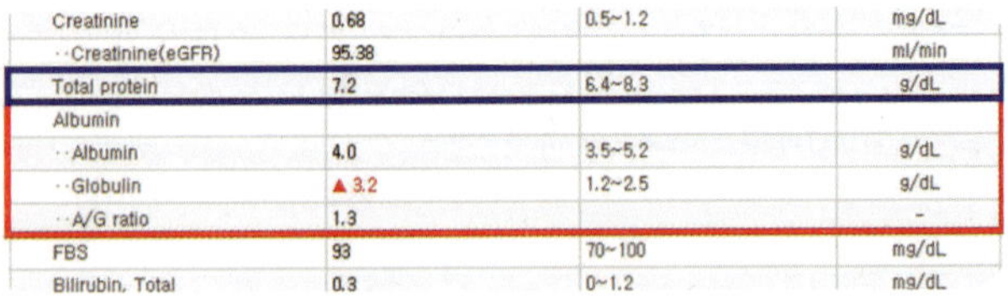

Creatinine	0.68	0.5~1.2	mg/dL
· · Creatinine(eGFR)	95.38		ml/min
Total protein	7.2	6.4~8.3	g/dL
Albumin			
· · Albumin	4.0	3.5~5.2	g/dL
· · Globulin	▲ 3.2	1.2~2.5	g/dL
· · A/G ratio	1.3		-
FBS	93	70~100	mg/dL
Bilirubin, Total	0.3	0~1.2	mg/dL

Total protein 결과

혈청 중에는 약 7~8%의 단백질이 함유되어 있고, Total protein의 주요 성분은 알부민과 글로불린입니다. 알부민은 총 단백에서 약 67% 정도를 차지하고요, 글로불린은 약 33% 정도가 됩니다.

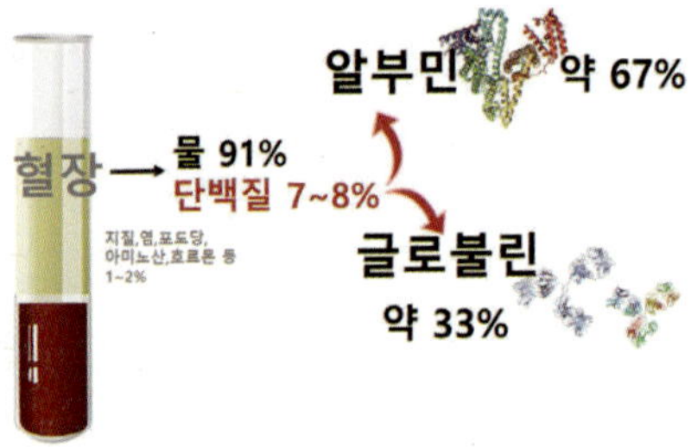

Total Protein의 주요성분

참고로 총 단백의 농도는 잠자는 동안 낮고, 오후에 높아지고요. 여름에 낮고 겨울에 높아진다고 합니다. 언제 혈청단백을 많이 소모하는지 보여주죠.

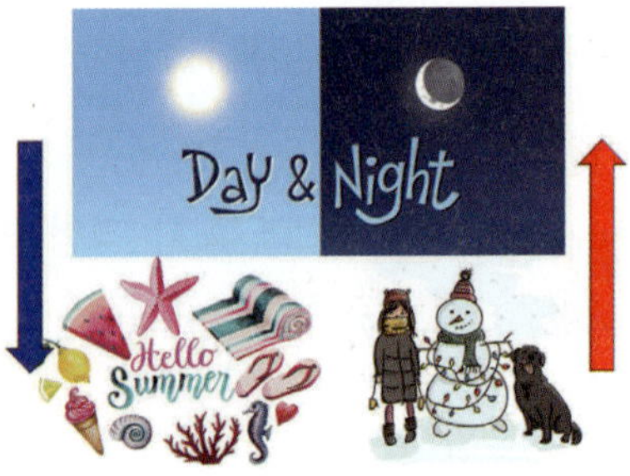

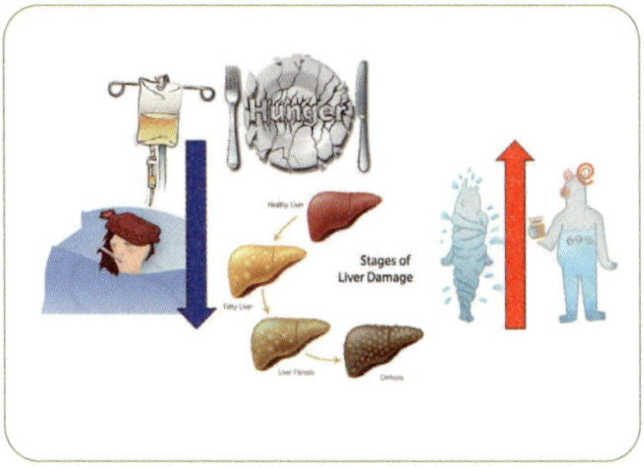

그리고 탈수 증상에서는 올라가고, 영양불량이나 간질환, 갑상선 기능 항진증, 발열이나 염증이 있을 때 감소하고요. 수액을 투여받고 있어서 혈액이 희석된 환자에게도 다소 떨어진 수치를 보여줍니다.

고단백 식사를 하면 total protein의 수치가 올라간다고 생각해서 단백질 많이 먹으라고 하는 것은 좀... 아니죠? 섭취한 단백질이 바로 총 단백 검사 결과를 증가시키지는 않습니다. 신체 전반적인 피로 상태가 없어서 단백질 소모가 많지 않아야 하고, 간 기능이 원활해서 혈청 단백 생성을 잘해야 하고, 신장질환도 없어서 핏 속의 단백질이 몸 밖으로 빠져나가지 않아야 정상 수치를 유지하게 되는 것이죠.

총 단백은 신체 전반의 주요 기관과 관련된 상태 또는 영양과 관련된 일반적인 건강 상태를 제공해 주는 것이고요. 임상에서는 알부민을 주로 보게 되는 것 같습니다.

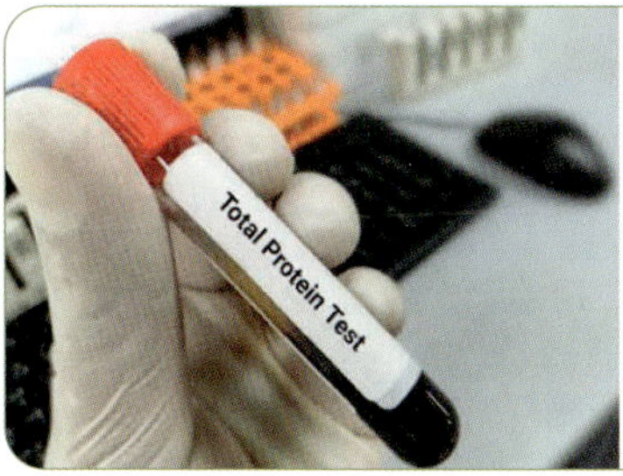

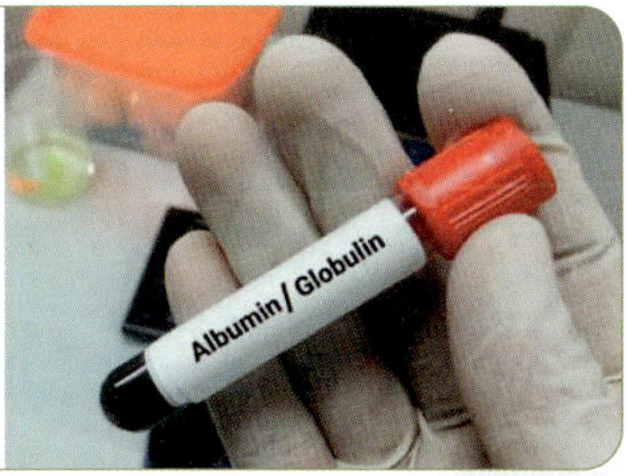

자~ 그럼 이제 알부민으로 들어가 보죠.

우선 알부민 검사 결과를 보면 albumin, globulin, A/G ratio라는 것이 묶음인 것을 보실 수 있을 거예요.

Albumin			
··Albumin	4.0	3.5~5.2	g/dL
··Globulin	▲ 3.2	1.2~2.5	g/dL
··A/G ratio	1.3		-

Albumin 결과

알부민은 소 분자의 운반체 역할을 하고요, 주목적은 삼투압으로 혈관에서 누출되는 것으로부터 액체 성분을 유지하게 하는 것이죠.

▶ 30번 영상

자세한 내용은 유튜브 30번 영상, 수액 4편에서 다루었으니 참고 바랍니다.

글로불린은 효소, 항체 그리고 500가지 이상의 단백질을 포함합니다. 여기서 A/G ratio는 총 단백, 알부민, 글로불린의 수치로부터 계산이 되어 나오는 것이죠.

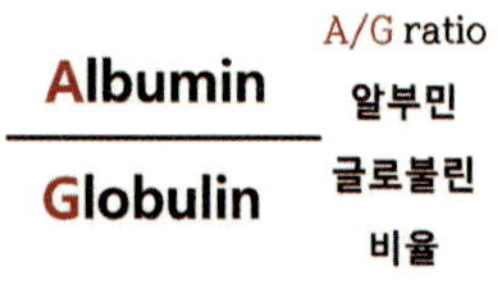

A/G ratio

알부민은 라틴어, 계란 흰자라는 albumen에서 유래한 단백질 그룹의 이름이라고 합니다.

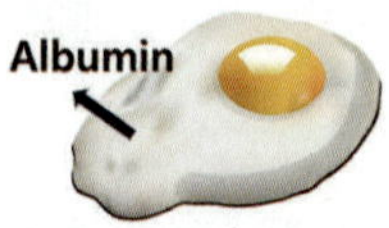

알부민은 혈액의 액상 부분인 혈장에 가장 많이 존재하는 단백질로서 혈관으로부터 액체의 유출을 막고, 조직에 영양분을 제공하며, 호르몬, 비타민, 약물, 칼슘 같은 이온을 신체로 전달하는 만능 수송의 역할을 합니다.

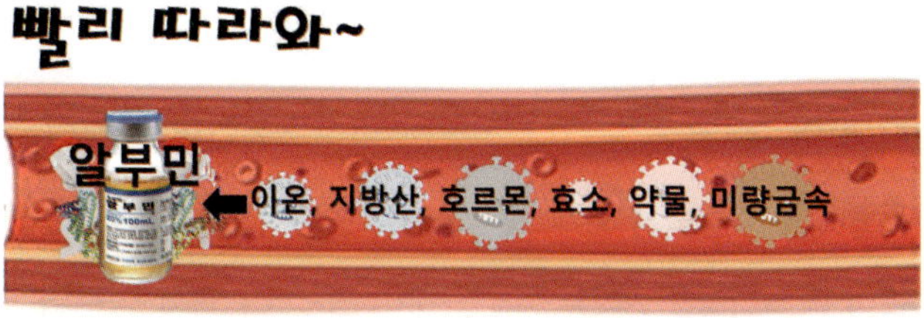

알부민은 간에서 생성되기 때문에 일반적으로 알부민 수치가 저하되면 간에서 제대로 생성하지 못하겠다고 판단되어 간 기능을 의심하고, 신부전의 초기 지표로 사용되기도 합니다.

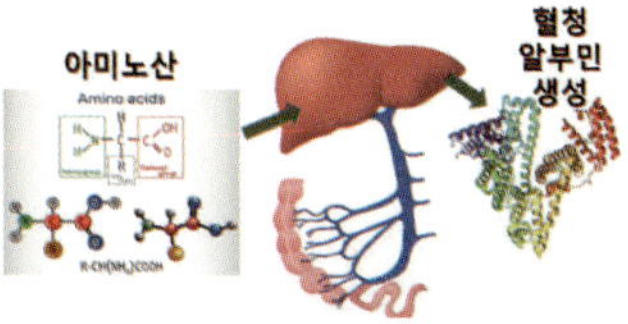

간에서 알부민 생성

건강한 성인의 경우 매일 10~15g의 albumin이 합성된다고 합니다. 우리 몸에 있는 전체 양은 300g 정도밖에 안된다고 하는데 하는 일은 엄청나죠. 참고 수준은 3.5–5.0 g/dL이고요.

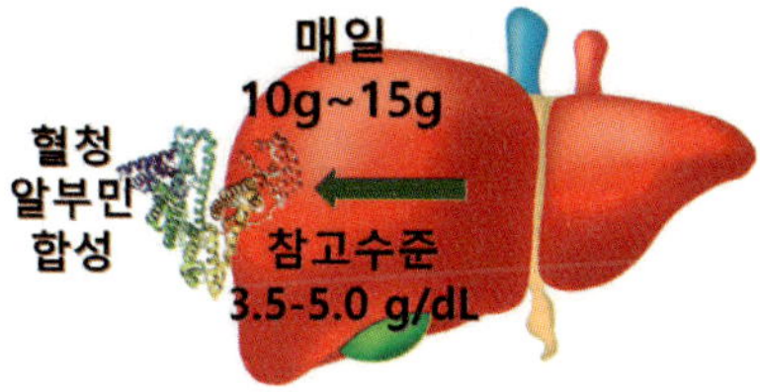

근데 알부민 수치가 원래 몸에서 열심히 일하고 수명을 다하는 기간, 반감기가 3주 정도라서 알부민 수치가 낮다면 오랜 기간 알부민 생성이 잘 안된다는 말이기 때문에 만성 질환을 의심하게 됩니다.

24시간 소변 검사에서 미세 알부민(Micro albumin)을 측정하기도 하는데요. 원래대로라면 알부민은 혈액에서 빠져나와 소변을 통해 배설되면 안 됩니다. 그러나 신장이 손상되었다면 신장이 소변의 단백질을 거르는 능력을 잃게 되어 소변으로 알부민이 빠져나오게 되고, 알부민이 빠져나오면 혈관 안에 있어야 할 여러 액체 성분이 세포로 유출이 되고 부종이 발생하게 되는 것이죠.

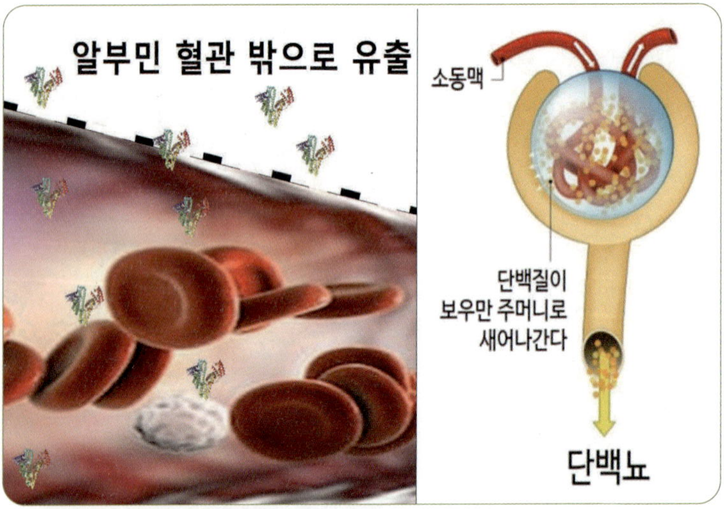

그리고 여러 선생님이 알부민과 라식스의 동시 사용에 대해 많이 문의하시는데요.

‘알부민이 먼저냐? 라식스가 먼저냐?’를 묻는 것은 ‘닭이 먼저냐? 알이 먼저냐?’를 물어보는 것과 같은 느낌을 받습니다.

알부민 수치가 낮다는 것은 이미 인체 부종이 있다는 것을 유추할 수 있습니다. 혈관 속에서 여러 물질을 끌어안고 여기저기 돌아다니면서 필요한 물질을 보충해 주고 필요 없는 물질은 배출해 주어야 하는데, 그 역할을 못 하고 있다는 의미가 되니까요. 알부민 수치가 낮을 때 알부민을 주게 되는데, 그때 라식스를 사용하면서 부종도 함께 감소시켜줍니다.

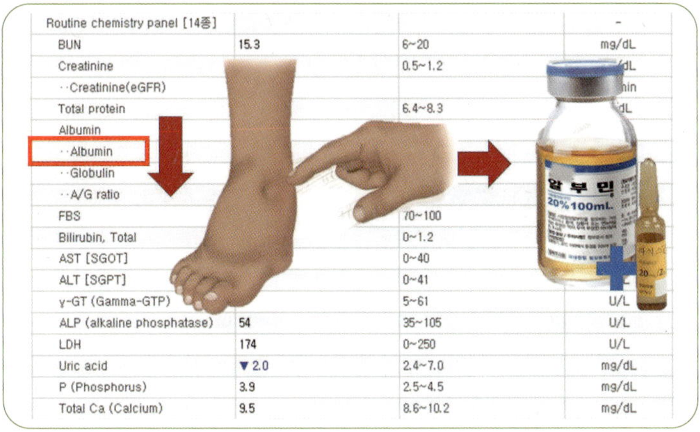

거꾸로~ 부종이 있고 소변 배출이 잘 안되는 경우 라식스라는 약을 사용하게 되는데, 신장 손상이 이미 진행된 경우에 라식스를 준다면 가뜩이나 알부민 수치가 낮은데 소변으로 더 많이 빠져나가겠죠. 그러니 라식스를 사용할 때 알부민을 보충해 주어야 하는 것이죠.

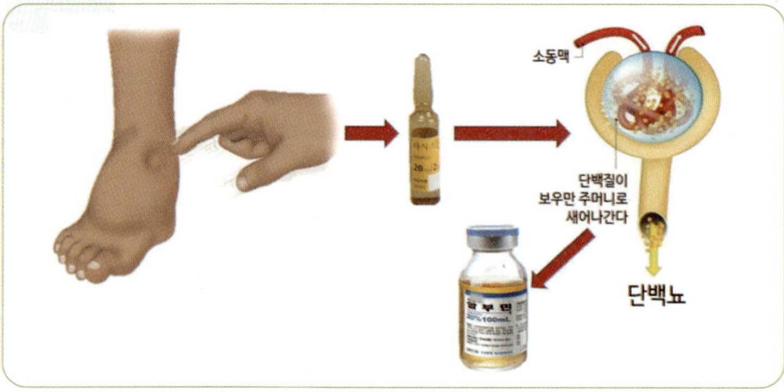

이것은 어쩌면 톱니바퀴처럼 맞물려 있다고 보시면 될 것 같네요. 물론~ 환자 상태에 따라 라식스나 알부민을 단독으로 사용하는 것은 당연할 수 있고요.

2. 허가사항 범위를 초과하여 아래와 같은 기준으로 투여 시 요양급여를 인정함.

- 아 래 -

가. 뇌지주막하 출혈환자에게 볼륨확장(Volume expansion) 목적으로 5% 알부민주 투여 시 혈관조영(Angiogram)이나 도플러(Doppler), 자기공명영상진단(MRI) 등으로 Vasospasm(뇌혈관 연축)이 확인된 경우에 한해 혈중 알부민 수치에 관계없이 1-1.5g/kg/day 용량으로 7일까지 투여 시 요양급여를 인정하고, 그 이상 투여가 필요하여 투여한 경우에는 투여소견서를 첨부토록 함.

나. 개심술시 Osmorality(삼투압) 유지목적 또는 심근보호 목적으로 충전액이나 심정지액(Cardioplegic sol.)에 추가하는 경우 통상 1~2병(함량 관계없이 100㎖/1병 포장단위)을 인정함.

다. 혈장교환(Plasma exchange)시 사용한 알부민은 인정함[혈장분리교환술(Plasmapheresis)시 Eval Filter 사용하면 Albumin은 인정하지 아니함].

라. 신이식술시 Plasmanate 대용으로 5% 알부민주 투여시는 알부민 수치와 관계없이 수술 당시에 2~3병정도 인정함.

마. 개심술 후 48시간 이내에 20% 100mL/1일 사용한 경우

바. 간이식 및 간절제 수술 후 혈중 알부민 검사치가 3.0 초과 3.5 이하인 다음과 같은 경우 3주까지 인정함

- 다 음 -

1) 중등도(grade 3) 이상의 요흔부종(pitting edema)이 있는 경우 또는
2) 1일 복수 배액량이 300mL 이상 나오는 경우

■ 고시 신설/개정 고시번호(시행일자) : 고시 제2016-145호(2016.8.1.)

▶ 알부민 보험기준

알부민은 보험 기준이 좀 까다롭죠? 허가사항은 아마 각 병원에 모두 고시되어 있을 거니까 그 내용을 참고하시면 될 것 같아요. 이건 2016년에 마지막으로 고시된 사항인데 기준은 바뀔 수 있는 거니까 외울 필요까지는 없을 것 같습니다.

10년 전까지만 해도 다 외우고 있었는데 자꾸 기준이 바뀌어서 그냥 약물 고시 내용을 확인하고, 어차피 보험심사팀에서 처리해주니까 이제는 보험 여부를 신경 쓰지 않게 되는 것 같습니다.

이제 이 아래 있는 Globulin을 볼까요? Globulin 수치는 A/G ratio를 보기 위함이라고 할 수 있을 것 같아요.

Albumin			
··Albumin	4.0	3.5~5.2	g/dL
··Globulin	▲ 3.2	1.2~2.5	g/dL
··A/G ratio	1.3		-

··Albumin	4.0	3.5~5.2	g/dL
··Globulin	▲ 3.2	1.2~2.5	g/dL
··A/G ratio	1.3		-

Globulin

Globulin은 면역에 중요한 물질이고 항체 역할을 하는 모든 단백질을 뜻하는데요. 단백질의 일종으로 Globulin의 증가, 감소에 따라 감염, 간 질환, 다발성 골수종 등을 진단할 수 있습니다. 면역 글로불린이라고 들어보셨죠?

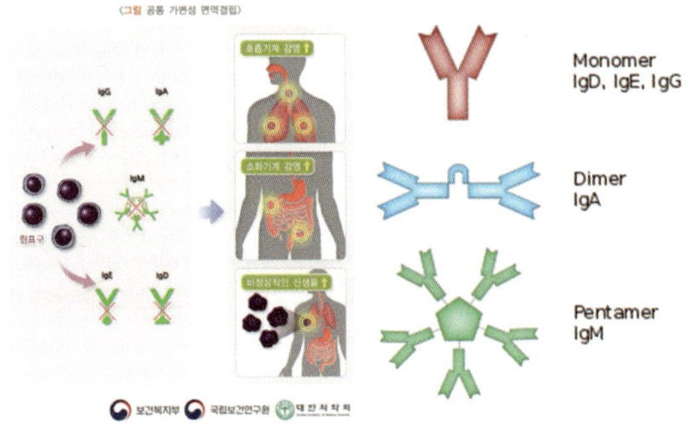

면역 글로불린

면역 세포가 외부에서 인체로 들어온 균이나 여러 침입 물질과 싸우기 위해 만드는 혈청 단백질로 많이 언뜻 어디선가 들어본 IgA, IgG, IgD, IgM, IgE 등등 여러 가지가 존재하는 것이죠. 우리가 병원에서 투약하는 글로불린 주사가 생각나시죠?

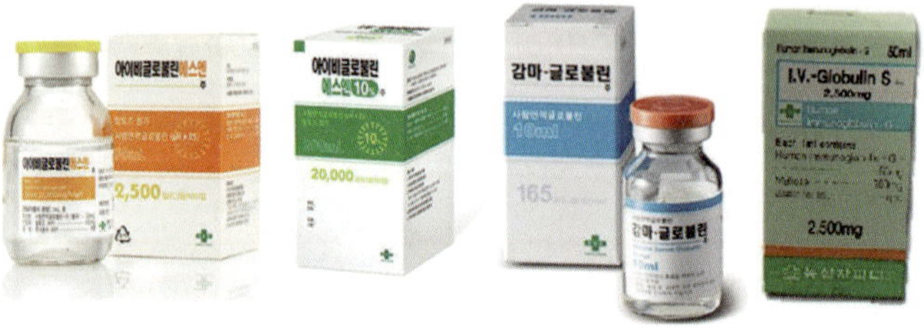

▶ 글로불린 주사제 종류

간단히 말씀드리자면 globulin 단백 분획 검사라는 것을 시행해서 α1-globulin, α2-globulin, β-globulin, γ-globulin이라는 수치를 확인하여 면역이 없거나 부족하여 질병을 일으키거나 일으킬 수 있다고 판단되면 조심스럽게 사용하는 주사제라고 할 수 있습니다.

	감소	증가
α1	영양결핍 흡수장애 신장질환 간질환 염증 상태 단백소실 증후군	탈수
α2	선천성 폐기종 유전 질환 심각한 간질환	급성, 만성 염증성 질환
β	갑상선항진증 심한 간 질환 혈액투석	신질환 급성, 만성 염증 질환
γ	영양결핍 간경화증	고콜레스테롤혈증 철결핍성 빈혈 다발성 골수종 MGUS의 일부

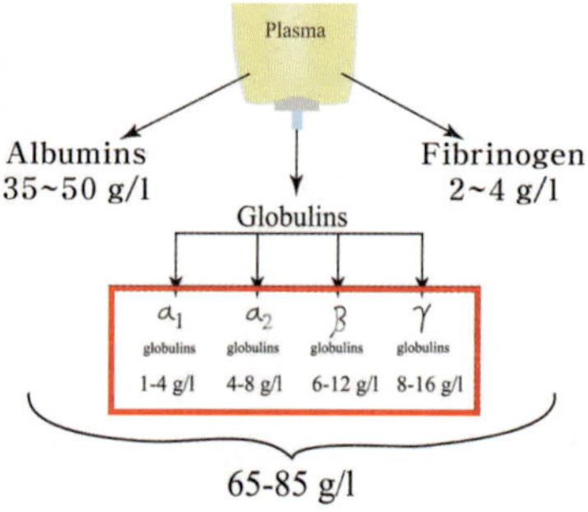

▶ 글로불린의 증가 또는 저하

Globulin의 증가는 간 기능 이상으로 알부민이 기준치 보다 적게 생성될 경우 상대적으로 Globulin이 증가하거나, Globulin을 주로 만드는 림프구가 백혈병처럼 증식하면 Globulin 수치가 비례하여 증가할 수도 있어서 증가나 감소 시 뭔가 문제가 생긴 것으로 추정만 할 수 있습니다.

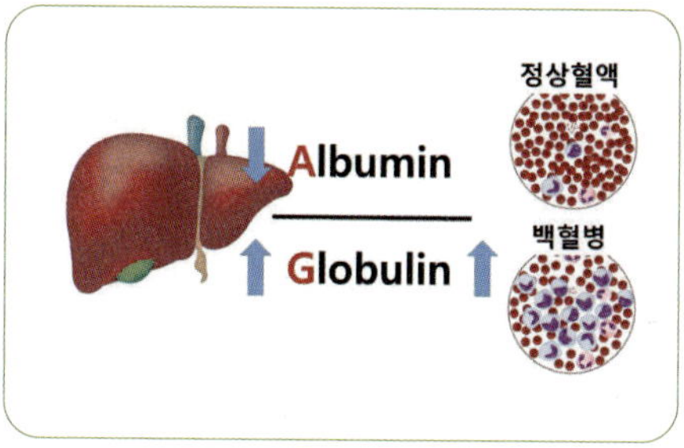

A/G ratio를 보면요. 알부민이 간의 합성 기능을 알아보는 데 유용한 것은 사실이지만 그 양이 감소하는데 앞에서 말씀드렸듯이 3주 정도로 오랜 시간이 걸려 초기에는 수치 감소를 알아내기가 어렵고요. 대개의 질병에서 알부민은 크게 변화를 보이지 않거나 약간의 감소를 나타내는 경우가 많습니다.

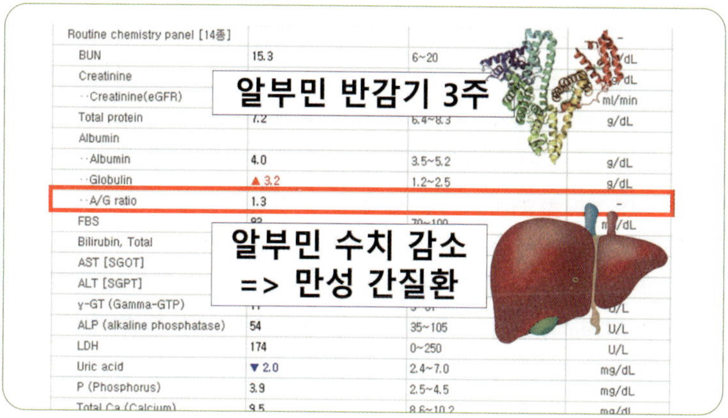

Routine chemistry panel [14종]			
BUN	15.3	6~20	[illegible]/dL
Creatinine	[illegible]	[illegible]	[illegible]/dL
··Creatinine(eGFR)	[illegible]	[illegible]	ml/min
Total protein	7.2	6.4~8.3	g/dL
Albumin			
··Albumin	4.0	3.5~5.2	g/dL
··Globulin	▲ 3.2	1.2~2.5	g/dL
··A/G ratio	1.3		-
FBS	[illegible]	70~100	[illegible]/dL
Bilirubin, Total	[illegible]	[illegible]	[illegible]
AST [SGOT]	[illegible]	[illegible]	[illegible]
ALT [SGPT]	[illegible]	[illegible]	[illegible]
γ-GT (Gamma-GTP)	[illegible]	[illegible]	[illegible]/L
ALP (alkaline phosphatase)	54	35~105	U/L
LDH	174	0~250	U/L
Uric acid	▼ 2.0	2.4~7.0	mg/dL
P (Phosphorus)	3.9	2.5~4.5	mg/dL
Total Ca (Calcium)	9.5	8.6~10.2	mg/dL

정상적으로 알부민이 글로불린보다 약간 더 존재하므로, 정상 A/G 비율은 1보다 약간 증가된 수치입니다. 낮은 A/G 비율은 다발성 골수종 또는 자가면역 질환에서 글로불린의 과생산 또는 간경화 시 발생할 수 있는 알부민의 저 생산 또는 신질환(신증후군)에서 순환으로부터 알부민의 선택적 소실 등을 반영합니다. 높은 A/G 비율은 임상에서 거의 보기 어려운데요, 몇몇 유전 결함과 백혈병에서 볼 수 있는 면역 글로불린의 저 생산을 가리킵니다. 임상에서는 경험적으로 대부분 albumin은 변동이 없거나 감소하는 반면 globulin은 증가하는 것을 볼 수 있어요.

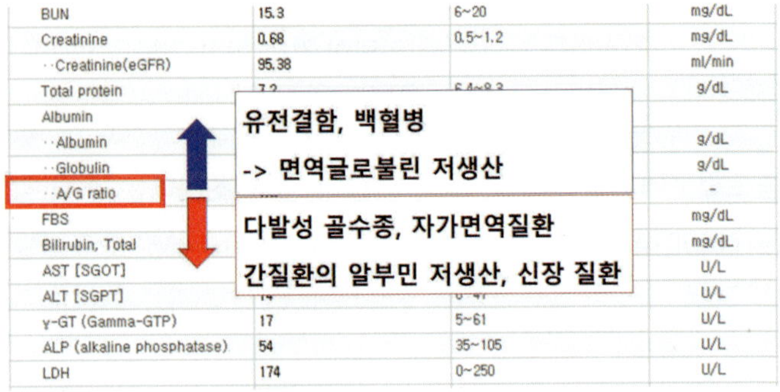

A/G ratio 증가 vs 감소

임상에서는 거의 albumin 수치를 보게 되는 것 같아요. 간질환이 정말 심하게 진행했거나, 만성일 때 병원에서 입원하여 치료받으니까 albumin이 현저히 저하된 것을 볼 수 있는 것 같습니다.

과거 소화기내과 병동에 있는 동안에 병동 침상 수가 47 bed였는데 하루에 7명의 환자에게 albumin 처방이 있었을 정도로 많은 만성 간 질환 환자를 보았던 것 같습니다. albumin 수치가 낮은 환자, 복수 천자 환자도 정말 많이 care 했던 것 같아요.

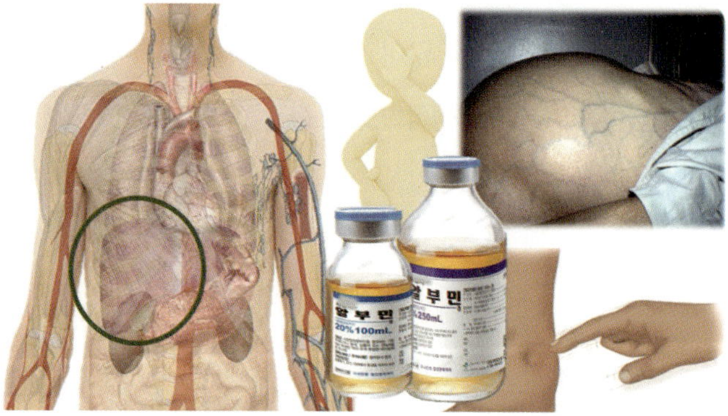

간질환 환자의 알부민 사용

참고로 albumin을 빨리 주면 어떻게 되느냐고, 투약 속도에 대해 많이 문의하시는데요. albumin은 빨리 주게 되면 자기 할 일을 제대로 못 하고 많은 양이 소변 배출로 빠르게 빠져나가게 됩니다. 천천히 드려야 혈액 속에서 좀 더 머물면서 조직 속에 있는 수분을 혈관으로 끌어내오고, 나쁜 물질들도 끌어내서 배출시키죠.

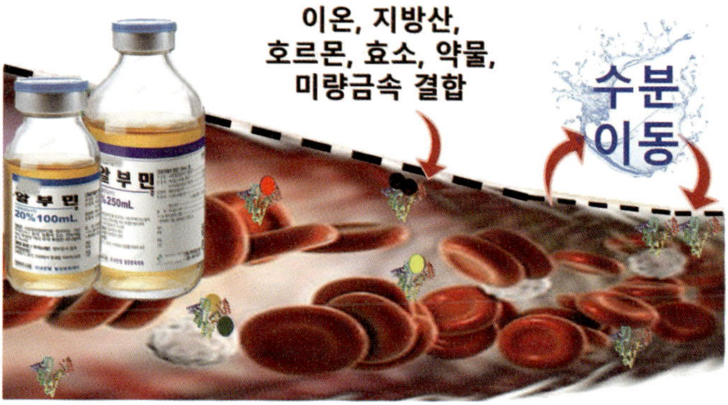

알부민을 천천히 투약하는 이유

그리고 사람의 혈장에서 분리해낸 것이라고 수액 편에서 말씀드렸죠? 지금은 기술력이 높아져서 많이 줄었다고 하더라도 부작용을 무시할 수 없으니 수혈과 같다고 생각하고 조심스럽게, 천천히 투약해 주셔야 합니다.

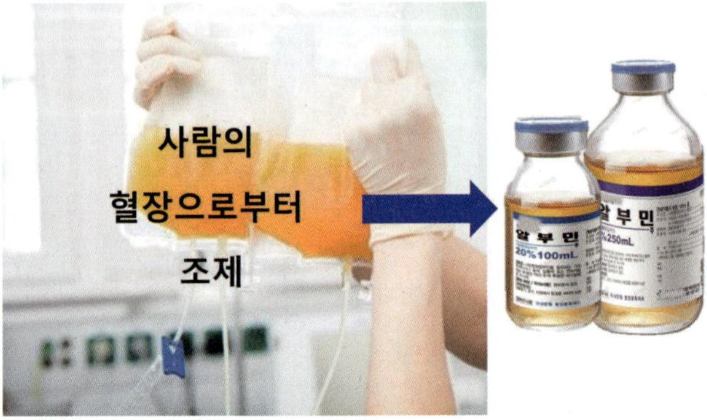

알부민 투약 주의!

'환자의 통증은 매우 주관적이고, 행복 역시 지극히 개별적이기에, 우리는 자신만의 리추얼을 발견하고, 관리하는 경영자가 되어야 한다.'

- 모형중 간호사

17장

바로가기

혈액검사결과 6편 - Amylase, Lipase

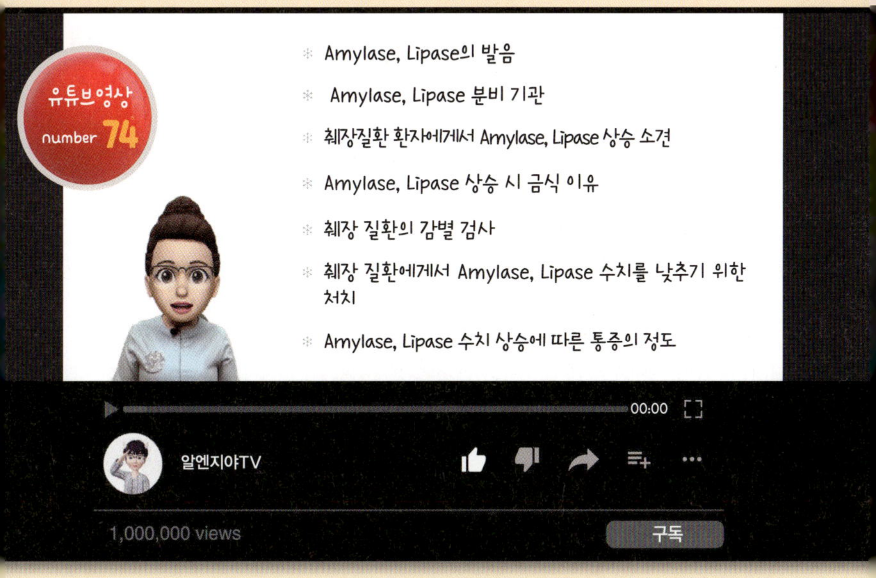

췌장에 문제가 있다면 우선 Amylase, Lipase 수치를 확인해야 합니다. 어느 정도 상승했는지에 따라 감소 추세에 따라 환자의 처치는 많이 달라지기 때문입니다.

Amylase, Lipase 수치의 높은 상승이 있을 때 왜 금식하는지?

검사는 왜 그렇게 많이 하는지? 수액은 왜 끊임없이 주어야 하는지 알게 되면 처방대로만 실행하는 것이 아니라 주체적인 간호를 할 수 있을 것입니다.

이번에는 amylase(아밀레이즈), lipase(라이페이즈)를 진행해 볼게요. 제가 이 발음이 여전히 어색하면서도 한참 전부터 계속하고 있는데요. 제가 20년 전 학교 다닐 때 교과서로 배우는 것에 한글로 '아밀라아제, 리파아제'라고 쓰여 있었더란 말이죠. 오랜 기간 동안 병원에서도 계속 그렇게 사용했었고, 모두 그것이 익숙해져 있었는데, 정확하게 기억은 안 나지만 어느 순간부터 소화기내과 교수님들이 '아밀레이즈, 라이페이즈' 라고 하시는 거예요. 제가 잘하는 거 있죠. 아무나 잡고 물어보기요.

지나가던 소화기내과 Junior step 선생님께 물어보니까 독일식 발음이 과거 일본 교과서로 들어온 것

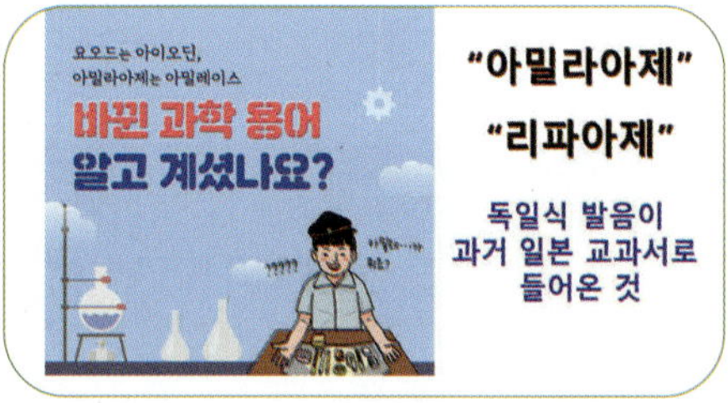

이라서 영어식으로 바뀌었다고 하더라고요. 2014년인가? 교육과정 개편 때 아밀레이즈, 라이페이즈로 바뀌었다죠? 저만 몰랐던 사실이었는지도 모르겠네요.^^;;

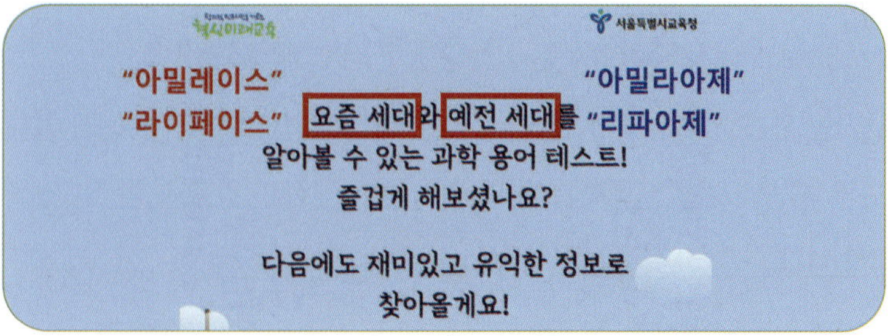

시작 전에 여담이었고요. 혈청 amylase, lipase는 다들 아시다시피 주로 췌장에서 분비하는 효소입니다.

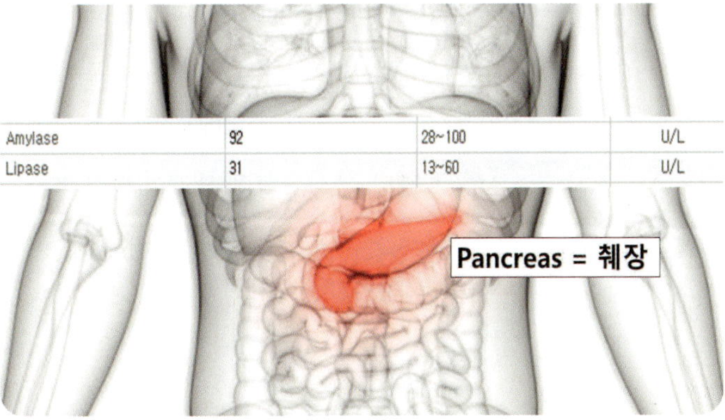

췌장에서 Amylase, Lipase 분비

amylase는 다당류를 가수분해하는 효소죠? 췌장과 침샘에서 주로 분비하지만 폐, 갑상선, 편도, 나팔관에서도 일부 생성된다고 하고요. lipase는 지방을 분해하는 효소로써 췌장에서 주로 분비하지만, 위, 십이지장, 소장, 대장, 심장, 간, 혀에서도 생성될 수 있다고 합니다.

췌장 질환 환자를 떠올려 보면 증상이 아주 비슷한데요. amylase, lipase가 매우 많이 분비되는 환자는 매우 극심한 통증을 호소한다는 것입니다.

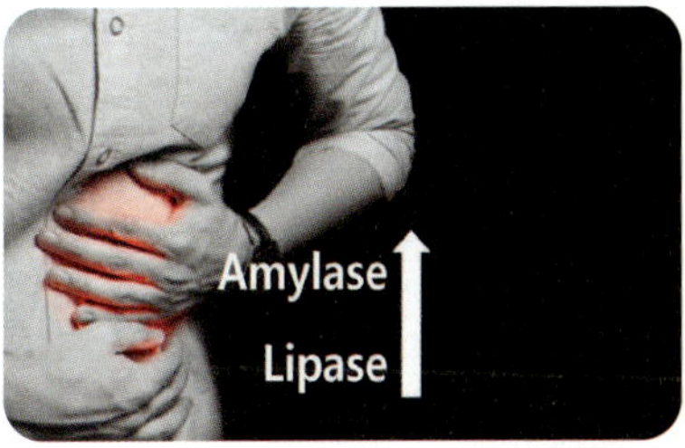

Amylase, Lispase 상승 환자의 복통

'금식은 며칠이나 하게 될까?'
'입원해 있는 동안 살은
몇 kg이나 빠지게 되려나?'

금식
= NPO
= Nil per os
= Nothing per oral

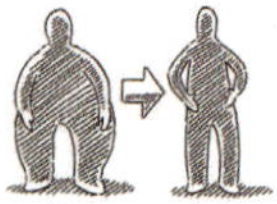

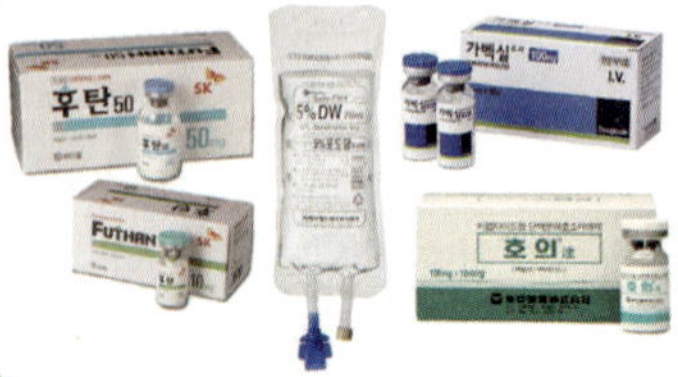

'수액에 Gabexate mesilate (가벡실, 메가세트, 후탄, 호의 = 상품명)을 계속 섞어 주겠지?'

'Somatostatin (소마토산, 스틸라민 = 상품명)을 주게 되려나?'
'Octreotide(산도스타틴 = 상품명)은 얼마나 쓰게 될까?'
(지금은 사용하는 것을 거의 못 봤지만, 과거 산도스타틴을 정말 많이 사용했었죠)

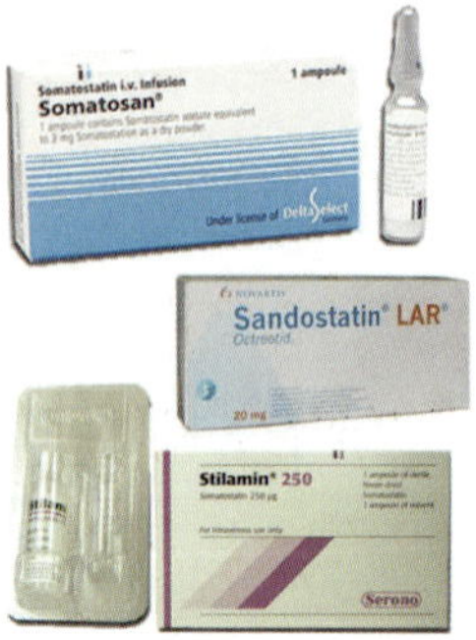

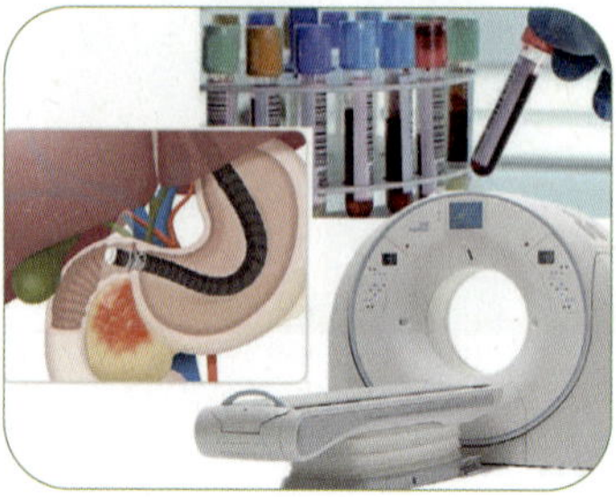

'그리고 검사를 앞으로 얼마나 많이 하게 되려나?', '환자 complaint은 또 얼마나 받게 될까?' 하는 온갖 생각이 들어요.

췌장 질환을 감별해 내기 위해 시행하는 검사는 lab, X-ray, USG, CT, MRCP, EUS, PET CT 등이 있는데 정말 왜 이렇게 뭘 많이 하나 싶을 정도로 여러 가지 검사를 시행합니다.

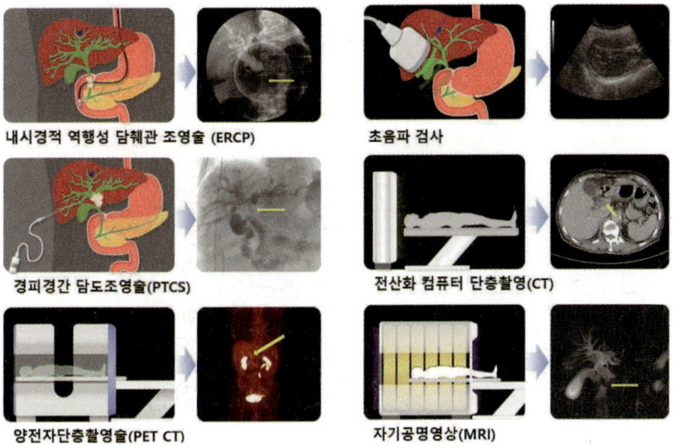

췌장질환 감별 검사

이 검사들의 비용이 모두 만만치 않기 때문에 환자는 금식시키고 해주는 것도 없으면서 검사만 주야장천하고, 낫지도 않는데 병원비는 왜 이렇게 많이 나왔냐고 하면서 complaint이 장난이 아니죠. 그렇다고 "원래 그래요."라고 할 수도 없고 서로가 미칠 노릇이죠.

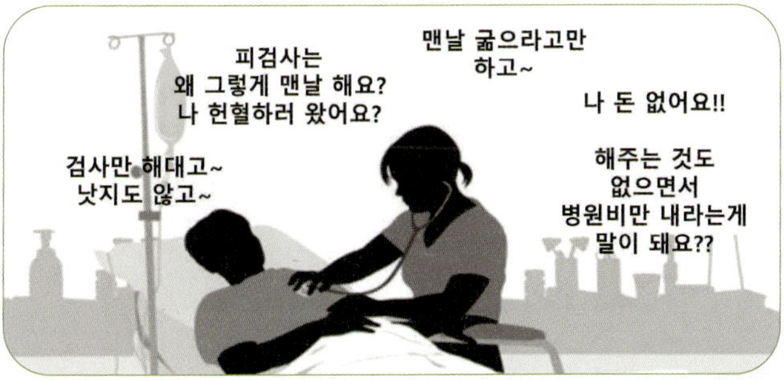

참고로 잠시 검사에 대해 말씀드리자면요. X-ray는 다 아실 테고요. lab은 병원에서는 주로 혈액검사를 이렇게 부르죠.

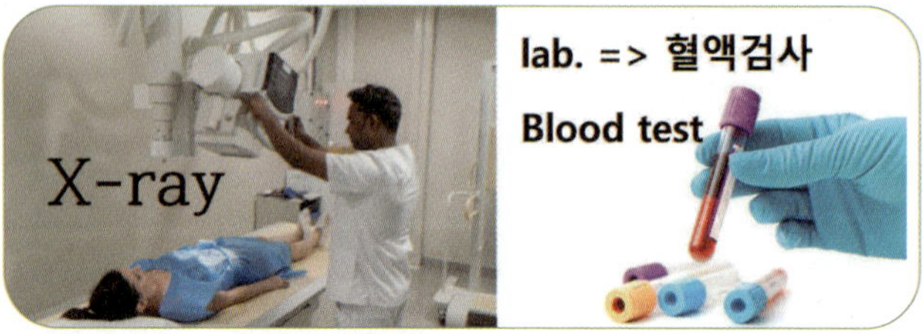

USG는 ultrasonography 초음파 검사죠? CT는 다들 알고 계시는 Computed Tomography, 컴퓨터 단층촬영이고.

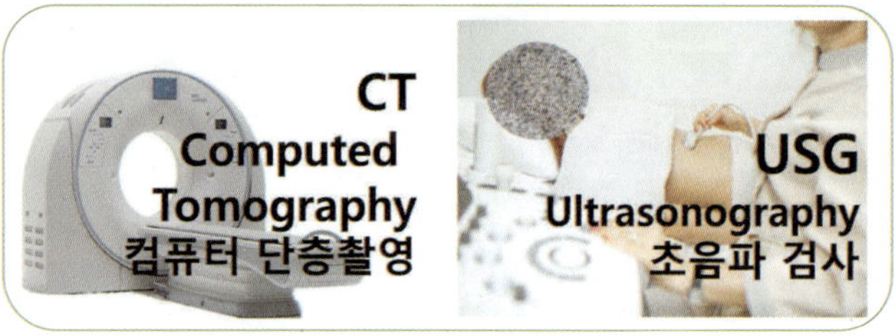

MRCP는 Magnetic resonance cholangiopancreatography, 자기공명췌담관조영술인데 이건 간담도 또는 췌장질환이 의심되는 환자에서 간, 담낭, 담관, 간담도와 췌장을 관찰하기 위하여 시행하는 특수한 MRI 기법입니다.

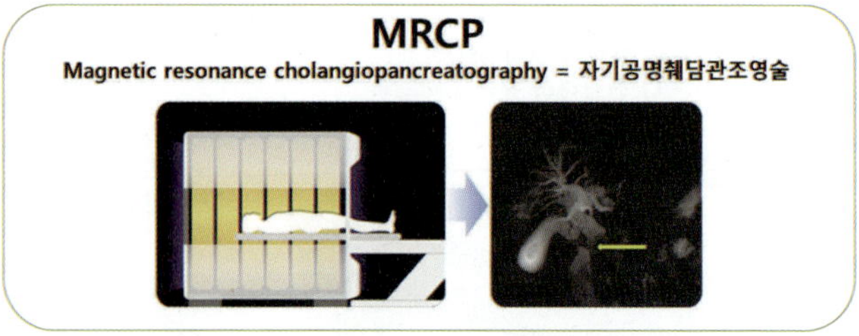

EUS는 Endoscopic ultrasound라고 하여 초음파 검사인데요. 내시경 끝에 초음파 단자가 있어서 내시경을 하면서 초음파를 같이 시행하는 것이고요.

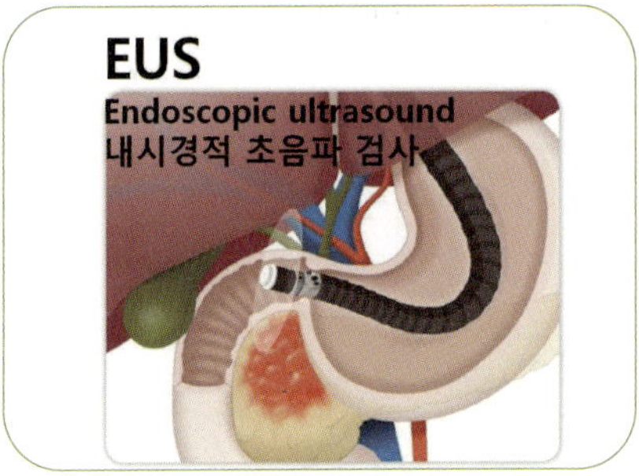

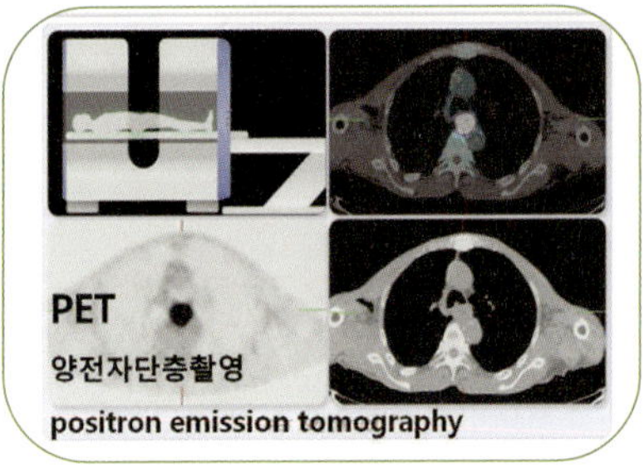

PET CT는 양전자 단층촬영인데 암의 크기가 수 mm만 되어도 찾아낼 수 있고 인체 전반의 질병을 감별해낼 수 있는 CT 종류입니다.

Blood Sampling

이렇게 비싼 검사들을 입원하고부터 금식시켜놓고, 계속해서 진행하니까 환자는 complaint을 할 수밖에 없는 것 같습니다. 충분히 이해는 되지만 답을 주기 정말 애매한 경우입니다. 의료인과 환자 사이의 gap이 가장 큰 질환 중 하나이지 않나 싶어요.

이걸 왜 그러는지 환자에게 다~ 설명하자니 일을 못 할 것 같고, 제가 제 duty 일을 끝내고 설명도 다 해봤는데요. 아픈 환자에게 이걸 모두 이해시켜야겠다고 생각한 것은 오만이었지 않나 싶더라고요.

안타깝게도 환자는 어느 정도 상태가 호전되고 난 후에 그냥 체념하시거나 받아들이시는 것 같아요. 어떻게 생각하면 어느 정도라도 이해할 수 있도록 설명하는 것도 중요하지만, 그냥 환자의 호소를 받아주면서 심적으로 지지해드리는 것이 가장 많이 필요한 질환이라는 생각이 들기도 합니다. 내과 질환이 이런 경우가 대부분이라고 할 수도 있겠네요.

췌장 질환의 원인은 음주, 대사 장애, 장기적인 약물 복용, 복부 손상, 담석, 담낭염, 간질환, 신장질환 등 매우 다양합니다.

〈그림. 만성 췌장염〉

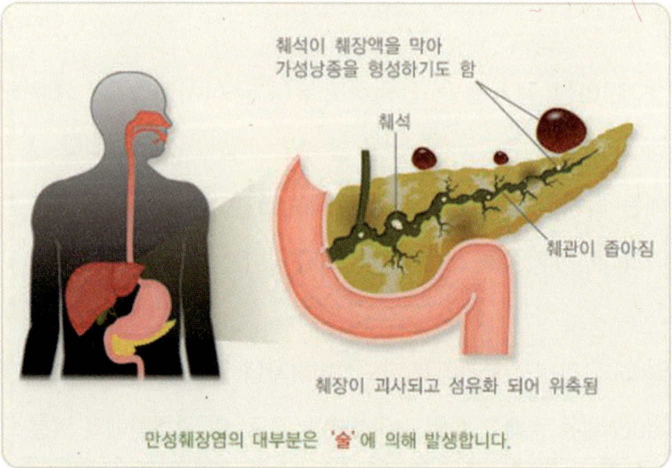

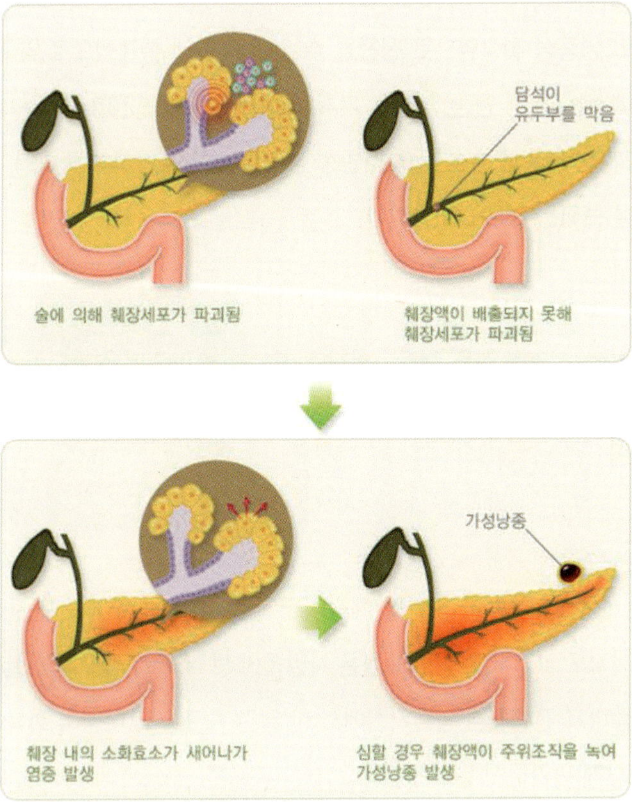

▶ 췌장질환 발생원인

그런데 술, 담배 같은 것도 안 하고 운동도 열심히 하면서 살았는데 본인이 왜 이런 질병에 걸렸냐고 물어보면 또 할 말이 없는 경우도 있습니다. 매우 종합적일 수도 있고, 그야말로 특별한 원인을 찾지 못하는 경우도 보았으니까요. 증상 치료를 하여 회복은 됐는데 원인은 미궁 속으로 빠진 경우가 없지 않았습니다.

자연적으로 치유되는 경한 형태에서부터 괴사나 감염을 동반하는 중증의 염증성 췌장염으로 진전될 수 있기도 한데 통계적으로 약 80% 정도에서는 경한 임상 양상을 거쳐 호전되지만 10-20%에서는 췌장 조직의 괴사 및 폐 손상 등의 다발성 장기 부전을 수반하여 중증의 임상 양상을 보이는 경우도 있습니다.

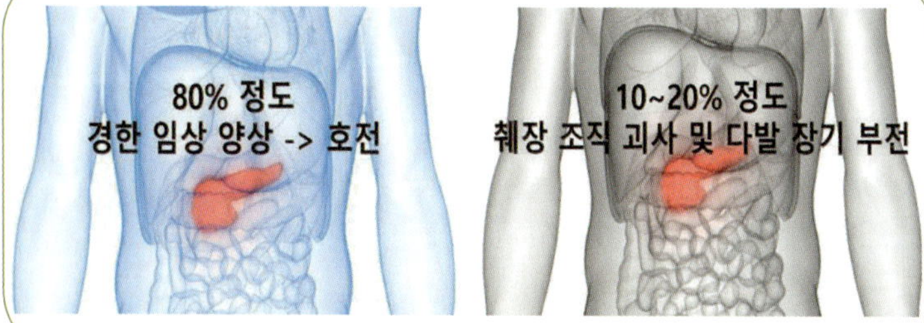

특히, 중증의 감염성 괴사성 췌장염인 경우 집중 치료에도 불구하고 최근까지도 30-40% 정도의 높은 사망률이 보고되고 있습니다. 실제로 패혈증까지 진행해서 중환자실에서 한 달간 치료받고 다행히 회복하여 기분 좋게 귀가하신 분도 있었네요.

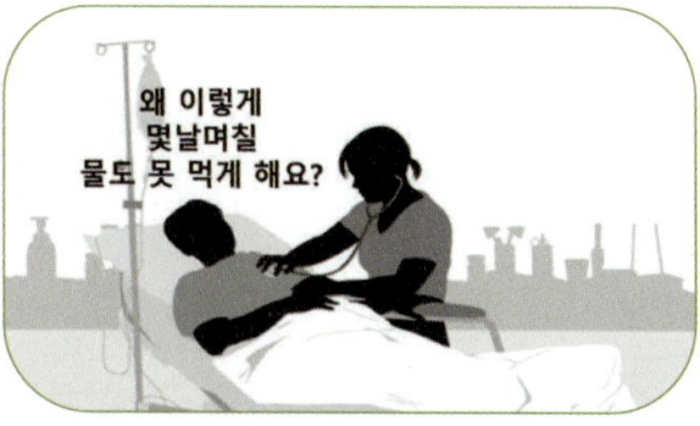

환자 증상에 따라 불편함을 호소하는 것을 보면요. 췌장 질환이 발생해서 amylase, lipase가 높아진 환자에게 물도 안 되는 금식을 시키는데요. 왜 몇 날 며칠 그렇게 물도 못 먹게 하냐고 하시는 분들이 많습니다.

구토, 오심 증상으로 어차피 많이 드시지도 못하겠지만, 음식이 들어가면 췌장에서는 amylase, lipase를 분비하기 위해 또다시 일을 시키는 일이기 때문에 증상은 점점 악화됩니다. 치료 목적의 금식이 이런 경우죠. 위, 장관을 쉬게 하고 질병이 있음에도 불구하고 각종 효소를 만들고 배출시키기 위해 노력하는 장기의 노동을 쉬게 해주는 것입니다.

그리고 췌장 질환 환자에게 수액을 지속해서 공급하고 산소를 드리는 것을 본 적이 있으신가요?

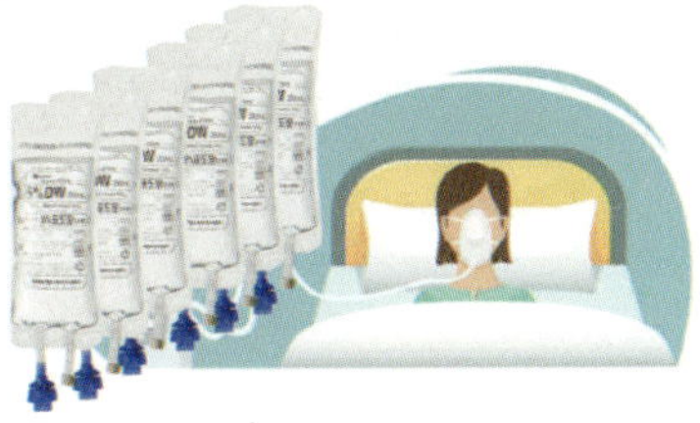

수액과 산소공급

앞에서 말씀드린 여러 원인에 의해서 급성 췌장염이 발생하면 구토, 땀, 염증 증가 등으로 인해서 수분 소실이 많아지게 되고 췌장의 미세 혈류량이 감소하면서 괴사성 췌장염의 주요 원인이 됩니다. 쉽게 말해서 췌장염증이 췌장 스스로를 죽게 만들 수 있다는 얘기죠?

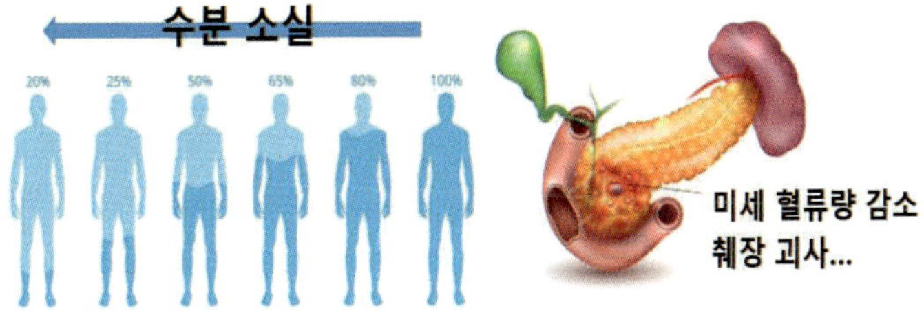

괴사성 췌장염

실험적인 많은 연구 보고에서 적극적인 수액 처치와 함께 충분한 산소를 조직에 공급하면 췌장의 괴사를 예방하고 예후를 개선한다고 합니다.

현재까지 적절한 수액의 종류나 투여량, 속도와 관련된 정확한 기준은 특별히 없다고 하는데요.

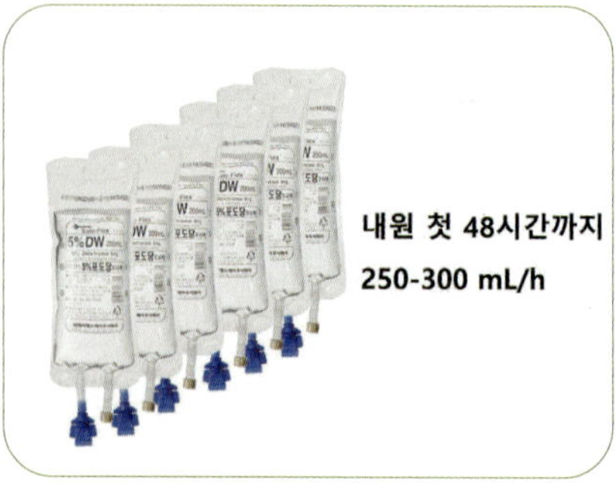

그야말로 case by case 이겠지만 임상 현장에서 제시하는 일반적인 원칙은 내원 첫 48시간까지는 많게는 시간당 500~1000ml를 주기도 하지만,

급속한 혈량감소가 없다면 시간당 250-300mL로 투여하거나 환자의 소변량이 0.5mL/Kg를 유지하도록 권고하고 있습니다.

48시간 동안은 하루에 1L 수액을 6pack 이상 투약해야 하는 상황인 것이죠? 그 이후에도 TPN(총 비경구 영양)을 포함하여 하루 3~6L의 수액을 꾸준히 드리게 됩니다.

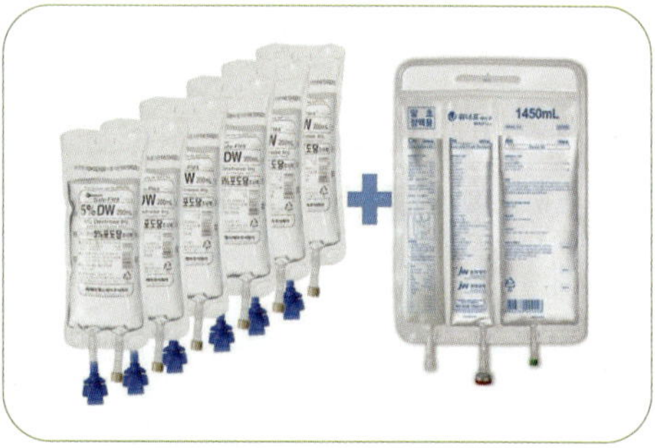

그러니 혈관 상태를 잘 확인하고, 수액이 지연되는 일이 없도록 하는 것이 우리가 주의해야 할 일이 되겠습니다.

전반적으로 CBC 수치가 높거나 24시간 지속해서 감소되지 않은 경우 괴사성 췌장염으로의 진행 가능성이 높다고 보고하고 있으니까 각별히 주의해야 하죠.

하루에도 몇 번이나 혈액 검사를 한다고 하고, 일주일에서 길게는 20일까지도 금식을 시키면서 매일 여러 개의 bottle에 피를 빼가는 행위들이 지속되니 환자의 스트레스도 극에 달하고, 의료인도 힘든 하루하루가 지속됩니다. 그러나 amylase, lipase를 포함하여 여러 혈액 검사를 계속해서 확인해야 하루하루 처치가 달라지고 대처를 할 수 있기 때문에 이것도 어쩔 수 없는 상황이네요.

그래도 한 번 amylase, lipase의 수치가 확연한 감소 추세로 돌아서면 떨어지는 것이 매우 큰 폭으로 보입니다. 원래의 amylase 정상 수치는 28~100U/L 사이이고 lipase는 13~60U/L인데 3,000~4,000까지 가는 경우도 보았거든요. 하루 만에 1,000 정도가 감소하기도 하고, 정상 수준은 아니더라도 기준치의 3배 이하로 떨어지게 되면 이제 좀 안심해도 되겠구나 하는 생각을 하게 됩니다.

몇백 정도의 수치에도 엄청 아파하시는 분이 계시는 반면, 1000 이상이어도 무증상인 경우도 있긴 하지만, 혈액 검사 수치를 매우 민감하게 모니터링해야 하는 것은 중요한 사실입니다.

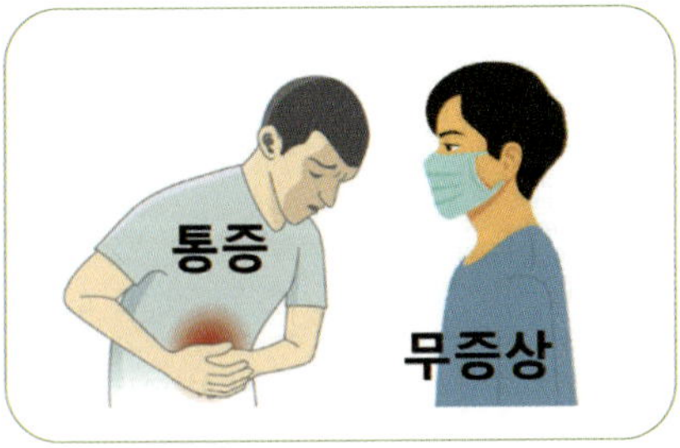

자~ 이렇게 여러 가지 임상에서 겪게 되는 췌장질환과 관련된 amylase, lipase에 대해 알아보았는데요. 이 역시 우리가 많이 알고 있어야 환자를 좀 더 잘 care 할 수 있다는 것이 정답이지 않을까 싶습니다.

'비관주의자는 어떤 기회 속에서도 어려움을 보고
낙관주의자는 어떤 어려움 속에서도 기회를 본다.'
– 윈스턴 처칠

18장

바로가기

혈액검사 7편 - Insulin 분비자극검사

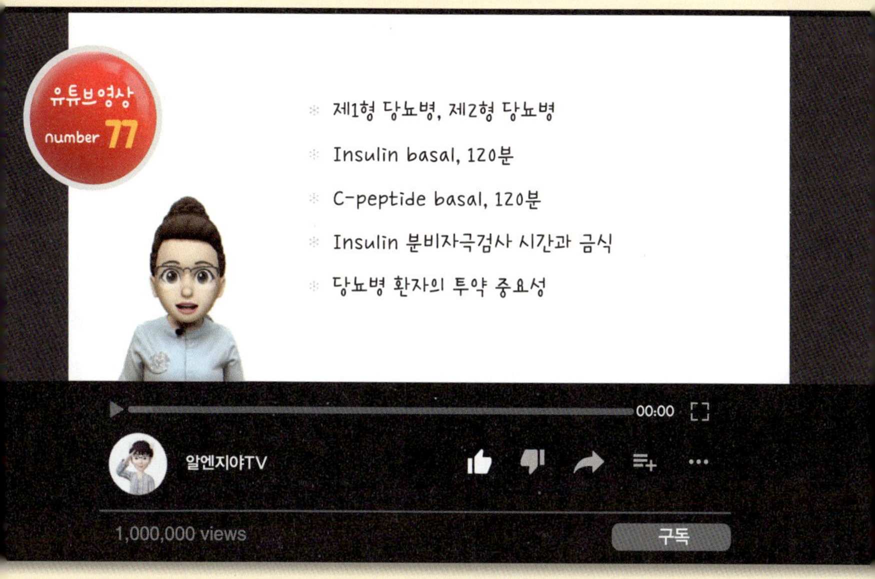

당뇨병은 1형과 2형으로 나뉩니다. 진단명에서 늘 보게 되지만 그것이 왜 구분 되고 있는지 정확하게 한 번쯤은 알아볼 필요가 있습니다. Insulin 분비자극검사에서 항상 결과치만 확인하지만, C-peptide를 왜 중요시하는지 생각해보셨나요? 이번에 그 궁금증을 풀어드릴 수 있을 것 같습니다.

인슐린 분비 능력 평가검사와 그에 따른 당뇨병 type을 확인하는 것을 이야기해 볼게요. 일반적으로 당뇨병 환자는 대부분 인슐린 분비 능력과 세포로 받아들이는 능력이 감소되어 있습니다.

당뇨병 형태에 따라 그 정도가 다르지만, 우리가 많이 들어본 제1형과 제2형 당뇨병은 병력이나 일반적인 혈당검사 등으로는 감별이 불가능합니다. 1형과 2형으로 구분하는 것은 인슐린 분비 능력을 확인해야 하는데, 그것은 여러 가지 정밀 검사가 필요하죠. 그중 하나가 이번에 이야기할 insulin, C-peptide basal, 120분 검사입니다. 이러한 여러 가지 검사 결과에 따라 인슐린 치료 여부와 방향을 결정하게 됩니다.

Type 1 DM / Type 2 DM

[RIA] Insulin 분비자극검사			-
[RIA] Insulin, Basal	9.95	4~16	μIU/ml
[RIA] Insulin, 120min	20.73		μIU/ml
[RIA] C-Peptide, Basal	2.03		ng/mL
[RIA] C-Peptide, 120min	4.29		ng/mL

제1형, 제2형 당뇨병 감별검사

제1형 당뇨병은 IDDM(Insulin-dependent diabetes mellitus)라고 하여 인슐린 의존성 당뇨병인데요. 인슐린이 거의 생성되지도 않지만 분비 능력도 없기 때문에 인슐린에 의존해야만 하는 당뇨병이라서 인슐린 의존성 당뇨병이라는 이름이 붙었습니다.

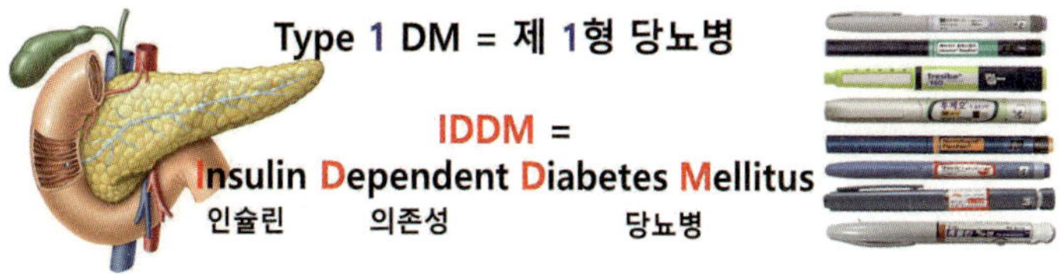

제1형 당뇨병

제2형 당뇨병은 NIDDM(Non-Insulin-dependent dibetes mellitus)라고 하여 인슐린 비의존성 당뇨병이죠. 인슐린이 분비되지만 인슐린이 인체에서의 효과를 제대로 발휘하지 못하거나, 인슐린이 상대적으로 결핍되는 것이 원인이라서 인슐린에 꼭 의지해야 하는 것은 아니고 여러 가지 치료 방법이 있는 당뇨병이라서 인슐린 비의존성 당뇨병이라는 이름이 붙었죠.

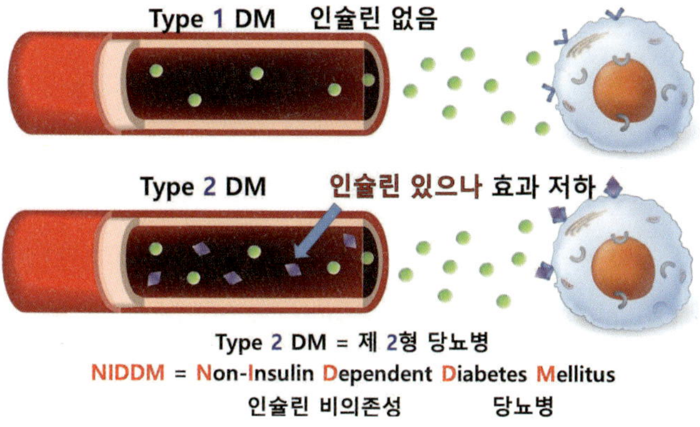

제2형 당뇨병

우리가 성인 병동에서 보게 되는 환자는 2형 당뇨병이 많은데요. 진단명을 보면 NIDDM으로 시작하는 진단명이 대부분입니다.

진단명

NIDDM with diabetic polyneuropathy
NIDDM with microalbuminuria
NIDDM with blablabla~

아래의 검사 결과지를 보면 Insulin basal이 있고요, Insulin 120분이 있죠. 그리고 C-peptide basal과 C-peptide 120분이 있습니다. 인슐린 분비 능력 평가를 위해 8시간 이상의 공복 상태의 식전 검사 즉 basal 검사와 식사 2시간 후에 채혈을 하는 것이 120분 검사입니다. 이때 C-peptide 검사도 같이 진행되는 거죠.

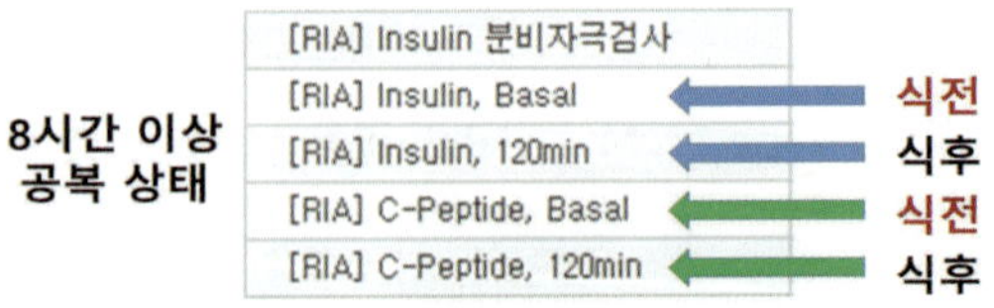

Insulin 분비자극검사

인슐린은 알겠는데 여기서 왜 C-peptide를 같이 검사할까요? 기전을 설명하자면 너무 길어지니까 간단히 이야기하자면요.

췌장에서 인슐린이 생산될 때에는 Insulin 1개와 C-peptide 1개로 구성된 proinsulin이라는 인슐린 전단계의 호르몬이 먼저 합성됩니다.

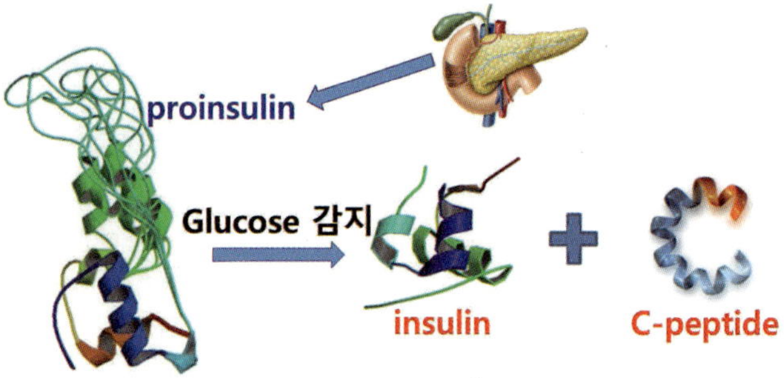

Insulin, C-peptide 생성

이 비활성화 상태의 분자인 proinsulin은 2개의 분자로 끊어져 분리되어 혈액으로 방출되는데, 이때 분리되어 생성되는 물질(아미노산의 짧은 사슬)이 insulin과 C-peptide인 것이죠. C 펩티드는 인슐린과 똑같은 속도로 1:1로 분비되어 인슐린 생산의 지표로 사용됩니다.

그래서 그게 뭐 어쨌다는 거죠? Insulin과 같은 속도로 1:1로 분비되면 인슐린만 보면 되지 뭐 하러 C-peptide라는? 관심도 없고 검사 결과에 눈에 잘 보이지도 않는 검사를 시행하는 걸까요?

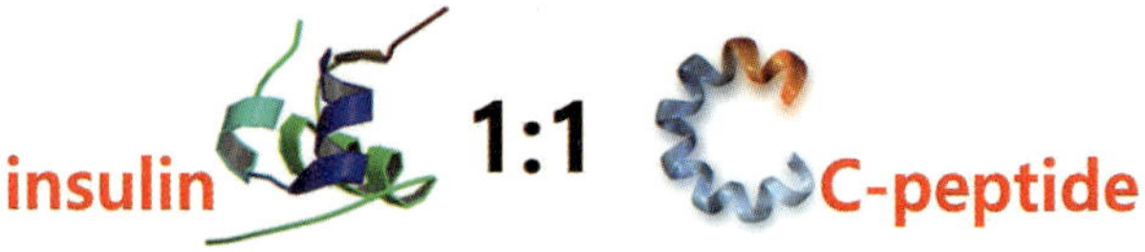

[RIA] Insulin 분비자극검사			-
[RIA] Insulin, Basal	9.95	4~16	μIU/ml
[RIA] Insulin, 120min	20.73		μIU/ml
[RIA] C-Peptide, Basal	2.03		ng/mL
[RIA] C-Peptide, 120min	4.29		ng/mL

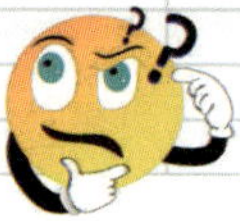

이미 당뇨병을 진단받게 되면 여러 가지 약물 치료를 받게 되는데요, 약물 인슐린으로 치료를 받게 되면 현재 체내의 인슐린이 얼마나 분비가 되고 있는지 알기 어려운데 인슐린 대신 인슐린과 같은 속도로 1:1로 분비되는 C-peptide를 보면 환자가 얼마나 인슐린을 분비하고 있는지 알 수 있는 지표로 활용이 될 수 있는 것입니다.

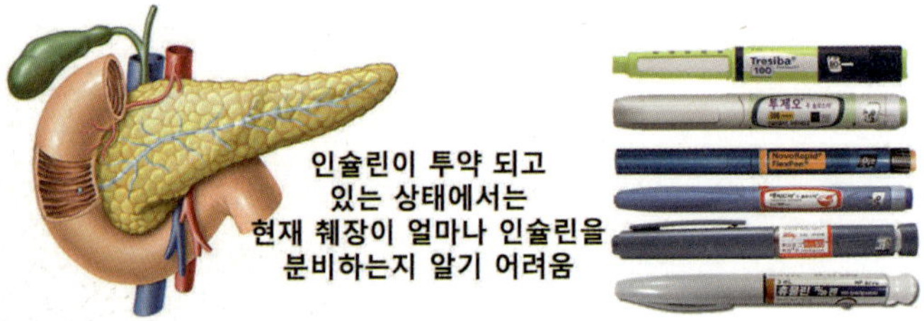

인슐린 검사 결과는 인슐린 투약에도 영향을 받지만, 간을 통과하면서 일부 파괴되는데 C-peptide는 분해되지 않고 그대로 혈액 중에 존재합니다. C-peptide는 신장을 통해 배설이 되죠.

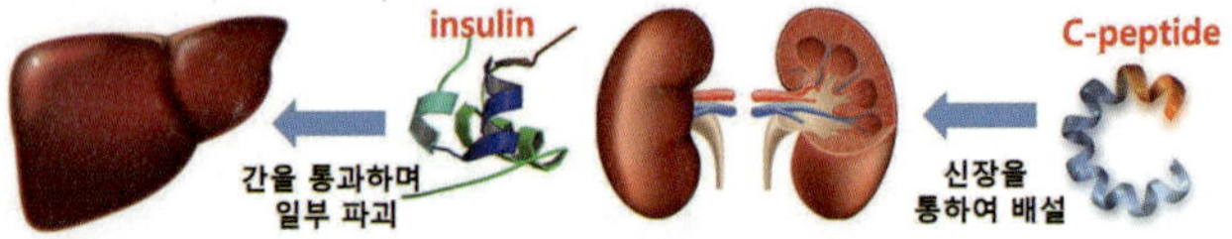

따라서 간질환이 있을 때는 Insulin의 양이 증가하고, 신부전이 있을 때는 C-peptide의 양이 증가하므로, 환자가 당뇨병 이외에 다른 질환을 동반하고 있는지를 따져서 검사 결과를 판단해야 합니다. 당뇨병

환자에게서 24시간 소변검사를 진행하는 이유 중의 하나이기도 합니다.

공복 상태에서 Insulin basal의 정상 농도는 약 5~16μIU/ml이고, 인슐린 저항성이 있는 환자는 15~40μIU/ml입니다. C-peptide의 정상치는 공복 시 1~2ng/dℓ, 당부하 시 4~6ng/dℓ입니다.

[RIA] Insulin 분비자극검사			-
[RIA] Insulin, Basal	9.95	약 5~16μIU/ml	μIU/ml
[RIA] Insulin, 120min	20.73		μIU/ml
[RIA] C-Peptide, Basal	2.03	약 1~2ng/dl	ng/mL
[RIA] C-Peptide, 120min	4.29		ng/mL

Insulin, C-peptide 정상범위

잠시 인슐린 저항성에 대해 이야기하고 가자면요. 인슐린은 세포가 포도당을 에너지원으로 사용할 수 있게 세포의 문을 열어주는 역할을 하는데, 인슐린에 대한 인체의 반응이 여러 가지 복잡한 사정으로 정상적인 기준보다 감소되어 세포의 문을 제대로 열어주지 못하고 작용을 원활하지 못하게 합니다.

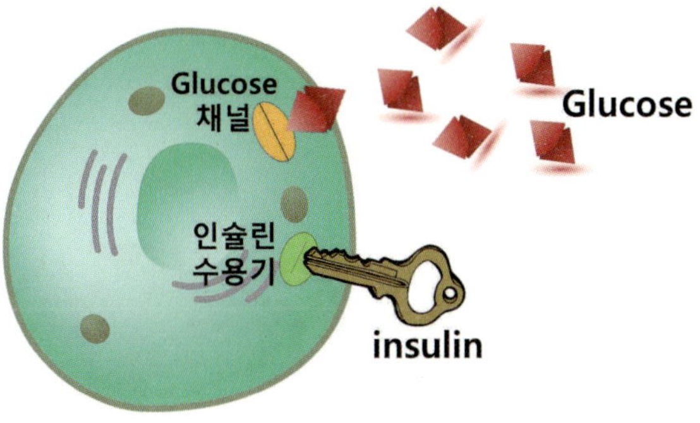

인슐린 수용 vs 저항

그 이외에도 혈당을 낮추는 인슐린의 기능도 떨어지고, 대사 작용도 저하되는 여러 총체적인 것을 말하기 때문에 생체 인슐린 저항성을 정확히, 그리고 간단히 정의하기는 어려운 부분이긴 합니다.

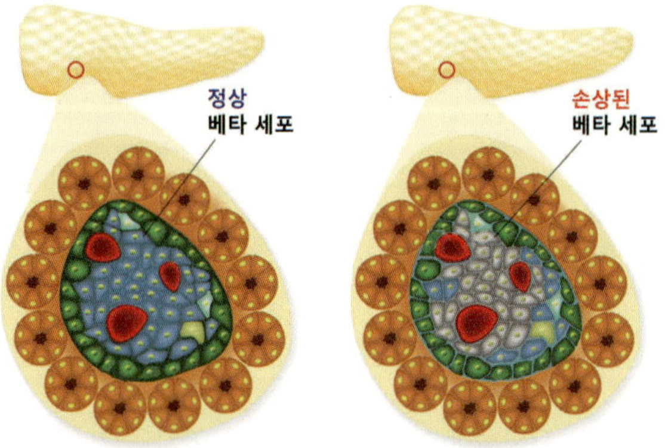

인슐린 기능 저하 원인(베타세포 손상)

복부 비만과 운동 부족, 열량 과잉 섭취 등으로 인해 인슐린 저항성이 생기게 된다고 알려져 있고 가장 큰 원인은 스트레스라고 하기도 합니다. 참 애매하죠.

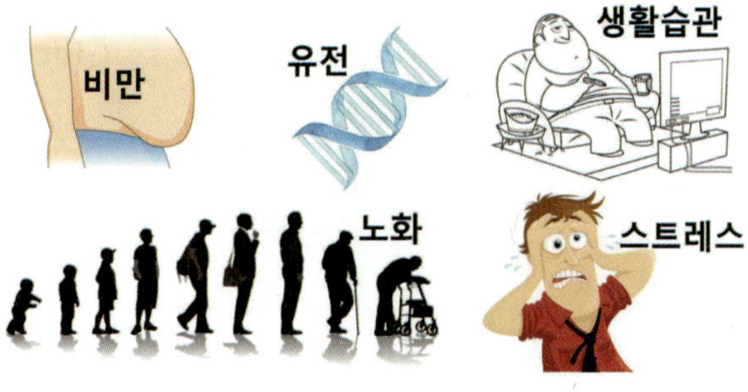

인슐린 기능 저하 원인-다양

그래서~ 당뇨병 환자라면 약을 바꿔야 하는 시점이 있는데요. 그때 꼭 받게 되는 검사 중 하나가 Insulin, C-peptide basal, 120분이니 꼭 알고 있어야 하는 결과입니다.

조기에 발견된 제2형 당뇨병의 경우 인슐린 분비 능력이 어느 정도 보존되어 있어서 혈당이 매우 높지 않고, 인슐린 분비 능력이 어느 정도만 유지된다면 경구 혈당강하제를 치료 약제로 우선 고려할 수 있습니다. 우리나라 당뇨병 환자의 대부분은 제2형 당뇨병 환자지만 치료를 제대로 하지 않거나 오랜 기간 당뇨병을 앓아온 환자들을 보면 제1형 당뇨병 환자와 같이 인슐린 분비가 제대로 되지 않는 경우가 많아서 '1.5형 당뇨병'이라고 부르기도 합니다.

이렇게 인슐린 분비 능력이 많이 저하된 경우를 종종 보게 되는데요, 환자들이 인슐린 주사에 대한 거부감이 있어서 치료가 잘 안되는 경우가 많고,

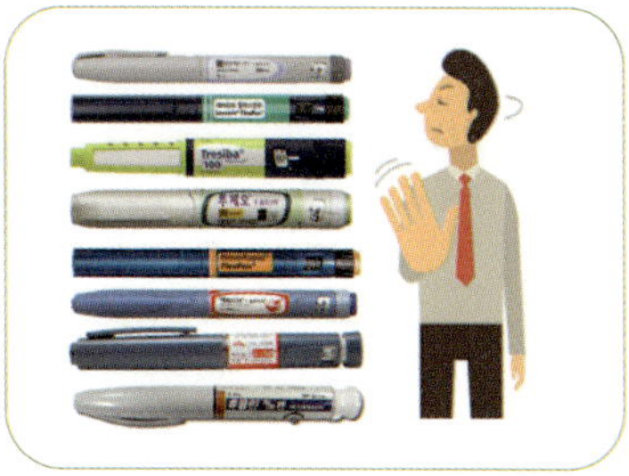

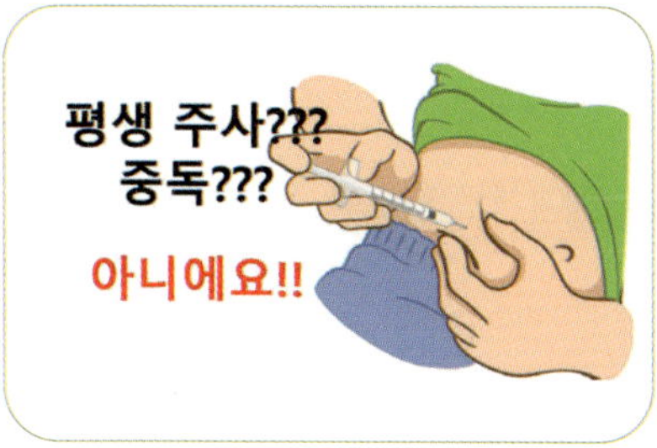

환자들은 인슐린을 맞게 되면 평생 인슐린을 맞아야 한다고 알고 있거나,

또 어떤 분들은 인슐린이 중독성이 있어 쉽게 끊을 수 없는 약제로 알고 있는데 사실은 그렇지 않죠.

환자의 검사결과와 상태에 따라 인슐린 주사제에서 먹는 약으로, 먹는 약에서 주사제로 변경이 가능하니까요.

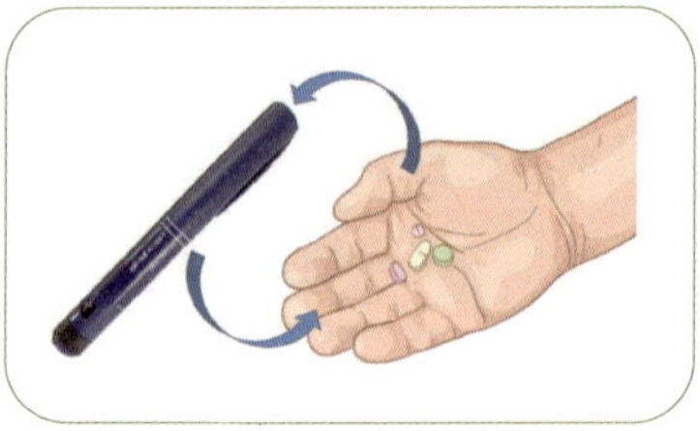

인슐린은 우리 몸에서 정상적으로 분비돼야 하는 호르몬이고, 인슐린 약제가 인슐린 분비 능력이 많이 감소된 환자나 인슐린 저항성을 가진 환자의 증상을 개선할 수 있다는 점을 알아야 합니다.

여러 가지 잘못된 지식으로 인슐린 분비 능력이 현저히 감소된 환자가 자꾸만 인슐린을 거부하고 먹는 약만 고집하게 되면 남아 있는 인슐린 분비 능력도 잃어버리고, 당뇨병 치료도 제대로 되지 않아 결국에는 평생 인슐린 치료만 받아야 한다는 사실을 알려주어야 합니다.

이전 편에 말씀드린 BST, HbA1c도 지속적으로 검사해야 하지만 인슐린 분비 능력을 확인할 수 있는 다양한 방법으로 정기적인 검사를 하고 적절한 약제로 조절을 계속한다면 조금이라도 더 건강하게 삶을 이어갈 수 있다는 사실! 우리가 잘 알고 환자에게도 협조를 잘 구해야 환자가 조금이라도 개선될 수 있다는거죠~

19장

바로가기

혈액검사 8편 - 혈당검사 실전

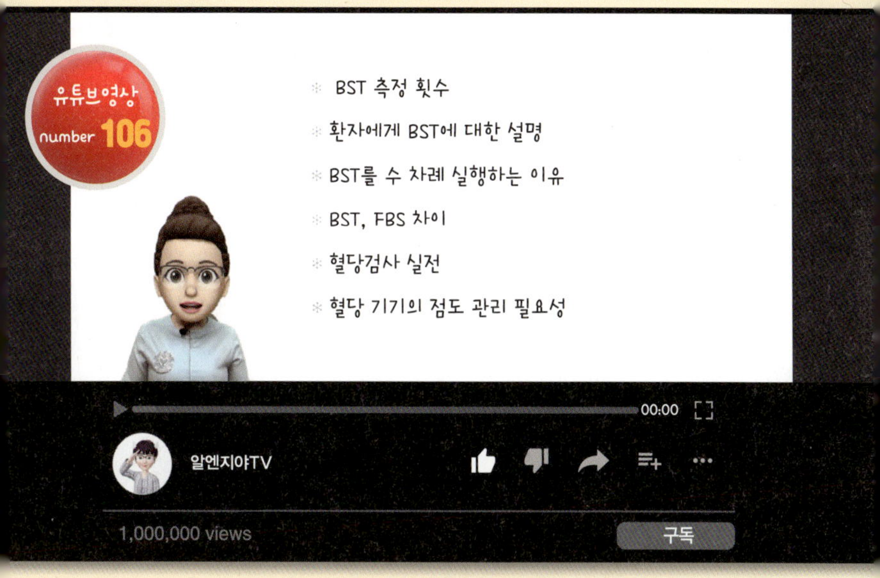

BST를 하루에 언제, 몇 차례 해야 하는지 궁금증을 가진 분들이 많으시지요? 그냥 원래 하루 4번 하는 것일까요?

이번에는 왜 혈당 검사를 하루에도 환자마다 수차례 다르게 진행하게 되는지 정확한 의미를 알려드리고, 실제로 혈당검사를 어떻게 실행하는지 설명하였습니다.

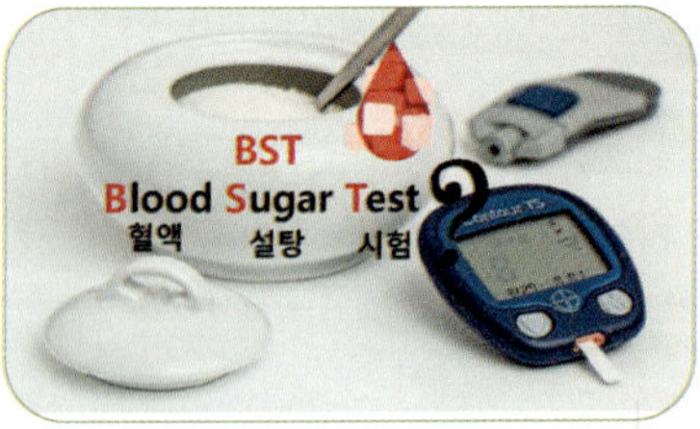

앞에서 Insulin, C-peptide에 대해 말씀드렸다면 이번에는 어렵지는 않지만 중요한 BST 즉 Blood sugar test에 대해 진행해 보겠습니다. 단어를 직역하면 혈액 속에 sugar(설탕) 즉 당 성분이 얼마나 많은가를 보는 검사이겠죠?

저는 충분히 할 수 있음에도 불구하고 스스로 혈당 조절을 안 하고 수치를 엄청 높여서 자꾸만 입원하시는 당뇨병 환자에게 이야기해드립니다.

"끈적끈적한 설탕물 같은 성분이 혈액 속에 자꾸 돌아다니게 하시면 나중에 눈도 안 보이고, 소변도 잘 못 보시게 되고, 기억력도 엄청 떨어지게 되실 거예요."라고요.

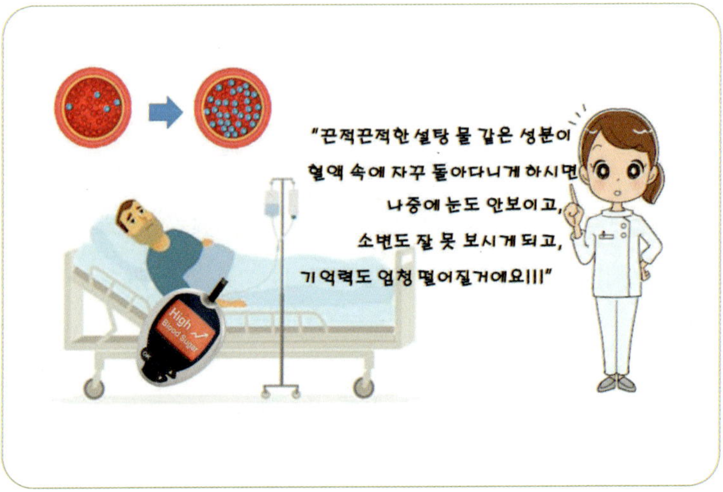

손끝, 발끝, 미세혈관이 많은 눈과 뇌, 신장과 같은 곳은 혈당이 높을수록 혈액 흐름을 원활하지 못하니 제일 빨리 손상을 입는 곳이죠.

그래서 당뇨 발, 당뇨성 망막병증, 당뇨성 신장병증, 당뇨성 백내장, 당뇨성 치매, 당뇨성 혼수 같은 진단명이 있는 것입니다. 그 외, 모든 질병의 원인이 될 수 있는 것이 당뇨병입니다.

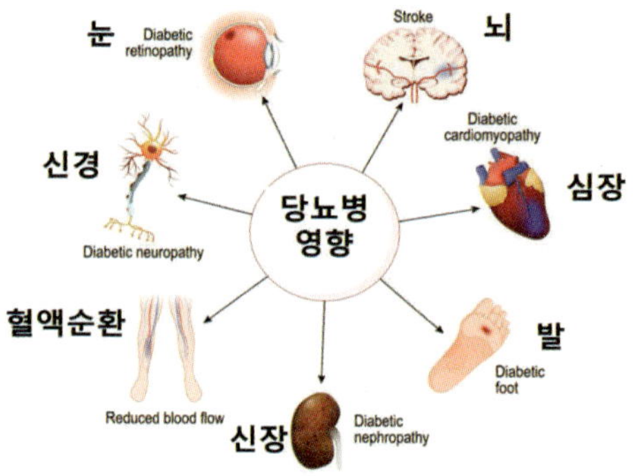

당뇨병 합병증

당뇨병에 대한 기전은 책에 매우 잘 나와 있으니 저는 이번에도 역시나 실전에서 궁금할 법한? 것들을 해보겠습니다.

우선 오늘 알아봐야 할 것은요. 왜 BST는 할 때마다 수치가 다른가? BST와 FBS는 무슨 차이인가? 당연히 병원에서 근무하시는 선생님들이라면 다 알고 계시겠지만, 그래도 한 번 더 짚고 넘어가 보죠. 늘 그렇듯이 제가 오랜 경험으로 알게 된 것들을 더 알려드릴지도 모르니까요.

오늘은 원래라는 말이 가끔 나올 것 같은데요. 환자가 당뇨병으로 입원해서 하루 4번 시행되는 혈당 검사를 할 때

"왜 검사를 할 때마다 수치가 달라요?"라고 물어보면 "원래 그런 거예요."라고 답을 하시나요?

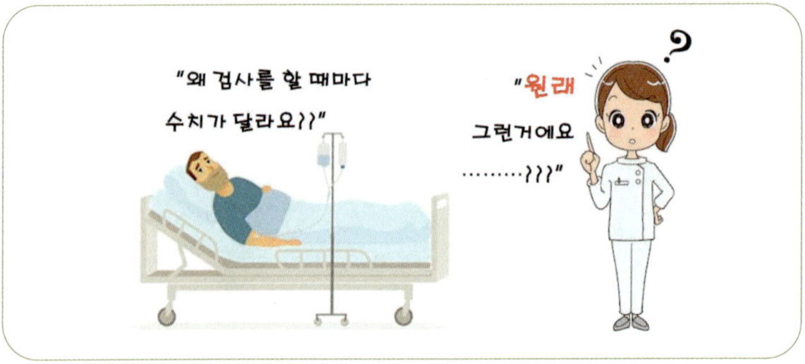

이렇게 해보면 어떨까요?

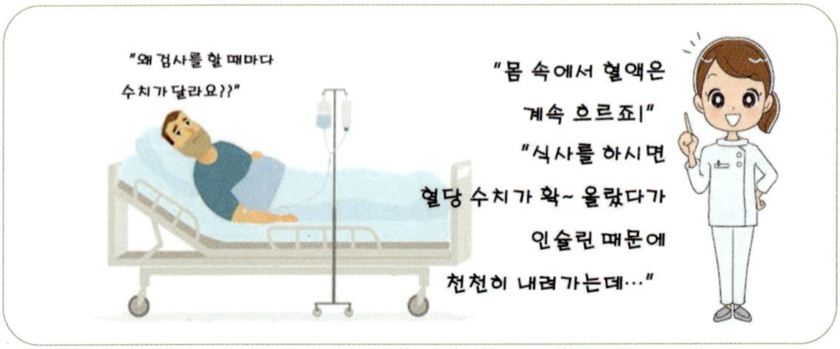

"몸속에서 혈액은 계속해서 흐르죠. 밥을 드시면 혈당 수치가 확 올랐다가 인슐린 때문에 천천히 내려가는데, 그게 혈액 속에서 계속 움직이니까 1분 전에 검사해도 결과가 달라질 수 있는 거예요."라고요. 약 15초 정도 되는 이 설명이 어렵지는 않으시겠죠?

그리고 이건 원래라고 하기는 어렵지만, 병원에서 대부분 routine으로 진행되는 BST는 하루 4번이죠. 선생님들은 언제 하는 것으로 알고 계시나요?

질병관리본부에서 권고하는 혈당 측정 기록 시간은 아침 식전, 아침 식후 2시간, 저녁 식전, 취침 전입니다.

그런데 병원마다 업무 시간이 약간씩 다를 수 있으니 어떤 병원은 7시, 11시, 4시, 9시 또는 6시, 10시, 4시, 9시, 또는 5시, 11시, 4시, 10시 하는 곳도 있겠어요.

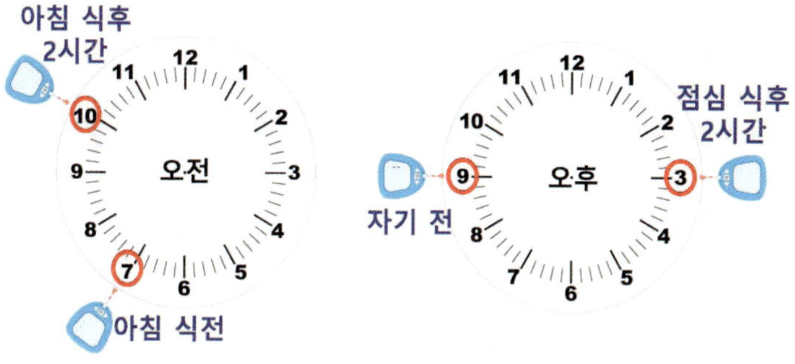

혈당측정시간(하루 4회)

그런데 우리는 모두 알죠. 환자 한 명 한 명의 각자의 시간에 맞춰 혈당 검사를 할 수 없다는 것을요. 채혈 팀이 있지 않는 한 새벽에 night 근무자가 채혈과 혈당검사, vital sign을 모두 해놓아야 하는 경우가 많은데, 그때에는 새벽 4시 30분에도 혈당 체크를 하기도 하죠.

아침 식사가 7시~8시 사이에 나오지만, 모든 환자가 딱 그때 아침을 드시는 경우가 얼마나 될 것이며, 밥을 좀 천천히 드신 분만 따로 시간 맞춰 검사를 할 수 있는 여건도 아니기에 대부분 10시 또는 11시 정도에 혈당 검사를 진행할 테죠.

저녁 식사가 5시에서 6시 사이에 나올 테니 저녁 식사하기 전에만 측정하면 되니까 4시나 5시에 하겠고, 자기 전이면 Night 근무자가 출근하기 전에 마무리를 지어놓아야 하니 대부분 9시쯤에 아니면 그보다 일찍 검사가 진행될 수도 있겠네요.

원래 정석대로 검사를 해야 한다면 '새벽, 아침 식전, 아침 식후 2시간, 점심 식전, 점심 식후 2시간, 저녁 식전, 저녁 식후 2시간, 자기 전까지 해서 8회를 해야 하는데 이러면 환자는 미칠 노릇이죠. 손을 하루 4번 찔리는 것도 너무 싫은 일인데 12번을 찔린다고 생각하면, 저라도 무조건 화를 내지 않을까 싶은데요.

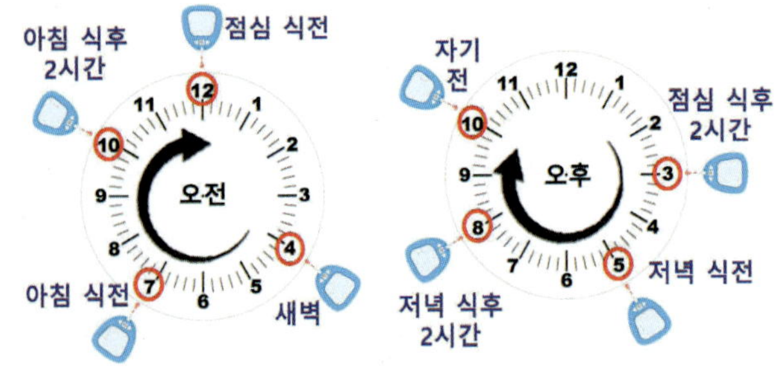

혈당측정시간(하루 8회)

당뇨병으로 치료를 받기 위해 입원했다면 적어도 하루 4회는 check 해야 하루 혈당 흐름을 파악할 수 있으니 환자에게 미리 알려드리는 것도 필요할 것 같습니다.

앞에서도 말씀드렸지만,
왜 굳이 4번일까요?

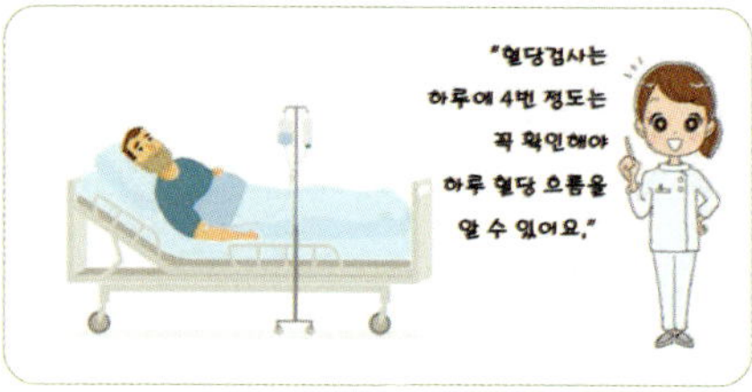

대부분 하루 3회 식사를 하지요. 불규칙한 식사 시간은 제외하고요. 병원에 입원을 했다면 하루 3끼 꼬박꼬박 제시간에 맞춰 식사가 나오니까 어쩌면 측정이 더 편할 수도 있겠네요.

규칙적으로 3회 식사를 한다고 했을 때 당뇨병이 없는 사람은 인슐린의 정상 분비로 혈당 수치가 약간씩 올라갔다가 바로 내려가는 것을 확인할 수가 있고요.

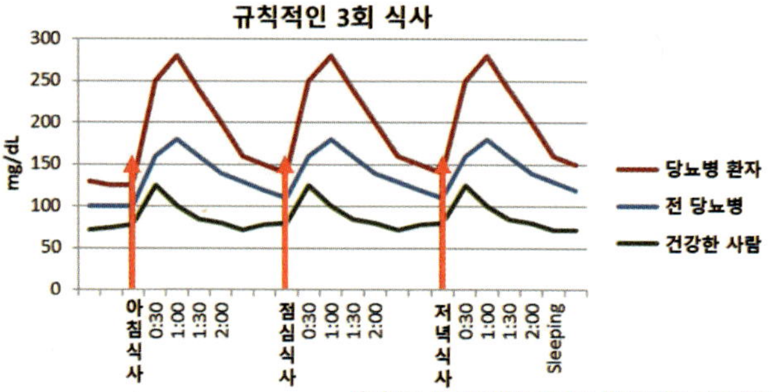

Singleton, JR et al. Diabetes Care 24 (8) 1448-1453 2001

식후 혈당 상승

당뇨병이 있는 환자의 경우 식사를 했을 때 바로 인슐린 분비가 어려우니 혈당 수치가 급격히 상승하고 혈당이 떨어지는 속도는 느리고 수치도 정상인보다 높습니다.

어느 정도 소화과정이 완료되고 혈당이 정상화되어야 하는 시점이 식후 2시간인데 그때에도 혈당이 높다면 먹는 약이나 인슐린으로 혈당을 낮춰주어야 하는 것이죠.

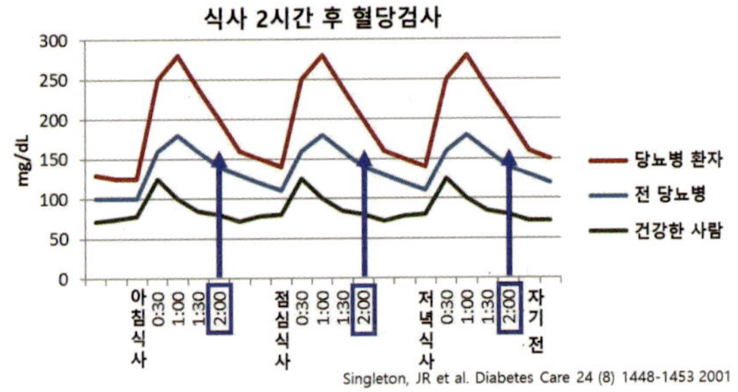

식후 2시간 혈당검사

만약 식후 2시간 후에도 300mg/dl 이상의 수치로 올라 있는 상태일 때 또다시 식사를 하게 되면 혈당 수치는 더 올라가게 될 테니까요.

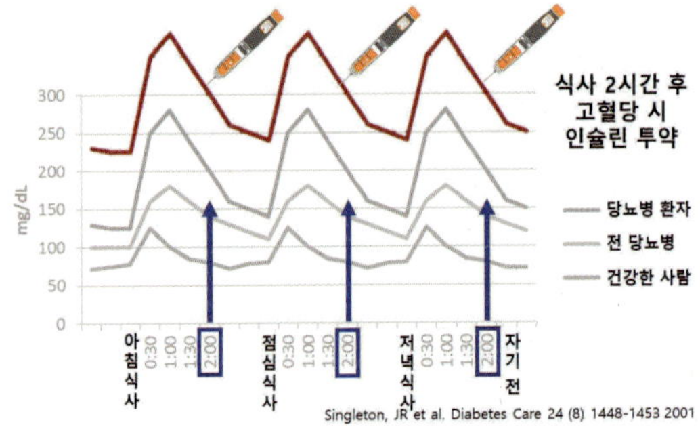

식후 2시간 고혈당 시 인슐린 투약

아래 한 연구 결과가 있습니다. 정상인은 식사를 계속 제공해도 문제가 없지만,

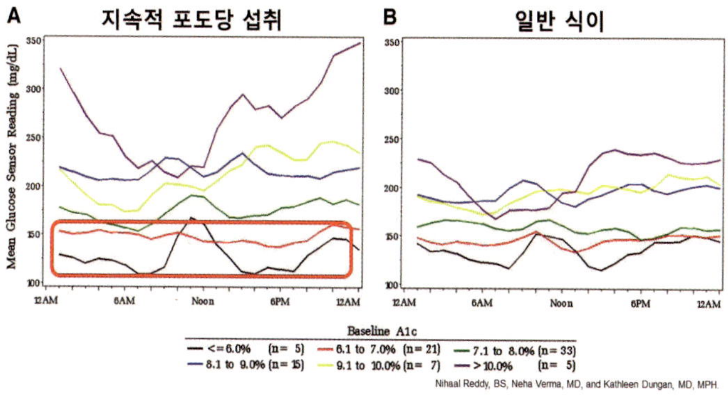

당뇨병 환자가 혈당이 높은 상태에서 계속해서 포도당이 있는 식사를 제공했을 경우 당화(A1C) 그래프가 한도 끝도 없이 올라가는 것을 볼 수 있습니다.

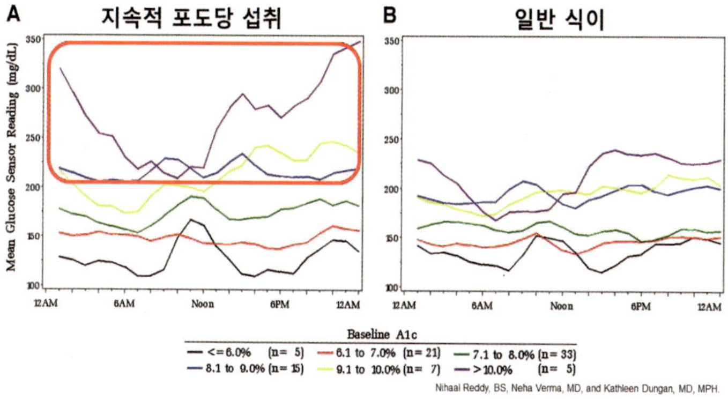

오른쪽 결과는 포도당이 아닌 일반 식이를 제공한 경우입니다. 그래도 당뇨병이 있는 환자는 정상 환자보다 높죠.

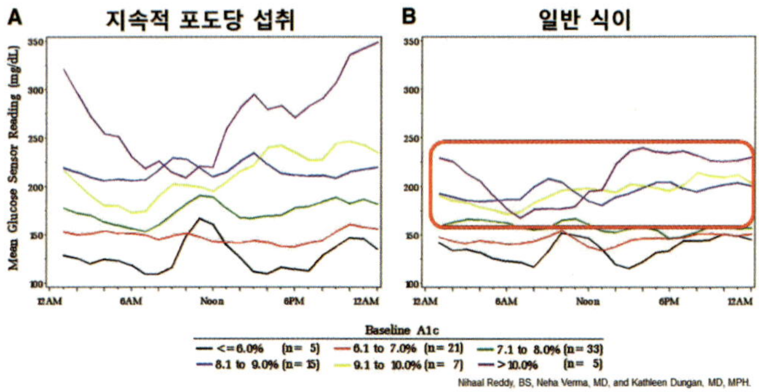

사람마다 식습관이나 생활습관이 모두 다 다르죠. 각각의 그 모든 분들의 하루 혈당 수치 흐름에 따라 약을 조절해 주어야 하는데, 그럴려면 환자 한 명 한 명의 시간에 따른 혈당 결과를 알아야 하는 것입니다. 그러니 하루 동안 혈당이 시간 시간마다 널뛰기를 하는 분의 경우 12번을 check 하는 경우도 있고, 어느 정도 안정이 되어 있는 분들은 하루 2번으로 끝나는 경우도 있습니다.

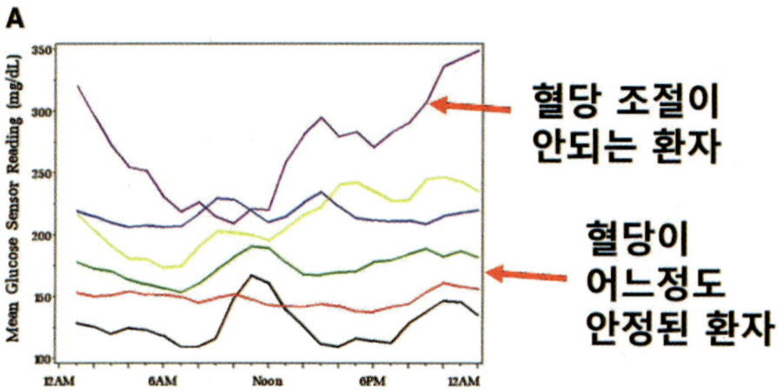

이렇게 여러 차례 혈당을 확인해서 흐름을 파악하여 조절해 드리는 것을 혈당 패턴을 관리해준다고 하는데요. 약 3일에서 7일 정도 앞에서 말씀드린 집중 혈당 check를 통하여 그 결과를 토대로 식이, 운동, 생활습관 교정을 포함하여 먹는 약이나 인슐린 주사와 같은 투약을 하여 하루의 혈당을 안정적으로 조절해 드리는 것입니다.

만약 환자가 왜 나는 이렇게 여러 번 찌르냐고 묻는다면 BST 결과를 포함하여 FBS, HbA1c 수치를 알려드리고, 하루 동안의 혈당 흐름을 보여드리면서 혈당 검사를 그렇게 많이 하는 이유를 알려드리는 것이 좋죠.

그럼 여기서 BST와 FBS의 차이가 무엇일까요?
BST는 blood sugar test라고 했죠? 손끝에서 측정하는 것이고, FBS는 Fasting blood sugar라고 즉 공복 시의 혈당이라고 하여 8시간 이상 금식 상태에서 채혈을 통해서 정확한 수치가 혈액검사 결과로 나오는 것입니다.

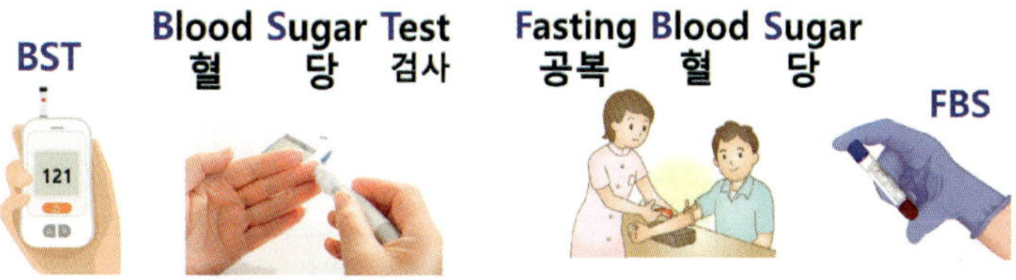

BST, FBS 차이

혈당은 여러 차례 측정이 되어야 하는데 계속해서 혈관을 찔러 검사를 할 수 없으니 BST가 가장 효율적인 측정 방법이 될 수 있겠죠.

HbA1c는 수액, 인슐린, 혈당검사 1편에도 이야기 해드렸었는데요. 당화혈색소라고 하여 적혈구 내의 헤모글로빈 즉 혈색소와 결합한 당이 어느 정도 있는가를 보는 것인데, 적혈구의 수명이 약 3개월이라고 합니다.

▶ 75번 영상

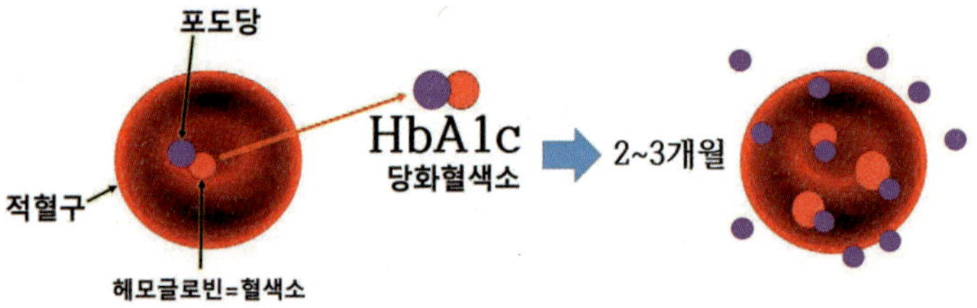

HbA1c

3개월 동안 축적되어 당화된 헤모글로빈의 수치를 확인하는 것인데, 몇 % 가 당화되었는지 보는 것이죠. 그러니 어찌 보면 3개월 내내 어느 정도 높았는지 추측이 가능합니다.

1% 오를 때마다 3개월 동안 평균적으로 혈당은 30mg/dl 정도 높았다는 이야기가 되는 것이죠.

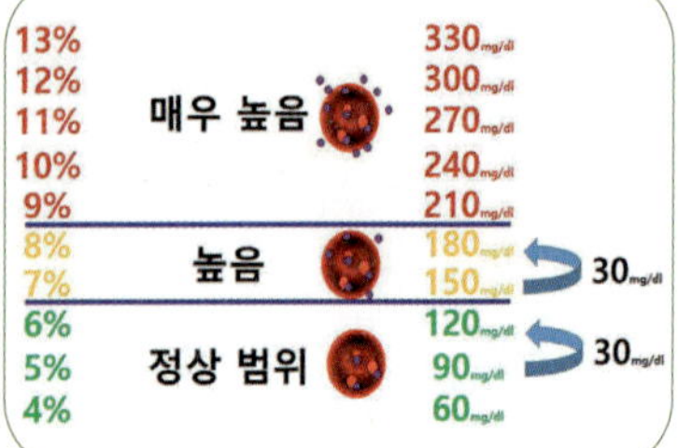

혈당 검사 기계는 여러 가지 모양이 있습니다. 스틱을 먼저 끼우고 전원을 켜야 하는 경우도 있고, 기계 전원을 켜고 나중에 스틱을 끼워야 하는 정도의 차이가 있고, EMR과 바로 연동되는 기계가 있기도 하죠. 그러나 작동법은 거의 다 비슷합니다. 어떻게 하는 것인지 알면 바로 할 수 있습니다.

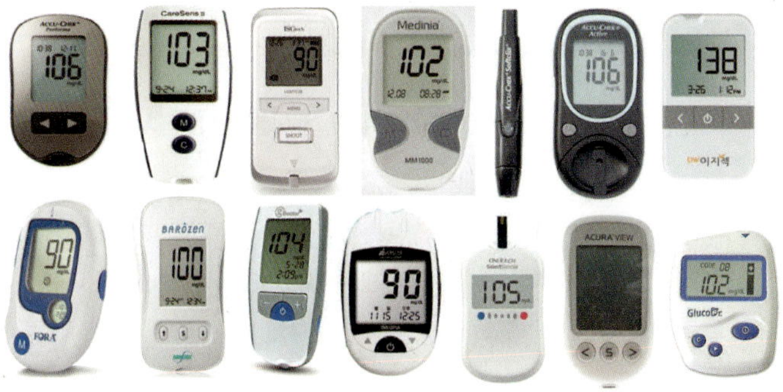

혈당기 종류 다양

손가락 양쪽으로 해야 덜 아프다고 하는데, 제가 여기 저기 많이 해봤는데 다 아픕니다. 낮은 단으로 놓고 찌르고 좀 짜내는 것이 훨씬 덜 아픈 거 같아요.

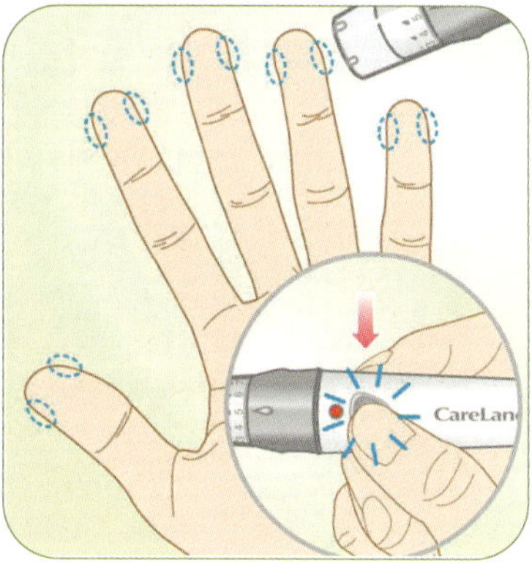

그럼 이제 한 번 실전으로 가보시죠! 손 씻기는 기본이죠? 이 혈당 기계는 전원을 켜고 혈당 스틱과 코드가 같은지 확인합니다.

전원을 켜고 / 혈당스틱과 코드가 동일한지 확인

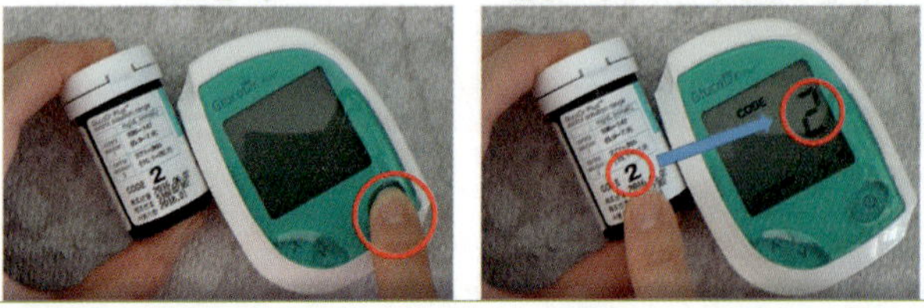

스틱(스트립)을 끼우고, 혈액을 넣으라는 표시를 확인합니다.

스틱을 끼우고 / 혈액 표시 확인

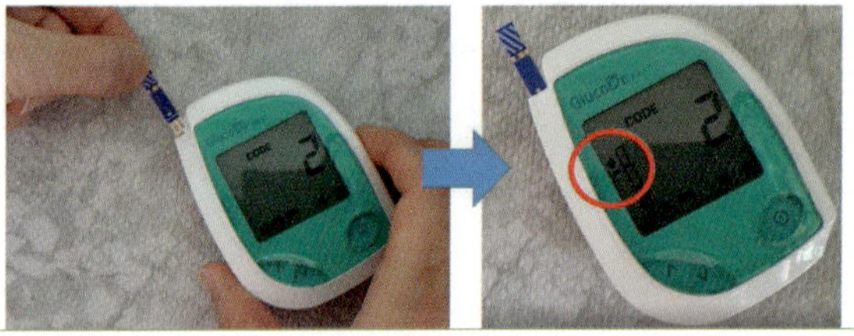

채혈기에 란셋(채혈침)을 끼웁니다. 캡을 따서 버리고, 채혈기는 닫고요. 손끝을 만져보아서 연약한 피부는 단수를 낮게, 손끝이 단단하거나 굳어 있을 경우 단수를 높게 하고요.

채혈기에 란셋(채혈침)을 끼우고 캡을 따서 버린 후 다시 닫아줍니다.

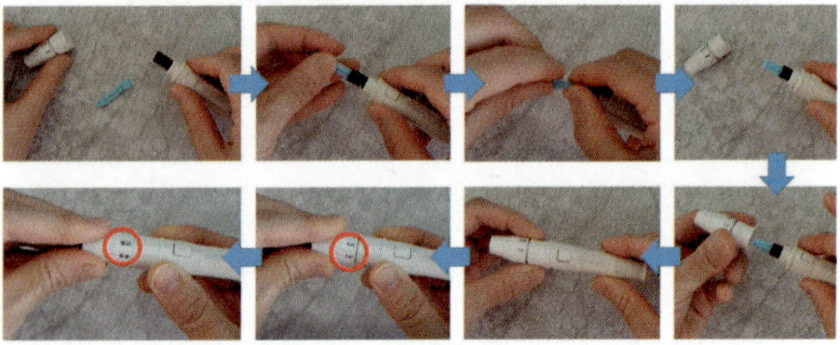

손 끝이 굳은 환자는 5단, 피부가 얇고 약한 분들은 1단으로 합니다.

알코올 솜으로 채혈할 부분의 피부소독을 하고 찌릅니다. 그리고 혈액을 좀 짜내서 스트립 부분에 대면 혈액이 빨려 들어가죠. 그러면 바로 수치가 나오면 끝!!

채혈침으로 찌르고 피는 한 방울! 스틱에 피가 빨려 들어갑니다.

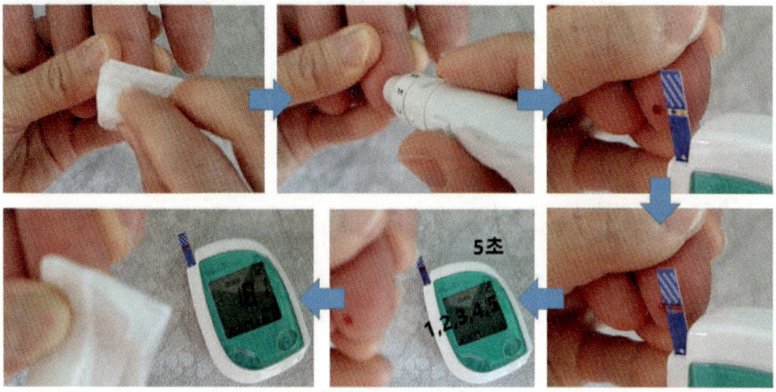

5초 후 혈당 수치 확인!

당뇨수첩에 수치를 써주고 퇴원해서 집에서도 관리할 수 있도록 합니다.

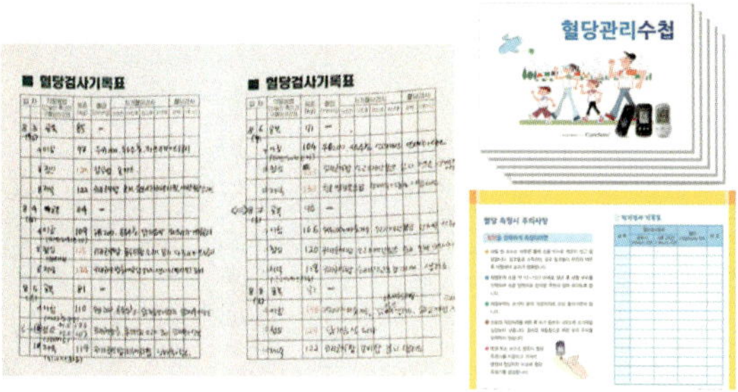

혈당관리 수첩

혈당이 의사가 정한 기준 이상으로 올라가면 notify 후 투약이 필요하면 투약을 진행하죠. 란셋(채혈침)에 찔리는 찔림 사고가 엄청 많으니까 우리는 매우 매우 주의해야 합니다.

또 한 가지 주의할 것은 혈당 기기의 주기적인 점도 관리를 해줘야 한다는 것이죠. 만약 기계의 센서에 문제가 있는 상태라면 결과에 영향을 미치기 때문에 주기적으로 기계 점검이 필요합니다.

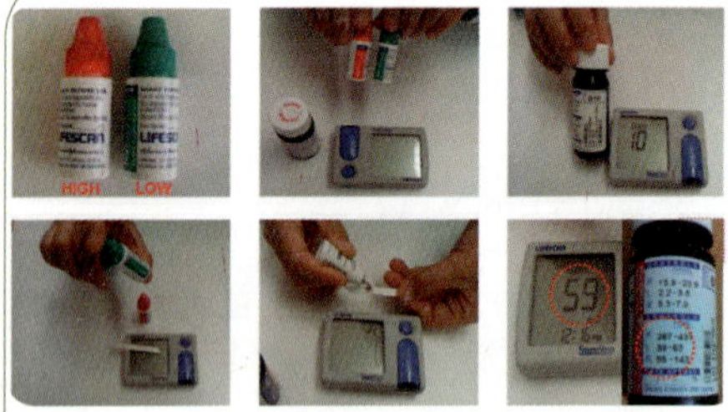

혈당기 점도 관리

아래의 그림은 국민건강보험공단에서 한국인 혈당 참조표준이니 참고바랍니다

한국인 혈당 참조표준

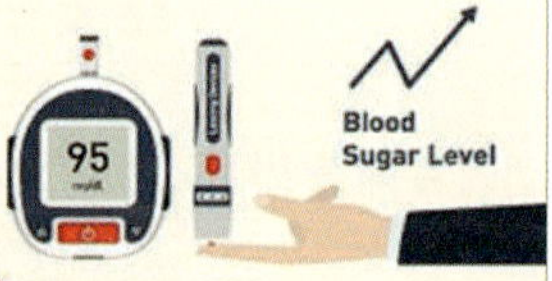

20대

연령	혈당 참조표준	
	남성	여성
20~24세	91	88
25~26세	91	88
27~28세	92	88
29~30세	93	88

30대

연령	혈당 참조표준	
	남성	여성
31~32세	94	89
33~34세	95	90
35~36세	95	90
37~38세	96	91
39~40세	97	92

40대

연령	혈당 참조표준	
	남성	여성
41~42세	98	92
43~44세	98	92
45~46세	99	93
47~48세	99	94
49~50세	100	94

50대

연령	혈당 참조표준	
	남성	여성
51~52세	100	95
53~54세	100	95
55~56세	101	96
57~58세	101	96
59~60세	101	97

60대

연령	혈당 참조표준	
	남성	여성
61~62세	101	97
63~64세	101	97
65~66세	101	97
67~68세	101	98
69~70세	101	98

70대 이상

연령	혈당 참조표준	
	남성	여성
71~72세	101	98
73~74세	101	98
75세 이상	100	99

- 사용법 : 성별, 연령별 혈당 참조표준과 자신의 공복혈당 기록을 비교하여 건강상태를 확인 합니다.
- [공복혈당] 정상범위 : 100 mg/dL 미만, 당뇨 전단계 : 100~125 mg/dL, 당뇨 : 126mg/dL 이상

국민건강보험 국가기술표준원 KRISS 한국표준과학연구원

IV 단원

미생물검사

20장

바로가기

미생물검사 1편 - 결과지 보는 법

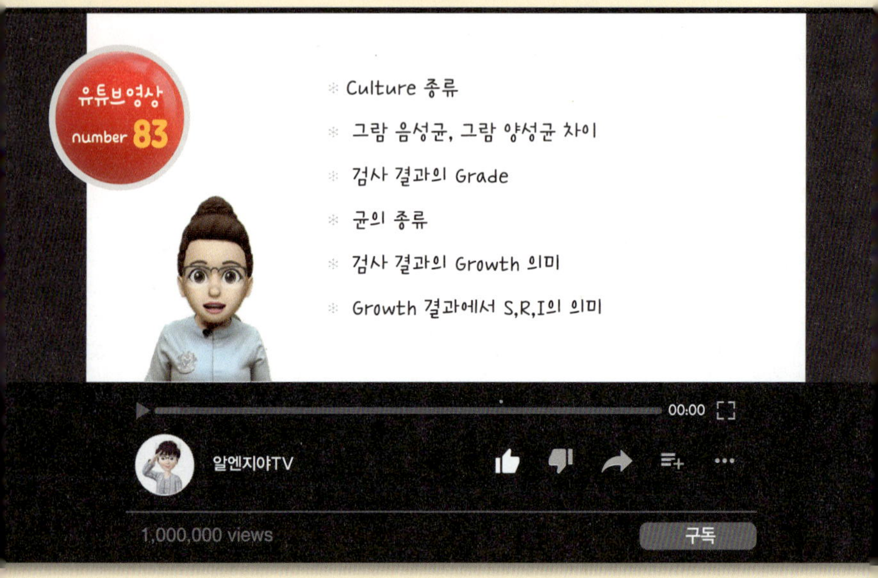

미생물 결과를 볼 때 어떤 균이 나타났는지에만 관심이 있었습니다. 그러나 우리가 환자의 치료 과정을 예측하기 위해서는 미생물 검사 결과지에 보이는 다양한 내용의 의미를 알고 있어야 합니다. 결과의 의미를 알게 된다면 검사를 어떻게 해야 환자에게 도움이 될 수 있는지도 알 수 있습니다.

이번에는 미생물 결과에 대해 이야기해볼까 합니다.

이 부분은 뜬구름 잡는다는 느낌이 어울리지 않나 싶어요. 제가 그랬거든요. '왠지 이걸 건드리게 되면 참 피곤하겠다' 라는 생각이 들었어요. 그래도 어쩌나요~.

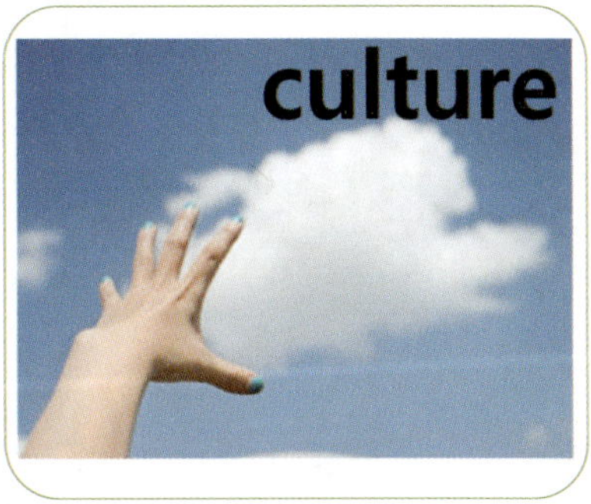

궁금한 건 또 못 참는 성격이니까 알아보는 수 밖에요.

알면 알수록 미궁으로 빠지는 듯한 느낌을 주는 분야가 이쪽이라서 너무 깊이 다루지 않으려고요. 우리가 학문을 할 건 아니니까요. 어차피 검사 결과에 따른 치료 처방은 의사가 하지만, 중간에서 미리 알고 거름 막 역할은 우리가 해야 할 일이니까 일하는 데 문제가 없도록 대략이라도 알고 가자고요.

기본적으로 culture는 균이 있어야 할 곳이 아니라 있으면 안 되는 곳에 발견되는지? 찾는다는 것을 알아야 할 것 같습니다. 그리고 신체 어느 곳에서 어떤 균이 주로 문제를 일으키는 곳이 있다는 것을 알아야 하죠.

그런데 이걸 다 외울 수는 없어요. 그냥 '이런 게 있구나.'라고만 알고 계셔도 일하는데 아~ 무런 지장이 없습니다.

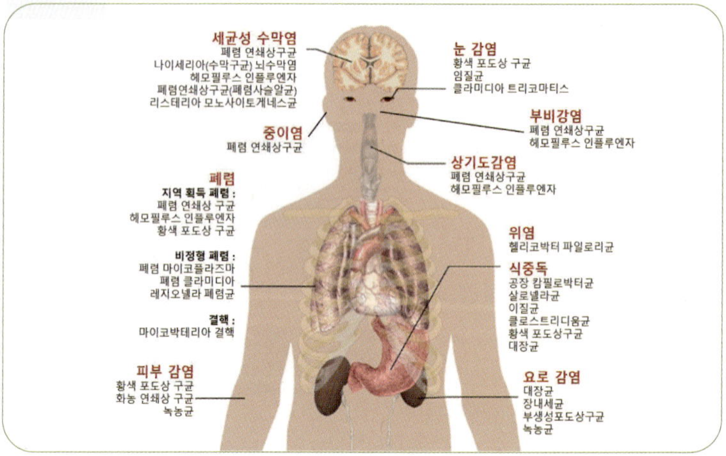

미생물 검사를 병원에서는 culture 한다고 하죠? 배양검사라고 하는데요. 균을 배양시키는 것이죠. 환자가 호소하는 부위나 증상에 따라 감염이 의심되는 부분에서 채취한 검체로 배양, 균을 자라게 해서 얼마나 많은? 어떤? 균이 인체에 영향을 미치고 있는지 찾아내서 치료하는 것입니다.

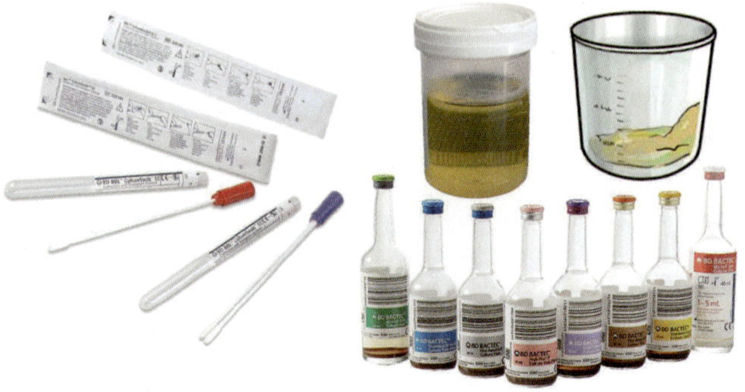

혈액을 채취하면 blood culture, 객담(=가래)을 채취하면 sputum culture, 소변을 채취하면 urine culture라고 하는 것이죠.

간혹 인체 곳곳에서 pus, 즉 고름이 생겼거나 인체 어딘가에 관을 꽂아놓은 자리에 문제가 생겨서 면봉 같은 것으로 검체를 채취하면 tip culture라고 부르기도 하고요.

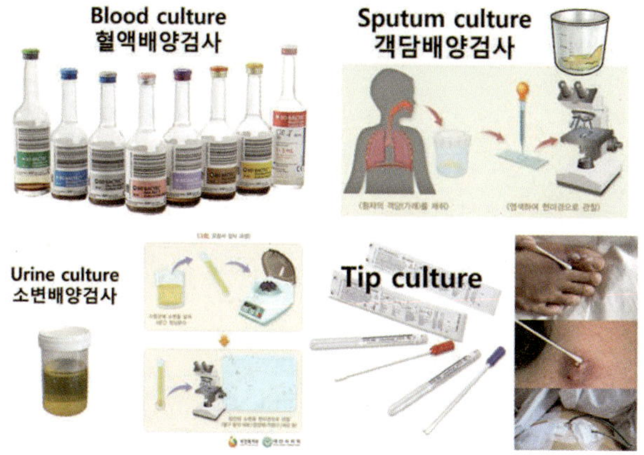

Culture 종류

이렇게 culture를 하면 진단 검사 의학과에서는 검체를 분석하게 되는데요. 제가 항생제 시리즈에서 이야기해드렸지만 그람 양성, 그람 음성에 대해서는 들어보셨죠?

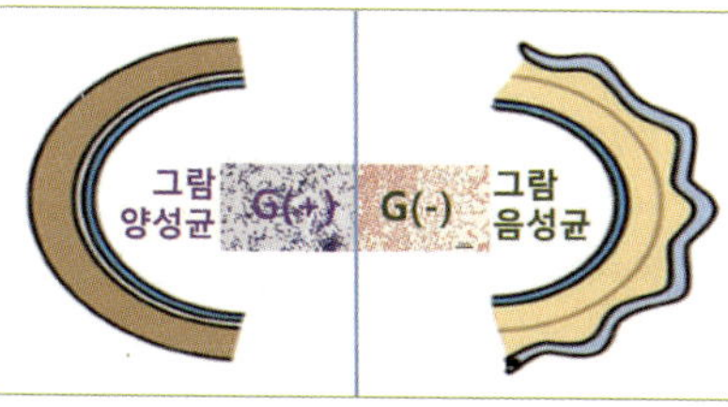

균이 생긴 모양에 따라서도 잘 기생하고 자라는 곳이 있다고도 말씀드렸고요.

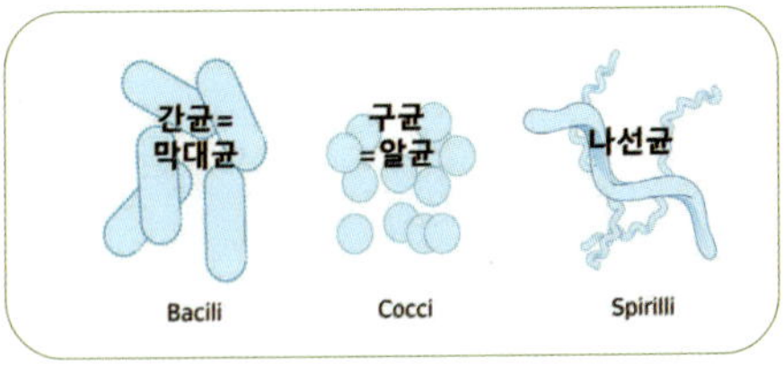

이러한 균의 특성에 따라 검사 결과지에 표기해서 결과를 내보내 주는 것입니다.

Gram's Stain		[최종보고]
··Grade	6 Grade(WBC <10, EP <10)	
··Gram(+)Cocci	Rare	[최종보고]
··Gram(-)Rod	Few	[최종보고]
Culture & Sensitivity(Respir	Growth	[최종보고]
→ Escherichia coli	완료	
Amikacin	<=16	S
Ampicillin	>16	R
Ampicillin/sulbactam	>16/8	R
Aztreonam	<=4	S
Cefepime	<=2	S
Cefotaxime	<=1	S
Ceftazidime	<=1	S
Cefuroxime	<=4	S
Ciprofloxacin	>2	R
Gentamicin	>8	R
Imipenem	<=1	S
Levofloxacin	>4	R
Meropenem	<=1	S
Piperacillin	>64	R

Culture 결과지

그럼 우선 검사 결과지에 표기되는 것을 보고, 제가 왜 이런 복잡한 말씀을 드리는지 알아볼까요? 이 표를 보면 Gram's stain이라고 있죠?

Gram's stain (sputum culture)	결과
- Grade	5 grade
- Gram(+) Cocci	Many
- Gram(—) Rod	Rare
- Yeast like cell	Rare
Culture & sensitivity	Growth
- Escherichia coli	

Gram's stain 결과

sputum culture라고 가정하고요. 어떤 균이 있는지 확인하기 위한 염색법입니다. 세균이 외막이 있느냐 없느냐의 특성에 따라 크게 두 그룹인 그람 양성균, 그람 음성균으로 분류하는데 덴마크 국적의 세균학자 Hans Christian Gram의 이름에서 유래했다고 하고요. 이건 검체에서 어느 정도의 균이 있는지 확인하는 데 사용됩니다.

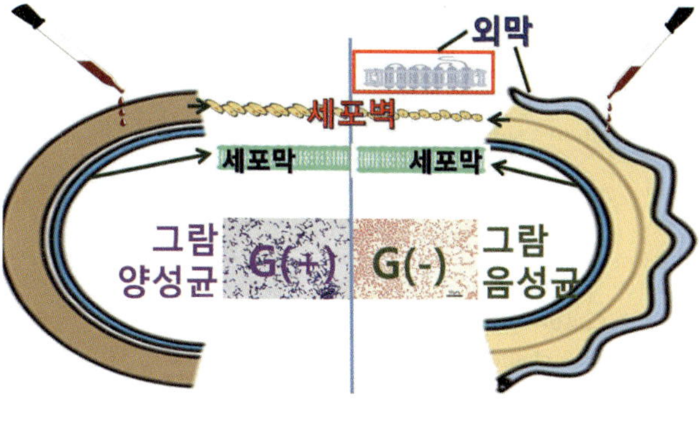

그람양성균 vs 그람음성균

결과표에서 many, rare로 표현되죠? 많다, 적다는 정도로 확인되는 것이고요. 1+는 rare, 2+는 few, 3+는 moderate, 4+는 many 또는 heavy로 표현되기도 합니다. 그렇지만 매우 많은 균을 이 그람염색법으로 다 찾아낼 수는 없어요. 염색되는 종류만 찾아내져서 결괏값으로 표현되는 것이죠.

1+ rare / 2+ few / 3+ moderate / 4+ many or heavy

Gram's stain (sputum culture)	결과
- Grade	5 grade
- Gram(+) Cocci	Many
- Gram(—) Rod	Rare
- Yeast like cell	Rare
Culture & sensitivity	Growth
- Escherichia coli	

Gram's stain 결과 의미

이제부터 하나하나 보고 가겠습니다. 우선 grade가 나오죠. 등급을 매기는 거예요. 세균 배양 검사 하려면 이게 제대로 된 검체인가를 먼저 보아야 합니다. 검체의 quality가 검사하기에 좋은 검체인가를 보는 것이죠.

검체의 quality

Gram's stain (sputum culture)	결과
- Grade	5 grade
- Gram(+) Cocci	Many
- Gram(—) Rod	Rare
- Yeast like cell	Rare
Culture & sensitivity	Growth
- Escherichia coli	

Gram's stain-grade

객담이 얼마나 되는지 확인하고 WBC, 즉 백혈구가 얼마나 있는지?

Epithelial cells, 상피세포가 얼마나 있는지? 확인하게 되는데요. 기관지로부터 '캑캑'해서 뱉어내야 가래 검사가 제대로 되는 것인데, 환자가 침만 뱉어오는 경우가 참 많아요. 입에서 침을 짜내 뱉어내려면 눈에 보이지는 않지만 입 안쪽의 백혈구와 상피세포도 같이 나오게 되는데요. 이 상피세포의 수가 많을수록 침에 의한 오염이 많다고 판단되는 것이죠.

WBC(백혈구) Epithelial cells(상피세포)

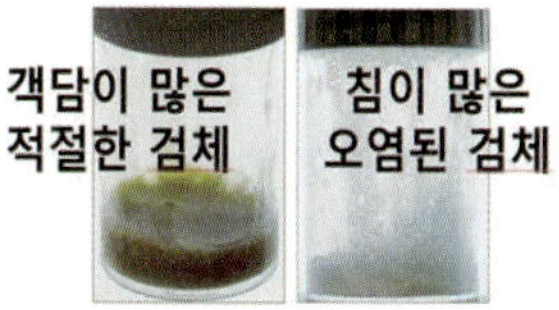

Sputum gram stain grade
Grade 1 (WBC<10/LPF, EPC≥25/LPF)
Grade 2 (WBC 10-25/LPF, EPC≥25/LPF)
Grade 3 (WBC≥25/LPF, EPC≥25/LPF)
Grade 4 (WBC≥25/LPF, EPC 10-25/LPF)
Grade 5 (WBC≥25/LPF, EPC<10/LPF)
Grade 6 (WBC<10/LPF, EPC<10/LPF)

Murray & Washington grading system

Grade 의미

객담이 많이 생성된다면 그 객담이 중대한 질병인 폐렴과 같은 병까지 일으킬 종류인지를 보고 그것을 치료하기 위한 목표를 세워야 하는데 침만 뱉어낸다면 검사의 의미가 없어지는 것입니다.

우리가 일하면서 폐 쪽을 열심히 두드려 가면서 suction을 해서 검체를 내리거나 "침만 뱉으시면 안 돼요~"라고 해야 하는 이유가 여기에 있습니다.

Grade 1~3의 경우 객담보다 침이 많이 섞인 것이기 때문에 검체로서의 질이 많이 떨어지는 것이고, Grade 4~6의 경우 검체의 의미가 있는 것으로 판단합니다.

Sputum gram stain grade		
침이 많아서 **부적절**	Grade 1	WBC<10/LPF, EPC≥25/LPF)
	Grade 2	WBC 10-25/LPF, EPC≥25/LPF)
	Grade 3	WBC≥25/LPF, EPC≥25/LPF)
객담이 많아서 **적합**	Grade 4	WBC≥25/LPF, EPC 10-25/LPF)
	Grade 5	WBC≥25/LPF, EPC<10/LPF)
	Grade 6	WBC<10/LPF, EPC<10/LPF)

Murray & Washington grading system

검체의 질(quality)

다음으로 Gram(+), Cocci라고 표현되어 있죠? 그람 양성균의 구형의 둥근 모양을 가진 세균을 말합니다. 그리고 Gram(−), Rod라고 표현되어 있는 것은 그람 음성균 중에 막대균 또는 간균이라고 표현되는 균을 말하죠.

Gram's stain (sputum culture)
- Grade
- Gram(+) Cocci **(예시)**
- Gram(—) Rod
- Yeast like cell

Culture & sensitivity
- Escherichia coli

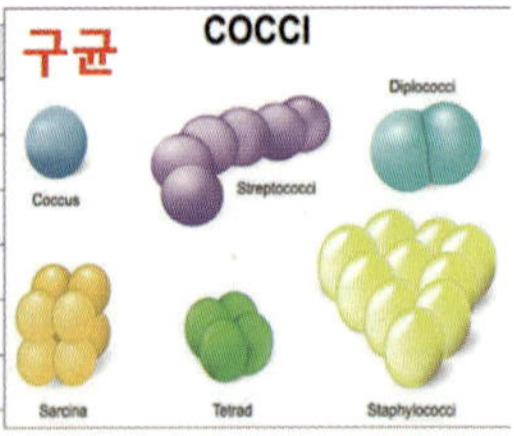

Gram's stain (sputum culture)
- Grade
- Gram(+) Cocci
- Gram(—) Rod **(예시)**
- Yeast like cell

Culture & sensitivity
- Escherichia coli

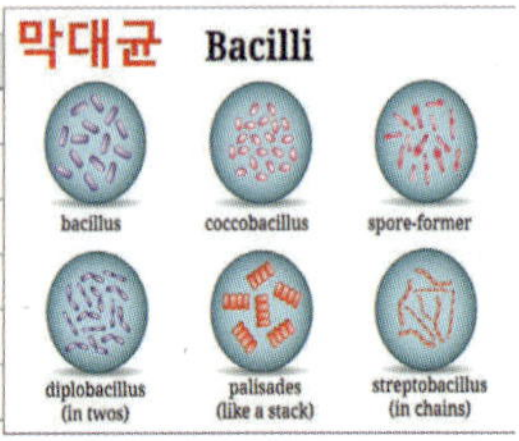

Yeast Like Cell이라고 하는 것은 효모같이 생긴? 즉, 단일 세포로 자라는 균류를 말하는데요. 좀 다르긴 하지만 곰팡이 같은 것들이라고 표현하면 좀 더 이해가 빠를까요?

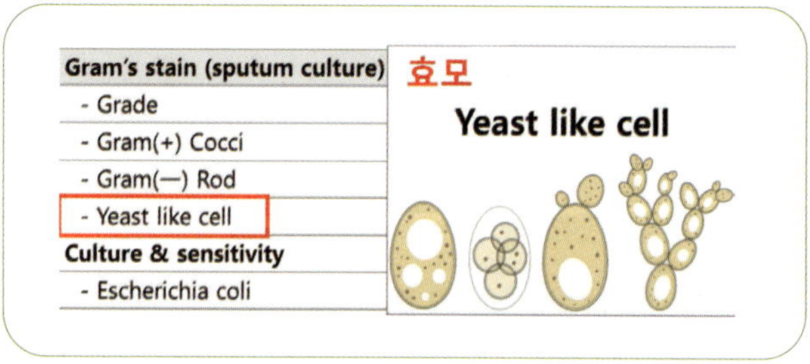

알균, 막대균을 표현하는 용어는 많이 있기 때문에 병원마다 사용하는 용어를 한 번쯤은 확인하실 필요가 있을 것 같아요.

이렇게 그람 양성균, 그람 음성균을 분리하고, 그 아래 구균과 간균으로 구분이 되고, 또 그 아래로 그러한 모양들을 갖고 있는 균을 다시 보면 대략 아래의 그림과 같은 것들이 있는데, 이보다 훨~~~씬 많지만 이 정도만 알아도 충분합니다.

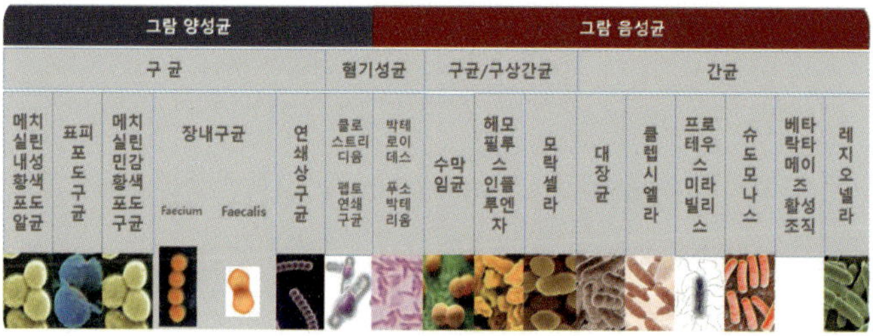

균 분류 표

이걸 다 외우려고 하지 마시고요. '이렇게 분류가 되는구나!'라고만 보시고 표는 덮어버리세요.

검사 결과지를 보면서

- Gram stain은 염색했구나!
- Grade는 침이 어느 정도 섞여 있네~
- Gram(+)은 그람 양성균이구나!
- Gram(-)는 그람 음성균이구나!
- cocci는 구균이네~, Rod는 막대균 종류네.
- Yeast cell을 보면서 곰팡이균도 있구나.

라고 생각만 하셔도 많이 알게 되신 거죠.

Gram's stain (sputum culture)	**결과**	
- Grade	5 grade	• 염색을 했구나! • 침이 어느 정도 섞여 있네~
- Gram(+) Cocci	Many	• 그람 양성균, 구균이 많네~
- Gram(—) Rod	Rare	• 그람 음성균이 조금 있구나!
- Yeast like cell	Rare	• 곰팡이 균도 조금 있었네~
Culture & sensitivity	Growth	
- Escherichia coli		

참고로 앞에서 말씀드렸지만, Gram stain 즉, 그람염색은 예비적인 검사 기법이라고 생각하시는 게 더 맞는 것이고, 배양 결과 또는 특정 종류의 균에 대한 추가적인 검사가 필수적입니다.

그래서 아래 보이는 culture & sensitivity를 봐야 하는 것입니다. 여기에서 Growth라고 되어 있죠. 문제를 일으키는 특정 균이 자랐다는 얘기입니다.

Gram's stain (sputum culture)	결과
- Grade	5 grade
- Gram(+) Cocci	Many
- Gram(—) Rod	Rare
- Yeast like cell	Rare
Culture & sensitivity	Growth
- Escherichia coli	

Culture & Sensitivity-Growth 의미

처음에 이 표가 sputum culture 즉, 가래 배양검사라고 가정했는데요. 여기에서 Escherichia coli, 대장균이 자랐다는 건데요.

Gram's stain (sputum culture)	결과
- Grade	5 grade
- Gram(+) Cocci	Many
- Gram(—) Rod	Rare
- Yeast like cell	
Culture & sensitivity	
- Escherichia coli	

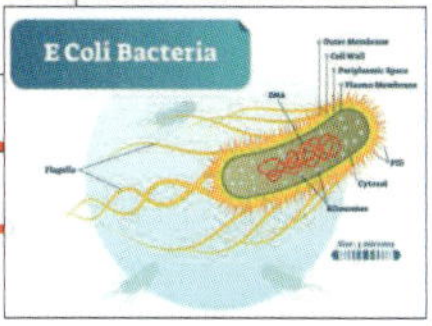

대장균은 대장 속에 많이 분포하고 있고 장 속에서는 일반적인 상태에서 사람에게 해를 끼치지는 않습니다. 항상성이 깨지거나 내부 상처로 인해 있으면 안 되는 곳으로 스며들어 갔거나 손과 같은 매개체를 통해 있으면 안 되는 곳으로 옮겨졌을 때 질병을 일으키게 되는 것이죠.

아래의 검사 결과를 보면 sputum에서 대장균이 나왔으니 분명 질병을 일으켰을 거예요.

Gram's stain (sputum culture)	**결과값**
- Grade	5 grade
- Gram(+) Cocci	Many
- Gram(—) Rod	Rare
- Yeast like cell	Rare
Culture & sensitivity	Growth
- Escherichia coli	

"객담 배양 검사에서 대장균이 자랐음."

구강과 상기도에도 문제를 일으키지 않고 상주하는 비 병원성균이 있습니다. 종류는 매우 많기 때문에 다 언급하기는 어렵고요. 그렇지만 대장균은 기관지에 있으면 안 되는 균이죠. 기관지에서 균이 자랐다면 그냥 사라지기는 어렵기 때문에 항생제 치료를 받아야만 할 거예요.

여기서 한 번 더 들어가 볼까요? 검사 결과에서 culture & sensitivity 결과에서 Escherichia coli, 대장균이 'growth=자랐다'라고 했으니까 가래나 배양검사에서 대장균이 자랐다고 말씀드렸죠.

"객담 배양 검사에서 대장균이 자랐음."

Culture & Sensitivity(Respir	Growth	[최종보고]
→ Escherichia coli	완료	

그리고 그 아래 여러 항생제 이름과 함께 S, R, I와 같은 암호인지 뭔지 적혀 있는 것을 보게 되실 거예요.

Culture & Sensitivity(Respir	Growth	[최종보고]
→ Escherichia coli	완료	
Amikacin	<=16	S
Ampicillin	>16	R
Ampicillin/sulbactam	>16/8	R
Aztreonam	<=4	S
Cefepime	<=2	S
Cefotaxime	<=1	S
Ceftazidime	<=1	S
Cefuroxime	<=4	S
Ciprofloxacin	>2	R
Gentamicin	>8	R
Imipenem	<=1	S
Levofloxacin	>4	R
Meropenem	<=1	S
Piperacillin	>64	R
Tobramycin	8	I
Trimethoprim/sulfamethoxazole	>2/38	R
Cefoxitin	<=8	S
Cefazolin	4	I
Piperacillin/tazobactam	<=16	S
Tigecycline	<=2	S
Ticarcillin/K Clavulanate	<=16	S

검사결과의 S,R,I 의미

앞에는 이 균을 죽일 수 있는 항생제들이 적혀 있고, 그 항생제가 S 인지, R 인지, I 인지 표기해 준 것이죠.

Culture & Sensitivity(Respir	Growth	[최종보고]
→ Escherichia coli	완료	
Amikacin	<=16	S
Ampicillin	>16	R
Ampicillin/sulbactam	>16/8	R
Aztreonam	<=4	S
Cefepime	<=2	S
Cefotaxime	<=1	S
Ceftazidime	<=1	S
Cefuroxime	<=4	S
Ciprofloxacin	>2	R
Gentamicin	>8	R
Imipenem	<=1	S
Levofloxacin	>4	R
Meropenem	<=1	S
Piperacillin	>64	R
Tobramycin	8	I
Trimethoprim/sulfamethoxazole	>2/38	R
Cefoxitin	<=8	S
Cefazolin	4	I
Piperacillin/tazobactam	<=16	S
Tigecycline	<=2	S
Ticarcillin/K Clavulanate	<=16	S

검사결과의 항생제 표기

S는 Susceptible 직역하자면 '민감한'이라는 뜻인데요. 권장 용량의 항균제로 치료 가능하다는 뜻이고,

Tobramycin	8	I
Trimethoprim/sulfamethoxazole	>2/38	R
Cefoxitin	<=8	S
Cefazolin	4	I
Piperacillin/tazobactam	<=16	S
Tigecycline	<=2	S
Ticarcillin/K Clavulanate	<=16	S

Susceptible
권장 용량의 항균제로 치료 가능

R은 Resistant 직역하면 '저항력 있는'이라는 뜻이죠. 여기에서는 일반적인 용량으로는 치료되지 않는다는 얘기고,

Tobramycin	8	I
Trimethoprim/sulfamethoxazole	>2/38	R
Cefoxitin	<=8	S
Cefazolin	4	I
Piperacillin/tazobactam	<=16	S
Tigecycline	<=2	S
Ticarcillin/K Clavulanate	<=16	S

Resistant
일반적인 용량으로 치료되지 않음

I는 Intermediate or moderately susceptible, 용량을 늘리거나 다른 약으로 대체를 권유한다는 의미입니다.

Tobramycin	8	I
Trimethoprim/sulfamethoxazole	>2/38	R
Cefoxitin	<=8	S
Cefazolin	4	I
Piperacillin/tazobactam	<=16	S
Tigecycline	<=2	S

Intermediate
용량을 늘리거나 다른 약으로 대체 권유

의사는 이러한 결과를 토대로 환자가 어느 부분에 어떤 질병이 발현했는지 확인해서 그 부분에 잘 듣는 항생제를 찾아내어 투약이 이루어지도록 하는 것이죠. 처방은 의사의 고유 권한이니까 무엇을 사용할지는 의사의 판단입니다.

자~ 오늘은 객담 검사 결과를 중심으로 culture에 대해 이야기를 해보았는데요. 저는 오늘 몇 개 안 되는 검사 결과지였지만 엄~ 청나게 많은 것을 알려드렸다는 생각이 되는데요. 뜬구름을 조금은 가까이 잡아오지 않으셨을까 싶습니다.

'간호사의 태움 속에는 여러 이유가 있겠지만,
그 속에는 모름과 실수에서 비롯된
서로의 태도의 문제도 있을 수 있다.'

- 모형중 간호사

21장

바로가기

미생물검사 2편 - 각종 미생물검사

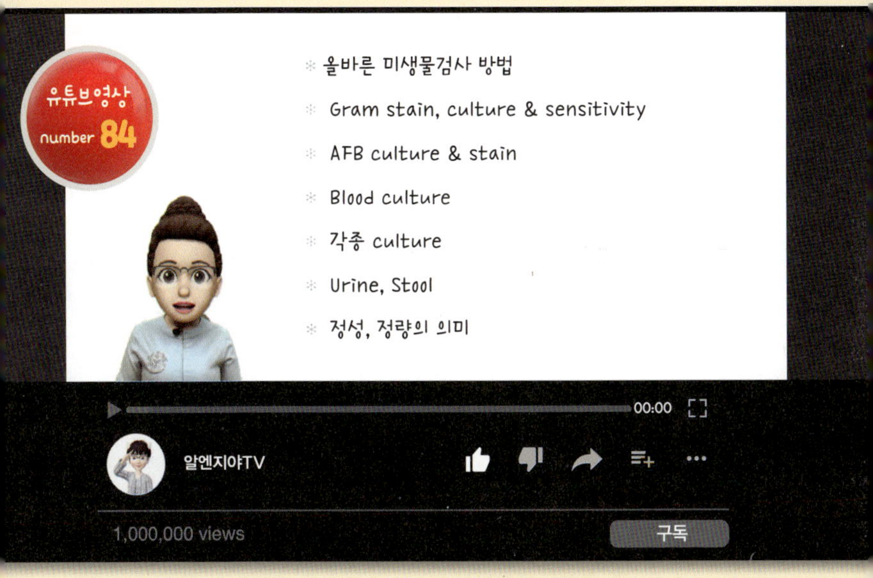

미생물 검사 시 주의사항이 많습니다.

의료인으로서 올바른 검사를 시행해야 하는 것은 기본 중의 기본입니다.

이전 편에 culture 종류와 기본적인 검사 결과지를 보는 방법에 대해 말씀드렸고, 이번에는 각종 미생물 검사 결과에 대해 이야기 합니다.

미생물 검사 결과가 한 번 알고 나면 규칙이 있고 흐름이 비슷하기 때문에 쉬울 거라고 생각했던, 저의 오산이 있었네요. 진행하다 보니까 이 역시 결코 쉽지 않은 부분이었다는 것을 또다시 느끼게 되었습니다.

여러분 일하시면서 앞뒤 다 잘라 먹고 “이거 누가 검사했어요?” “이거 어떻게 검사했어요?” “소독 제대로 하고 검사했어요?” 라는 말 들어보신 적 있으신가요?

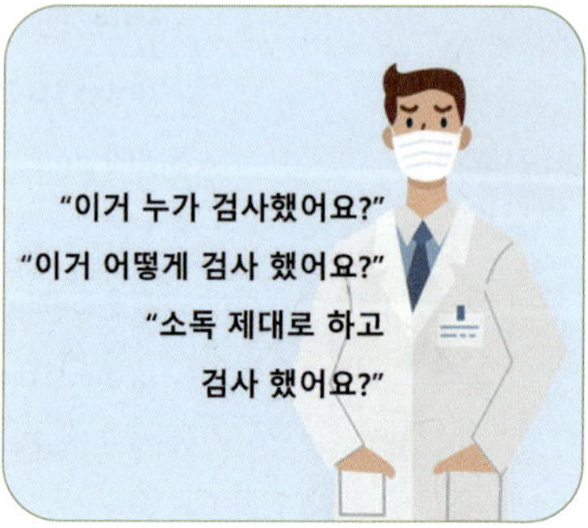

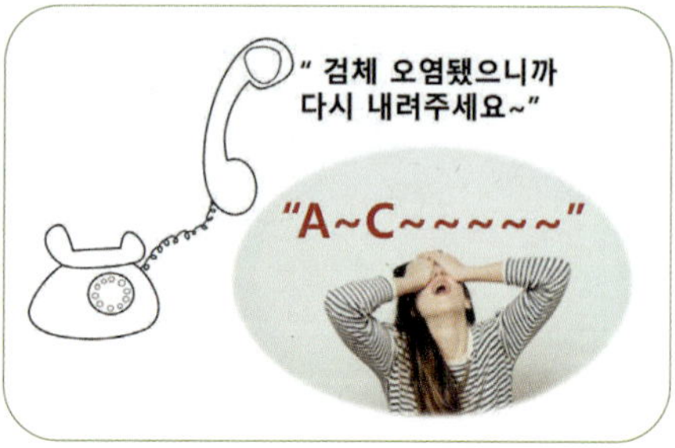

그리고 검사실에서 “검체가 오염됐으니까 다시 검사해서 내려주세요.” 라는 말은요?

지난 편에 잠시 말씀드렸지만 피부와 인체 여기저기 존재하는, 원래 우리와 같이 생활하는 정상 상재균들이 있는데요. 무균성, 즉 균이 없어야 정상인 검체라고 추정되는 것들은 혈액, 뇌척수액, 관절액과 같은 것들이 있습니다.

객담이나 분변, 상처에서 채취한 검체 그리고 인체에 꽂아놓은 관, 소변 등에서 나온 검체는 여러 정상균이 존재하는 것이죠.

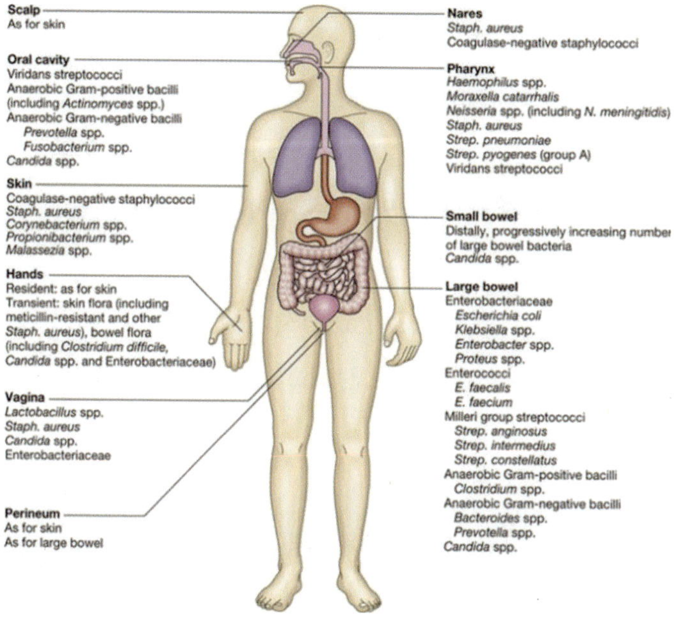

인체 상재균

예를 들어서 대장균은 소변에서 나오면 안 되는 것인데요. urine culture(소변 배양검사)를 했는데 대장균이 많~이 나왔대요. 근데 환자는 비뇨기적인 아무런 증상과 문제가 없데요. 그러면 이것은 검체를 받는 과정에서 균이 들어갔을 가능성이 높기 때문에 이런 때에는 다시 검사를 진행해서 확인해야 하죠. 증상은 없지만 실제로 균이 있을 수도 있어요. 그렇기 때문에 이런 경우에 재검사는 필수입니다.

그리고 blood culture를 했는데
환자 증상과 상관없는 피부에
원래 같이 살고 있는 상재균이
몇 가지가 검출됐대요.

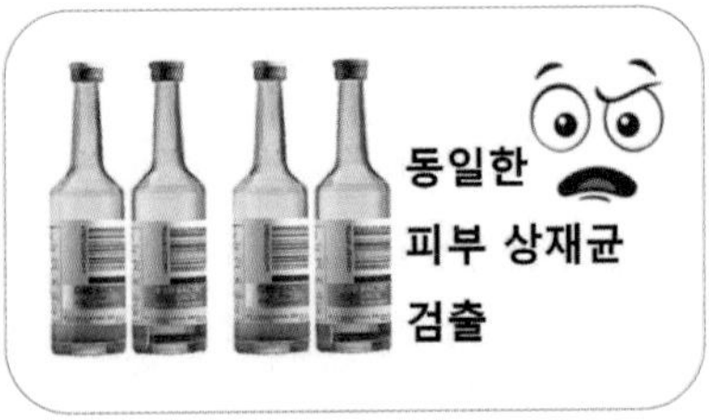

이러면 피부 소독을 제대로 하지 않고 검사를 했다는 의미가 될 거고요. 환자가 열이 나고 패혈증 증상까지 보이는데 이전 편에 말씀드린 대장균이 혈액 채취 시 나왔다면 이것은 진짜 감염이 된 것이겠죠.

다행인 것은 검사실에서 문제가 있는 것들은 통보를 해주시기 때문에 우리가 어디에 무슨 균이 있으면 되고, 안되고 하는? 모든 균을 다 외우고 있을 필요는 없습니다.

그리고 절대로 해서는 안 되는 이런 경우도 있습니다. 실제로 겪었던 일인데요.

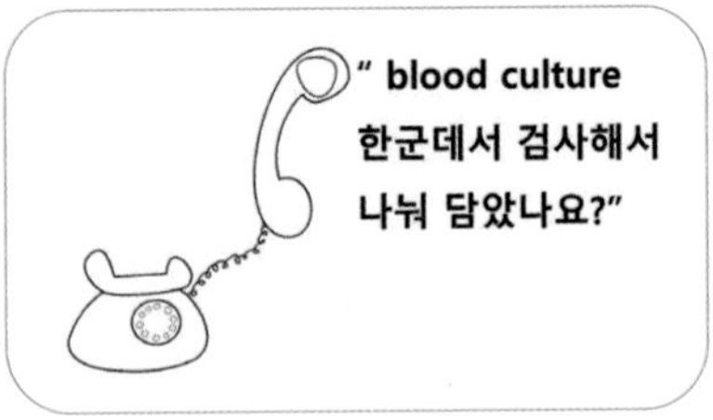

"blood culture 한 군데에서
검사해서 나눠 담았어요?"
라고 묻는 검사실의 전화가
있었습니다.

4개의 bottle에서 똑같은 피부 상재균이 검출됐다는 거예요.

이게 무슨 경우냐면요. blood culture는 1time(1set), 2times(2set)로 검사를 진행해야 하는데, 혈관을 찾기 어렵고 blood culture 하는 것이 오래 걸리니까 한 곳에서 혈액을 뽑아서 4개의 bottle에 나눠서 담은 거죠.

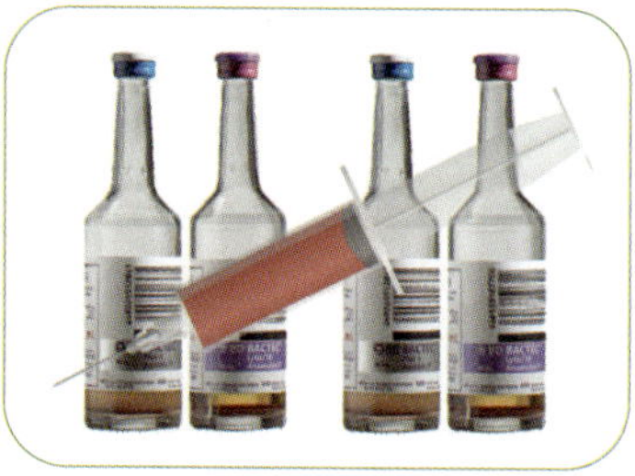

그런데 손 씻기와 피부소독도 제대로 안 했나 봐요. 거기서 똑같은 피부 상재균이 검출됐다고 하니까요. 빼박이었어요.

이것은 의료인의 양심의 문제, 환자의 안전과도 직결되니까 절대로 이런 일이 있어서는 안 됩니다.

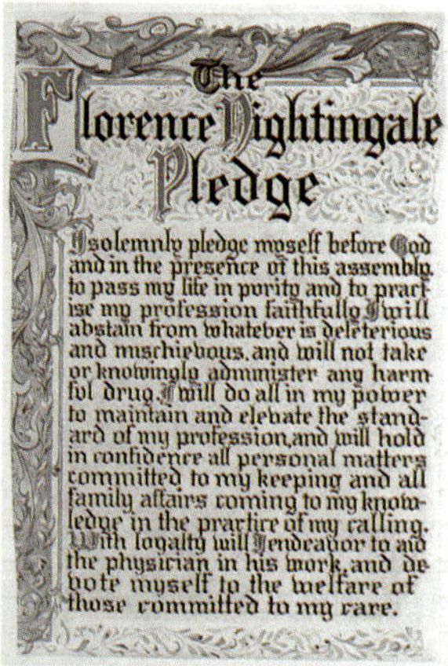

The Florence Nightingale Pledge

I solemnly pledge myself before God and in the presence of this assembly, to pass my life in purity and to practise my profession faithfully. I will abstain from whatever is deleterious and mischievous, and will not take or knowingly administer any harmful drug. I will do all in my power to maintain and elevate the standard of my profession, and will hold in confidence all personal matters committed to my keeping and all family affairs coming to my knowledge in the practice of my calling. With loyalty will I endeavor to aid the physician in his work, and devote myself to the welfare of those committed to my care.

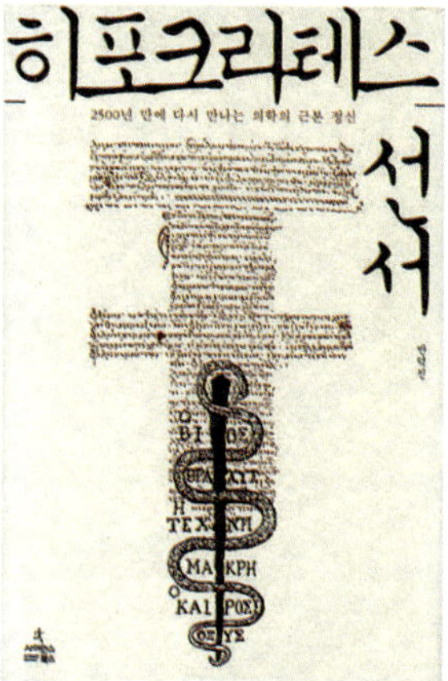

여기까지~ 검체의 균이 올바르게 검사가 진행됐는지 알려주니까 꼼수를 부려서도 안 되고, 올바른 방법으로 검사를 진행해야 한다는 말씀을 드린 것이었고요.

이전 편에 sputum culture 결과를 중심으로 결과지를 해석해 보았는데요. 제가 중요한 것을 놓치고 있었더라고요.

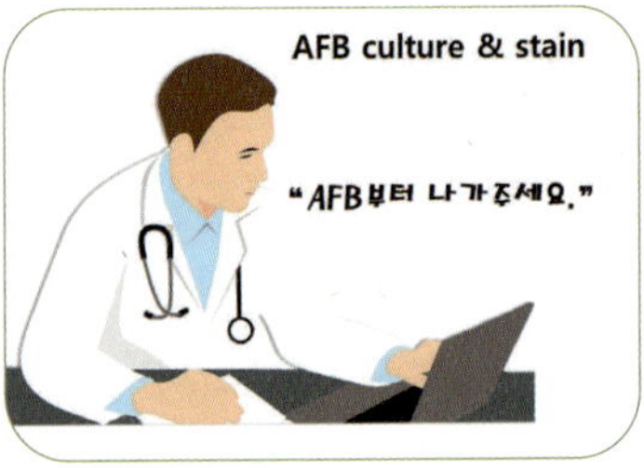

의사 선생님이 Sputum culture (가래 배양검사) 처방을 내면서 "AFB부터 나가주세요."라고 하는 말을 들어보신 적 있으신가요?

업무를 하면서 Gram stain, culture & sensitivity와 AFB culture & stain을 set으로 나가는 경우가 많은데요, 이 두 가지가 무슨 차이인지 진행하고 가보겠습니다.

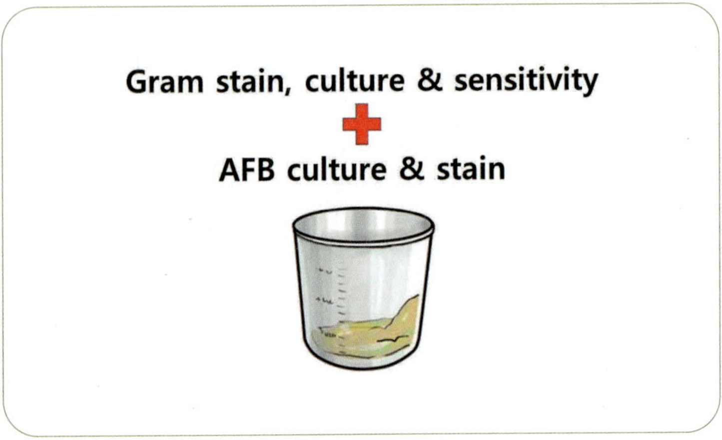

Gram stain, culture & sensitivity는 이전 편에 말씀드렸죠. 균이 얼마나 많이 나왔는지, 분석하기에는 적절한 검체였는지? 또 어떤 균이 나와서 어떤 항생제가 효과가 있는지 검사 결과로 알려준다고 했었어요. 그럼 AFB culture & stain은 무슨 의미일까요?

AFB는 Acid-Fast Bacteria이고, 이 박테리아를 culture & stain 즉, 자라게 하고 염색해서 정체가 무엇인지 찾아낸다는 얘기죠.

AFB culture & stain
배양법 & 염색법
||
Acid-Fast Bacteria
'산성'을 견디는 박테리아

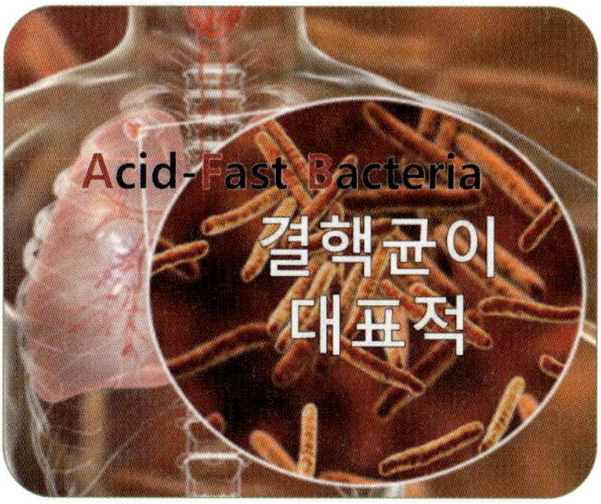

Acid-Fast는 산을 견딘다는 의미인데, 세포벽이 있어서 산을 견디는 막대기 모양의 세균으로써 대표적인 것이 Mycobacterium tuberculosis, 결핵균입니다.

환자가 만성기침, 체중 감소, 발열, 오한과 같은 폐 감염이 증상이 있고, 결핵이 의심되는데 AFB가 positive가 나왔대요. 그럼 "아~놔~" 하는 현실 말투가 튀어나오죠. AFB positive 환자와 밀접하게 접촉하였다면 나 역시 결핵에 노출되었을 수도 있다는 얘기니까요.

그리고 문제는 검사를 나갔다고 하더라도 결핵균을 배양하기 위해서 짧게는 3주, 길게는 8주라는 오랜 시간이 걸리기 때문에 환자가 퇴원한 후 알게 되는 경우도 많은데요. 의료인에서 잠복 결핵이 많은 이유이기도 합니다.

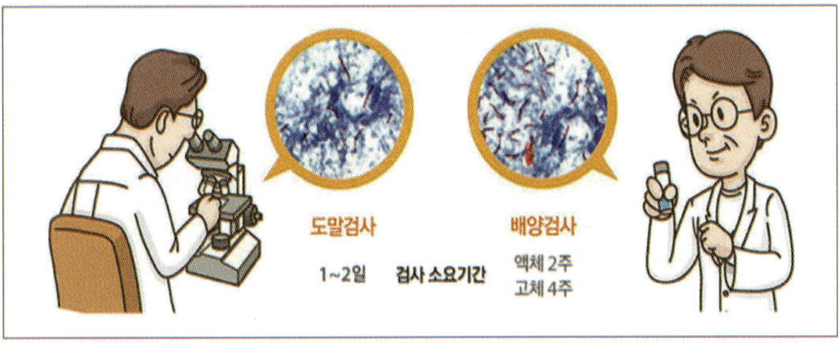

대한결핵협회

결핵균 확인 검사

AFB 검사는 최소 2일 연속, 길게는 5일 동안 가급적 잠에서 깨자마자 멸균 컵에 객담을 받아서 검사실로 보내게 됩니다.

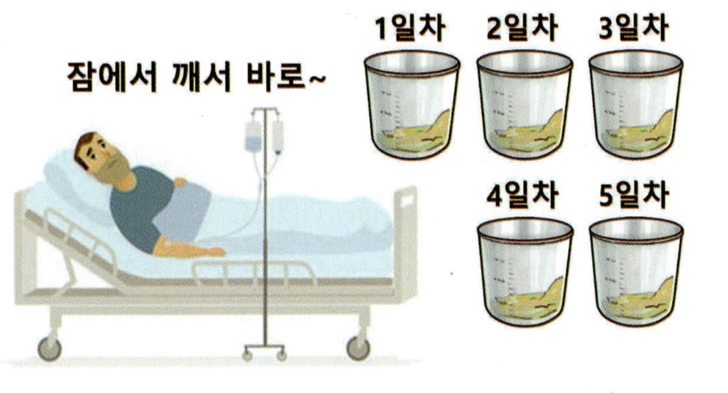

AFB가 positive 나왔다고 하면 결핵을 정확히 감별하기 위한 정밀 검사가 진행되죠. AFB를 위해 가래 검사를 받은 후에는 빨리 검사실에 내려줘야 하는데요. TB(결핵) 균이 열과 빛에 약하기 때문에 더운 환경이나 햇빛을 받을 수 있는 곳에는 두지 않도록 합니다.

여기서 한 번 더 나가면 TB PCR이 있죠? 폐결핵이 의심될 때 균의 핵산을 증폭시켜서 결핵균인지 다시 한 번 확인하는 것입니다.

결핵균에 특이적으로 존재하는 핵산, 즉 DNA를 PCR 즉 중합효소 연쇄반응이라는 것을 이용하여 증폭시킨다는 것인데요. 결과를 얻기 위한 시간이 짧아서 많이 활용하는 검사이기도 합니다. 어려운 말 다~ 치우고요. 'DNA를 이용해서 결핵균인지 확인하는 거구나~'라고 생각하시면 됩니다.

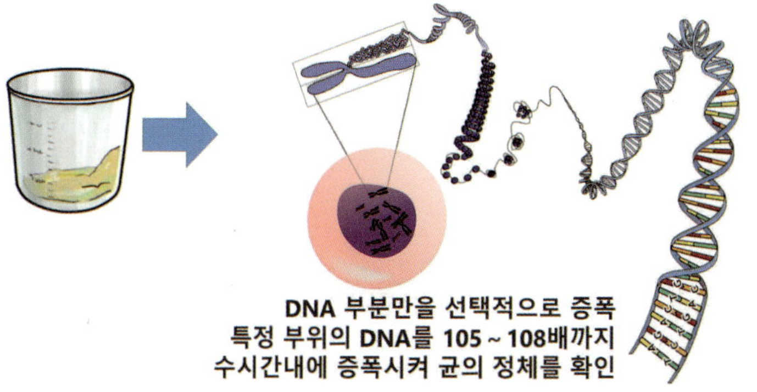

TB PCR

또 한 번 더 들어가면 호흡기 바이러스 14종, 20종과 같은 검사가 있는데 이것은 호흡기에 문제를 일으키는 바이러스를 찾아내기 위한 것인데요. 14가지 혹은 20가지 혹은 그 이상의 바이러스 종류가 있나? 없나? positive, negative라는 검사 결과로 알려줍니다.

검사명	참고
호흡기바이러스 (Respiratory Virus)	
Adeno virus	Negative
Rhino virus	Positive
Influenza virus A	Negative
Influenza virus B	Negative
Parainfluenza virus 1	Negative
Parainfluenza virus 2	Negative
Parainfluenza virus 3	Negative
RSV A	Negative
RSB B Boca virus	Negative
.	.
.	.
.	.

호흡기 바이러스 검사

만약, 검사 중에서 positive가 나왔다면 그에 맞는 치료가 들어가야 하는 것이죠.

자~ 여기까지는 sputum 검사로 많이 진행되는 것에 대해 진행을 해보았고요. 다시 한번 blood culture 검사 결과지를 볼까요? 어느 부분에서 검사를 시행했는지 보아야 하죠.

아래의 결과지는 3set을 진행한 검사이죠. 다리, 손, 중심 정맥에서 혈액검사를 시행했다고 가정하고요.

검사명	결과	참고
호기성 혈액배양		**정맥, 하지(다리) LEFT**
- Growth	No growth for 5days	
- 혈액배양 결과	No growth for 5days	
혐기성 혈액배양		**정맥, 하지(다리) LEFT**
- Growth	No growth for 5days	
- 혈액배양 결과	No growth for 5days	
호기성 혈액배양		**정맥, 상지(손) LEFT**
- Growth	No growth for 5days	
- 혈액배양 결과	No growth for 5days	
혐기성 혈액배양		**정맥, 상지(손) LEFT**
- Growth	No growth for 5days	
- 혈액배양 결과	No growth for 5days	
호기성 혈액배양		**정맥, 중심정맥카테터 RIGHT**
- Growth	No growth for 5days	
- 혈액배양 결과	No growth for 5days	
혐기성 혈액배양		**정맥, 중심정맥카테터 RIGHT**
- Growth	No growth for 5days	
- 혈액배양 결과	No growth for 5days	

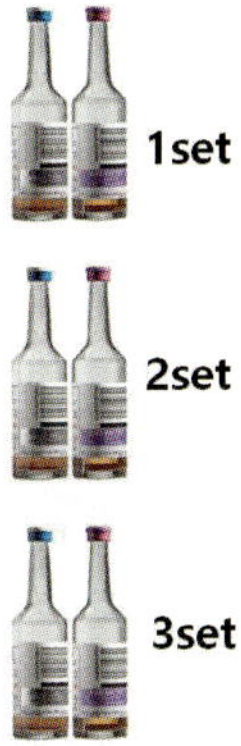

호기성 혈액 배양, 혐기성 혈액 배양이라는 것이 있습니다. blood culture bottle이 혐기성, 호기성 배지가 있어요. 유튜브 38번 영상 항생제 편에서 blood culture에 대해서 잠깐 언급했었죠.

▶ 38번 영상

검사명	결과	참고
호기성 혈액배양		정맥, 하지(다리) LEFT
- Growth	No growth for 5days	
- 혈액배양 결과	No growth for 5days	
혐기성 혈액배양		(다리) LEFT
- Growth	No growth for	
- 혈액배양 결과	No growth for	
호기성 혈액배양		(손) LEFT
- Growth	No growth for 5days	
- 혈액배양 결과	No growth for 5days	
혐기성 혈액배양		LE
- Growth	No growth for 5days	
- 혈액배양 결과	No growth for 5days	
호기성 혈액배양		백카
- Growth	No growth for 5days	
- 혈액배양 결과	No growth for 5days	
혐기성 혈액배양		백카
- Growth	No growth for 5days	
- 혈액배양 결과	No growth for 5days	

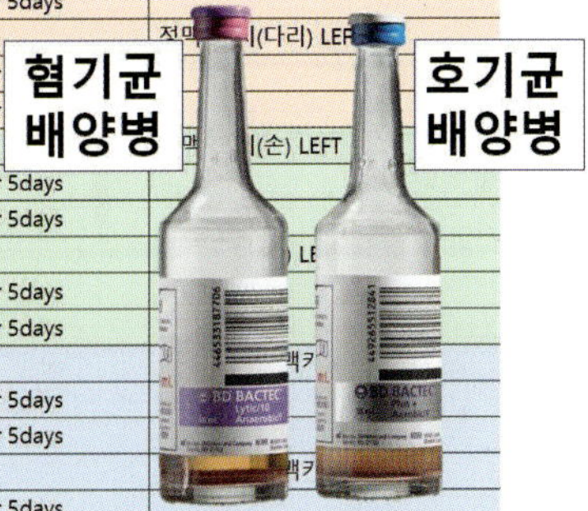

IV Blood Culture

검사를 진행하면 혈관은 무균 상태여야 하고, 대부분 No growth로 나오죠. 5일 동안 배양시켰지만 아무것도 검출되지 않았다는 이야기가 되겠죠?

검사명	결과	참고
호기성 혈액배양		정맥, 하지(다리) LEFT
- Growth	No growth for 5days	
- 혈액배양 결과	No growth for 5days	
혐기성 혈액배양		정맥, 하지(다리) LEFT
- Growth	No growth for 5days	
- 혈액배양 결과	No growth for 5days	
호기성 혈액배양		정맥, 상지(손) LEFT
- Growth	No growth for 5days	
- 혈액배양 결과	No growth for 5days	
혐기성 혈액배양		정맥, 상지(손) LEFT
- Growth	No growth for 5days	
- 혈액배양 결과	No growth for 5days	
호기성 혈액배양		정맥, 중심정맥카테터 RIGHT
- Growth	No growth for 5days	
- 혈액배양 결과	No growth for 5days	
혐기성 혈액배양		정맥, 중심정맥카테터 RIGHT
- Growth	No growth for 5days	
- 혈액배양 결과	No growth for 5days	

만약, 균이 검출되었다면 이 표에서 보이듯이 결괏값에 growth로 표현이 될 테고, 이전 편에 sputum culture 결과에서처럼 동일하게 어떤 균이 자랐는지 보이고요.

검사명	결과	참고
호기성 혈액배양		정맥, 상지(팔) LEFT
- Streptococcus Pneumoniae	Growth	
혐기성 혈액배양		정맥, 상지(팔) LEFT
- Streptococcus Pneumoniae	Growth	
Cefepime	<=1	S
Cefotamime	<=0.5	S
Cefuroxime	<2	R

이것이 어떤 항균제에 민감한지 나타나고, 어느 정도의 항생제 최소 농도로 이 균을 잡을 수 있는지 결괏값으로 보입니다.

검사명	결과	참고
호기성 혈액배양		정맥, 상지(팔) LEFT
- Streptococcus Pneumoniae	Growth	
혐기성 혈액배양		정맥, 상지(팔) LEFT
- Streptococcus Pneumoniae	Growth	
Cefepime	<=1	S
Cefotamime	<=0.5	S
Cefuroxime	<2	R
Clindamycin	<0.5	R
Levofloxacin	1	S
Meropenem	<0.5	I
penicillin	<=1	S
Tetracycline	>4	R
.	.	.
.	.	.
.	.	.
.	.	.
.	.	.

복수나 간담도계 등 인체 어딘가에서 검체를 추출해서 culture를 진행했다면 body fluid 검사 결과로 나올 것이고, 기관지 내시경을 해서 culture를 진행했다면 bronchial washing,

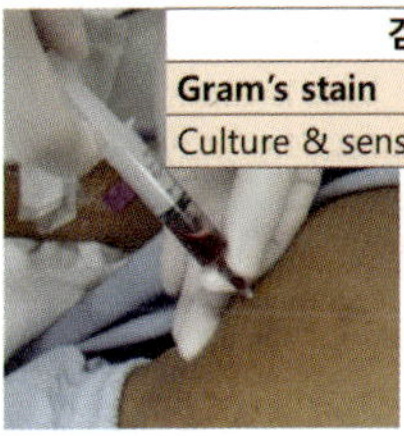

검사명	결과
Gram's stain	
Culture & sensitivity (Body fluid)	No Growth

검사명
Gram's stain
Culture & Sensitivity (Bronchial Washing)
결과
Alpa-Hemolytic strep. Neisseria

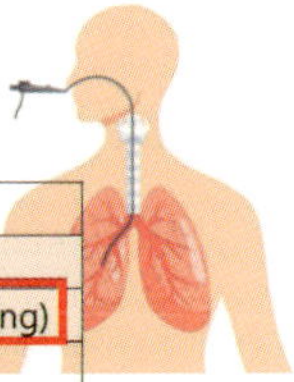

그리고 질과 같은 곳에서 검사했다면 vaginal swab, catheter와 같은 곳에서도 tip culture가 가능하죠.

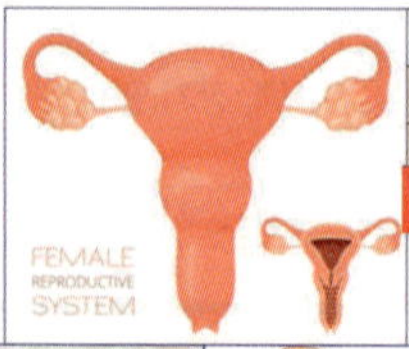

검사명	결과
Gram's stain	
Culture & Sensitivity (Vaginal swab)	Klebsiella Pneumoniae

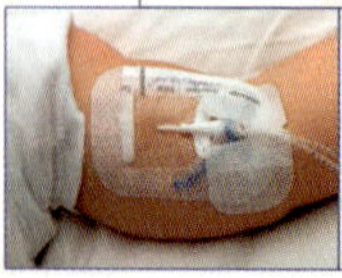

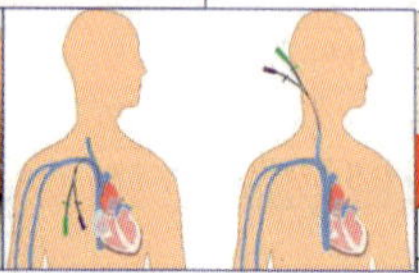

검사명
Fungal culture
- Final report (blood / catheter tip / Peritoneal fluid)
결과
No. Fungus Isolated

하는 김에 urine과 stool도 잠깐 하고 가볼까요?

urine culture 결과표에 Genitourinary라고 되어 있는 것은 비뇨생식기라는 뜻입니다.

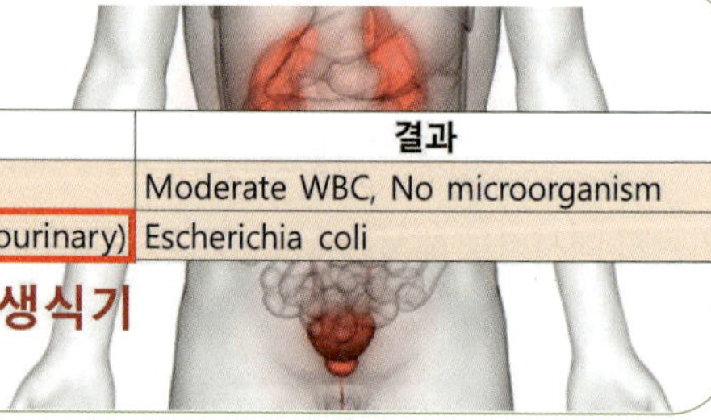

검사명	결과
Gram's stain	Moderate WBC, No microorganism
culture & sensitivity (Genitourinary)	Escherichia coli

비뇨생식기

urine culture 결과에서 나머지는 다 같은데 특이한 부분은 WBC가 표현되어 있는데요. 방광에는 백혈구가 없어야 하는데,

검사명	결과
Gram's stain	Moderate WBC, No microorganism
culture & sensitivity (Genitourinary)	Escherichia coli

urine에 백혈구가 positive라고 표현되는 것은 방광염, 요도염, 전립선염과 같이 문제가 있거나 균이 있을 때 그것들을 죽이기 위해 WBC가 활성화되는 것입니다.

stool에 parasite Egg examination은 기생충과 기생충 알(ova)과 기생충 유충(larva)을 찾아내는 것이고,

검사명	결과
Stool Parasite Exam	
Parasite Egg Examination	Not found
Protozoa Examination	Not found
Stool microscopy	Not found
Occult blood, stool, 정량	Negative
Stool fat, 정량	Negative
Culture & Sensitivity (GI system)	

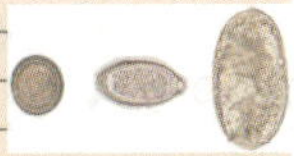

protozoa examination은 아메바 같은 원충류를 찾아내는 것이죠.

검사명	결과
Stool Parasite Exam	
Parasite Egg Examination	Not found
Protozoa Examination	Not found
Stool microscopy	Not found
Occult blood, stool, 정량	Negative
Stool fat, 정량	Negative
Culture & Sensitivity (GI system)	
Final report	No salmonella, Shigella, Vibrio, isolated

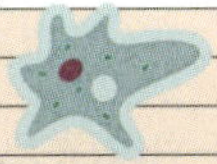

stool microscopy는 백혈구, 적혈구가 있는지를 찾아내는 것이고,

검사명	결과
Stool Parasite Exam	
Parasite Egg Examination	Not found
Protozoa Examination	Not found
Stool microscopy	Not found
Occult blood, stool, 정량	Negative
Stool fat, 정량	Negative
Culture & Sensitivity (GI system)	
Final report	No salmonella, Shigella, Vibrio, isolated

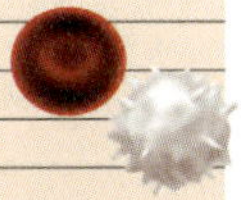

occult blood stool이라는 것은 잠혈, 즉 분변 속에 혈액 성분이 있는가를 찾아내는 것입니다.

검사명	결과
Stool Parasite Exam	
Parasite Egg Examination	Not found
Protozoa Examination	Not found
Stool microscopy	Not found
Occult blood, stool, 정량	Negative
Stool fat, 정량	Negative
Culture & Sensitivity (GI system)	
Final report	No salmonella, Shigella

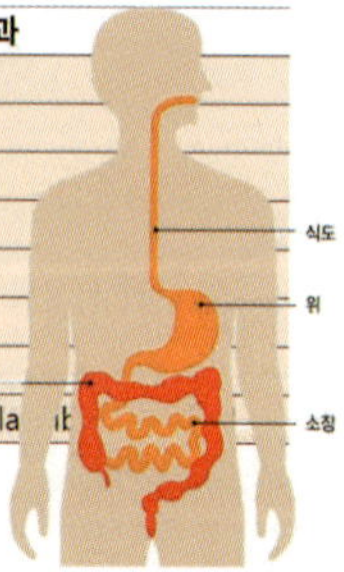

위장관 출혈여부 확인

만약 microscopy와 occult blood가 positive로 확인되었다면 위장관 어딘가에 출혈이 있다는 이야기라서 정밀검사를 진행해야 하죠.

stool fat은 지방 변이죠? 지방 소화가 안 되고 배출이 되었다는 것이라서 위장관에서 지방이 분해도 안 되고 흡수도 안 되었다는 이야기죠.
이 역시 positive가 나왔다면 추가 위장관 검사를 진행해야 합니다.

검사명	결과
Stool Parasite Exam	
Parasite Egg Examination	Not found
Protozoa Examination	Not found
Stool microscopy	Not found
Occult blood, stool, 정량	Negative
Stool fat, 정량	Negative
Culture & Sensitivity (GI system)	
Final report	No salmonella, Shige

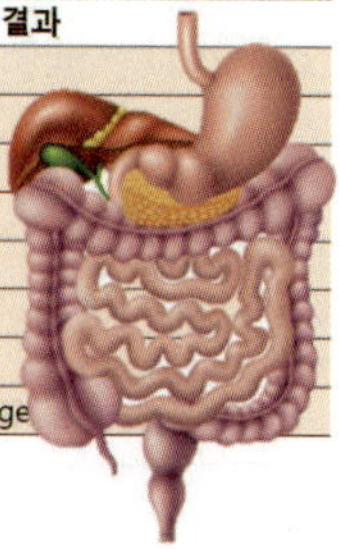

지방변 – 분해, 흡수 부적절

마지막으로 정량이라는 말이 보이는데요. 정성, 정량이라는 것을 보셨나요? 정성은 균이나 있으면 안 되는 존재가 발견되었다는 뜻이고 정량은 그 발견된 무언가가 얼마나 있는가를 표현해 주는 것입니다. 정성 검사에서 위양성, 즉 거짓양성 결과가 많기 때문에 정량 검사를 주로 시행하게 됩니다.

검사명	결과
Stool Parasite Exam	
Parasite Egg Examination	Not found
Protozoa Examination	Not found
Stool microscopy	Not found
Occult blood, stool, 정량	Negative
Stool fat 정량	Negative
Culture & Sensitivity (GI system)	
Final report	No salmonella, Shigella, Vibrio, isolated

정성 - 어떤 존재의 발견? / 정량 – 어떤 존재가 얼마나 있는가?

자~ 기본적으로 봐야 하는 매우 여러 가지 검사 결과에 대해 이야기 드렸는데요. 너무 여러 가지를 말씀드려서 정신이 없으실지도 모르겠어요. 깊이 들어갈 필요는 없는 것 같고, 결과지가 무엇을 의미하는지만 알고 있어도, 제가 신규 시절 positive, negative만 보면서 무언가가 있고? 없구나? 하는 것보다는 선생님들은 의미를 알고 일하게 되는 거니까 업무의 이해도에는 매우 큰 차이가 있지 않을까 싶습니다.

V 단원

심전도 검사

22장

바로가기

심전도 검사 1편 - LEAD I, II, III

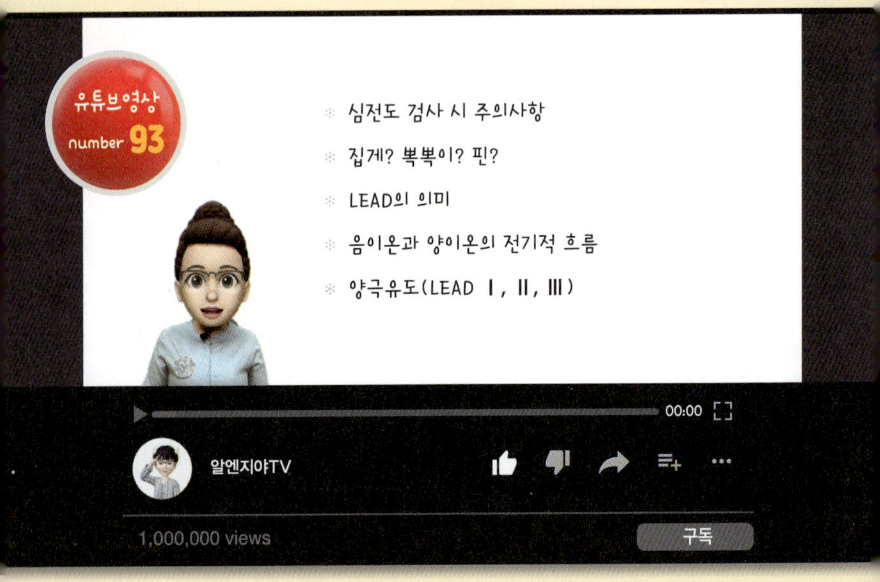

심전도는 환자에게 늘 시행되는 검사입니다. 매우 기본적인 검사이지만 참 어려운 영역이죠. 원리를 알고 있어야 심전도 검사를 이해할 수 있습니다. 인체의 전기적 흐름과 그것을 그래프화 시키는 원리를 알게 된다면 심전도가 좀 더 친숙하게 다가올 수 있다고 생각합니다.

심전도 부분은 RNJIYA 스타일로 우리가 알아야 할 내용을 중심으로 말씀드려볼게요. 심전도 검사를 하기 위해 부착하는 위치나 심전도 검사 시 주의해야 할 사항 등과 같은 것들이요.

저는 리듬을 모두 분석하는 것까지는 하지 않으려고요. 리듬 분석은 전공의도 어려워하는 것이고, 심장내과 전문의가 심전도를 보고 판독해주는 것이니까 그 영역까지 갈 수는 없을 것 같아요. 그러니 미리 참고 바랍니다. 리듬 분석은 아니더라도 우리가 알고 있으면 좋을?? 많이 보게 되는 판독 결과는 뒷부분에 다뤄볼게요.

약 7년 전쯤, 12시간 넘게 일하던 시절에 부정맥이 생겨서 약을 먹었던 과거력이 있어서 심전도에 관심이 많았는데요. 공부를 나름대로 많이 했다고 생각했는데도 어렵더라고요. 부정맥 약은 혈압약처럼 한 번 먹기 시작하면 끊을 수 없다고 생각하는 분도 계시는데, 심전도가 안정된 경우 끊을 수 있다는 것도 알고 있습니다. 제가 그랬거든요. 모두 그렇다는 것은 아니고요.

Antiarrhythmic drugs = 부정맥 치료제

Na+ channel blockers – 나트륨 채널 차단제

B-adrenergic receptor blockers – 베타 차단제

K+ channel blockers – 칼륨 채널 차단제

Calcium Channel blockers – 칼슘 채널 차단제

Digitalis glycosides – 디지탈리스 배당체 등...

이 역시 환자마다 case by case이죠. 대부분의 부정맥은 한 번 발생하면 꾸준히 약을 먹어서 조절해야 합니다.

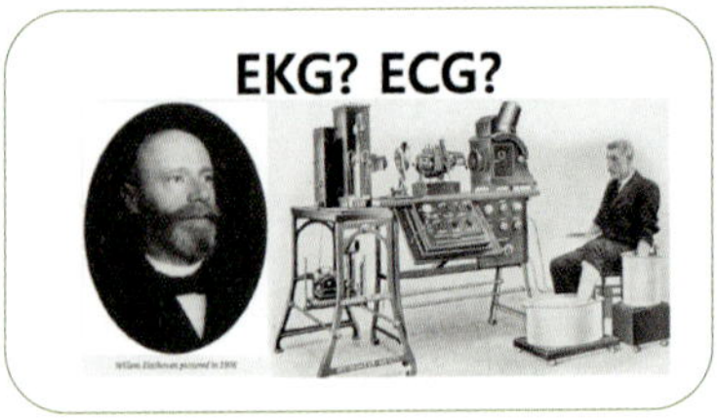

심전도의 기본부터 알고 가볼까요? 심전도는 EKG 또는 ECG라고 많이 부르죠?

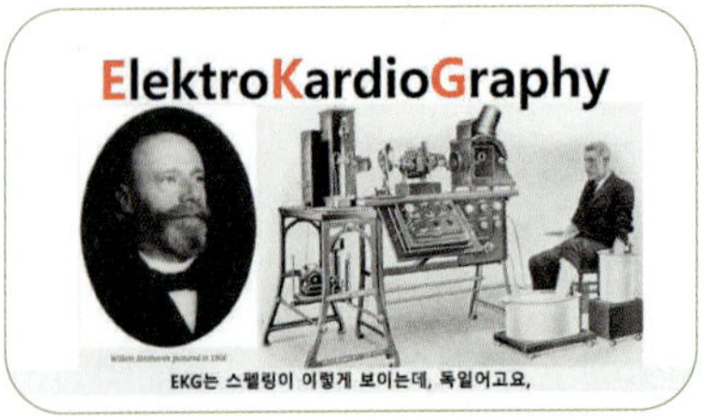

EKG는 스펠링이 이렇게 보이는데, Elektrokardiography 독일어고요, 독일인 에인트호번(Einthoven)이라는 분이 발명했다고 하네요.

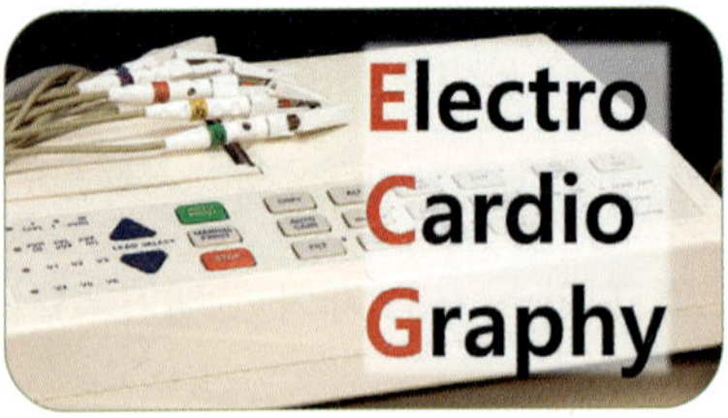

ECG는 스펠링이 Electrocardiography로 쓰이고요, 영어식인 것이죠.

심장 혈액을 전신으로 내보내기 위해 수축·이완 운동을 하는데, 이때 심장은 전기적으로 흥분하여 약간의 전류를 발생시킵니다. 심장 스스로 전기 자극을 만들어내고, 그 자극을 몇 가지 통로를 통해 전달해서 심장 근육이 정기적으로 수축하게 하여 전신에 혈액을 공급하는 역할을 하는 것이죠.

심전도 검사는 피부에 전극을 부착하여 심장에서 만들어내는 전기 자극을 감지해서 모눈종이에 선으로 기록하고, 리듬이 정상적인지 정상적이지 않은지 확인하고, 정상적이지 않은 리듬에서 질병을 찾아내어 치료할 수 있도록 하는 것입니다.

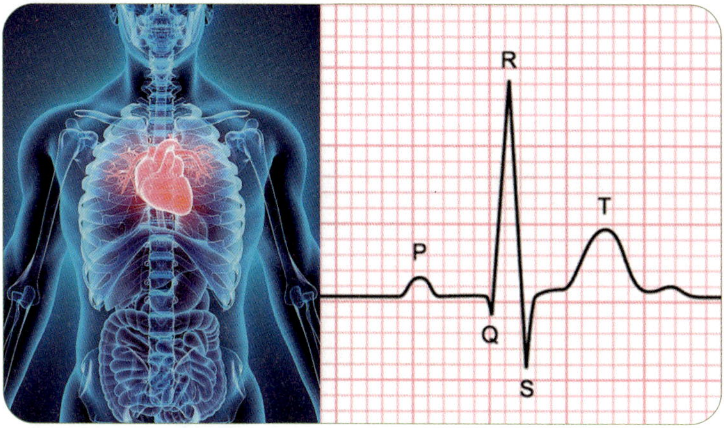

심전도 검사는 특별히 준비할 것도 없고 금식도 필요 없고, 금기 대상자도 없습니다. 그러나 주의해야 하는 사항은 있죠.

심장의 전기적 활동을 나타내는 검사이기 때문에 전기매트 같은 것이 환자 아래 깔려 있으면 안 되고요. 핸드폰도 되도록 환자와 접촉해있지 않도록 하는 것이 좋겠죠.

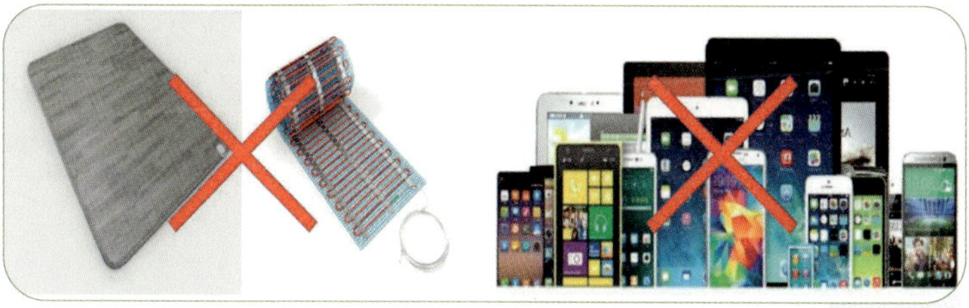

전기적 흐름으로 환자에게 영향을 미칠 수 있는 그 어떤 것도 주변에 없어야 할 거예요. 그리고 검사를 받는 사람이 다른 사람의 피부에 닿아 있지 않도록 하고, 움직임도 최소한으로 해야 하죠. 검사 진행 중 말을 하거나 움직이는 경우 리듬이 흔들리고 그래프가 찌글찌글하게 나와서 정확한 검사가 불가능할 수 있기 때문에 편안한 자세로 안정을 취하여 검사하는 것이 중요합니다.

손목 발목에 리드를 붙여야 하니까 발찌, 팔찌 같은 것들은 빼주어야 하고, 시계도 풀어야 하고요~ 반지는 큰 문제가 안 됩니다.

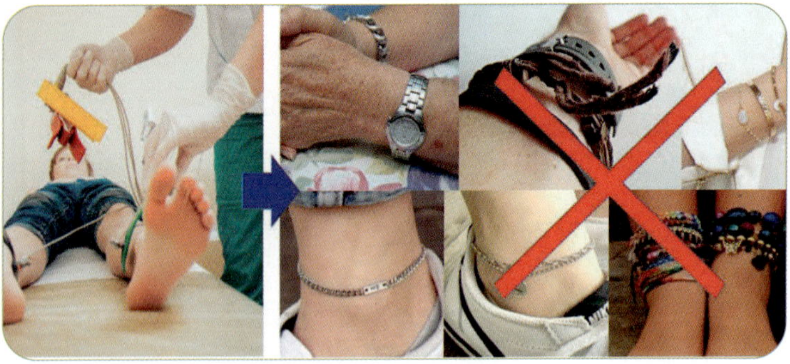

피부에 털이 많은 경우, 피부가 너무 건조해도 측정이 잘 안될 수 있습니다. 가슴에 부착해야 하는 전극이 털 때문에 잘 부착이 안 되면 리듬 측정이 안 되고, 너무 건조한 상태에서 전극의 센서가 인식을 못 할 때도 리듬 측정이 안 될 수 있으니까, 필요시에 알코올 솜 또는 젤리와 같은 것으로 피부를 닦아주거나 체모를 일부 제거해야 할 수도 있어요.

그리고 주의사항이라기보다 privacy의 문제도 있는데요. 심전도를 하기 위해서는 옷을 가슴 위까지 올리잖아요. 검사해 보셨으면 아시겠지만, 엄청 민망하고 불편하고 그러거든요. 그러니 시트 같은 것이든 무엇이든 덮어주는 습관을 들이는 게 좋습니다.

기계는 병원마다 다르기 때문에 기계 사용법은 진행하기 어려울 것 같네요. 혹시나 하고 심전도 기계 검색을 하니까 수십 가지는 있는 것 같더라고요.

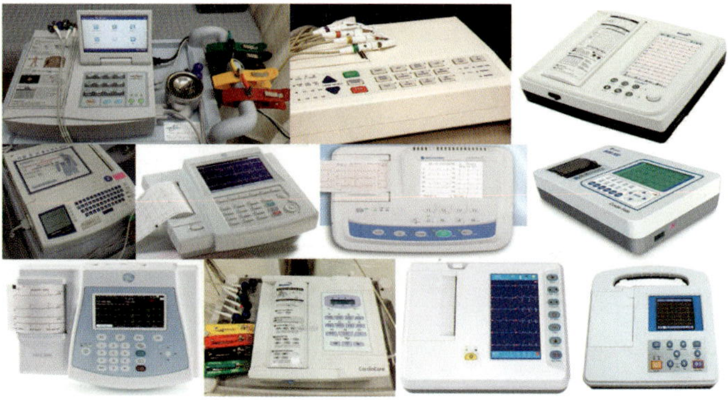

다양한 심전도 기계

그래서 우리가 알아야 할 기본적인 것에 대해 중점적으로 언급해 볼게요. 우선 심전도 기계를 보면 손목, 발목에 부착하는 집게 형식이 있고, 가슴에 부착하는 핀 타입이 있죠.

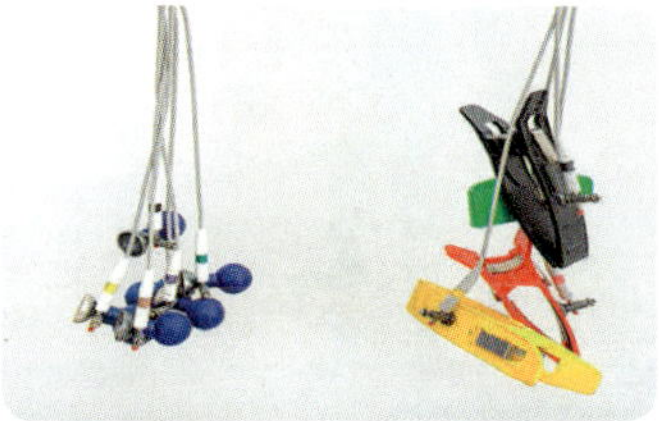

가슴 흡입 핀& 사지 클램프

V EKG

손목, 발목에 부착하는 집게는 빨강, 노랑, 초록, 검정, 흰색 등이 있습니다. 이것은 대부분의 심전도 기계가 비슷하더라고요. 색깔과 표기가 조금씩 다르지만, 집게를 자세히 보면 RF, LF, RA, LA 또는 RL, LL, RA, LA 등과 같이 표시되어 있으니 이게 무슨 뜻인지 알고 있으면 됩니다. 아래 그림을 보시면 이해가 될 것입니다.

	American Heart Association		International Electrotechnical Commission	
		색깔	표시	색깔
	RA Right arm		**R** Right arm : Vermell	
	LA Left arm		**L** Left arm : Groc	
	RL Right Leg	**F**	**N** Right foot : Negre Neutral	
	LL Left Leg		Left foot : Verd	

사지클램프 색깔

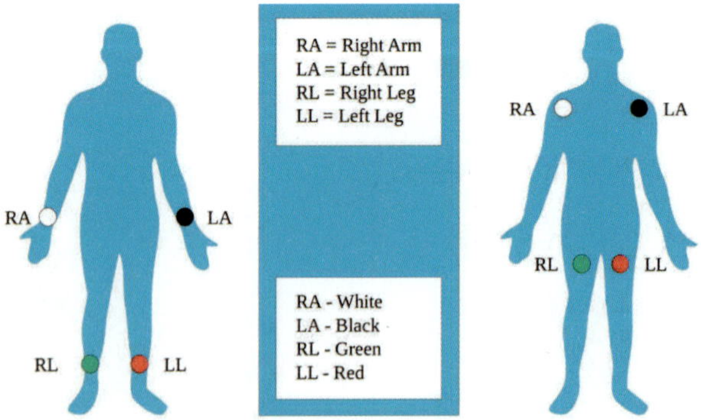

사지클램프 위치

그리고 뽁뽁이같이 생긴 핀 타입이 있죠? 이건 6개인데요, V1 ~ V6까지 6개의 리드로 구성되어 있는데 처음에는 위치를 잡기가 쉽지는 않습니다.

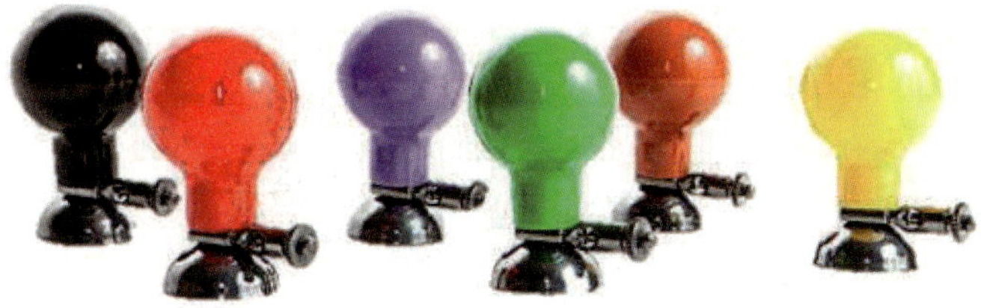

V1	Brown/Red	C1	White/Red
V2	Brown/Yellow	C2	White/Yellow
V3	Brown/Green	C3	White/Green
V4	Brown/Blue	C4	White/Brown
V5	Brown/Orange	C5	White/Black
V6	Brown/Purple	C6	White/Purple

심전도 LEAD 색깔

흉골 맨 아래쪽에서 흉골 양쪽의 늑골이 잡힐 텐데요. 그 두 개 위쪽 빈 공간에 V1과 V2를 부착하고요, V2에서 왼쪽으로 늑골을 타고 내려오다가 V3를 붙이고요, V3를 붙인 늑골 아래 공간에 V4, 그 왼쪽 옆으로 V5, 그리고 다시 왼쪽 아래쪽 늑골에는 V6를 붙입니다.

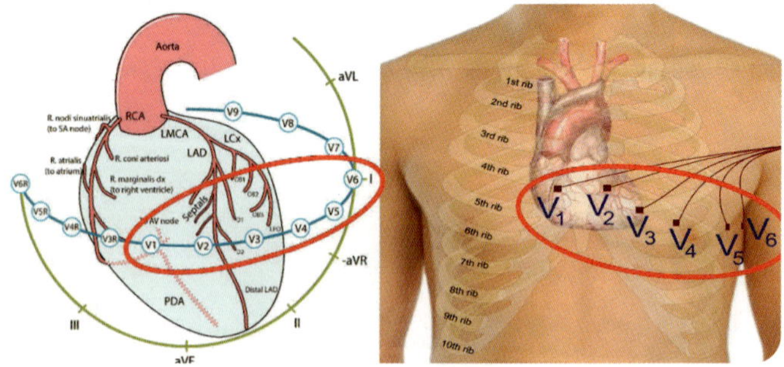

LEAD 부착 위치

핀은 색깔로 구분이 되어 있는 경우가 많아서 이상하게 들릴지도 모르겠지만, 저는 '빨노초갈검보'로 외우고 있었어요. 다행히 핀에 V1~V6로 적혀 있는 경우가 많습니다. 그럼 차례대로 붙이면 되는 것이죠.

V1	Brown/Red	빨	**C1**	White/Red	빨
V2	Brown/Yellow	노	**C2**	White/Yellow	노
V3	Brown/Green	초	**C3**	White/Green	초
V4	Brown/Blue	파	**C4**	White/Brown	갈
V5	Brown/Orange	주	**C5**	White/Black	검
V6	Brown/Purple	보	**C6**	White/Purple	보

LEAD 핀 색깔

약간의 위치가 다를 수 있지만, 남성분들은 늑골이 좀 잘 보이는 편이라서 쉬운데요, 여성분들은 가슴 아래쪽 라인이 앞에서 말씀드린 line과 거의 맞습니다.

처음에는 감이 잘 안 올 수 있지만, 위치를 한번 잘 잡아보고 알게 되면 쉬울 거예요.

요즘에는 간호사가 EKG 검사를 시행할 일이 거의 없어요. 인턴 선생님이 주로 하게 되죠. 심전도실로 직접 환자가 이동하는 경우가 대부분이고, 빠른 판독을 해야 할 경우 전공의 선생님들이 하는 경우도 있으니까요. 그래도 이 역시 우리가 알고 있어야 위급한 상황이 발생하면 발 빠르게 대처할 수 있겠죠?

그럼 이제 실전과 이론을 연결해야 하니까 이론적인 부분을 한 번 보고 갈게요. LEAD가 무엇인지? 그렇게나 많이 듣던 PQRST가 무언인지? 그것들이 실전과 대입해서 무엇을 의미하는지 말이죠. 그러면 왜 EKG 팔과 다리에 집게를 물려놓고 뽁뽁이를 붙이는지 알게 될 것입니다.

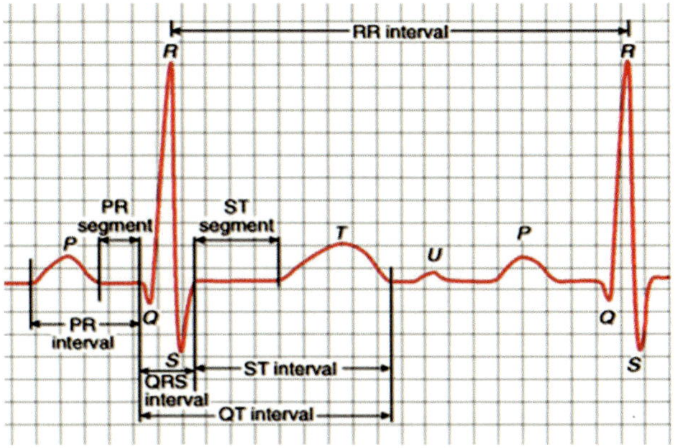

심전도 그래프

학교에서는 그래프만 열심히 들여다보면서 T가 올라가면 심근경색이나 허혈이라고 하고, RR이 불규칙하면 부정맥이더라 하는 등 아무리 열심히 외워도 시간이 지나면 모두 다 머릿속에서 사라져 버리고 말죠.

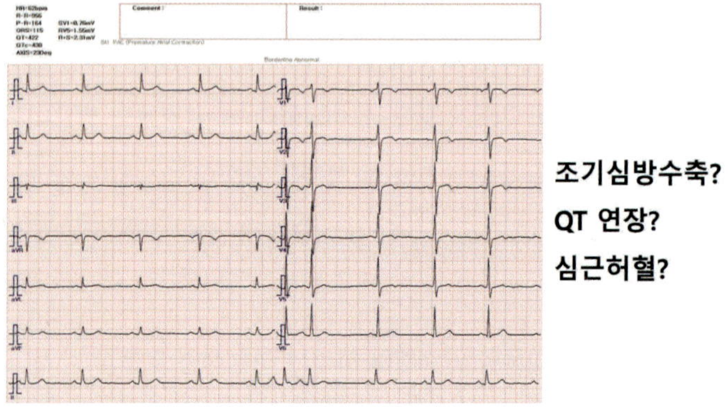

원리를 이해하면 '아~ 그렇구나.'라는 대략적인 감은 얻을 수 있을 거예요. 그림부터 봐야 할 것 같네요. 이게 무엇을 의미하는지 그냥 봐서는 참 답답하죠? 하나하나 설명해볼게요.

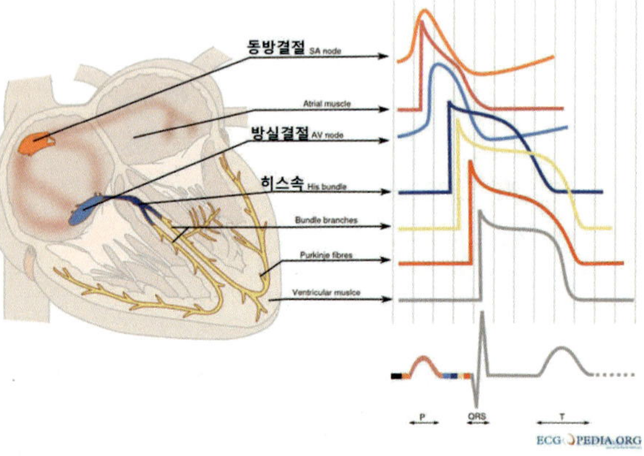

심전도 그래프 생성

우리가 일하면서 반드시 보게 되는 것이 LEAD Ⅰ, LEAD Ⅱ, LEAD Ⅲ, aVF, aVR, aVL, V1, V2, V3, V4, V5, V6입니다.

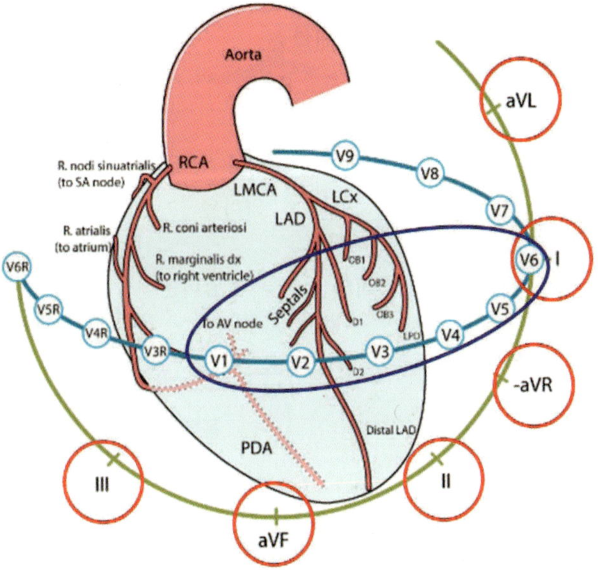

총 12가지죠?

이것을 흔히 12 LEAD ECG라고 하는데요.

이 12개의 LEAD는 심장을 중심으로 하여 특정 방향을 나타냅니다.

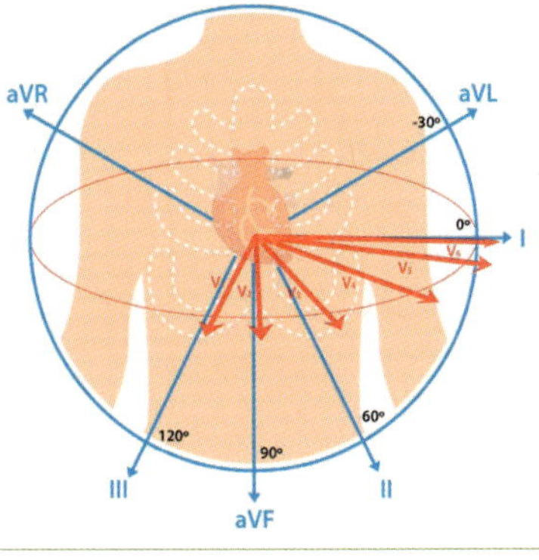

V

EKG

아! LEAD를 말씀드리기 전에 우선 음이온과 양이온의 전기적인 흐름을 먼저 보고 가야 할 것 같아요. 이건 너무 이론적인 것이라서 안 하려고 했는데 안 하고 넘어가면 뜬구름이 중간에 생길 것 같네요.

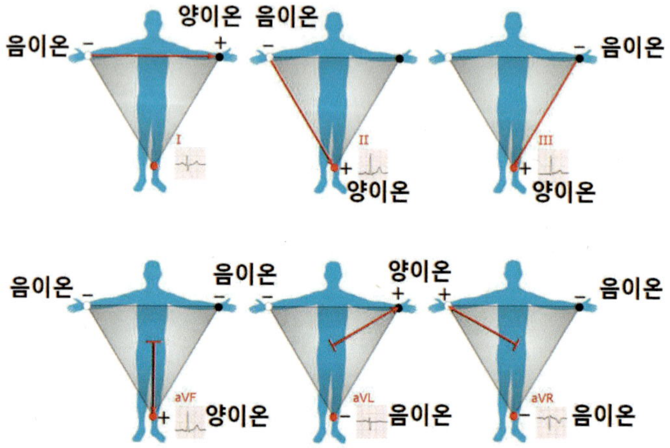

이온의 전기적 흐름

심장근육은 아래의 그림과 같이 생겼어요.

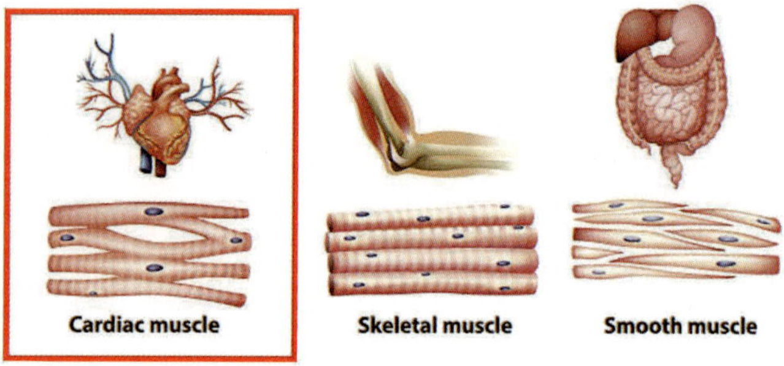

신체의 근육 세포 유형

심장 근육 이완기 때에는 세포 내에는 음이온이고, 세포 외는 양이온인데, 심장의 전기적 자극 또는 자동성에 의해 양이온이 세포 내로 이동하게 되면 심장은 수축하면서 길이는 짧아집니다.

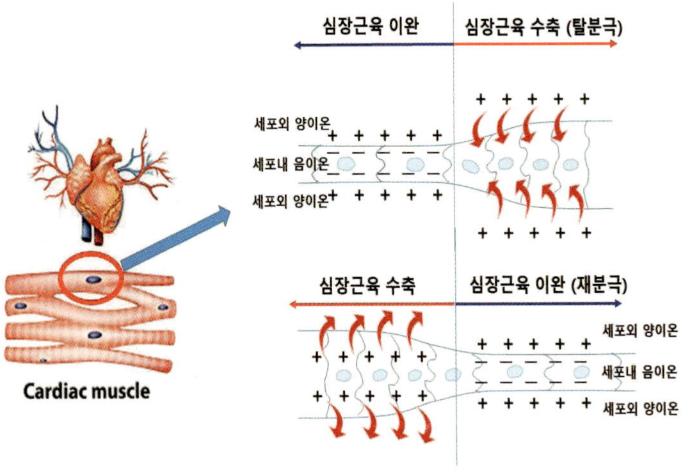

심장근육 수축, 이완

이것을 우리가 학교에서 배운 탈분극이라고 하는 것이고, 다시 양이온이 세포 밖으로 이동하면 심장근육은 이완하면서 재분극을 하게 되는 거죠.

그리고 앞에서 말씀드린 전기적 자극에서 가장 중요한 것이 우리가 학교에서 배운 동방결절(SA node), 방실결절(AV node), 히스속(His bundle), 말초신경 흥분(Bundle branches), 푸르킨예 섬유(Purkinje fibers)가 있죠.

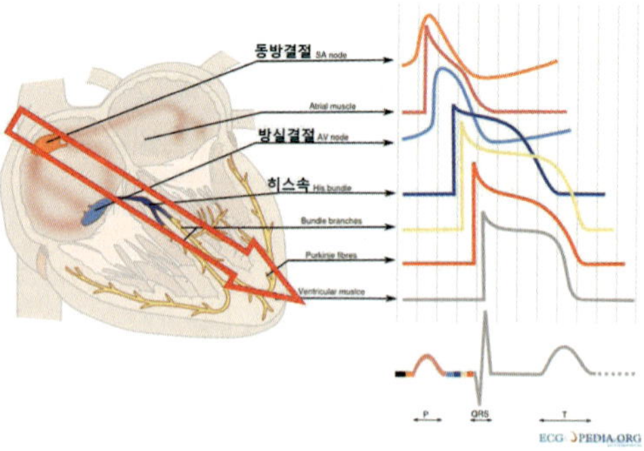

심장 전기자극 방향

이것들은 전기적인 자극을 만들어내고 심장을 수축할 수 있도록 하죠. 차례대로 순서를 보면 우상방에서 좌하방으로 내려오는 것을 보실 수 있습니다.

이건 학교에서 너무 많이 배운 거니까 자세한 설명은 패스하죠. 앞으로 PQRST와 각 LEAD를 설명해 드릴 텐데 그때 계속 언급은 될 것 같아요.

다음으로 우리가 실전에서 많이 사용하는 용어도 알고 가볼게요. LEAD라는 것은 standard read라고 하여 양극유도를 말하는데요.

LEAD = standard read = 양극유도

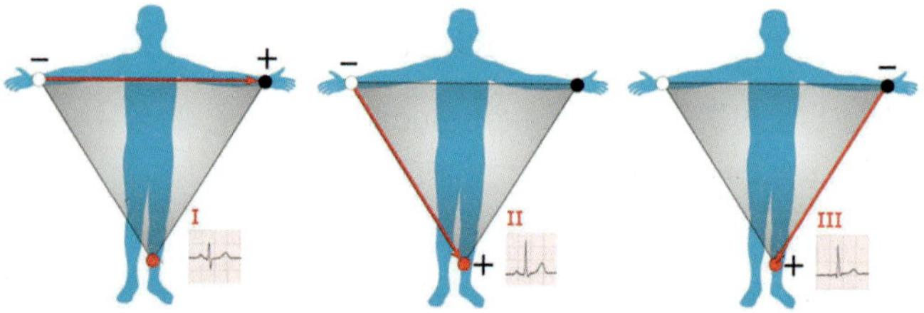

이 양극유도라는 것은
왼손(LA : Left arm)과
오른손(RA : Right arm)
사이의 전위차,

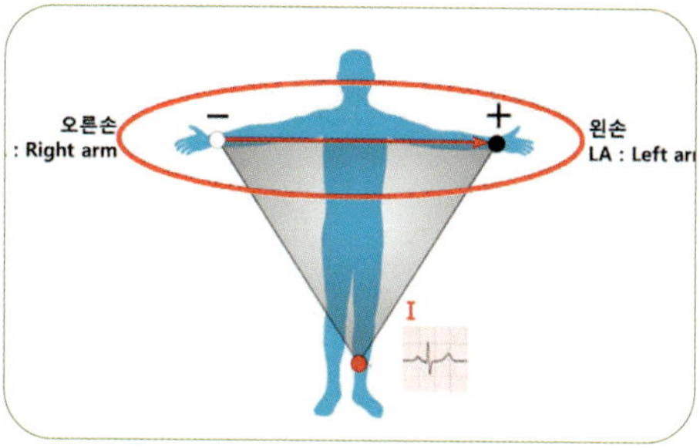

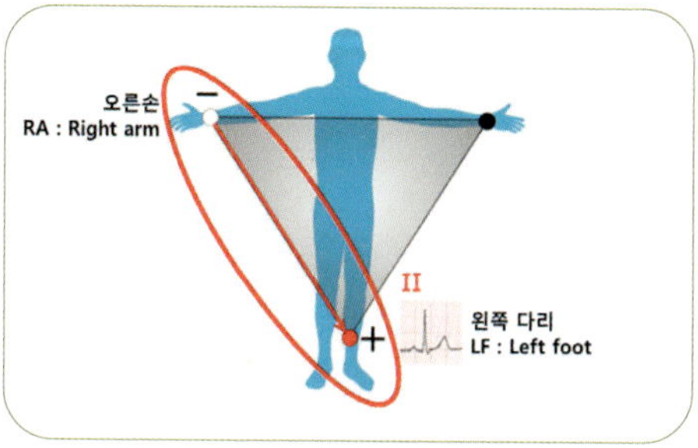

오른손(RA : Right arm)과 왼쪽 다리(LF : Left foot)의 전위차,

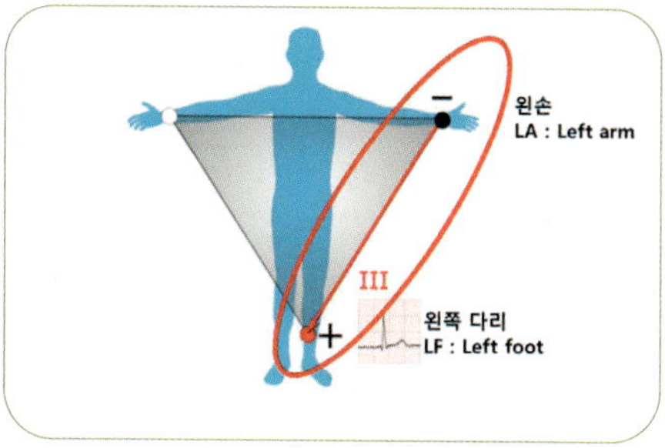

그리고 왼손(LA : Left arm)과 왼쪽 다리(LF : Left foot)의 전위차를 의미합니다.

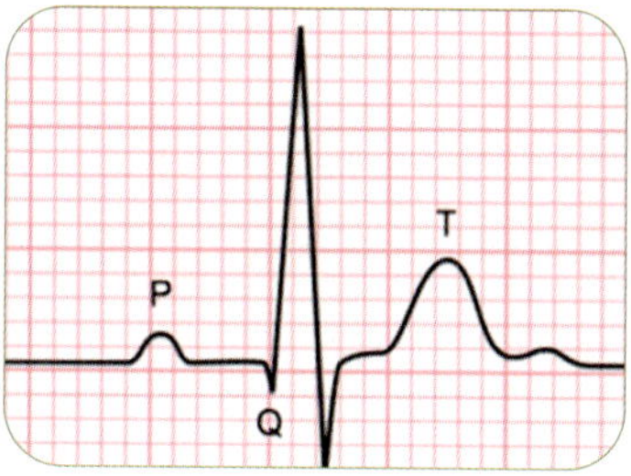

이렇게 양쪽의 전위차를 이용하여 심장의 전기적 활동을 그래프로 나타내는 것입니다.

다시 한번 더 각각 표현하자면 왼손(LA : Left arm)과 오른손(RA : Right arm) 사이의 전위차는 LEAD Ⅰ

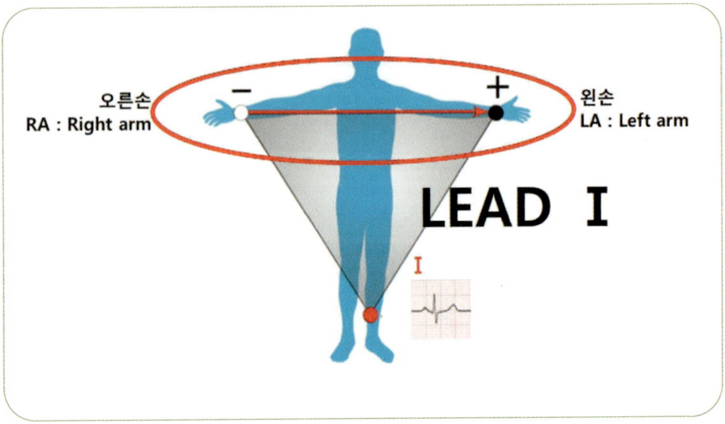

오른손(RA : Right arm)과 왼쪽 다리(LF : Left foot)의 전위차는 LEAD Ⅱ

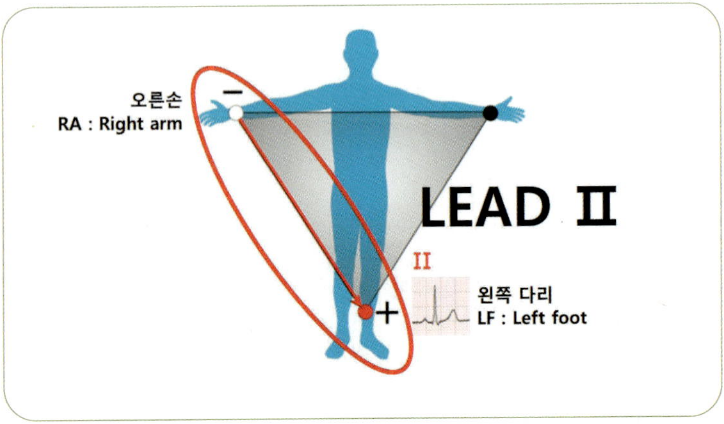

왼손(LA : Left arm)과 왼쪽 다리(LF : Left foot)의 전위차는 LEAD Ⅲ로 표현되는 것이죠.

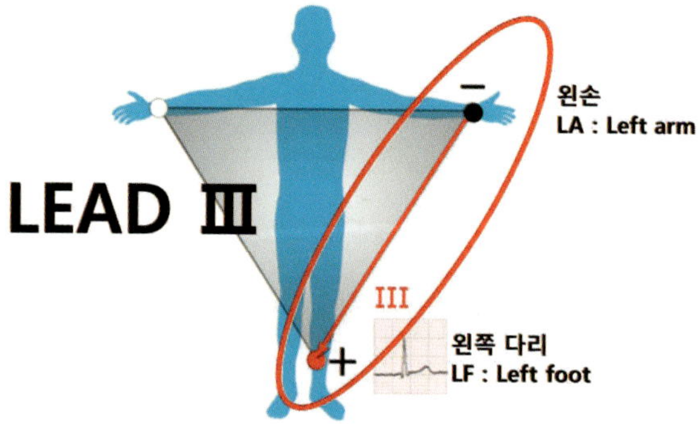

양쪽 손목과 발목에 집게를 물려놓는 것이 방금 말씀드린 LEAD Ⅰ, Ⅱ, Ⅲ를 의미합니다. 심전도 검사를 할 때 이 LEAD를 각각 보는 경우가 있는데, 그것에 대한 것은 앞으로 천천히 말씀드릴게요.

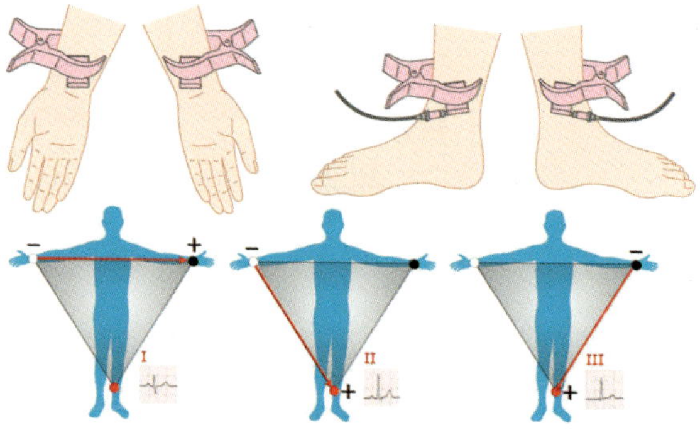

LEAD I , II , III

V EKG

자~ 그러면 여기서 의문이 생겨요. '집게를 양쪽 손목과 양쪽 발목에 부착하는데 오른쪽 다리는 왜 부착하나요?'라는 궁금증이 생기죠? 지금 제가 오른손, 왼손, 왼쪽 다리는 언급했는데, 오른쪽 다리는 언급을 하지 않았으니까요.

오른쪽 다리의 전극은 ground 전극이라고 하여 심전도 LEAD 결과에는 별로 신경 쓰지 않아도 전극이 되는데요. 원래 LEAD Ⅰ, Ⅱ, Ⅲ 전도는 0.3Hz~35Hz 정도의 아주 작은 주파수를 갖고 있는데, 그 이상의 주파수의 잡음이 들어오게 되면 검사가 제대로 입력되지 않습니다. 오른쪽 다리에 물리는 집게는 높은 주파수의 Hz의 잡음을 없애주기 위한 장치로 사용되는 것입니다.

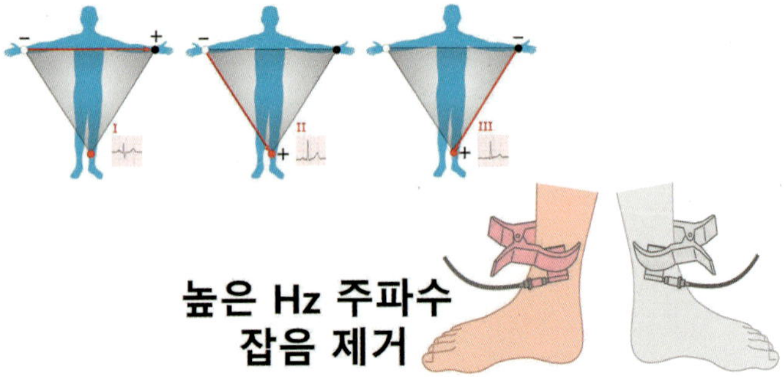

Ground 전극

그런데 만약 오른쪽 다리에 물려야 하는 집게를 팔이나 반대 다리에 적용한다면 그래프가 뒤집히거나 그래프 모양이 매우 낮게 표시되는 등 좀 이상해질 수 있으니 주의해야겠죠.

이런 열외의 이야기지만, 가끔 늘 정확해야만 한다는 강박관념을 갖고 있는 우리에게 이런 모습이 보일 때가 있죠. 어떤 의사 선생님이 저래도 되나 싶을 정도로 정말 대~ 충, 너무나도 대~ 충 팔과 다리에 집게를 물리는 것인데요. 이 경우는 그래도 됩니다.

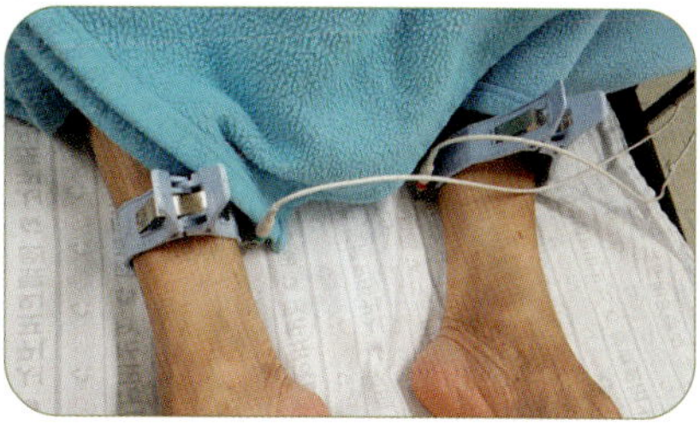

사실 집게는 오른쪽, 왼쪽 상지, 오른쪽, 왼쪽 하지의 LEAD 위치만 맞는다면 손목뿐만이 아니라 팔에 해도 되고 극단적이지만 붙일 수만 있다면 어깨 쪽에 해도 되고, 다리라면 종아리나 허벅지에 해도 되니까요.

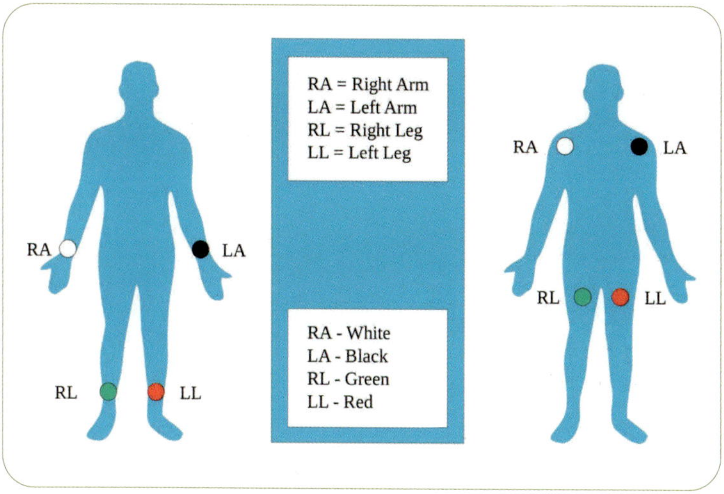

음… 우선 이번 편은 여기까지만 할게요. 제가 이럴 줄 알았지만, 시작도 못 했네요. 역시나 심전도는 간단히 할 수 있는 종류가 아니었습니다.

앞에서 말씀드린 것만으로도 머리 복잡하신 분들 많을지도 모르겠어요.

이번에는 이론과 실전을 연결해야 앞으로 말씀드릴 것이 이해될 테니 이렇게 진행이 되었고요. 일부러 익숙해지시라고 반복해서 말씀드린 것도 많았어요.

앞으로 심전도 검사의 12 LEAD가 실전에 어떻게 사용되는지? 계속 진행해 보겠습니다.

'간호는 서빙이 아니라,
나의 간호에 뚜렷한 이유와 목적이 있어야 하고,
충분히 설명할 수 있어야 한다.'

- 모형중 간호사

23장

바로가기

심전도 검사 2편 - aVR, aVL, aVF, V1~V6

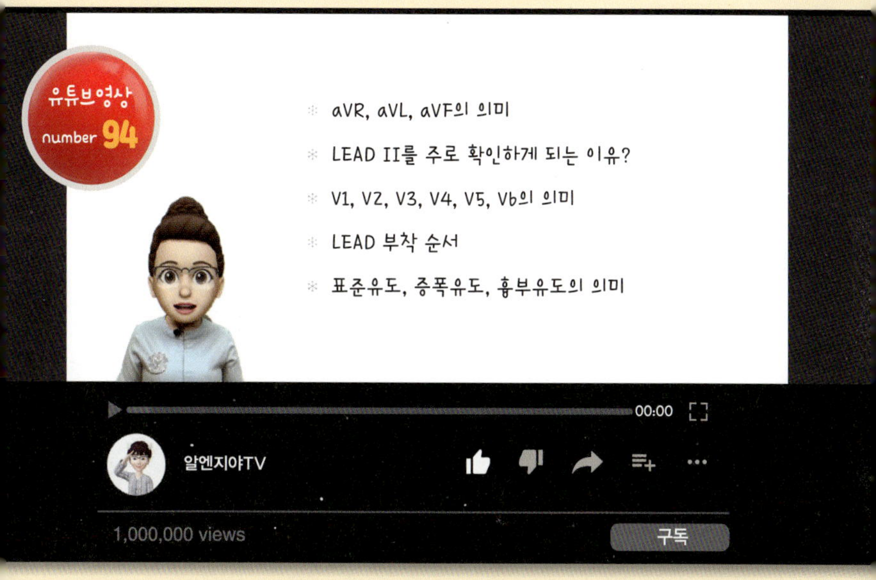

이번에는 좀 더 깊이 들어가 보겠습니다. 흔히 보게 되는 심전도 그래프 표현을 알기 위해서는 표준유도라고 하는 LEAD Ⅰ, Ⅱ, Ⅲ, 증폭 유도인 aVR, aVL, aVF, 그리고 흉부 유도라고 하는 V1, V2, V3, V4, V5, V6를 숙지해야 합니다. 어려워 보이지만 눈에 익히고 반복하면 어렵지 않아요~

심전도 1편에서 LEAD Ⅰ, Ⅱ, Ⅲ를 이야기했었죠. 그럼 이번에는 aVR, aVL, aVF에 대해 이야기해보죠.

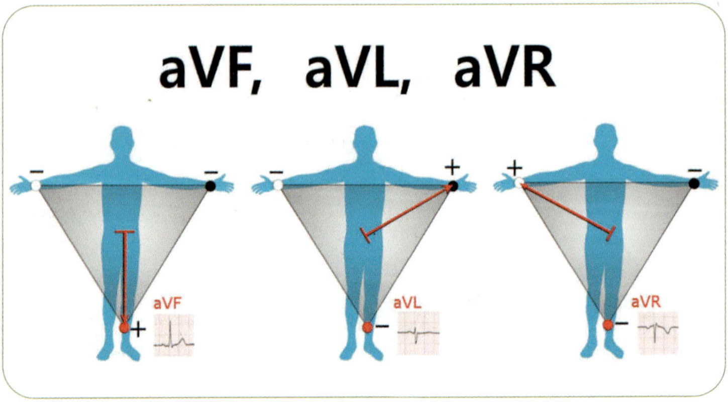

먼저 용어부터 알고 가볼게요. 이 앞에 붙는 'a'의 의미는 무엇일까요? augmented라고 하는 것인데, 사전을 찾아보면 '증가된, 증폭된, 증음된'이라는 뜻으로 나오는데요. 그리고 가운데에 있는 'V'는 Voltage로 사전적 의미는 '전압'입니다. 'aV'를 붙여보면 '증폭된 전압'이죠.

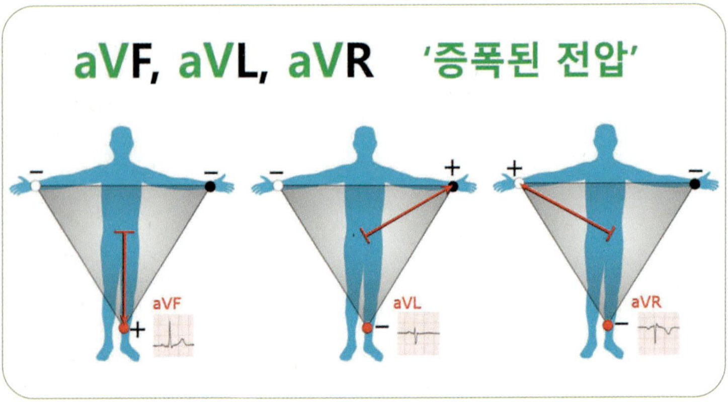

LEAD Ⅰ, Ⅱ, Ⅲ는 standard LEAD로 표준 유도였죠. 오른쪽 팔, 왼쪽 팔, 왼쪽 다리 양쪽에서의 전위차였습니다. aVR, aVL, aVF는 augmented LEAD라고 하여 증폭 유도라고 앞에서 말씀드렸고요.

aVR은 심장을 중심으로 오른팔 방향

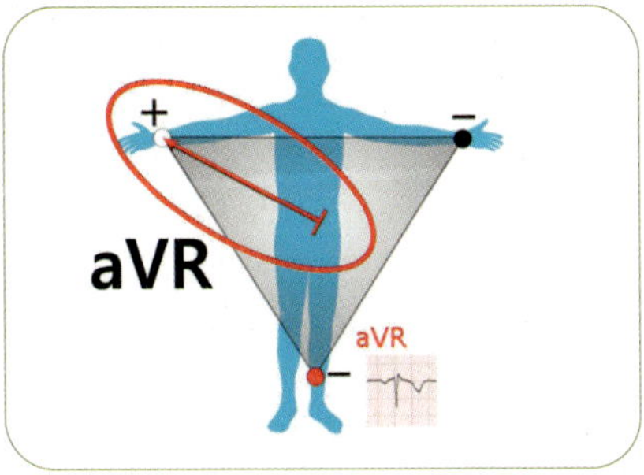

aVL은 심장을 중심으로 왼쪽 팔 방향

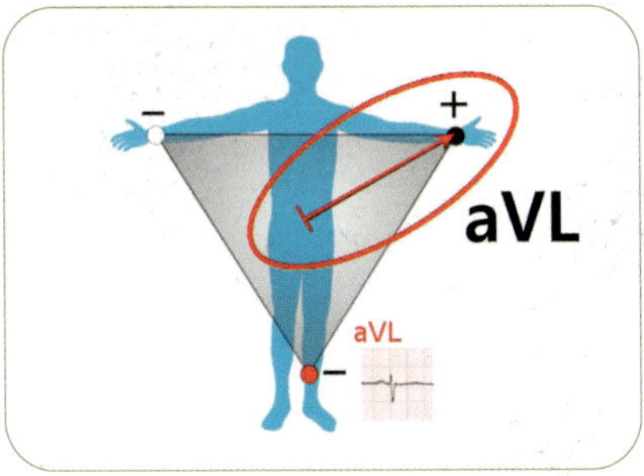

aVF는 다리를 중심으로 심장을 바라보는 방향이죠.

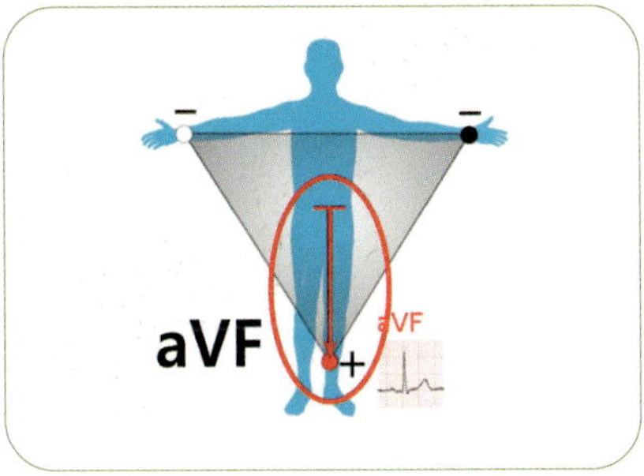

이것을 심장에 한 번 대입해 볼까요? 그러면 이런 모양이 되겠네요.

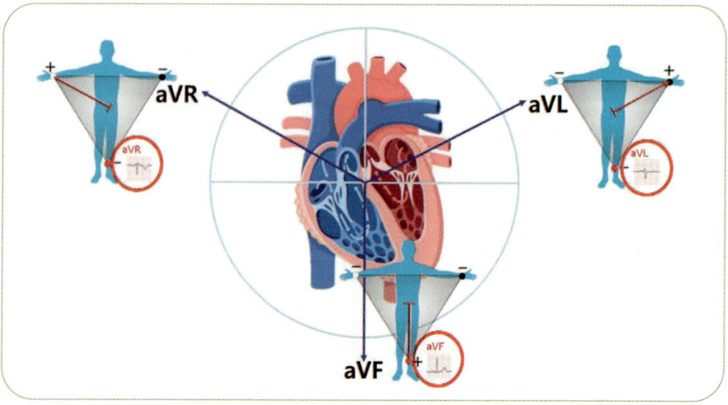

팔과 다리에서 흘러나오는 전기적인 힘을 측정하게 되면 av파형이 매우 작게 표시가 된다고 합니다. 이때 이 파형을 강제로 50% 정도 크게 만들어야 일반적으로 우리가 보는 심전도 그림으로 표기될 수 있고, 결국 우리가 눈으로 보게 되는 기록은 증폭된 그래프의 그림인 것입니다.

앞에서 말씀드린 aVR, aVL, aVF와 심전도 1편에서 말씀드린 LEAD Ⅰ, Ⅱ, Ⅲ까지 합쳐본다면 이런 그림이 나오겠어요.

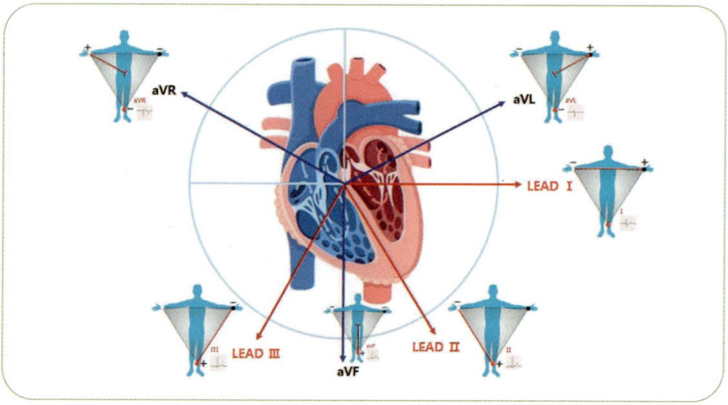

자~ 여기까지 상당히 많이 배운 것 같죠? 그래도 아직 갈 길은 멀어 보입니다. V1 ~ V6가 남아있으니 말이죠. 그리고 심전도 그래프에서 보이는 것들이 무엇인지도 알아야 하니까요.

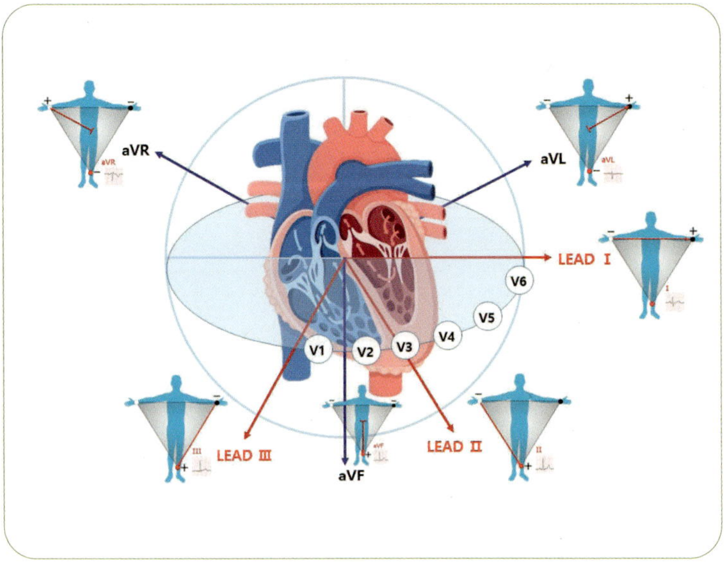

처음에 심전도 1편에서 이 그림을 보여드릴 때만 해도 이게 무슨 암호 같은 그림인가 하셨을 텐데 이제 조금은 보기가 편해지셨을 거란 생각이 드는데... 맞나요?^^:;

여기서 실전적인 것을 한 번 짚고 넘어가 보죠. 우리가 심전도 그래프에서 가장 중요하게 보는 것은 LEAD Ⅱ라는 것을 느낌적인 느낌으로 아시는 분들도 상당히 많이 있으실 텐데요. 선배 간호사님들도 "LEAD Ⅱ만 보면 돼."라고 하시는 분들도 많죠.

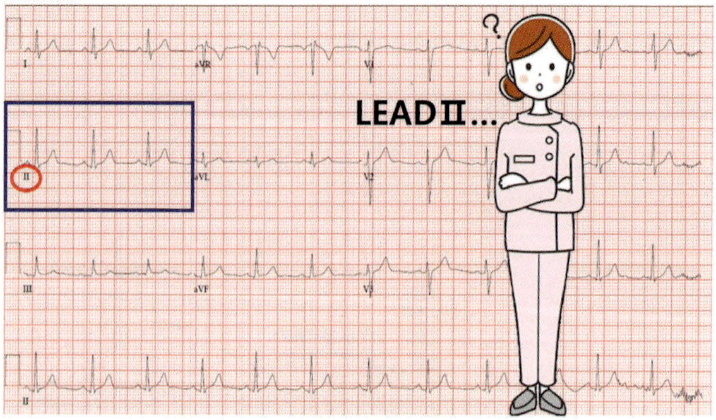

이때 아래 그림을 보면 한눈에 왜 'LEAD Ⅱ만 보면 된다.'는 말이 이해되죠. 심장의 가장 큰 단면 축 방향이라는 것! 그리고 심장 리듬 흐름의 주축이 된다는 것! 그래서 심전도 검사지를 보면 맨 아래에 LEAD Ⅱ만 차별 대우를 받는다는 것!

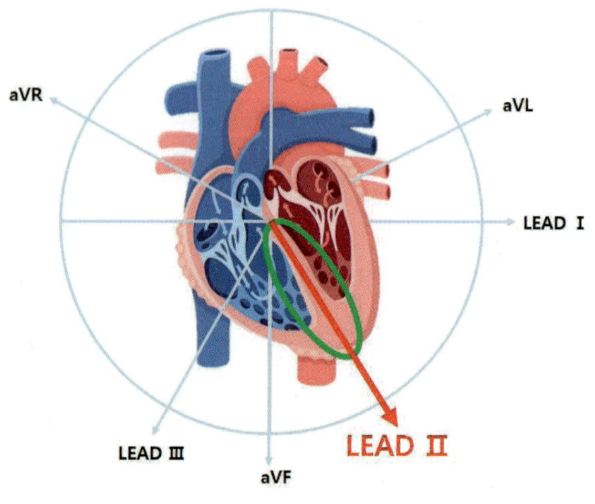

LEAD Ⅱ-심장의 가장 큰 단면 축

저 지금 엄청나게 중요한 거 알려드린 거예요. 그럼 이제 안 보이던 것들이 보이기 시작하시죠? 심장의 가장 큰 단면 축 방향으로 향하고, 가장 큰 심장의 상태를 알려주는 지표이기 때문에 우리가 늘 배우는 전형적인 PQRST 그래프는 LEAD Ⅱ의 모양에 가장 가까운 것입니다.

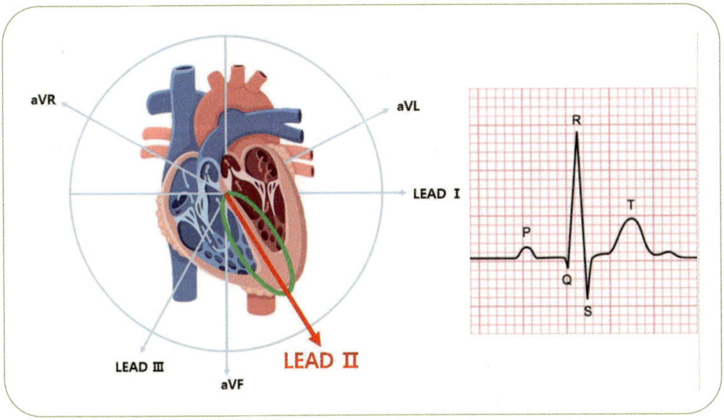

한 번 더 그래프에 대한 궁금증을 살짝만 풀고 가볼게요. 심전도 검사지를 다시 보면 Ⅰ, Ⅱ, Ⅲ로 표기된 것들은 이제 당연히 아시겠지만 LEAD Ⅰ, Ⅱ, Ⅲ를 표현해 놓은 것이고, aVR, aVL, aVF도 표현되어 있죠. 그런데 그래프는 살짝씩 다 달라요.

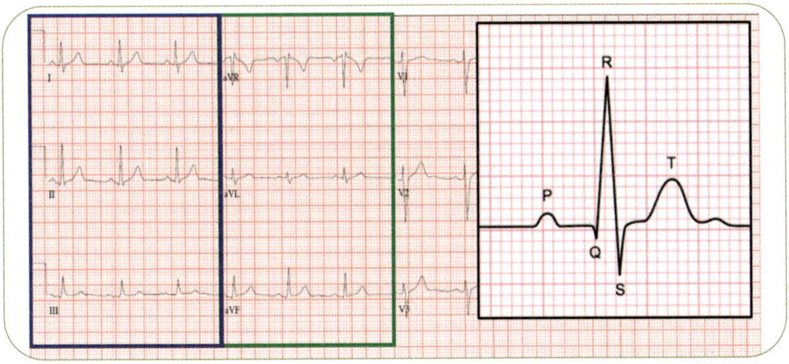

전형적인 PQRST 모양이 아니라고 해서 질병이 있는 것은 아니죠. 아래 보여드리는 그래프는 정상 그래프를 보여드리는 것인데요. 이 모든 것이 다 같은 심전도이기는 하지만, 모양이 다른 이유는 심장을 바라보는 방향성이 다르기 때문이라는 것! 그렇기 때문에 모양은 달라도 다 정상 소견이라는 것입니다.

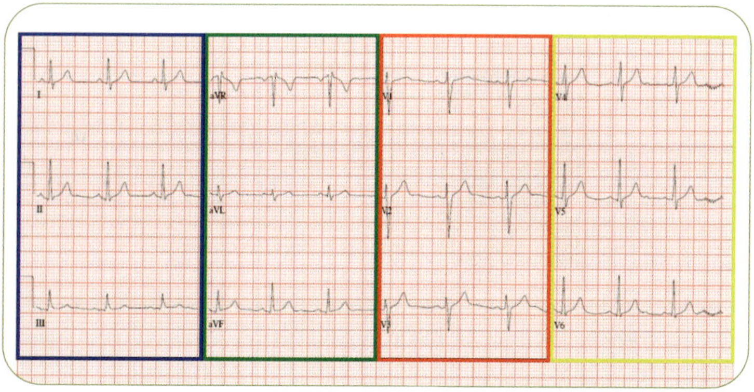

제가 이 말씀을 드리는 이유는 과거에 신규 선생님이 저에게 물어본 말이 생각나서입니다.

“선생님 이 환자 심장에 큰 문제가 있나 봐요. 그래프가 다 뒤집혀 있고, 모양이 다 달라요.” 라는 말이요.

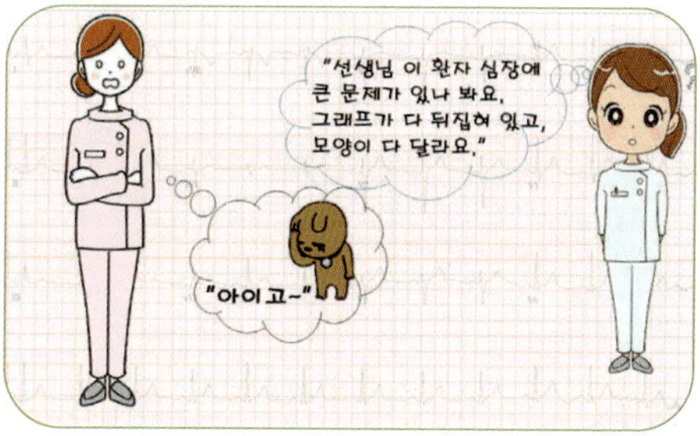

그 선생님을 보면서 ‘어디부터 설명해야 하나…’ 머릿속이 꼬여버렸던 기억이 있네요.

'글로만 배웠어요.' 하면서 아무리 학교에서 성적이 좋았다고 하더라도 실전에 투입되면 늘 새롭고, 매일 선배 간호사님께 혼나는 이유이기도 하니까 저는 우리 선생님들을 위해서라도 더 열심히 달려봐야겠네요.

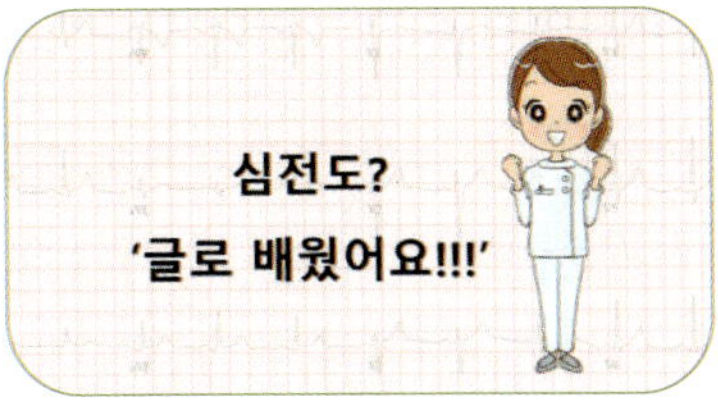

잠시 딴 길로 샜는데 다시 돌아오죠. 제가 심전도의 방향성에 대해 계속 이야기해 드리죠? 이 그림을 다시 보면 심장을 수축시켜서 혈액을 내보내야 하는 좌 하방을 중요하게 생각해야 하는데요. 그러면 누가 봐도 LEAD Ⅱ, aVF, LEAD Ⅰ, aVL 이 판독에 중요한 영향력을 미칠 것이라는 감이 오죠.

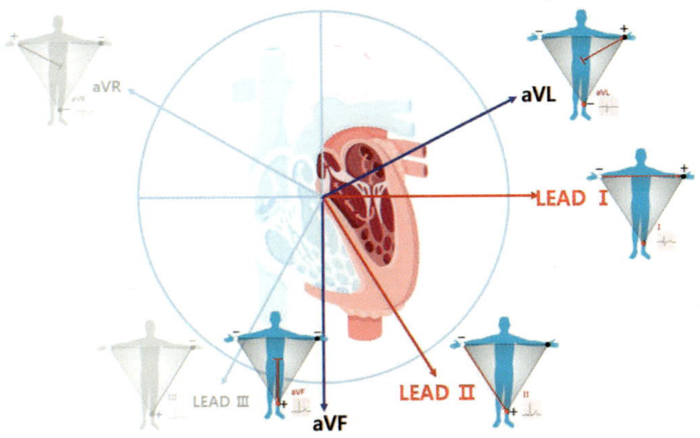

판독에 중요한 영향을 미치는 유도

V
EKG

만약 우하방의 심장 쪽에 문제가 있다면 LEAD Ⅲ를 좀 더 보게 될 테고, aVR이 판독 결과에 의미를 시사해서 언급되는 것은 못 봤지만, 만약 심실강의 문제가 있다면 그것도 판독에 표기가 되긴 하겠죠?

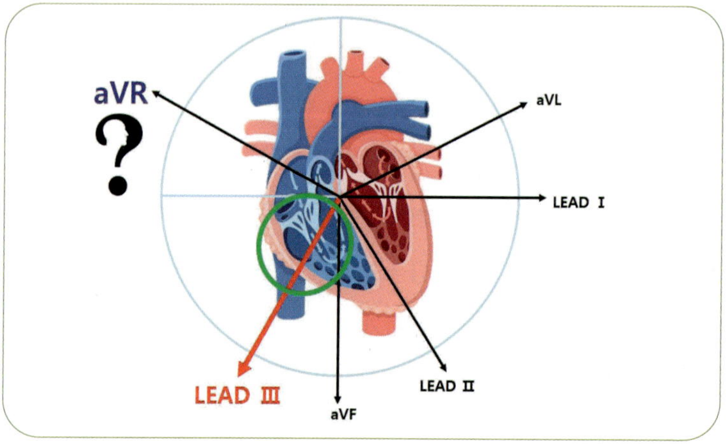

그에 더해서 앞으로 말씀드릴 V1~V6의 방향도 중요하게 확인하게 되는 초점이 또 한 번 달라지게 될 것입니다.

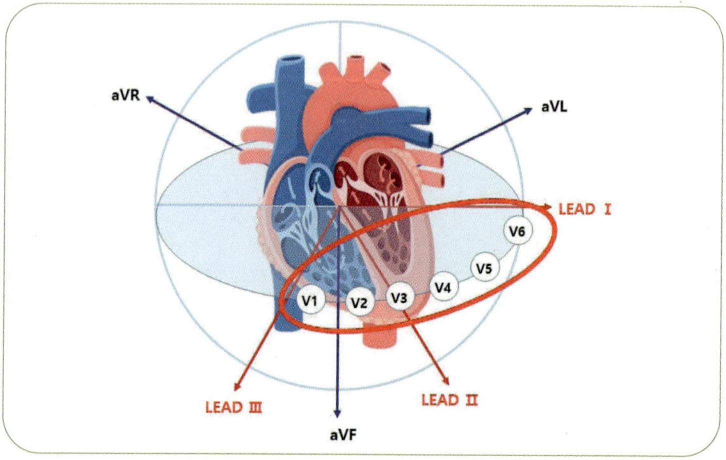

자~ 이제 V1, V2, V3, V4, V5, V6로 넘어가 보겠습니다. 이것들은 Precordial Chest Lead라고 하여 흉부 유도라고 표현하는데요. 이 흉부 유도는 AV node라고 하는 방실결절을 통과해서 음극으로 되어 있는 등 쪽 방향성을 보이는 것인데요.

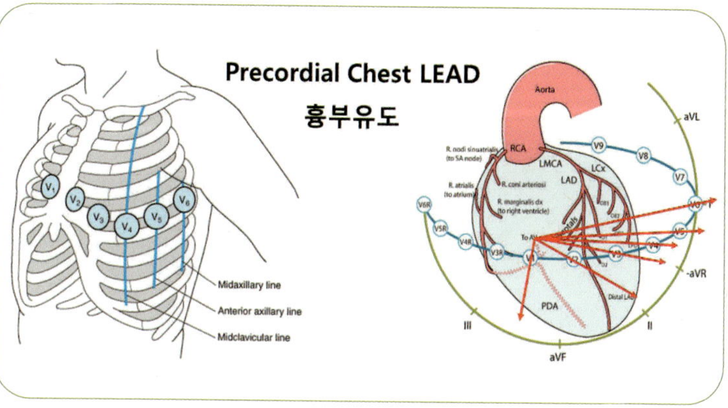

LEAD Ⅰ, Ⅱ, Ⅲ, aVR, L, F가 심장의 종단면 방향성이라면 V1 ~ V6는 심장의 횡단면 방향성이라고 생각하시면 됩니다.

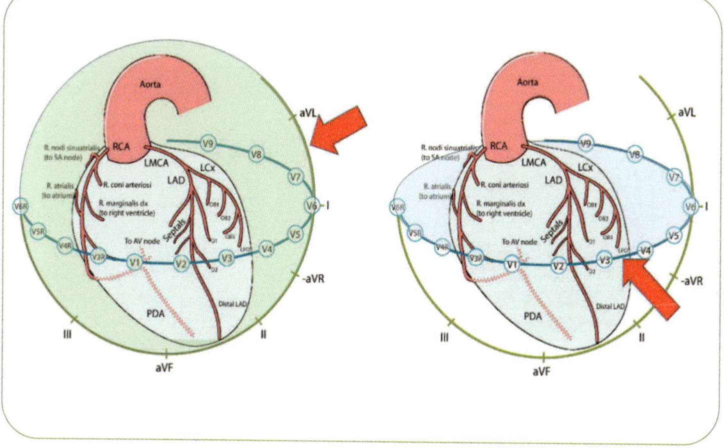

좀 더 면밀하게 횡면으로 보자면 WCT라고 하는 Wilson의 Central Terminal이라고 하는 곳이 있는데요. V1 ~ V6, 6개의 흉부 LEAD 각각의 전극에 대한 기준점 역할을 하게 되는 것이 WCT라는 곳입니다. V1, V2는 Septal leads 즉, 심장 중격 부분의 LEAD를 보여주고 V3, V4는 심장 전방의 LEAD, V5, V6는 좌심방 옆쪽의 LEAD를 보여줍니다.

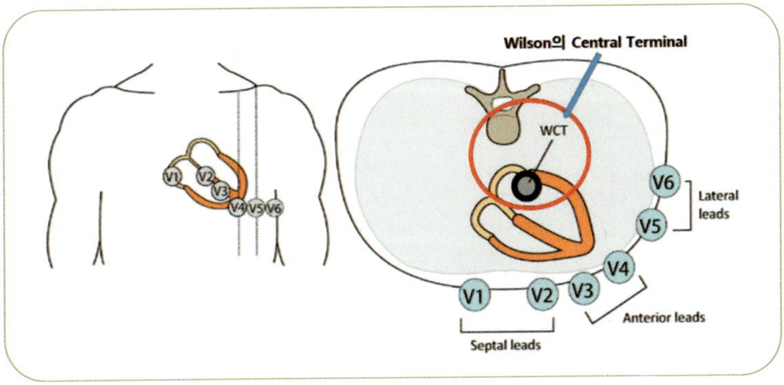

여기서 한 가지 실전적인 tip을 한 번 더 드리고 갈게요. 심전도 1편에서 이미 V1 ~ V6 붙이는 위치를 한 번 설명해 드렸는데요.

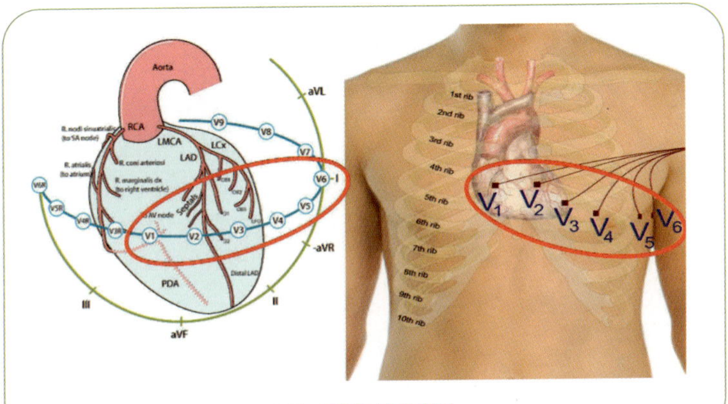

LEAD 부착 위치

사실 의사 선생님들이 주로 하는 것이라서 제가 실제로 붙이는 순서를 말씀드리지 않았는데, 그래도 누군가를 위해서 한 번 언급해드릴게요.

우선 V1, V2 위치를 잡아서 붙입니다. 뽁뽁이가 되었든 electrode patch가 되었든 말이죠. V1, V2 위치에서 늑골 한 개 아래쪽으로 쇄골 중앙선에서 내려오는 V4부터 붙입니다. 그게 가장 찾기 편하고 가장 정확한 위치라고 하여 경험적인 방법으로 알려주는 것이죠. 그래서 V4부터 붙이고 V2, V4 사이에 V3를 붙인 후 같은 간격으로 V5와 V6를 같은 라인으로 붙이는 것이죠.

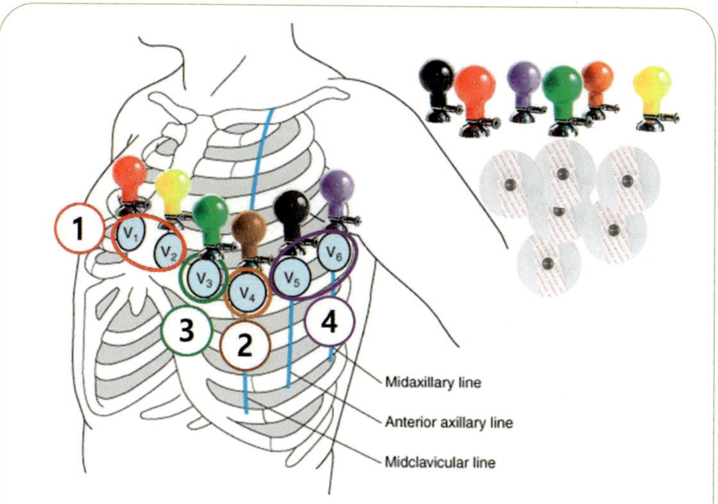

LEAD 부착 순서

차례대로 붙이는 분들도 많으실 텐데요. 제가 과거 심장내과 병동에서 근무하던 어느 날 교수님이 직접 환자의 EKG를 보겠다고 해서 준비를 해드린 적이 있었는데 순서대로 붙이지 않으시더라고요.

왠지 이유가 있을 것 같아서 그냥 해맑게 물어봤죠. 그런데 참 친절하게도 설명을 잘해주시더라고요. 그래서 알게 된 방법이니까 여러분도 알고 계시면 좋을 것 같아요. 경험 이야기를 잠깐 해드렸고, 다시 하던 이야기마저 해보죠.

V1, V2는 중격 LEAD라고 말씀드렸는데요. 이것은 주로 심실중격을 관찰하지만, 방향을 보면 아시겠지만, 간혹 우심실에서 발생하는 일부의 변화를 보여주기도 한다네요. 그러나 정확한 것은 아니라고 하고요.
12 LEAD에서 우심실의 LEAD를 정확히 보여주는 것은 없다고 합니다.

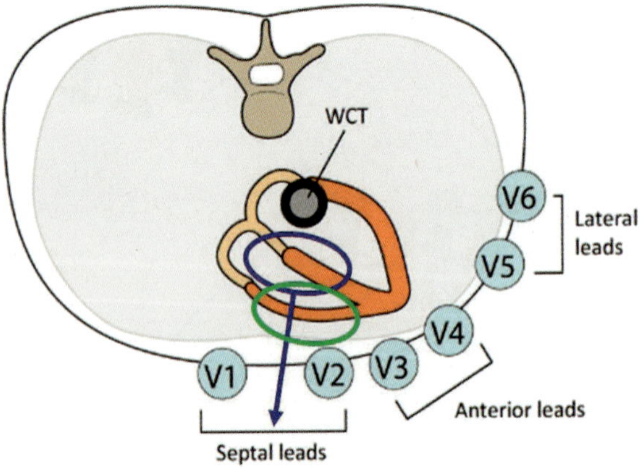

Septal leads

그래서 12 LEAD에서 볼 수 없는 우심실 쪽의 문제를 보려면 검사실에서 추가 LEAD를 사용할 수도 있는데요, 그것이 V3R, V4R, V5R, V6R과 같은 것들이고요.

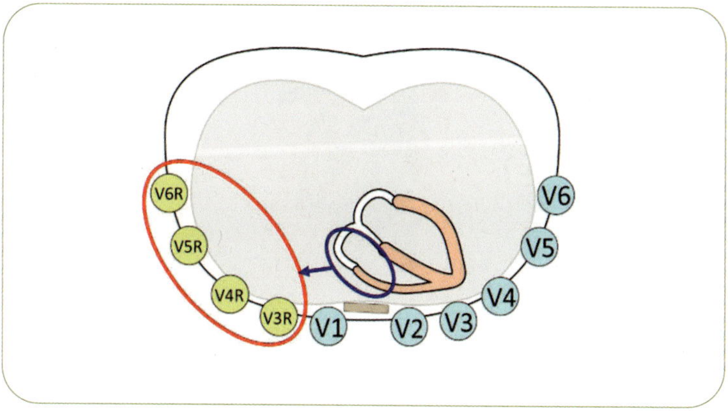

그리고 좌심실 벽의 뒤쪽 부분을 좀 더 자세히 보기 위해서는 V7, V8, V9를 부착해서 확인할 수 있습니다. 이것은 우리가 병동에서 흔히 볼 수 없는 것이라서 그냥 잠깐 언급만 해드립니다.

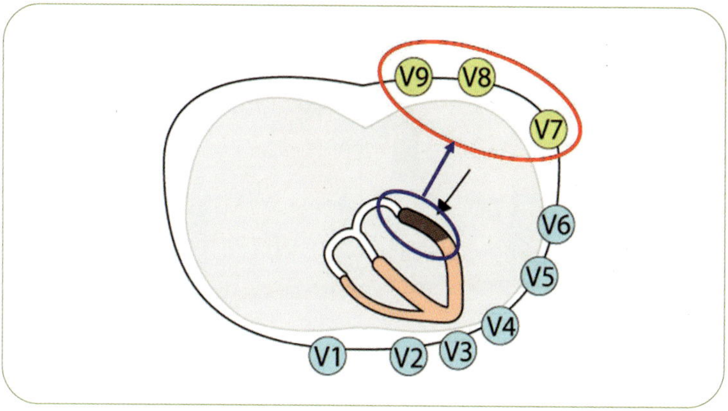

자~ 그럼 한 번 종합해 보죠.

심전도 1편에서 standard LEAD라고 하는 LEAD Ⅰ, LEAD Ⅱ, LEAD Ⅲ를 말씀드렸고요.

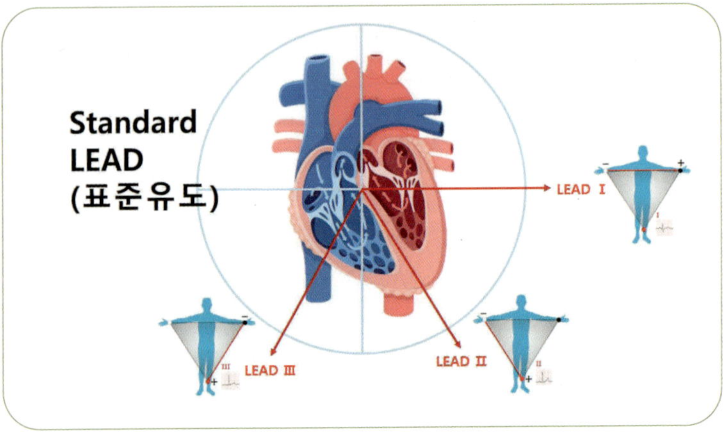

이번 편에 augmented LEAD라고 하는 aVR, aVL, aVF를 했고

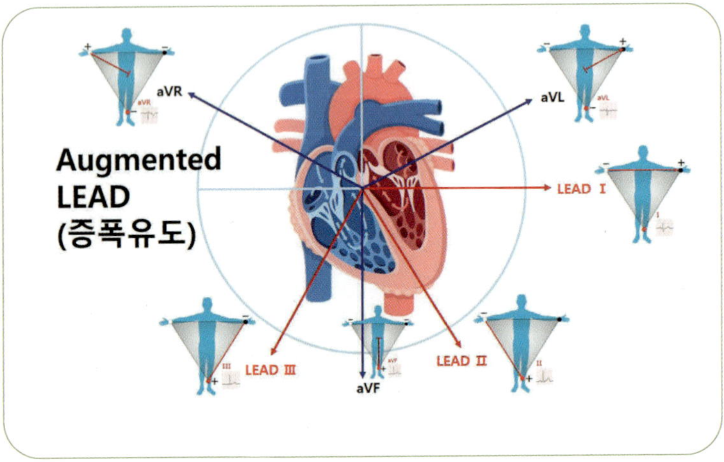

Precordial Chest LEAD 즉 흉부유도라고 하는 V1, V2, V3, V4, V5, V6를 했어요.

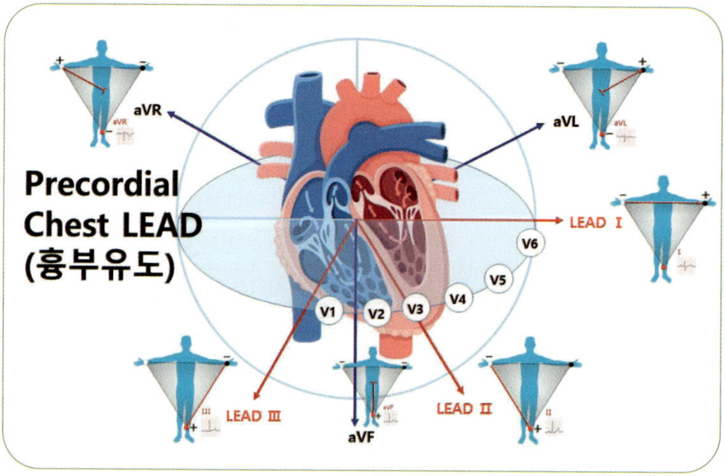

이 그림으로 오기 위해 심전도 2편이 제작되었습니다.

이제 우리가 임상에서 가장 많이 보는 12 LEAD가 무엇을 의미하는지 좀 명확해지셨나요? 다음 편에는 심전도 그래프에서 보이는 의미를 볼게요. 판독은 우리의 영역이 아니니까 우리가 알면 좋은 정도의 것들을 진행해 보겠습니다.

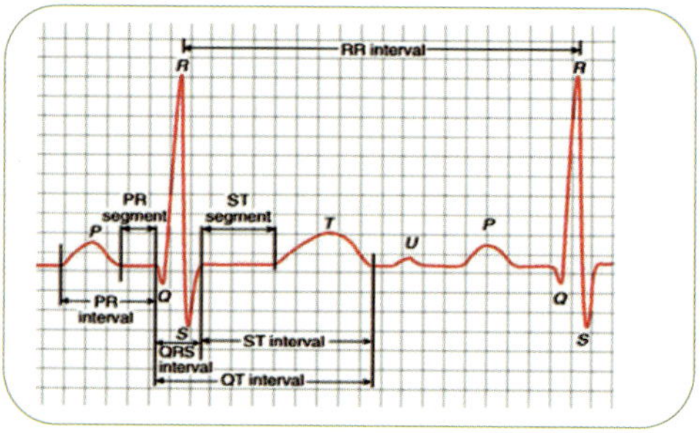

24장

바로가기

심전도 검사 3편 - 심전도 그래프

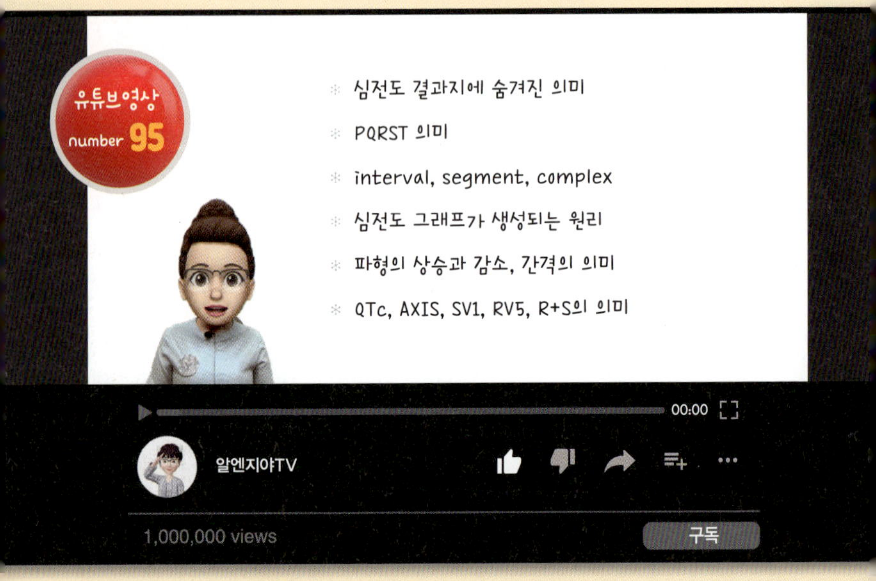

12 LEAD에 대해 알았으니 심전도 파형이 어떻게 생성되는지 확인해야 합니다. 학교에서 배운 PQRST가 무엇을 의미하는지 개념을 좀 더 명확히 알게 되면 질환에 대한 이해도 쉽지요.

심전도 그래프에 표현되는 여러 가지 용어를 안다면 심전도 그래프 보는 재미가 있지 않을까요?^^

심전도 마지막 편을 진행하겠습니다. 심전도는 아무리 쉽게 가려고 해도 쉽지 않은 것 같네요. 오늘은 심전도 그래프에 대해 이야기 드리려고 하는데요. 그냥 재미로 봐주시는 것이 좋을 것 같아요. 외울 필요도 없고요. 사실 실전에서 EKG 검사지에 표시되는 그래프를 봐도 무슨 문제가 있는지 알 수가 없어요.

정상 리듬은 어떻게 만들어지고, 일반적으로 무슨 문제로 그래프가 어떻게 변하는지만 알고 '아~ 이런 거였구나!'라는 것을 인지만 하고 있어도 된다고 생각합니다.

그리고 어차피 EKG 검사를 하면 이렇게 결과가 뜹니다. 기계가 알려주는 정보를 바탕으로 정확한 판독은 전문의가 하겠죠?

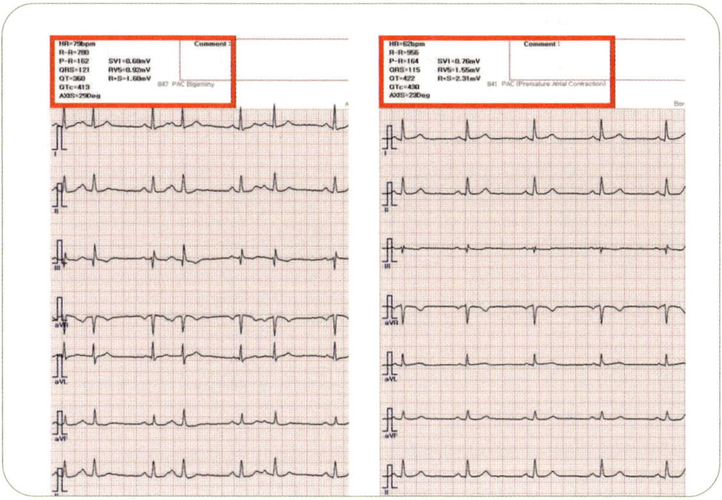

V
EKG

자~ 그럼 그래프가 만들어지는 기본부터 보고 가볼게요. 우리가 알고 있는 일반적인 EKG 그래프는 아래 그림과 같이 생겼어요.

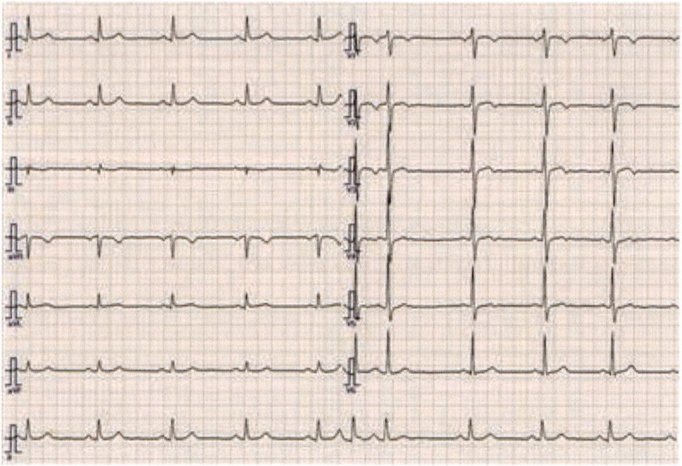

그리고 EKG 결과지를 보면 앞에 이렇게 네모난 기둥 같은 것이 있는데요.

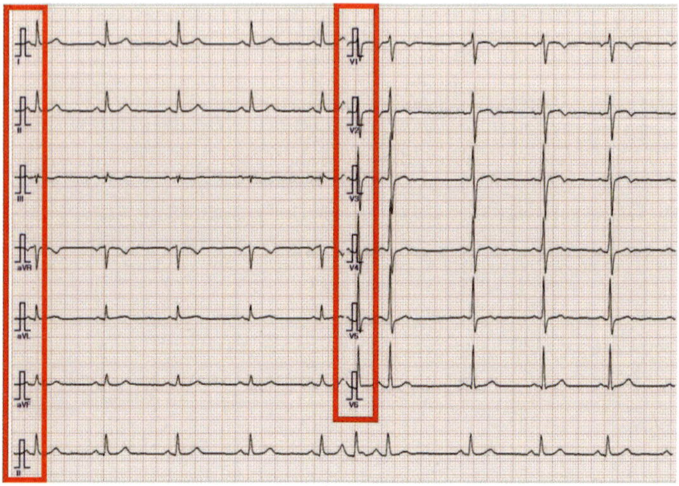

세로의 눈금은 전위의 크기를 의미하고, 가로 눈금의 크기는 속도를 의미합니다. 이 기둥의 기본적인 높이 기준은 1cm이고, 가로의 너비는 1초당 25mm의 그래프가 나오는 것인데요. 머리 아프게 높이며, 속도 이런 거 다 알 필요 없고요.

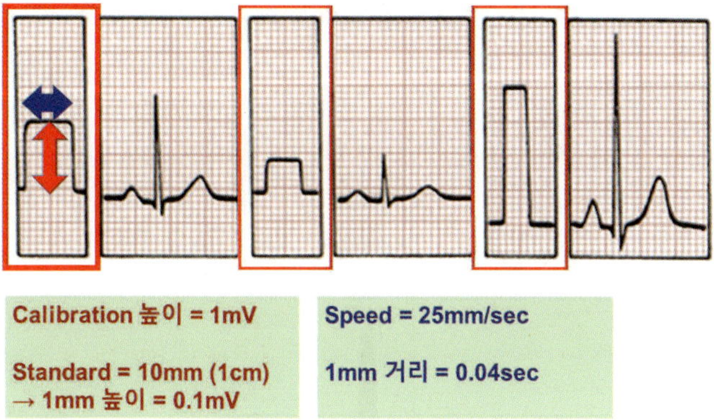

전위의 크기 & 속도

이런 기둥을 만들어 놓은 것은요. 어떤 사람은 이 기둥의 높이가 너무 높고, 어떤 사람은 너무 낮아서 그래프를 보기 어려울 때가 있거든요. 그 기준을 정해놓고 이 기둥이 높으면 '아! 그래프가 너무 낮아서 잘 안 보이니까 기준을 높게 만들어서 잘 보려고 한 거구나.' 이 기둥이 낮으면 '그래프가 너무 높아서 기준을 낮췄구나.'라고 생각하시면 되는 거예요. 속도도 마찬가지로 너무 늘어지면 기준을 좁게, 너무 빨리 뛰면 기준을 넓게 만들어서 우리 눈에 보기 편하게, 해석하기 편하게 만들기 위한 장치입니다. 근데 거의 그러는 경우는 못 본 것 같으니 참고만 하시면 됩니다.

그리고 심전도 그래프를 자세히 보죠. 여기에서 interval이라는 단어가 있고, segment, 그리고 complex라는 것이 있죠.

시작점부터 다음 파형의 시작점까지는 interval (간격)이고, 한 개의 파형이 끝나는 지점부터 다음 파형의 시작점까지를 segment (분절)이라고 하죠. QRS 파형은 0.08초에서 0.1초 사이에 일어나는 것이라서 그 간격이 너무 찰나의 순간이기 때문에 QRS complex로 부르는데요. 즉, QRS 복합체라고 해요.

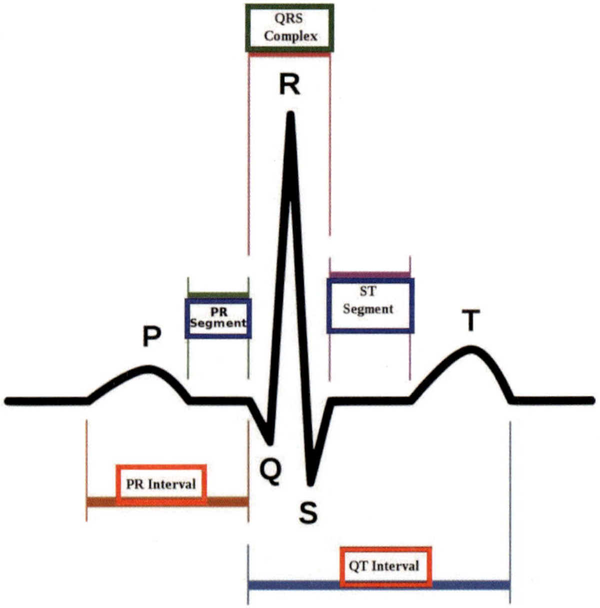

Segment, Interval, Complex 의미

그런데 여러분 아래 그림의 빨간색 box 부분이 이상하다는 것을 느끼시나요? 왜 이곳은 Q가 시작되는 지점인데 PR 분절이라고 하는 것인지?

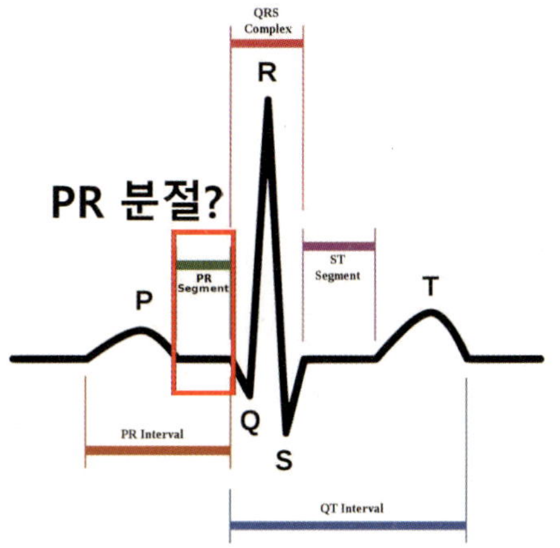

좀 전에 QRS 파형은 너무 찰나의 순간에 일어나는 것이기 때문에 QRS 복합체라고 부른다고 했죠?

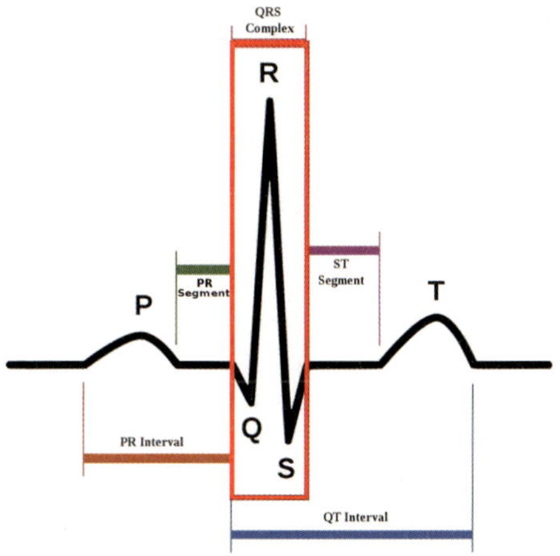

V EKG

워낙 순간에 일어나는 복합체이기 때문에 이 부분은 PR 분절이라고 부르기도 하고, PQ 분절이라고 부르기도 한다는 것입니다. PR 간격 역시 PQ 간격이라고 부를 수 있습니다.

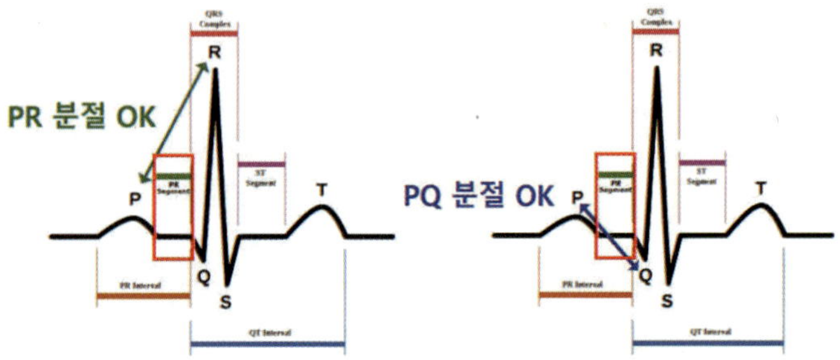

다만, 일반적으로 통일해서 말하기를 편한 방법으로 약속한 것이 지금 보이는 분절과 간격이니까 그냥 '그렇구나'라고 생각하시고 이것도 외울 필요는 없어요. 'PQRST 그래프는 이렇게 생긴 거구나~'라고만 알고 계시면 되죠.

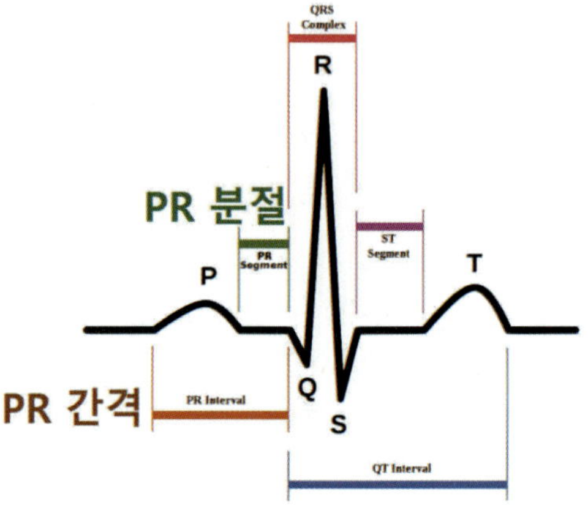

그러면 이 PQRST라고 말하는 그래프가 심장이 어떤 상황일 때 이런 파형이 나오는지 궁금하죠? 지금 보시는 그림처럼 동방결절, 심방 근육, 방실결절, 히스속, 히스속 가지, 푸르킨예 섬유, 심실 근육으로 전달되는 과정으로 PQRST 파형이 생기는 것인데, 이것을 차례대로 한 번 보자면요.

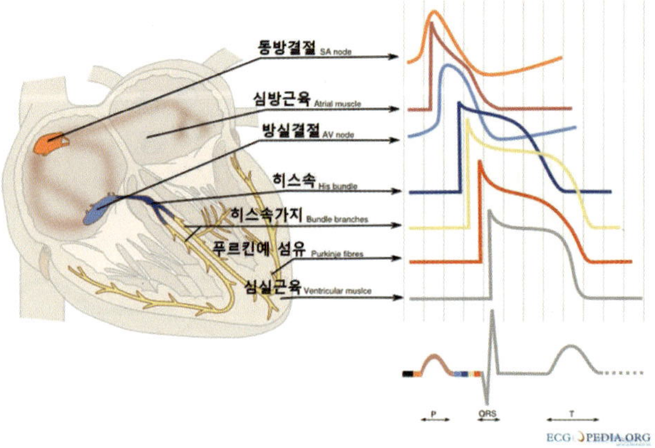

심전도 그래프 생성

우선 SA node, 동방결절이라는 곳에서 신호를 보내면 심방으로 전기신호가 전달되는데, 그때 P 파형이 생기기 시작하죠.

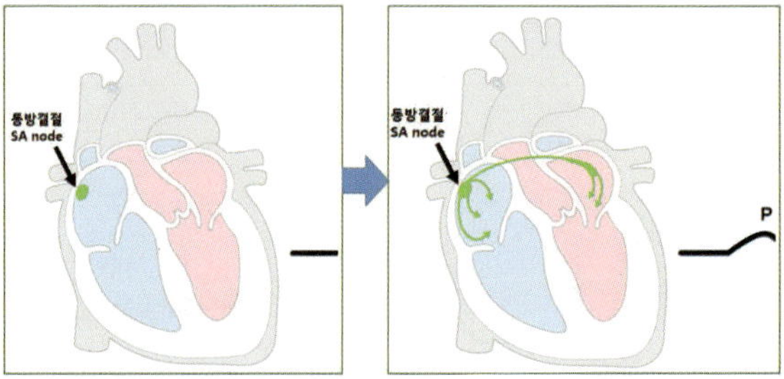

그 후에 AV node라고 하는 방실결절에서 신호를 받아서 SA node와 함께 심방과 심실로 신호를 전달하기 위한 준비를 하는데, 그때 P 파가 완성됩니다.

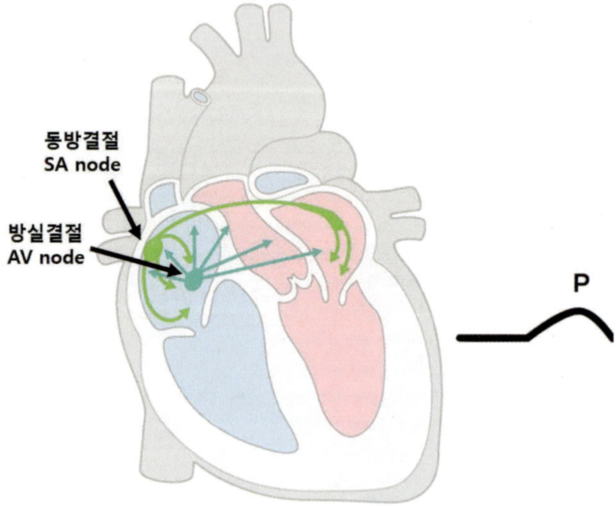

이때 심장은 전신에서 들어오는 혈액을 심방으로 받고 심실로 보내는데, 혈액을 내보내기 위해 심실 벽이 두꺼워지게 되는 거고요.

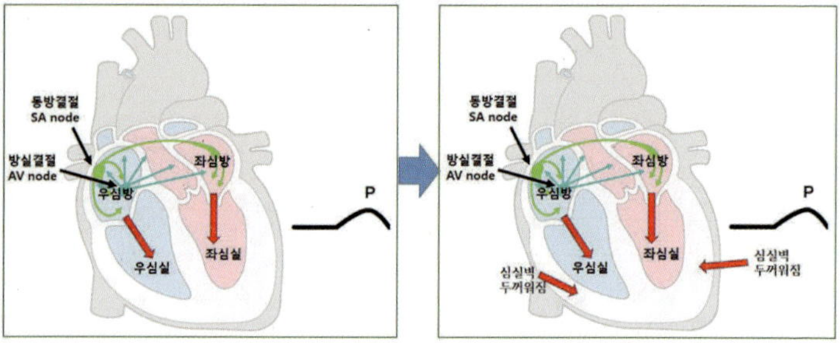

이 모든 것이 연속선상에 있어서 아주 찰나에 생기는 흐름이니까, 딱 그 자리에서 정확히 각각의 파형이 생긴다기보다 이러한 흐름이라고 미리 설명해 드리고 갈게요. 다시 한번 말씀드리지만 보기 편하시라고 흐름을 보여드린다는 것 명심해 주세요.

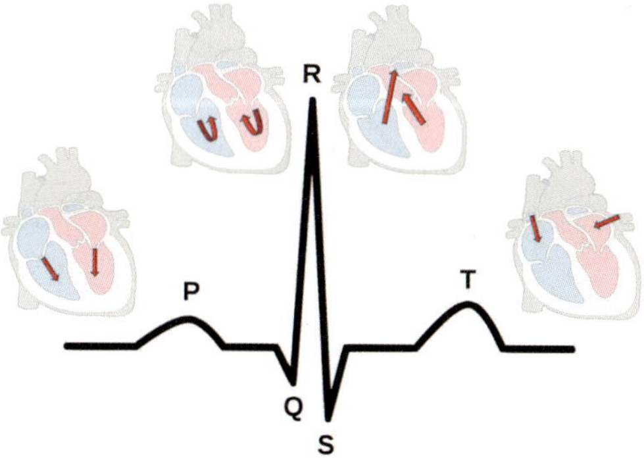

동방결절(SA node)에서 방실결절(AV node)이 신호를 받아 심실로 전달하기 위해 히스속을 거치는 과정이 진행됩니다. 이것이 P파형에서 Q로 진행되는 과정이죠.

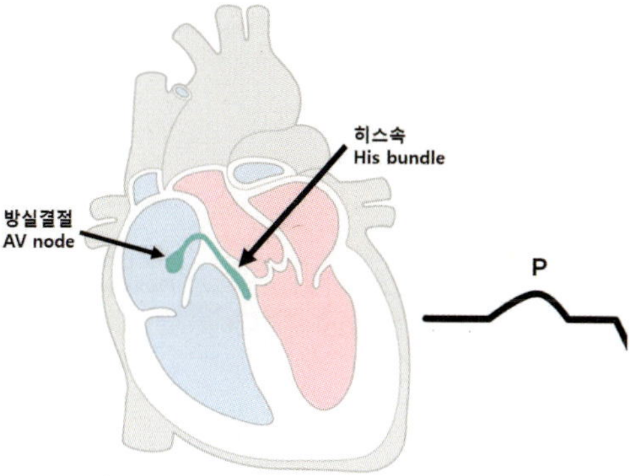

V

EKG

히스속으로부터 전달받은 신호를 히스속 가지가 심실 아래쪽으로 전달할 때 Q파에서 R파로 진행하게 되고,

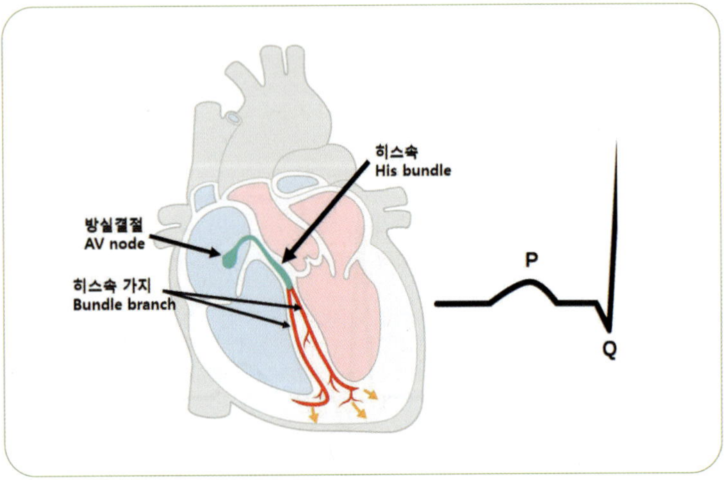

이것을 푸르킨예 섬유가 받아서 RS가 완성되죠.

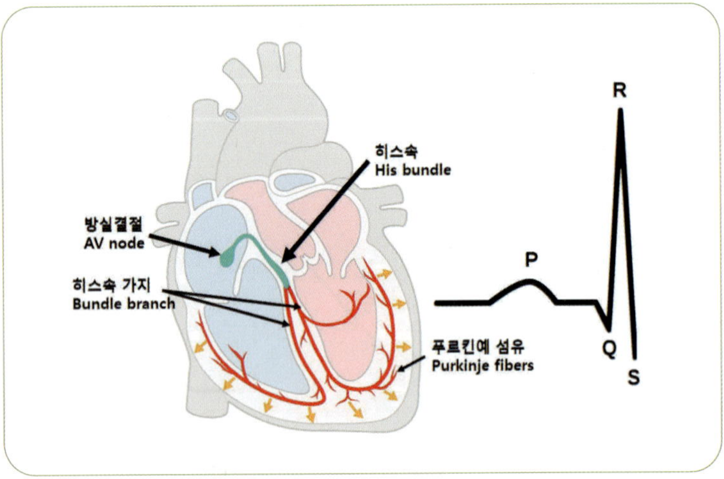

이때 심실에서는 혈액을 내보낸 상태가 되겠죠?

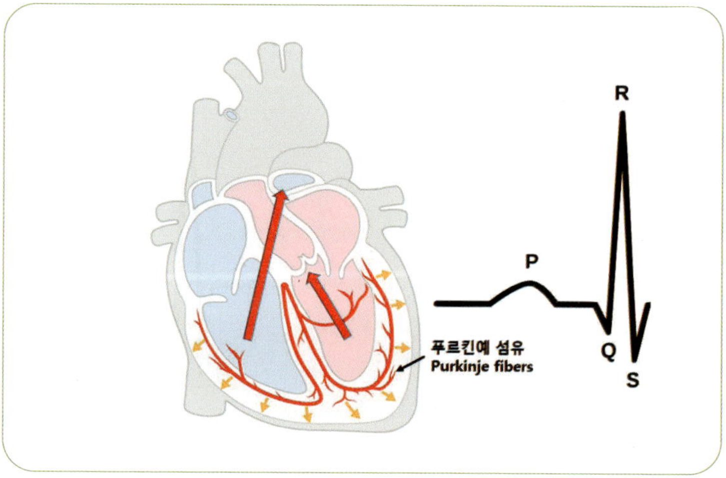

그리고 나서 심실벽은 얇아지면서 혈액을 채우기 위한 준비를 합니다.

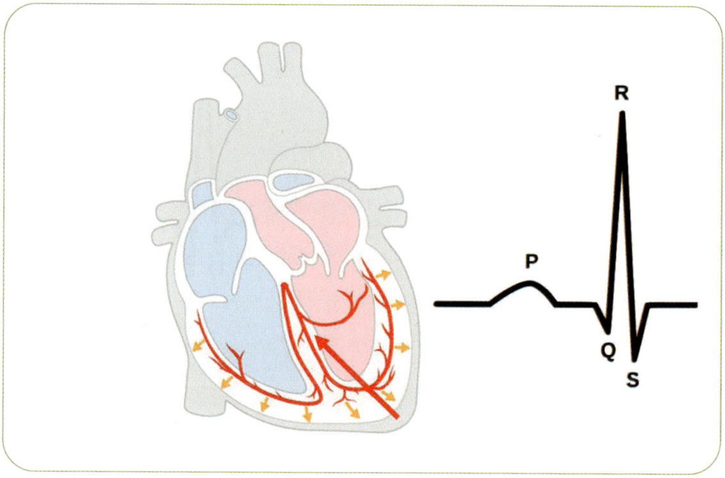

V

EKG

그러면 재분극을 하면서 T파가 형성이 되는 것이죠.

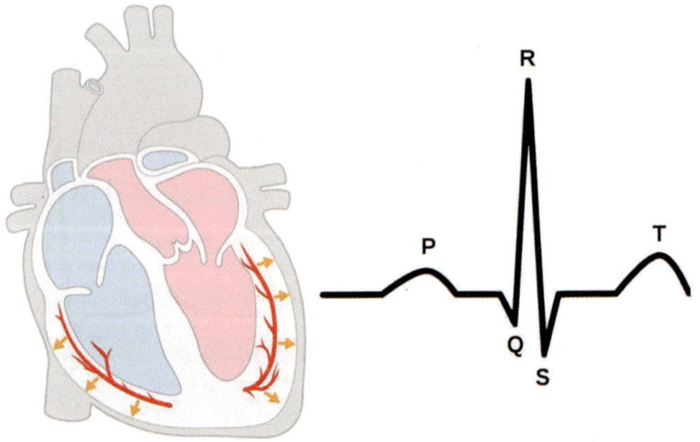

그리고 다시 처음과 같은 상태로 심장에서 전기 신호를 보낼 준비를 합니다.

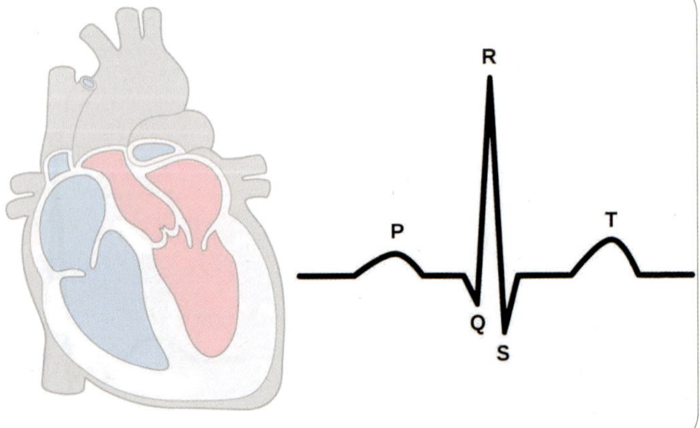

자~ 방금 말씀드린 것을 이해하셨다면 심전도의 그래프는 다 알게 되신 거예요.

동방결절(SA node)에서 발생시키는 P파의 횟수는 60~100회가 정상 범위이고, 우리가 알고 있는 pulse 즉, 맥박이죠? 맥박의 범위는 60~100회 사이를 정상이라고 말하고, P파의 파율이 60보다 적으면 서맥, 100보다 많으면 빈맥, 규칙적이지 못하고 횟수의 변동 폭이 10% 이상을 부정맥이라고 하죠.

자~ 그러면 이제 질병과 연결해 볼까요?

SA node(동방결절)에서의 문제가 발생하면 P파가 이상해 보이겠죠? SA node(동방결절)는 우심방, 좌심방에 영향을 미치고 있으니까 우심방이나 좌심방의 비대가 있거나 SA node의 조기 박동, 즉 비정상적으로 일찍 신호를 내보내는 문제는 P파와 그 언저리의 그래프가 이상해 보이는 것이죠.

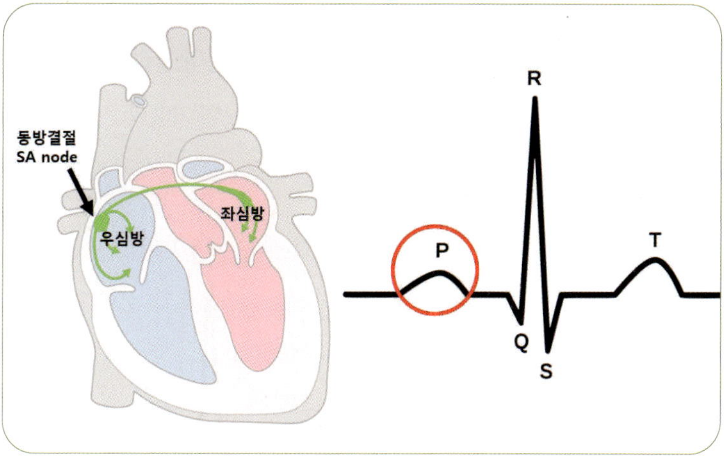

SA node로부터 전해지는 신호를 AV node가 받아서 심방 쪽에 다시 한번 영향을 미치고 히스속으로 내려가는 것이니까 AV node 부분의 문제가 발생해도 PR 분절이나 PR 간격이 이상해 보이죠.

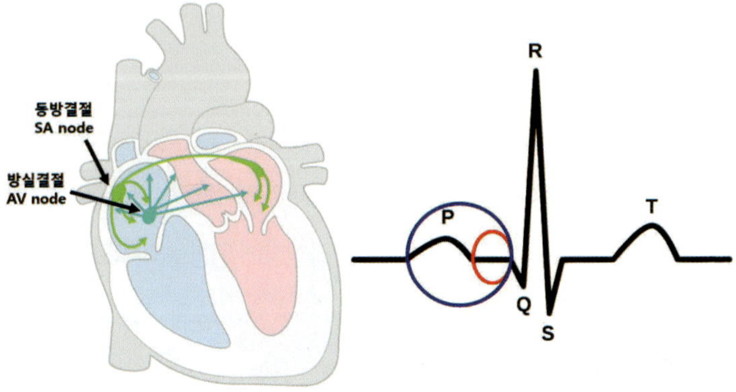

QRS파의 경우는 히스속의 오른쪽과 왼쪽 다발 가지에 문제가 생겼거나, 좌측이나 우심실의 비대가 있는 경우 심장 중격 부분이 눌리고 있을 테니 QRS파가 감소하거나 증가하거나 하는 그래프를 보일 거예요.

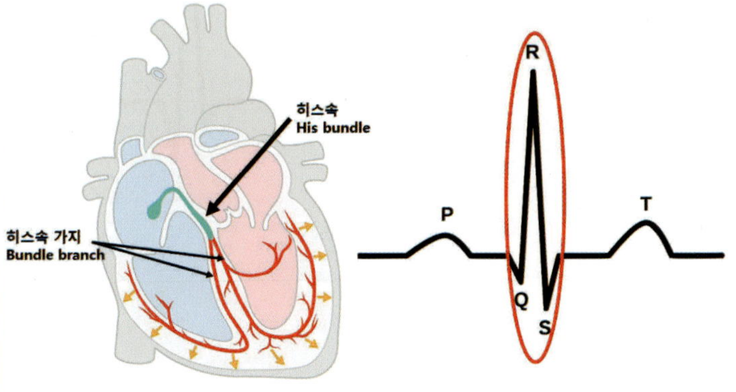

QT의 간격에 이상을 보이는 경우는 심장 전체에 영향을 미치는 심근경색이나 심장 근육의 염증, 여러 가지 심장 근육 질환을 의미할 테고요.

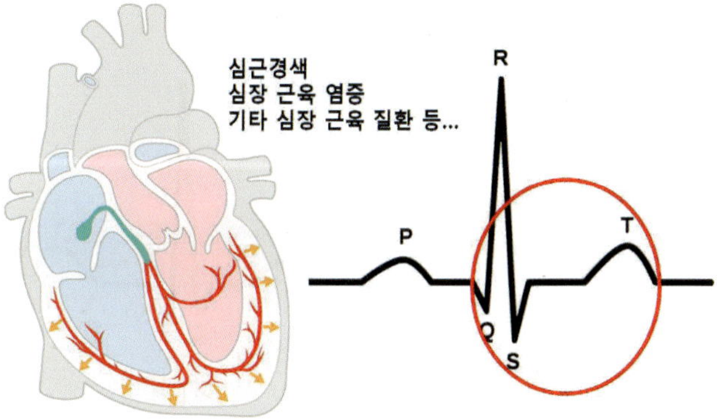

ST 분절의 그래프가 상승이나 저하되어 있거나 하는 경우는 심장이 이완하는 과정으로 들어서야 하는데, 협심증이나 심실이 비대해져서 충분히 이완되지 못하는 경우, 폐색이나 폐부종으로 심장이 펴질 만한 공간이 부족할 때, 푸르킨예 섬유들이 차단되어 기능을 못 할 때도 ST 분절의 문제가 생깁니다.

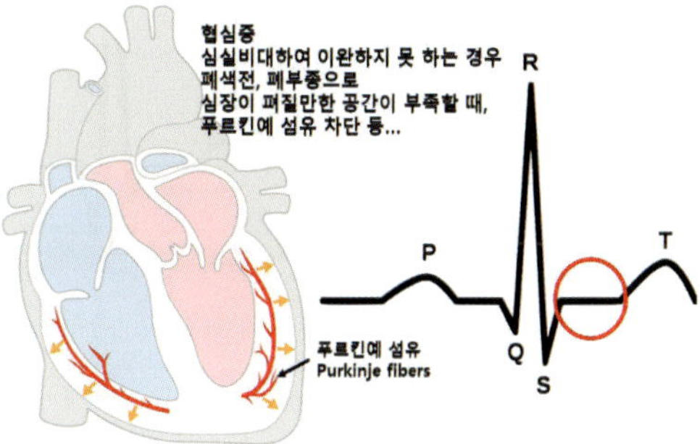

V
EKG

T파가 올라가 있는 경우는 고칼륨혈증으로 심장이 계속해서 수축하고 있는 상태, 심근경색으로 계속해서 조여지고 있는 상태가 가장 큰 위험 요소이고,

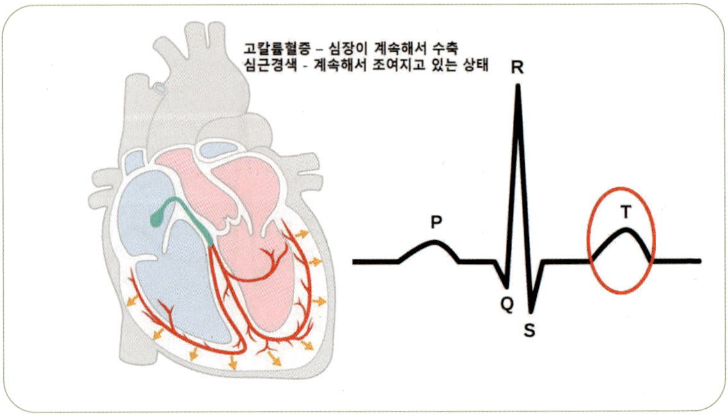

T파가 너무 내려가 있는 경우는 심실로 전도, 즉 전기신호가 지연되어 늘어지는 경우가 있을 수 있어요.

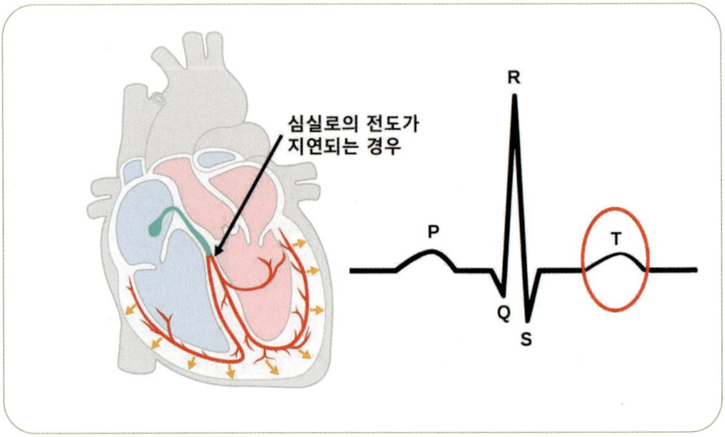

이렇게 심장의 신호가 전달되는 과정 부분 부분에 그래프가 이상한 것을 보게 되면 '어떤 질환이 있겠구나' 하는 것을 어느 정도 추측할 수 있으면 임상에서는 충분한 지식을 갖고 있는 상태가 아닐까 싶습니다.

그래프를 일일이 분석해서 하나하나 찾아내서 논문을 쓸 예정이라면 모눈종이 한 칸 한 칸 분석해서 알고 계실 수도 있겠지만, 우리는 현장에서 환자 치료에 빠른 도움을 줘야 하는 임무를 수행해야 하는 사람들이기 때문에 우리가 알고 있어야 하는 적정 수준에 도달해 있으면 된다고 생각합니다.

마지막으로 심전도 검사지에서 나오는 것을 간단히 한 번 짚고 마무리할게요. HR이 보이죠? 당연히 Heart rate 심박수이고, RR 간격은 심박수와 같겠죠? PR 간격, QRS complex, QT 간격은 앞에서 설명해드렸고요.

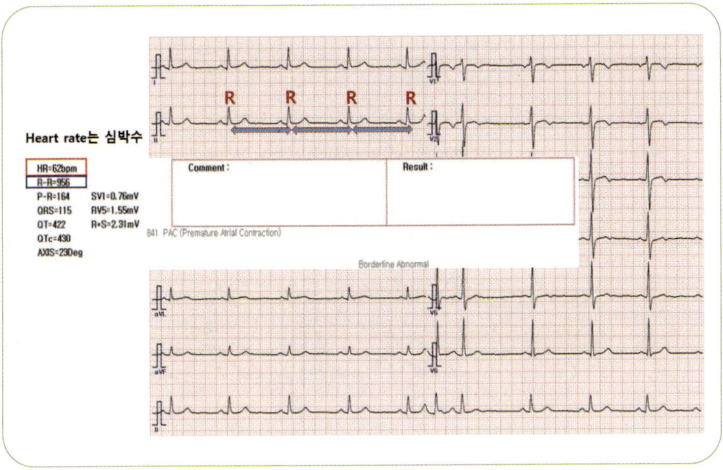

QTc가 보이죠? 이것은 심전도 기계상의 문제? 심전도의 속도와 높이를 측정하는 계산의 문제라고 할 수 있겠는데요. 빈맥의 경우 심전도상 QT 간격이 줄어들어 보이게 되고, 맥박이 느린 서맥의 경우 QT 간격이 늘어나 보이게 된다고 합니다.

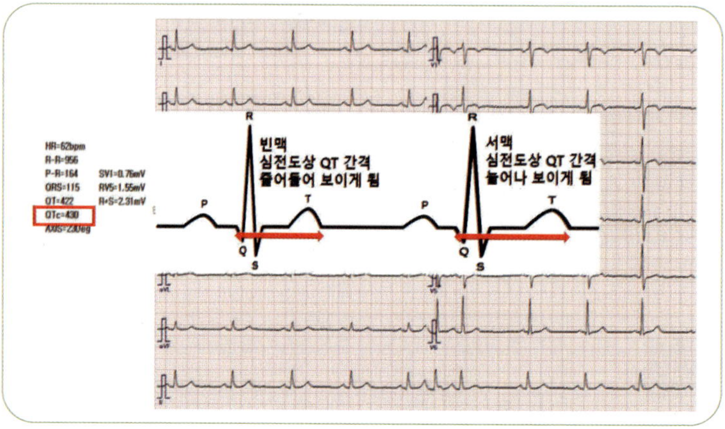

그래서 맥박수에 따라 QT 간격을 조정해야 하는 과정이 발생하는데요. 그것을 복잡한 계산식으로 보정한 값이 Corrected QT interval 즉, QTc인 것이죠. 370~440 사이가 정상이라고 하는데 굳이 외울 필요까지는 없을 것 같고요.

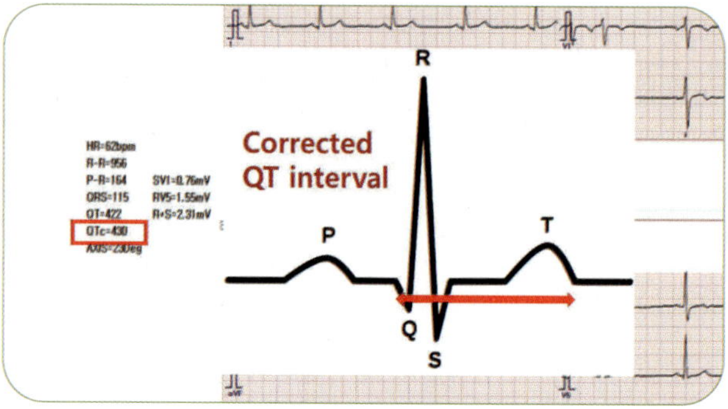

AXIS는 심장의 축을 말하는데요. 1편에서 EKG의 심장의 전반적인 전기활동의 주요 방향은 좌하방이라고 말씀드렸는데요. 이미 LEAD Ⅱ는 좌하방을 향하고 있습니다. 그러면 축의 변화를 일으킬 수 있는 가장 가깝고 중요한 역할을 하는 것이 LEAD Ⅰ과 aVF이죠.

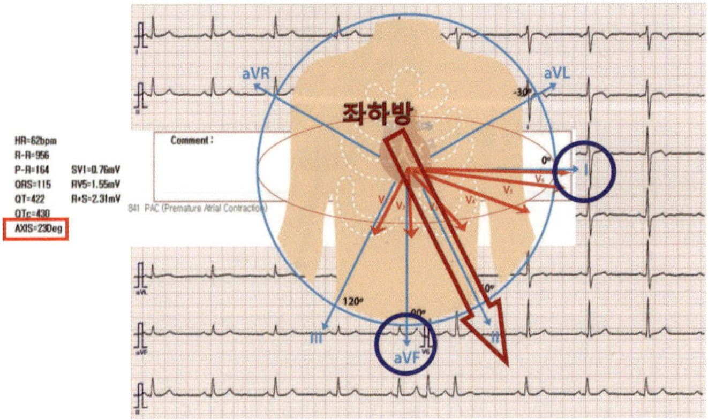

만약에 고혈압이나 좌심실에 문제가 생겨서 좌심실이 커진 경우, 좌심실 비대라고 하죠?

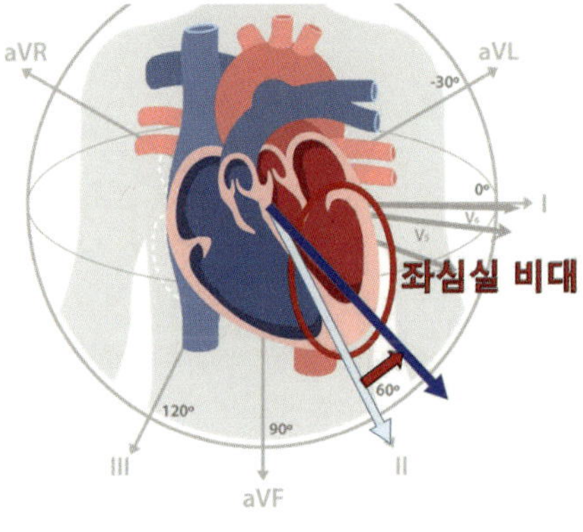

V EKG

이런 경우는 전기적인 자극이 커져서 왼쪽으로 치우쳐서 좌측 편위가 발생할 것이고, 우심실 비대가 있다면 오른쪽으로 축이 이동할 거예요.

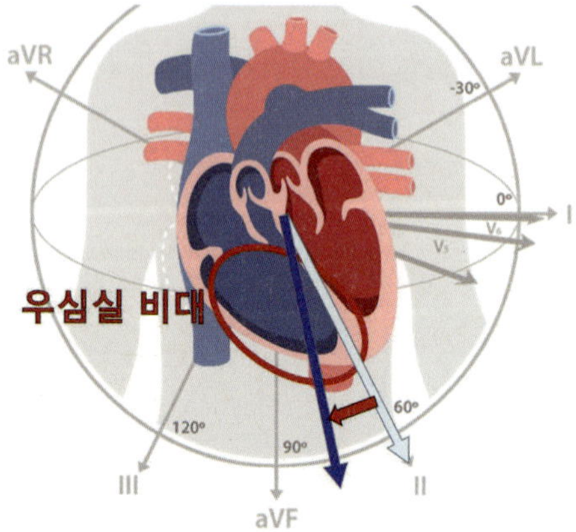

그런데 반대로 좌심실 쪽에 심근경색이 발생해서 전기 자극이 발생하지 않게 되는 괴사가 일어나게 됐다면, 오히려 반대쪽인 우측으로 각도가 변화하겠죠.

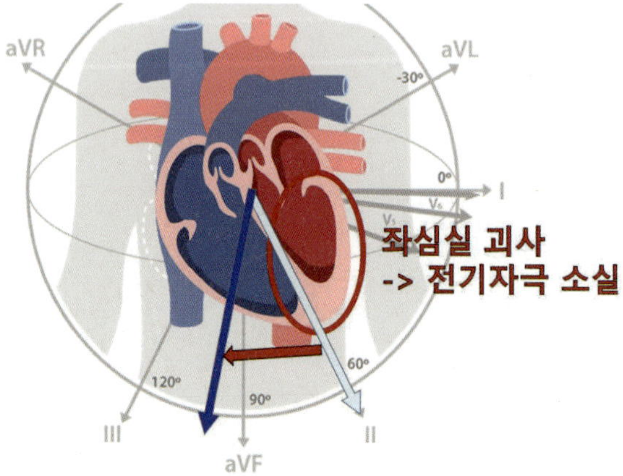

정상 범위는 그림에서 보시는 바와 같은데, 머리 복잡하고 너무 어려우니까 그냥 '이런 게 있구나.'라고 생각하시면 될 것 같고요.

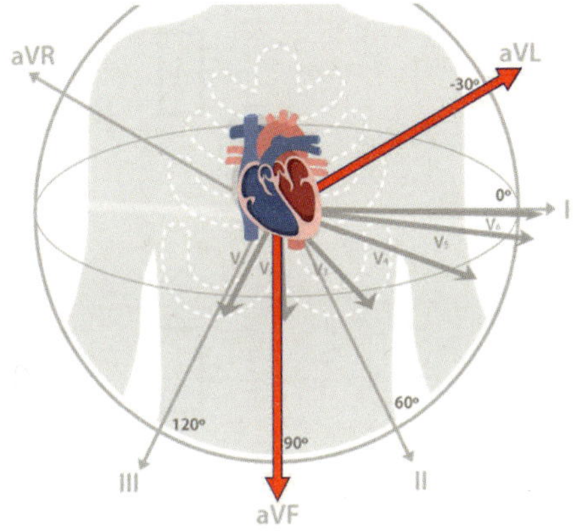

그래서 이 경우의 AXIS는 23Degree, 23도 되는 것이니까 정상 범위인 것이죠?

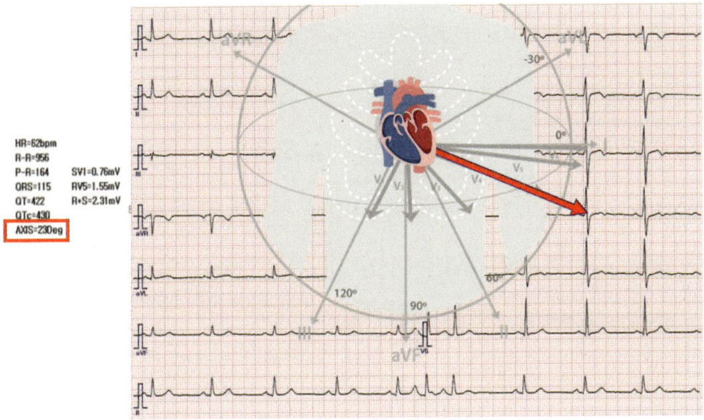

V EKG

그리고 SV1, RV5, R+S 이런 것이 보이죠? SV1은 V1의 S파의 전압, R파의 V5의 전압, R파와 S파의 전압을 이야기합니다. 이것도 그냥 '그런 것이 있구나~'하고 생각하시면 돼요.

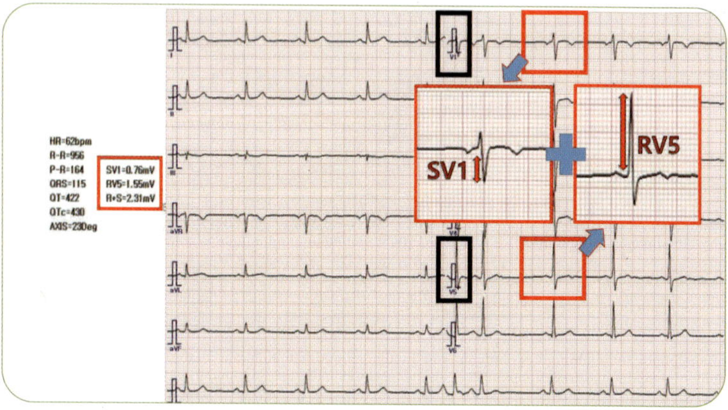

자~ 이렇게 심전도에 대해 이야기해 보았는데요. 심전도 결과는 워낙 다양하게 나타나기 때문에 그 모든 것을 다 기억하기는 어렵습니다. 심전도 1편에서 3편까지 이야기해 드린 것 중에 '아~ 이 그래프에서 여기가 이상하면 어디쯤에 문제가 있겠구나.'라고 생각만 하셔도 매우 많이 알고 있는 상태가 아닐까 하는 생각이 듭니다.

검사 기계의 뽁뽁이와 집게는 어떻게 부착하는지? 12 LEAD의 의미와 검사 결과지에 표기되는 것들이 무엇을 뜻하는지 등등 모두 이야기해 보았네요. 여기까지 어려워도 너~무 어려운, 그러나 이해하지 못할 것도 없는 EKG였습니다. 모두 수고하셨습니다.

VI 단원

영상의학검사

25장

바로가기

영상의학 검사- X-ray

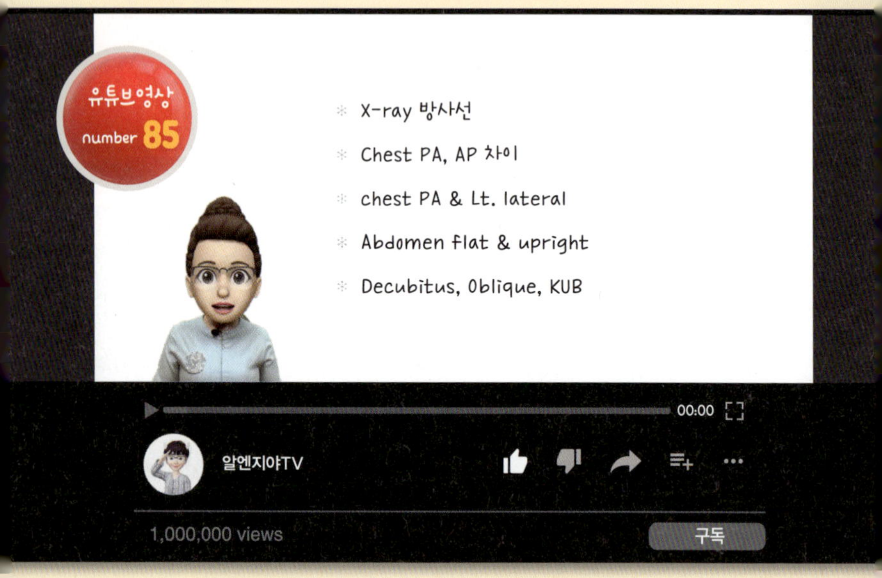

심전도만큼이나 늘 실행되는 X-ray에 참 많은 종류가 있지요. 주로 시행되는 X-ray 검사는 무엇이 있는지? 처방명이 표현하는 의미가 무엇인지 안다면 실행의 오류가 매우 적어질 것입니다. 타 부서와 협력하고 그들을 이해한다면 우리의 업무는 더 편해질 것이고요. 더 많이 안다는 것은 더 여유로울 수 있다는 뜻이기도 합니다.

이제 병원에서 정~~말 많이 시행하는 영상의학과 검사에 대해 진행해 볼까 합니다. 어려운 영상 검사 말고요.

X-ray와 MRI, CT의 차이 같은 아주 기본적인 주의사항 정도로 진행해 볼게요. 이것도 적극적으로 들이대면 참 할 말이 많은 분야이긴 합니다. 그러나 너무 깊이 가면 어려우니까 천천히 적응해 보자고요.

저는 X-ray 하면 보호자에게 엄~청나게 시달렸던 기억이 먼저 떠오릅니다. 환자가 가슴과 복부 X-ray를 수술 후 경과 확인을 위해 2일 동안 6회 찍었어요.

그런데 보호자가 다음 날 저녁에 나타나서 환자가 방사선에 노출돼서 암에 걸리면 책임질 거냐며 2시간 동안 영혼까지 탈탈 털렸던 적이 있었어요.

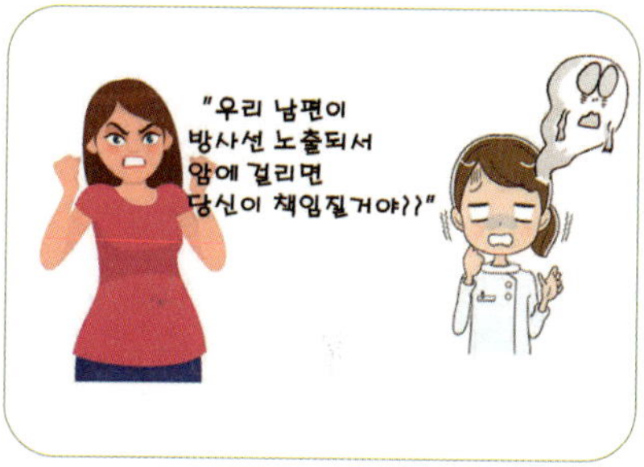

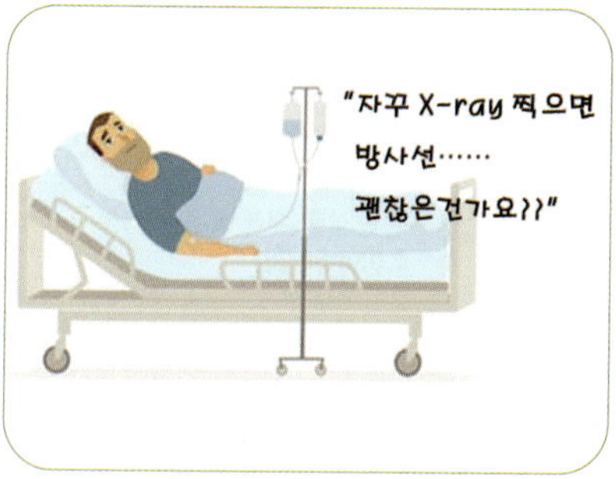

여러분도 저처럼 영혼까지 털리지는 않더라도 X-ray, CT와 같은 영상의학과 검사시 방사선에 대한 불안감을 호소하는 경우를 보실 수 있을 거예요.

X-ray 방사선 때문에 암이 생기면 어떻게 하냐고 물어보는 분이 계시면 저는 이야기해드립니다.
"당장 치료가 우선인데 검사를 안 하시면 지금 어떻게 치료해요?"
"X-ray를 한 번에 같은 곳을 100번 찍으면 암이 20~30년 후에 5% 발생할 수 있대요."라고 말씀드리죠.

방사선은 공기나 물처럼 우리와 늘 함께 있어요. 자연의 일부인 셈이죠. 우리 몸이나 우리가 먹는 음식물에도 포함되어 있습니다. 이것을 자연 방사선이라고 하죠. 일상생활에서 일반적으로 연간 2.5mSv ~ 2.95mSv 정도의 방사선에 노출된다고 합니다.

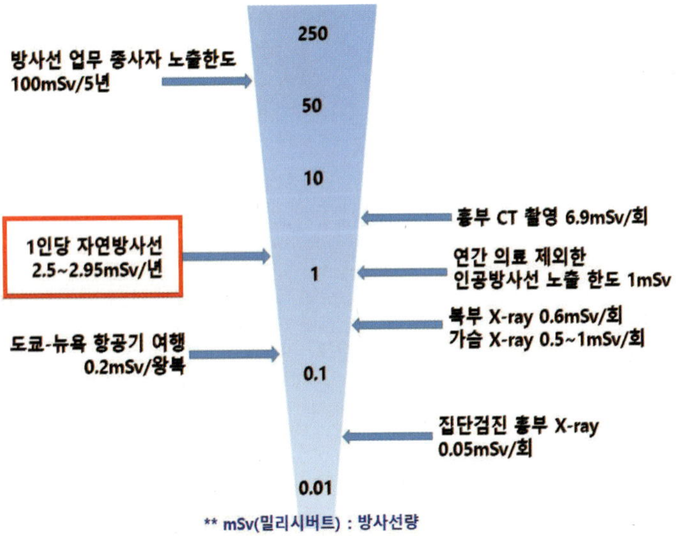

자연 방사선량

방사선 업무 종사자, 즉 영상의학과 방사선사 선생님들은 5년간 100mSv의 방사선 노출이 상한선이라고 하죠. 만약 CT실이나 X-ray 실에서 일하시던 방사선사 선생님이 연간 허용치에 다다르면 MRI실과 같은 곳으로 업무를 변경하게 됩니다. MRI는 방사선이 아닌 자기장을 이용한 검사 방법이죠.

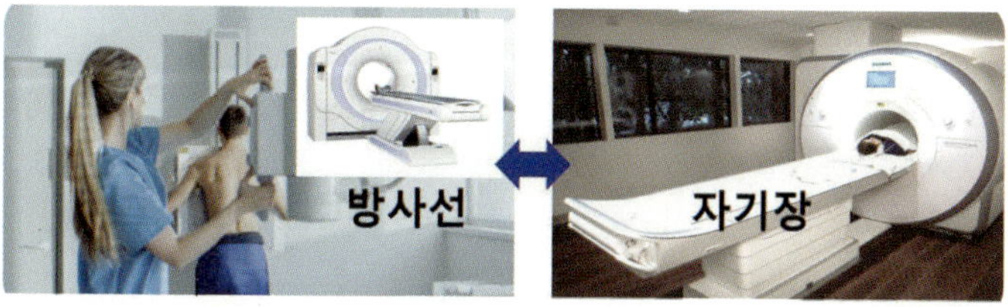

CT vs MRI

chest X-ray, 즉 가슴 X-ray의 1회 촬영 시 0.5~1mSv, 복부 X-ray의 경우 0.6mSv의 방사선을 받는다고 하는데요. 연간 1mSv를 인공 방사선 허용량으로 정하고 있다고 하지만, 병의 진단이나 치료를 위해서는 검사를 주저할 필요는 전혀 없다고 생각해요. 질병을 치료하는 것이 우선이니까요.

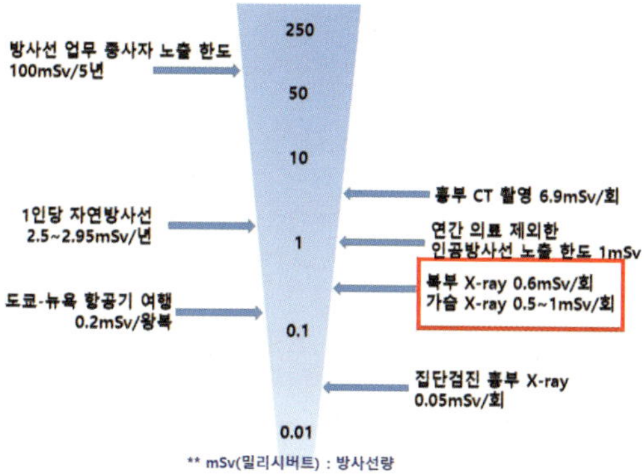

X-ray 방사선량

VI X-ray

다만, 진단이 의심스럽다며 짧은 기간에 병원을 옮겨 다니면서 동일한 부위에 X-ray나 CT를 재촬영하는 것은 피해야죠.

방사선량에 대한 예전 기억이 나서 좀 길게 이야기해드렸고요. 우선 X-ray부터 해보겠습니다. 알고 보면 이것도 뭐가 엄~ 청 많죠.

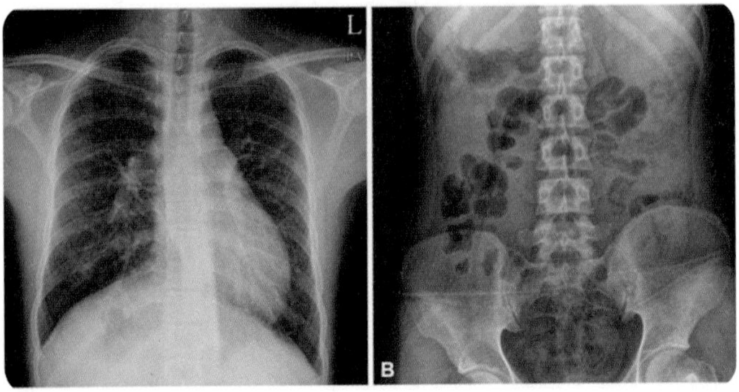

X-ray 이미지

여러분들은 chest PA, AP 차이를 아시나요? chest X-ray에 lateral이 붙으면 뭐가 다를까요? 그리고 Abdomen Flat과 Abdomen flat & upright의 차이는 뭘까요? Decubitus, oblique, KUB는 뭘 말하는 걸까요? 늘 보던 것들이지만 정확한 의미를 알고 일하면 참 재미있습니다.

하나하나 짚어드릴게요. 우선 경험 이야기부터요.
추운 어느 날 일어나지도 못하고, 앉기조차 힘든 폐렴 환자가 있었어요. 그런데 chest PA 처방이 난 거죠.

신규 선생님께서는 X-ray 오더를 받아서 환자가 움직이지 못하니까 침대째로 곱게 이송 요청을 해서~ X-ray실로 환자를 보냈죠. 검사실에서 전화가 왔습니다. 환자가 앉지도 못하는데 그냥 보냈냐고요. 오더를 확인하지 않아도 알 수 있었습니다.

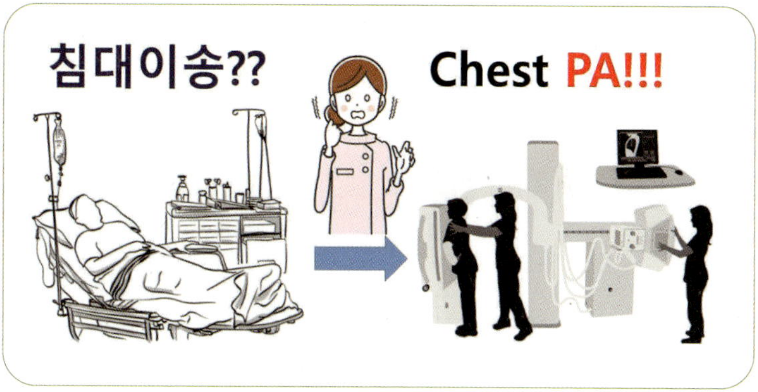

저는 즉시 “죄송합니다. 선생님, 오더 바로 바꿀 테니까 환자 검사해 주세요~”라고 했죠. 환자가 병실로 왔다가 다시 가기에는 너무 힘드니까요. 그리고 주치의에게 전화해서 “선생님~ 환자 X-ray 실 앞에 있는데 오더 chest AP로 빨리 바꿔주세요. 플리즈~”라고 했죠. 이게 무슨 상황일까요?

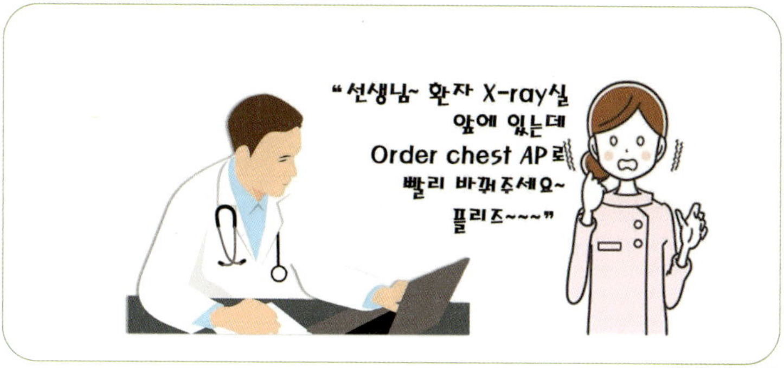

우선 chest AP, chest PA의 차이를 보겠습니다.

PA는 posterior - anterior인데요. 뒤에서 앞으로 영상을 쏘는 것이고, 검사실에서 환자와 X-ray 기계 사이의 충분한 거리를 가지고 멀리서 촬영합니다.

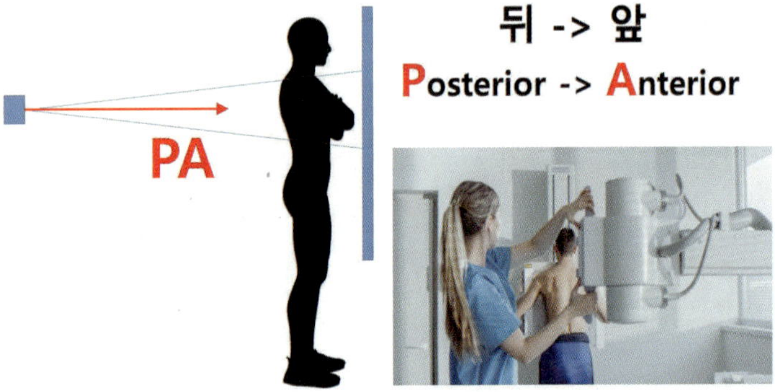

chest PA 촬영방법

chest AP와 비교하면 좀 더 선명하고 심장, 종격동의 크기가 작게 촬영되죠. 의식이 있고, 서 있을 수 있는 환자를 대상으로 검사를 진행할 수 있어요.

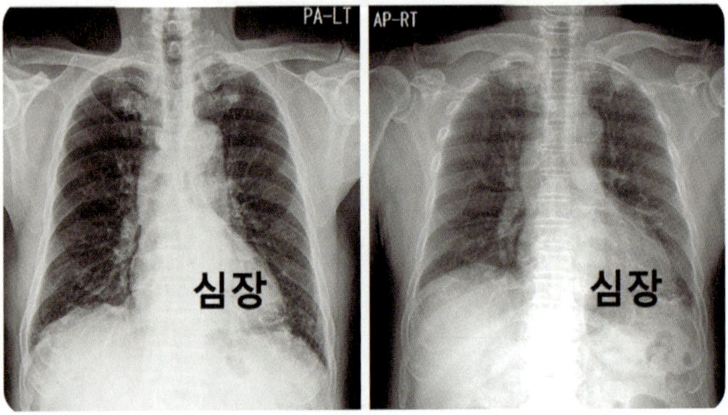

chest PA vs AP 심장 이미지

AP는 anterior - posterior이라고 해서 앞에서 뒤로 영상을 쏘는 것이죠. 의식이 없거나 거동이 불가능한 중환자에게 촬영합니다.

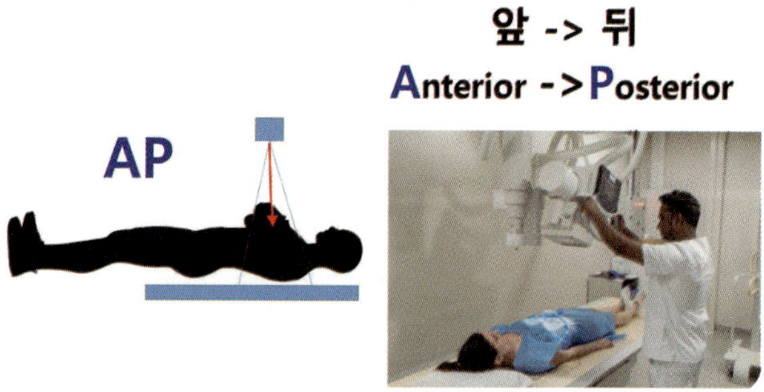

chest AP 촬영방법

간혹 방사선사 선생님이 중환자실이나 병실로 Portable X-ray 기계를 가지고 오는 것을 많이 보게 되실 텐데요.

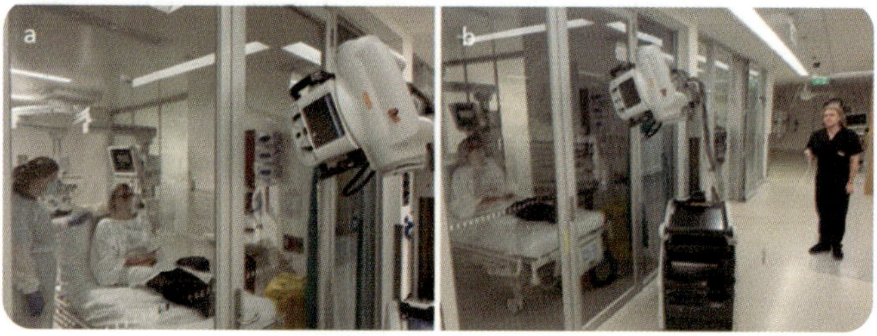

Portable X-ray

portable 일 경우에는 환자 침상 옆에서 촬영을 시행하고, 검사실에서도 환자를 눕혀서 검사하기 때문에 환자와 충분한 거리를 두고 촬영할 수 없습니다.

다인실로 portable X-ray 기계가 오면 병실의 모든 사람을 내보내거나

X-ray 촬영을 해야 하는 환자를 처치실과 같은 곳으로 옮겨서 다른 사람이 방사선에 노출되지 않도록 해야 하죠.

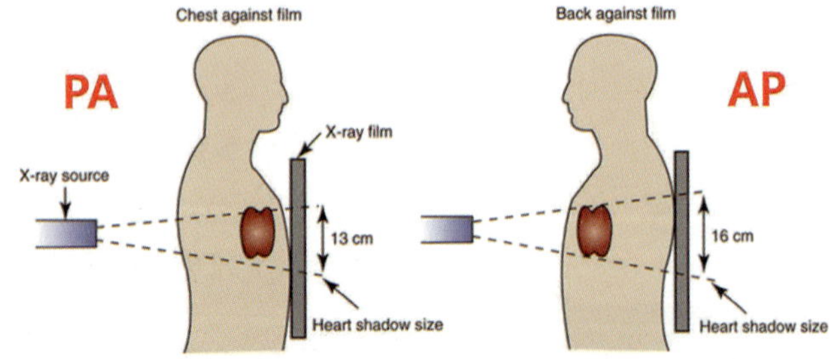

chest PA vs AP 심장 이미지

chest AP는 PA와 비교하여 가까운 거리에서 촬영하기 때문에 심장, 종격동이 크게 촬영됩니다.

침상에서 누운 자세로 상태로 촬영하기 때문에 clavicle은 폐위에 있고, scapula는 폐를 가리는 기본적인 해부학 구조로 촬영됩니다.

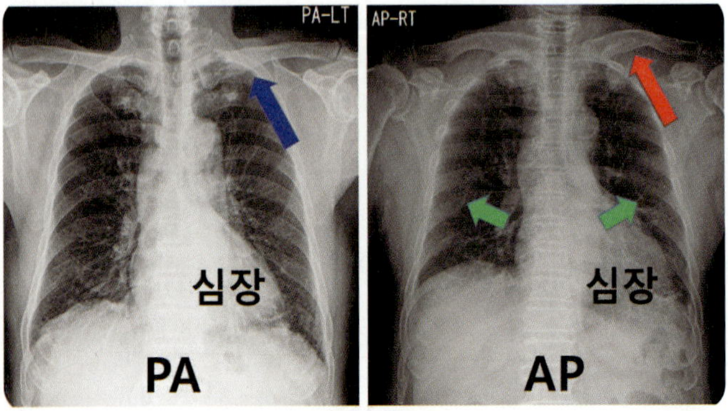

chest PA vs AP 차이

간혹 이런 거 있으면 큰~~일 납니다. 환자 누워있는 상태일 때 등 쪽에 혹시 체온계나 무언가가 깔려 있는지 한 번씩 확인해 주세요.

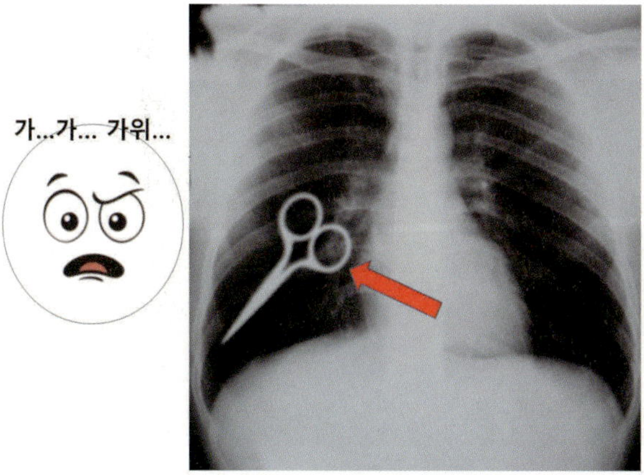

자~ chest PA와 AP를 비교해 보았고요. 이번에는 chest lateral에 대해 이야기해 볼게요. 이것은 chest PA 즉 뒤에서 한 번 찍고, 옆에서 한 번 더 찍는 것인데요.

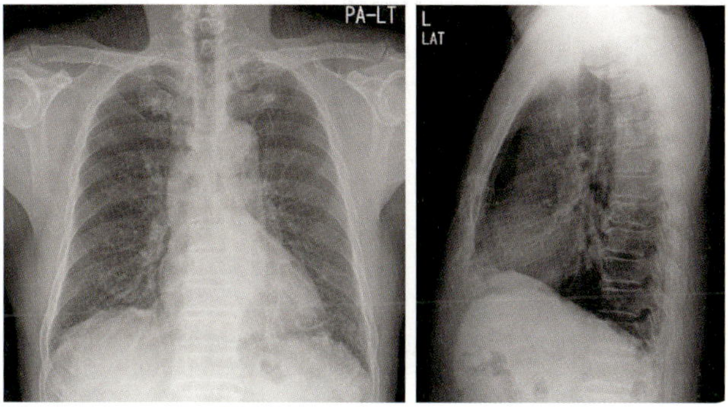

chest PA & lateral

여러분! 처방을 보면서 특별한 사유가 없는 한 chest PA & Lt. lateral이 주로 처방되는 것을 느껴보셨나요? Lt.는 left, 즉 왼쪽이죠? 몸의 왼편이 감지기에 닿도록 해서 찍는 것이죠.

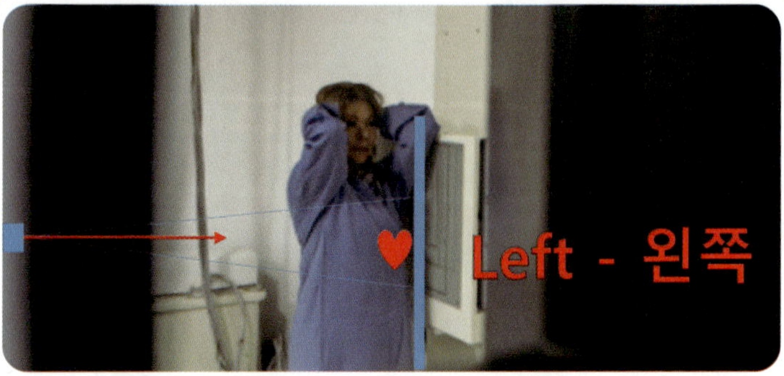

chest PA & Lt. lateral

심장 쪽을 영상 판 쪽으로 붙여서 심장이 확대되어 보이는 것을 줄이고, 폐를 좀 더 크게 관찰하는 방법이 될 수 있는 것입니다.

다음으로 Abdomen flat 이 있고, Abdomen flat & upright 가 있죠. Chest AP 처방이 날 때 Abdomen flat도 같이 시행하는 경우가 많은데요.

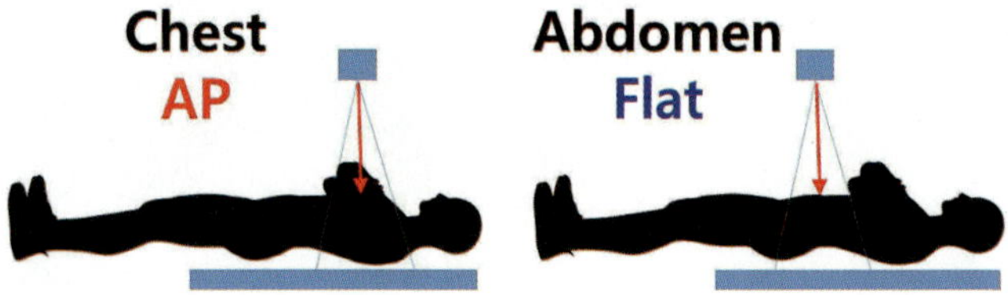

chest AP & Abdomen flat 촬영방법

Abdomen flat은 일어설 수 없는 환자의 경우 누워서 검사를 시행하는 것이고 Abdomen flat & upright는 누워서 한 번 찍고, 서서 복부를 다시 한번 촬영하는 것입니다.

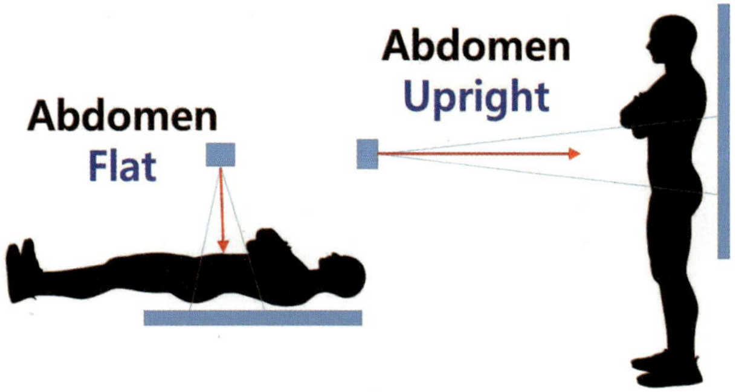

Abdomen flat & upright 촬영방법

가급적이면 upright로 찍는 것을 권유하는데요. 복부의 장기는 누워있을 때 위로 올라가 보이거나 옆으로 퍼져 보이기 때문에, 가스나 분변과 같은 것들이 어느 위치까지 차 있는지 보기 위해서는 서서 찍는 것이 더 판별하기 쉽다고 합니다. 알고 보면 별거 아니죠?

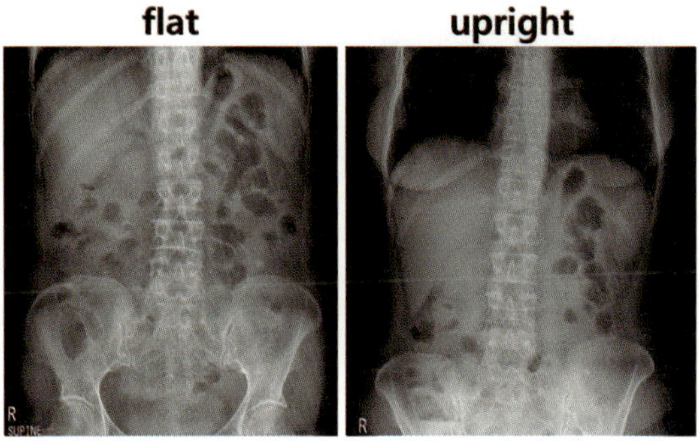

Abdomen flat vs upright

VI X-ray

Decubitus도 알아볼까요? 이건 옆으로 누운 상태로 촬영을 하는 것입니다. 만약 폐나 흉곽에 물이 찼거나 또는 기흉이 있거나 할 때 한쪽으로 쏠려서 음영의 차이가 나는지 확인하는 것이죠.

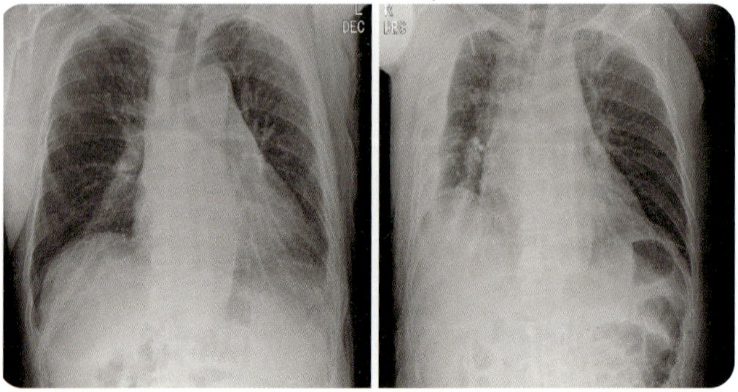

Decubitus

이건 영상의학과 선생님들이 바쁜 시간에는 좀 피해주는 것이 좋습니다. 환자가 누울 자리가 있어야 하고, 환자의 자세를 잡고 촬영하는 것이 쉽지 않거든요. 일하다 보면 이런 것까지 다 배려할 수는 없겠지만, 서로 간의 짜증은 좀 줄일 수 있지 않을까 하는 생각이 듭니다.

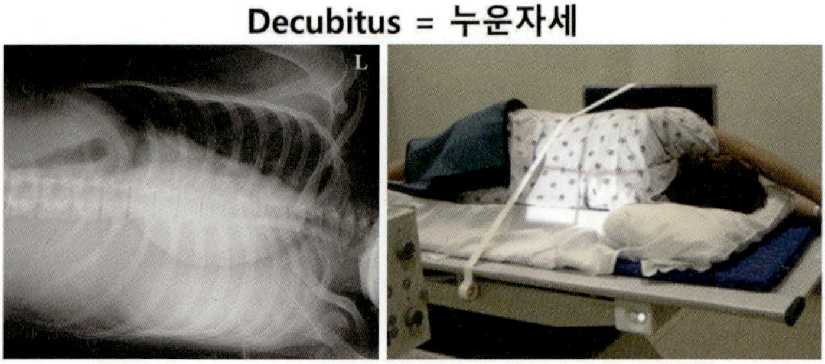

그럼 Oblique는요? 이건 몸을 45도 정도로 기울여서 찍는 것입니다. 만약에 chest AP 또는 PA에서, 또는 lateral에서 병변이 잘 안 보일 때는 45도 정도로 기울여서 찍게 되는 것이죠. 가슴뿐만이 아니라 복부나 손, 발, 다리 어느 곳이든 Oblique로 찍을 수 있습니다.

Oblique = 비스듬한

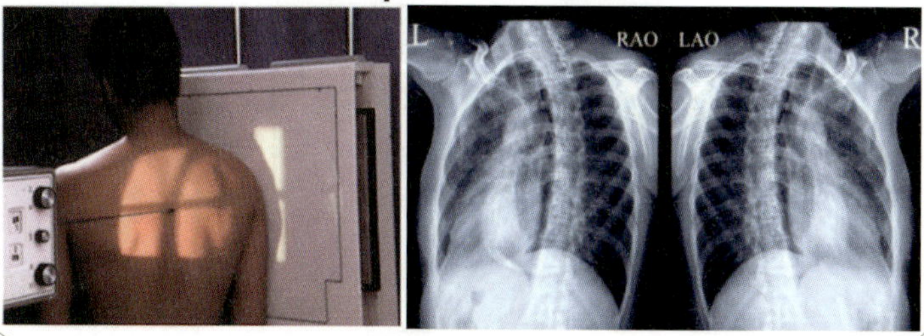

하는 김에 KUB의 의미도 보죠. 저는 이게 처음에 뭔지 몰랐거든요. 어느 날 주치의가 "Abdomen이랑 KUB 둘 다 할게요."라고 하길래~ '엥? 무슨 말이지?'하는 생각을 하면서 그냥 오더를 받아서 환자를 영상의학과에 보낸 적이 있었는데요.

Abdomen flat **KUB**

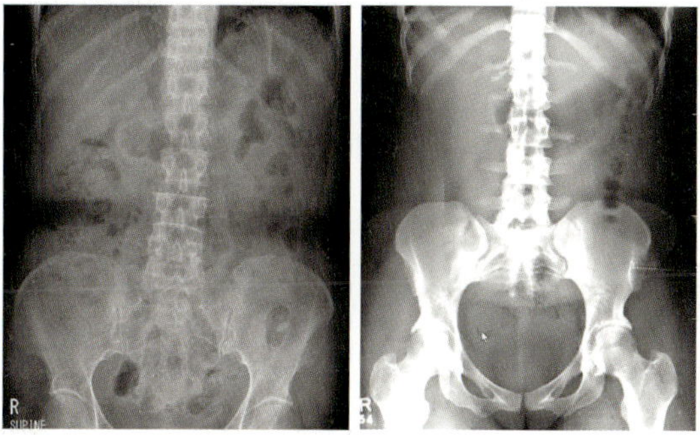

Abdomen flat & KUB

뭔가 대단한 의미가 있는 줄 알았어요. 근데 KUB는 Kidney, Ureter, Bladder 즉 신장, 요관, 방광이란 뜻이죠? 치골 부분 즉 비뇨기 부분까지 보이도록 촬영하라는 뜻이라고 하더라고요. 알고 보면 참 다들 별것 아니죠?

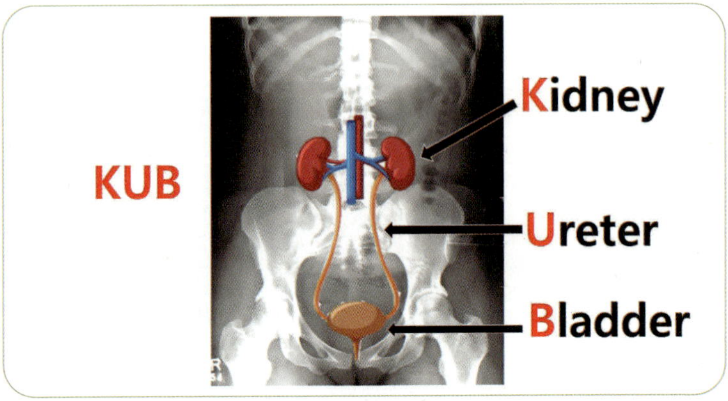

서서 찍게 하는지 눕히는지, 어떤 각도로 볼 것인지 등등… 그야말로 병변이 있는 쪽을 최대한 잘 보기 위한 자세나 방법 등입니다.

저는 이러한 처방을 보면서 뭐가 뭔지 잘 모르고 일했던 적이 있었는데요. 모를 때에는 그냥 복부나 가슴의 X-ray를 보는구나 하면서, 그냥 단순 업무를 실행하는 것이었다면, 알고 나서는 환자의 현재의 질병과 치료 흐름으로 연결이 되더라고요.

여러분들도 처방을 실행할 때 알고 하면 좋겠죠? 어느 곳에서도 professional 한 간호사로 보일 수 있도록이요.

26장

바로가기

영상의학과 검사- 초음파 검사

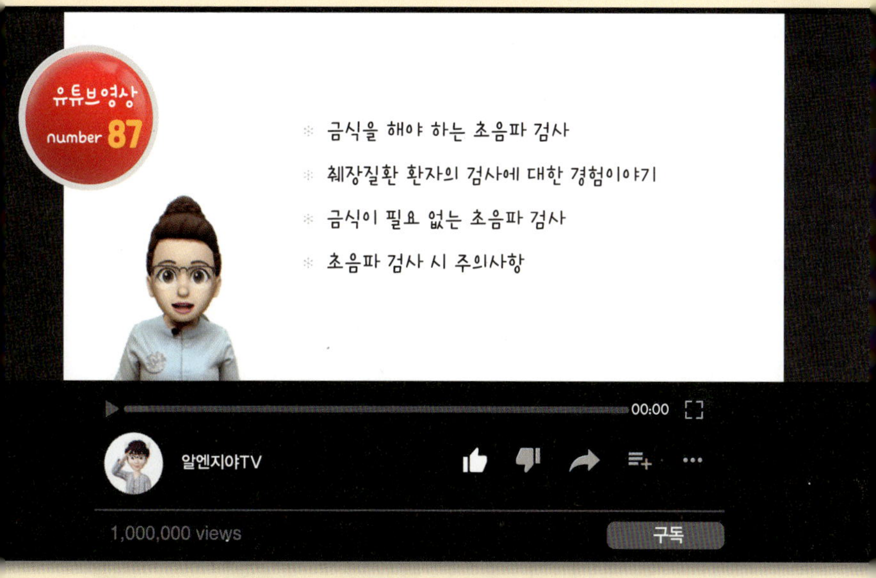

매우 흔하게 실행되는 검사이지만 검사 부위마다 주의사항이 다릅니다. 언제 금식이 필요한지, 필요 없는지 알아야만 하고, 환자에게 적절한 설명이 필요합니다. 외워서 실행하는 것보다 알고 실행하면 좀 더 명확한 설명이 가능하기 때문에 환자는 간호사를 신뢰할 수 있습니다.

이번에는 초음파에 대해 이야기할 텐데요. 췌담관 질환 환자 case로 가정 하고 진행해 볼게요.

환자는 입원하면서 각종 혈액검사를 엄청나게 많이 하죠. 기본으로 6~7종류의 bottle에 채혈해야 하니까 20cc 넘게 채혈을 해요. 그리고 다짜고짜 수액부터 연결합니다. 입원 검사를 해야 한다고 하면서 기본적으로 심전도를 하고 복부와 가슴 X-ray를 촬영하죠.

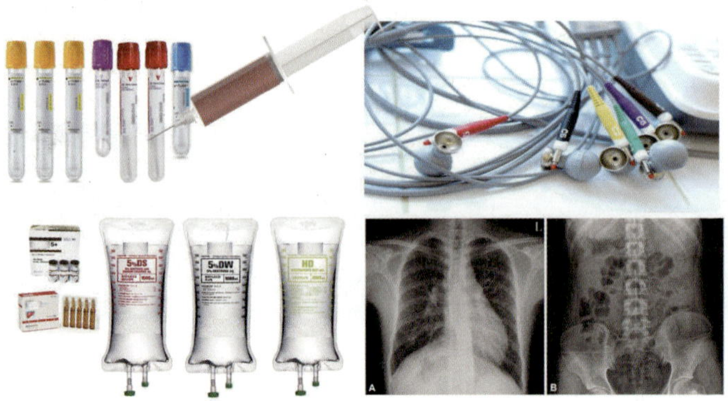

그리고 의사가 금식하고 다음날 초음파를 하자고 합니다.

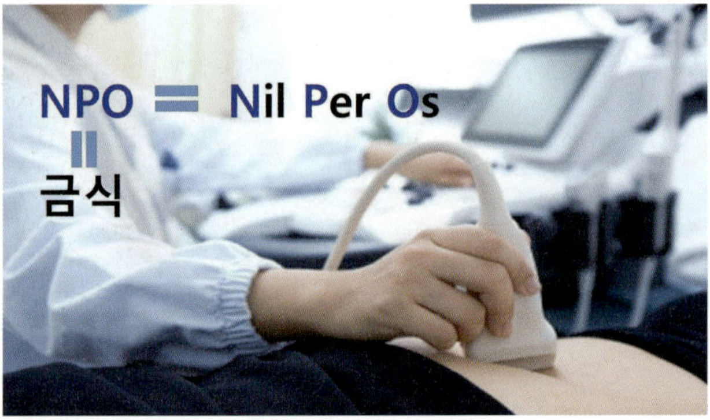

초음파 검사를 하고 나서 CT 한번 해보자고 해요. CT 검사를 하더니 더 봐야 할 것이 더 있다며 MRI를 해보자고 합니다. 그리고 이제는 ERCP를 해보자네요.

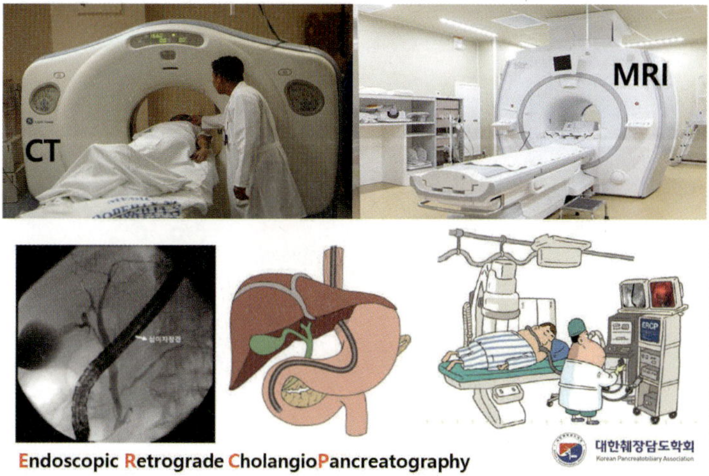

환자와 보호자는 결과를 제대로 못 들은 채로 며칠 동안 엄청 비싼 검사를 계속 진행하니까 미칠 노릇입니다. 참다 참다 “왜 치료는 안 해주고 검사만 하냐”고 간호사의 영혼을 또 한 번 탈탈 털어주시죠.

처음부터 MRI를 했으면 됐지 왜 계속 금식 시켜가면서 X-ray, 초음파, CT를 찍느냐고 말이죠.

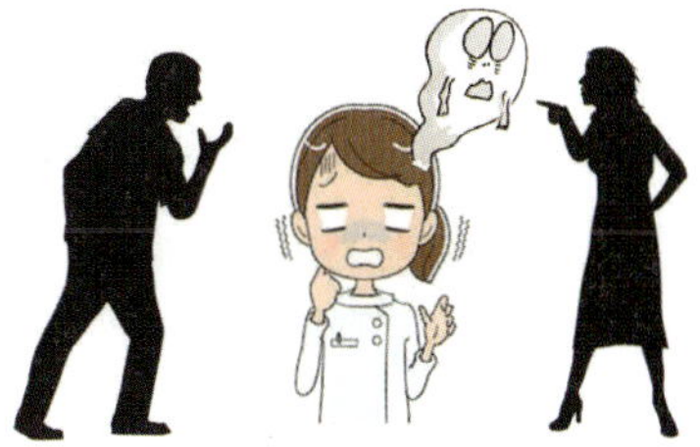

의료인은 한 가지 검사 결과로 명확한 진단을 내리기 어려운 질환을 대할 때는 좀 더 자세히 여러 가지 검사를 한 후 알려줘야 하니 빠른 설명이 어렵고, 환자 입장에서는 설명도 제대로 안 해주고, 그렇게 비싼 검사를 계속해댄다고 생각하니 어쩔 수 없이 환자와 보호자의 화를 유발하게 됩니다.

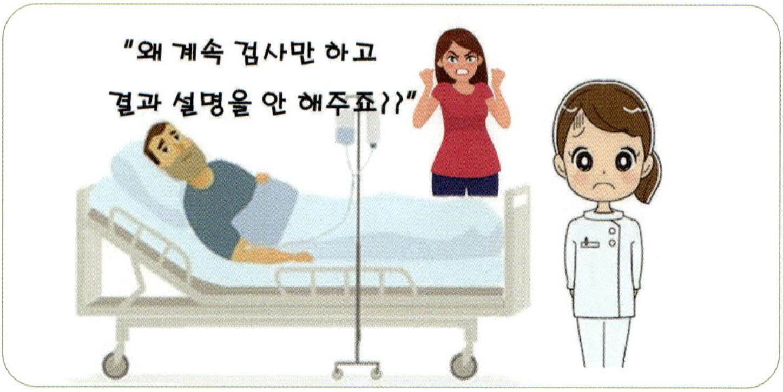

환자의 화를 조금이라도 덜 나게 하려면 검사를 진행할 때마다 우리가 좀 더 잘 설명해 주는 배려가 필요할 것 같아요.
검사에 대해 하나하나 짚고 가기 전에 환자, 보호자에게 설명하는 것부터 말씀드리자면요.

초음파는 복부 전체, 그러니까~ "간이나 담낭, 담관, 췌장, 신장 같은 곳을 보는 거예요."라고 설명해 드리죠. 복부 초음파의 경우 물도 안되는 금식을 해야 하는 것이고요. 이때까지는 아~주 좋습니다.

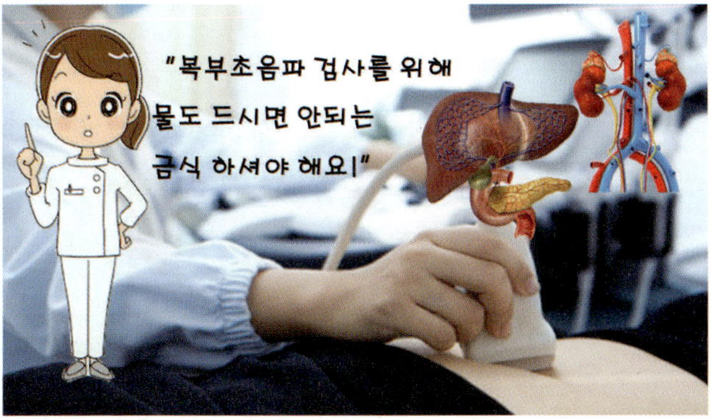

복부 초음파검사는 지방간, 만성 간염, 간경변증, 간암, 혈관종, 낭종, 담관 확장, 담낭 결석, 담관 용종, 담도암, 췌장염, 췌장암 등의 가능성을 제시하거나 진단할 수 있는데요. 초음파로 가능성이 있는 질환을 확인하고 그 후에 CT 검사를 진행하죠.

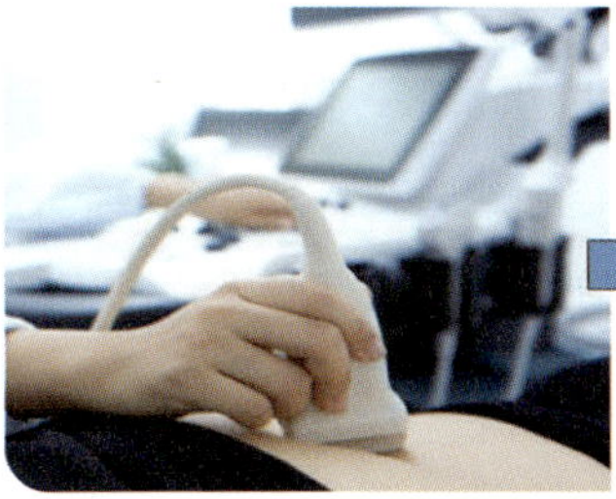

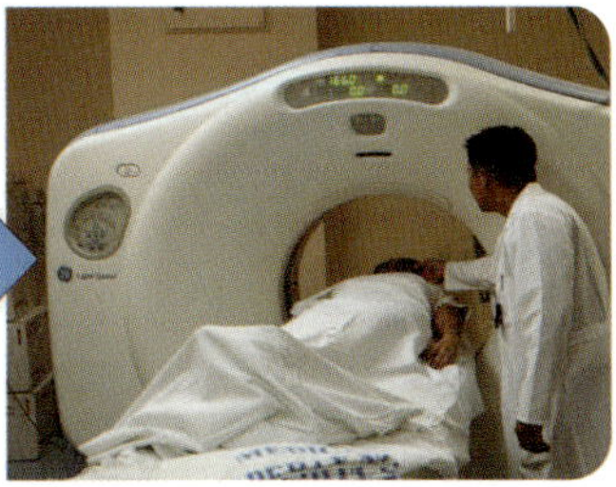

초음파검사 후 CT 검사

그리고 환자에게는 이렇게 설명 드리죠. 초음파로 가능성 있는 질환을 확인했는데, 좀 더 자세히 장기를 확인하고 석회화된 것이나 단단해진 조직 같은 것이 있는지 확인한다고요. 자~ 여기까지만 해도 괜찮죠. 환자도 그럴 수 있다고 생각하시는 것 같아요.

그다음부터 슬슬 문제가 되기 시작합니다. CT를 찍고 다음 날 또 금식시키면서 MRI를 해야 한다고 하죠. 환자와 보호자가 기분 나쁜 표정을 짓고 있을 때, 염증 여부나 혈관, 신경 같은 부드러운 조직을 MRI로 좀 더 자세히 확인해야 한다고 말씀드리게 됩니다.

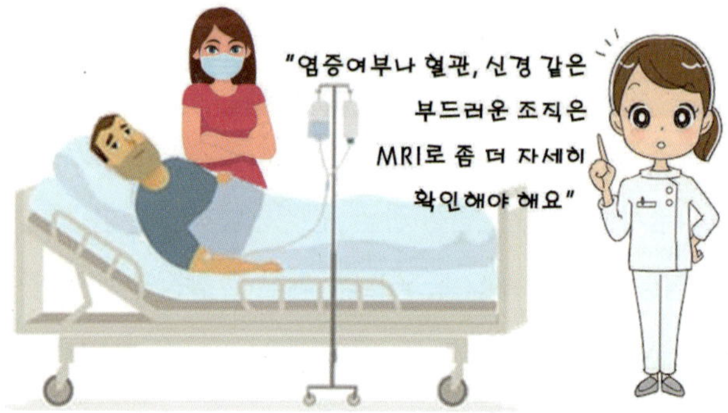

그리고 MRI와 CT의 차이점을 다시 한번 언급해 드립니다. CT는 단단한 조직은 잘 보이는데 염증이나 혈관, 신경 같은 것은 MRI가 더 잘 보여서 두 개를 비교해서 치료를 잘해드리려고 한다고요.

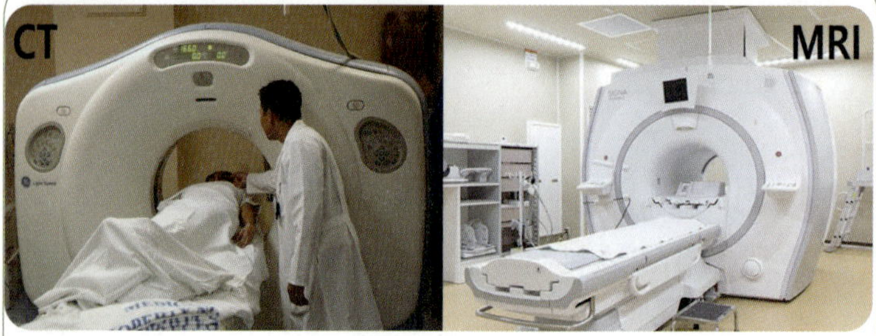

CT vs MRI

그러면 기분은 나빠 보이더라도 이해하고 협조해주시려고 노력하는 것 같아요. 그렇지 않은 경우도 있긴 하지만요.

그리고 이때쯤이면 ERCP, 즉 endoscopic retrograde cholangio-pancreatography를 해야 할지 대략 결정이 되죠.

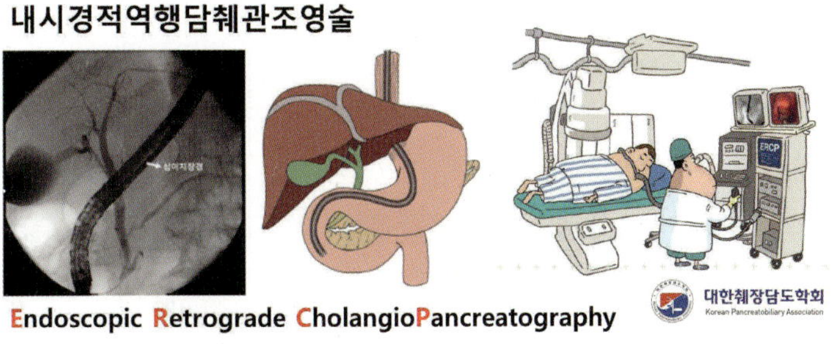

그러면 슬쩍 언급해놓습니다. 필요한 검사를 다 했으니 직접 내시경으로 췌장이랑 담관으로 가는 길을 보면서 치료해야 할지 의사 선생님이 판단하게 되실 거라고요.

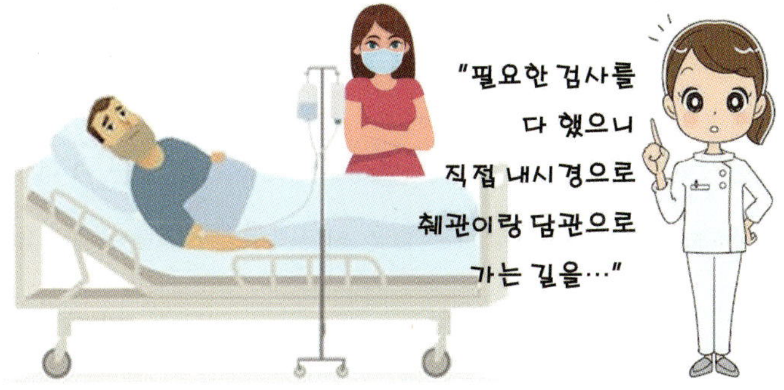

VI Sonography

그리고 혈액검사를 계속해야 하는 이유도 알려드리면서 ERCP 전후에 X-ray도 계속 확인하는 경우가 많다고 이야기를 미리 해놓습니다.
이렇게 앞으로 일어날 일에 대해 알려드리면 환자와 보호자는 화도 안 내고 그렇게 해야 하는가 보다 하고 협조를 잘해주시게 되는 것 같아요.
검사 과정이나 전후 처치를 자세히 설명해 드리지 못하더라도, 대략적인 흐름이라도 알려드리는 것은 치료에 대한 협조에 매우 큰 역할을 하게 됩니다.

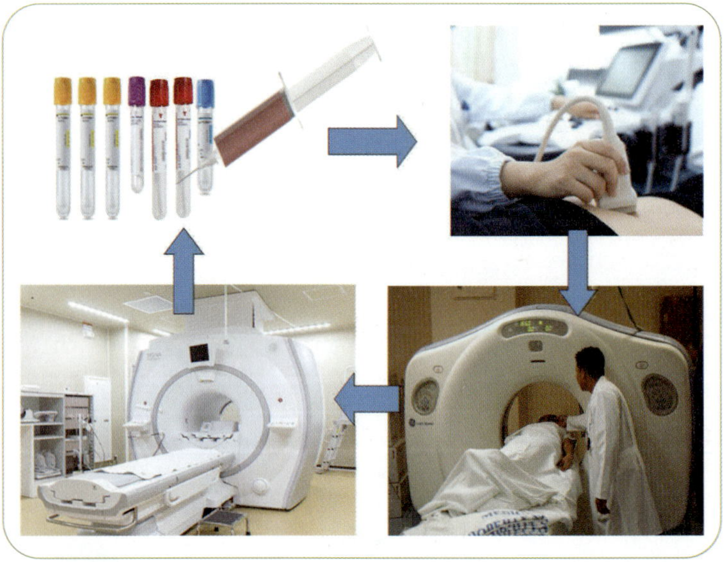

지금까지 제가 USG, CT, MRI에 대해 이야기해 드린 것은 검사에 대해 아~~주 단편적인 것이죠. 바쁜 업무 시간에 좀 더 효율적으로 설명을 드리려는 방법이었고요.

우선 sono(초음파 검사)부터 진행해 볼게요. 초음파검사는 병원에서 초음파라고도 많이 하지만, sono 또는 USG라고 부르는 경우가 많죠. full name은 Ultrasound, Ultrasonography라고 부르기도 하죠.

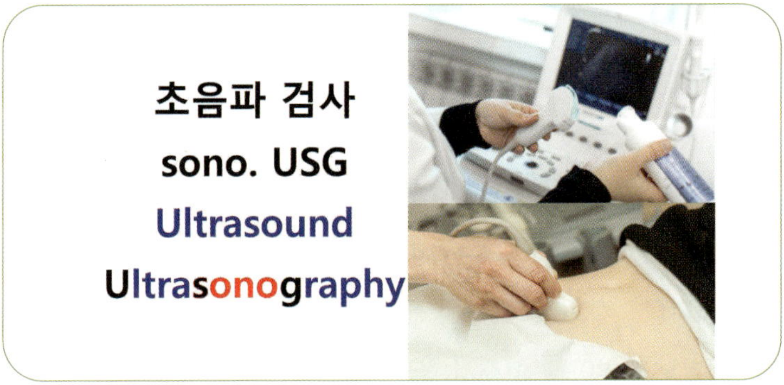

어떻게 보면 초음파검사는 매우 간단하게 시행되는 검사라고 생각할 수 있지만, 초음파 영상을 평가하고 진단하기는 상당히 어렵다고 합니다. 경험이 많은 전문의가 시행하고 판단해야 하는 것이죠.

대부분의 병원에서 복부 초음파의 경우는 소화기내과 교수님이나 영상의학과 교수님의 협의 진료를 의뢰하여 검사를 진행합니다.

CT나 MRI와 달리 결과를 실시간으로 판단해야 하기 때문에 검사를 시행하는 의사의 능력에 따라 그 신뢰도가 천차만별이라네요.

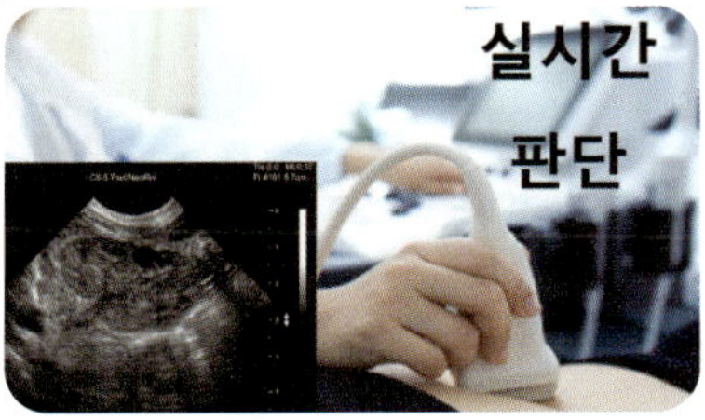

초음파 검사

검사 결과를 토대로 환자의 실제 질병 정보와 종합해서 정확히 진단을 내려야만 합니다.

의사 입장은 그렇다 치고, 우리는 초음파 검사 시에 금식을 교육해야 하는지가 참 중요하죠. 환자의 검사가 잘 진행될 수 있도록 하는 것이 우리의 일이니까요.

이런 경우가 있었어요. 갑상선과 유방 초음파 검사를 시행할 예정이었던 환자가 오전 10시쯤 배고프다고 하면서 검사를 언제 하냐고 간호사실로 나왔습니다. 저의 머릿속이 순간 복잡해졌죠. '설마 금식하고 있었나?'하고 말이죠. 그래서 "금식하셨어요?"라고 물었습니다. 물도 안 된다고 하길래 어젯밤부터 굶고 있다고 하더라고요. 슬쩍 전날 이브닝 번 스케줄을 보게 됩니다. 저는 이럴 때가 가장 곤혹스럽습니다. 우리 신규 선생님께서 너무나도 성실하게 초음파 검사를 한다고 하니 물도 드시면 안 된다고 열심히 설명하셨겠죠.

사실 그 자리에서 너무 솔직하게 이야기해드리면 환자는 굶지 않아도 되는데 굶었다고 분명 화를 내시겠죠. 그래서 어떻게 해야 할지 알아보고 병실로 가서 설명해 드리겠다고 하고 환자를 병실로 보내드립니다.

그리고 바로 검사실로 전화합니다. 김지야 환자 검사 좀 제발 빨리해줄 수 없겠느냐고 말이죠. 다행히 환자가 많지 않아서 바로 검사를 해준다면 금상첨화일 테고요. 안 된다고 하면 환자에게 가서 백배사죄합니다. 우선 물은 드셔도 된다고 말씀드리고, 영양과에 늦게 신청되는 식사라도 요청해서 식사하실 수 있도록 해드리겠다고요. 이때부터 모든 수를 동원해서 수습에 들어갑니다.

복부 초음파는 6시간 이상 금식을 해야 하고, 갑상선이나 유방, 그 이외 자궁과 같은 곳은 금식이 필요가 없죠.

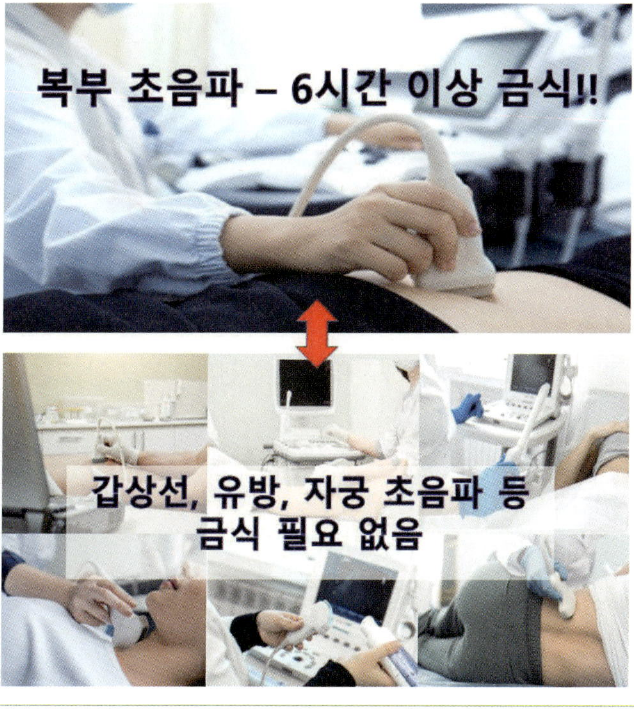

VI Sonography

복부의 경우 소화기관이 모두 운동하지 않은 원래의 상태를 봐야 하기 때문에 금식이 필요합니다. 음식을 먹으면 위가 팽창해서 췌장 등 주변의 장기를 가리게 돼서 정확한 검사가 어렵고, 담배나 껌과 같은 것들도 위에 공기를 채우게 되기 때문에 못 하게 해야죠.

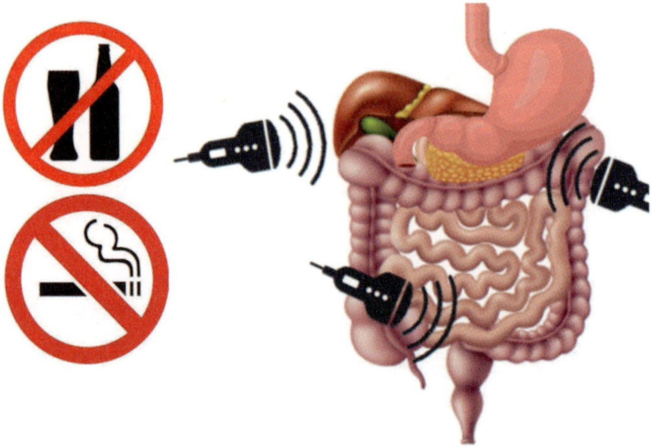

복부초음파 시 금식

예외가 있다면 고혈압 환자의 경우 새벽 혈압을 측정하고 아주 적은 양의 물과 함께 약만 복용하게 하고 다시 검사 전까지 물도 안 되는 금식을 해야만 합니다.

그러나 갑상선이나 유방, 비뇨기, 생식기, 근골격계, 혈관, 심장과 같은 곳은 늘 현재의 상태를 이미 유지하고 있어요. 그래서 금식이 필요가 없죠.

다만, 비뇨기 초음파의 경우 검사에 따라 소변을 참고 방광을 채운 상태로 검사실로 보내달라고 하거나, 전립선 초음파의 경우는 반대로 검사 직전 소변을 보고 방광을 비운 후 시행되죠. 그러니 환자에게도 미리 이러한 사항을 알려주는 것이 좋습니다.

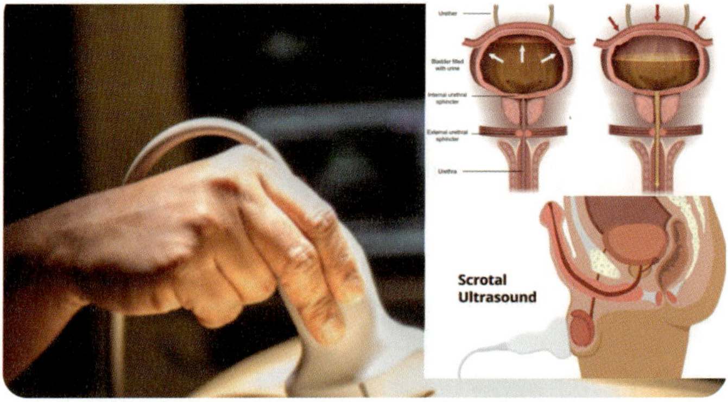

비뇨기, 전립선 초음파

검사에 대한 주의사항은 복부와 비뇨기 정도로 생각하시면 될 것 같고, 그 이외는 특별한 처방이 없는 한 준비할 것은 딱히 없는 것 같아요.

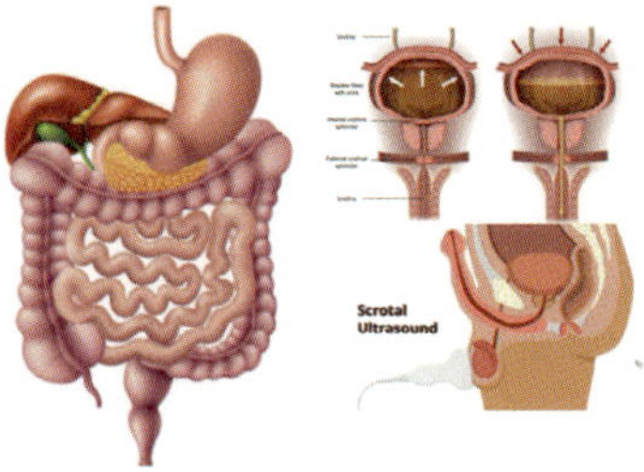

초음파 검사 시 주의사항

다음 편에 CT, MRI에 대해 진행해 볼게요. 이 검사도 제가 겪은 일들이 참 많이 있으니 다음 편에도 경험을 풀어보겠습니다.

27장

바로가기

영상의학과 검사- CT, MRI

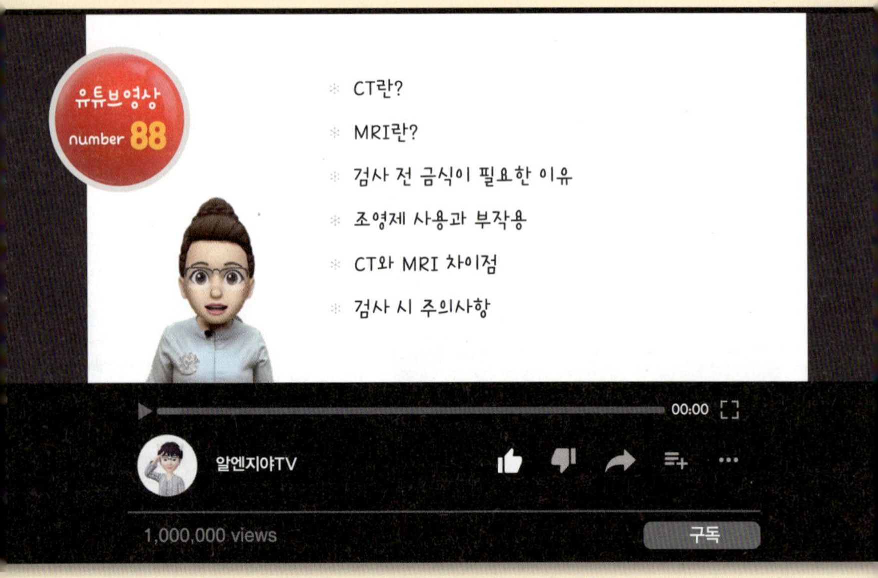

CT와 MRI는 모두 알고 있습니다. 그러나 둘의 차이를 알고 계신가요? 그리고 검사명 뒤에 'CE'가 무엇인지 궁금해 보신 적이 있으신가요? 병원에서 주로 사용되고 있는 용어와 둘의 차이점, 금식 필요성, 조영제 부작용 등등 우리가 알고 있어야 하는 여러 가지 내용을 담아보았습니다.

이번에는 CT, MRI입니다. 다 아시겠지만, CT, MRI의 말뜻부터 한 번 더 보고 가죠.

CT는 Computed Tomography '컴퓨터 단층촬영'이고요. 인체의 여러 각도에서 방사선을 투과하면서 연속적으로 X-선 단층촬영을 하여 인체 단면에 대한 방사선이 얼마나 흡수되는지를 확인하고, 정상과 비정상적인 정보를 컴퓨터로 분석하고 이를 영상으로 보여주는 검사입니다.

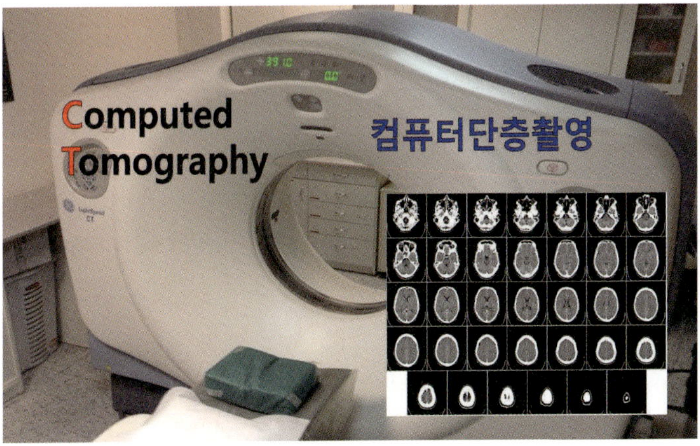

MRI는 Magnetic Resonance Image '자기공명영상'이죠.
자기 - 자석 성질 같은, 공명 - 울림 이란 뜻이죠. 자기장이 형성되어 있는 직경 50~60cm의 커다란 통으로 만든 자석 장치에 환자를 눕히고, 고주파(Radio Frequency Pulse)를 발생시켜 인체에서 발생하는 신호를 모아서 컴퓨터로 계산하고 인체의 모든 부분을 3차원 영상으로 보이게

하여 질병의 유무를 확인하는 검사입니다.

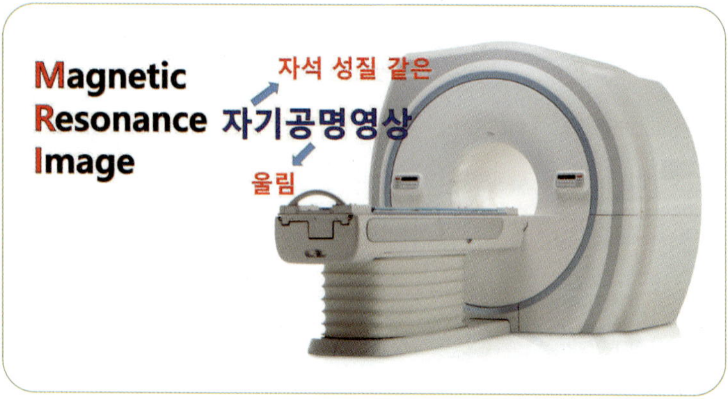

저는 CT, MRI 검사에 대해 가장 궁금했던 것이 CT와 MRI의 차이가 뭐길래 어떤 때에는 CT를 찍고, 어떤 때에는 MRI를 찍을까? 였고요.

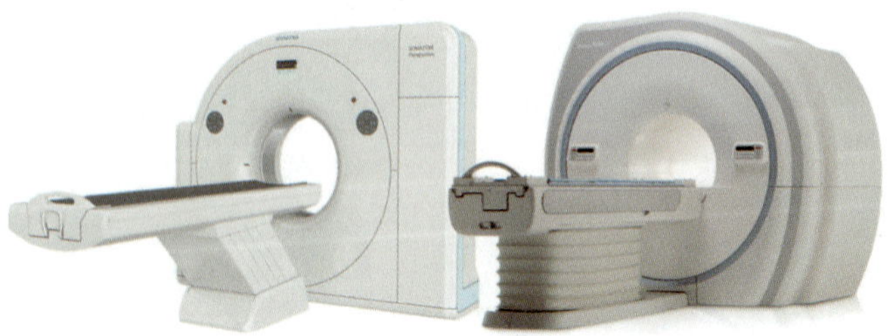

CT vs MRI

어떤 때 금식시키고, 어떤 때에는 금식이 필요 없고? 또 어떤 때 18G를 잡고, 어떤 때에는 필요 없고? 하는 차이들이었거든요. 그리고 '조영제가 무슨 이유로 그렇게 shock을 일으킬 정도로 부작용이 심하게 나타나는 걸까?'도 궁금했었죠. 저만 궁금했을까요? ㅎㅎ

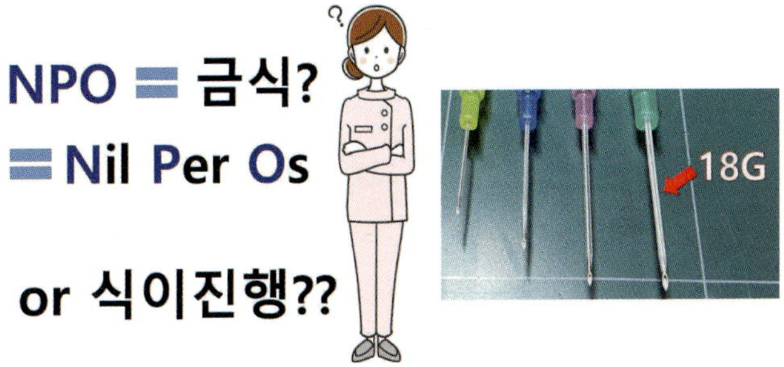

CT, MRI 검사 시 궁금증

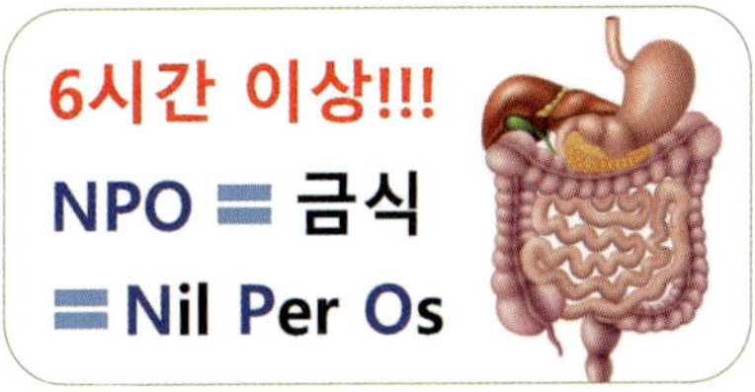

우선 간단한 답이 가능한 것부터 하고 가보겠습니다.

6시간 이상 금식은 왜 시킬까요?

소화기관의 경우 소화기관이 계속해서 운동하고 있다면 원래의 상태를 확인하기 어렵게 되고, 음식물이 실제로 문제가 있는 조직을 가릴 수도 있기 때문입니다.

가장 흔한 부작용 중의 하나인 울렁거림증이나 구토가 있을 때 음식물이 역류하여 흡인성 폐렴을 일으킬 위험도 있기 때문이고요. 소화기관이 아니더라도 조영제 부작용 발생 시 어떠한 처치든 빨리 시행되어야 하는데, 식사한 상태의 환자에게는 각종 처치가 어려워지는 경우가 있습니다. 그래서 조영제를 사용하는 경우에는 금식시키는 것이 일종의 rule이 되어 있죠.

최근에는 소화기관 이외의 신체검사 시 음식물을 섭취하라고 하는데 아직은 현실에서 이러한 의견이 반영되지는 않는 것 같습니다.

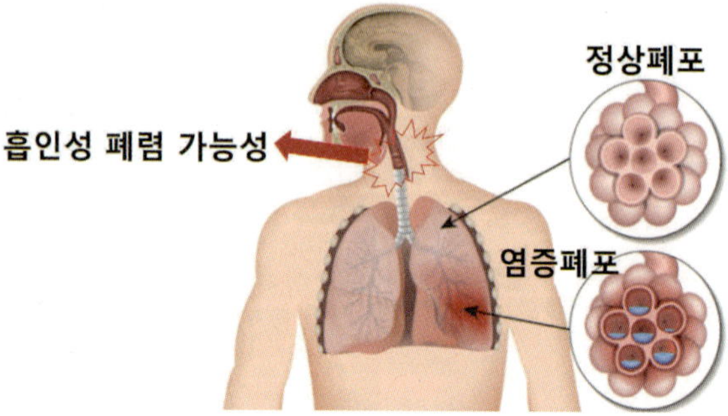

조영제 부작용

결국 복부 CT는 조영제를 사용하든 안 하든 금식이고, 조영제를 사용하는 CT의 경우 금식해야 한다는 것이 성립되는 것이죠. 18G 역시 마찬가지입니다. CT 조영제는 한 번 검사할 때 총 100~150cc를 초당 2~3cc 정도의 속도로 정맥으로 투입되는데요.

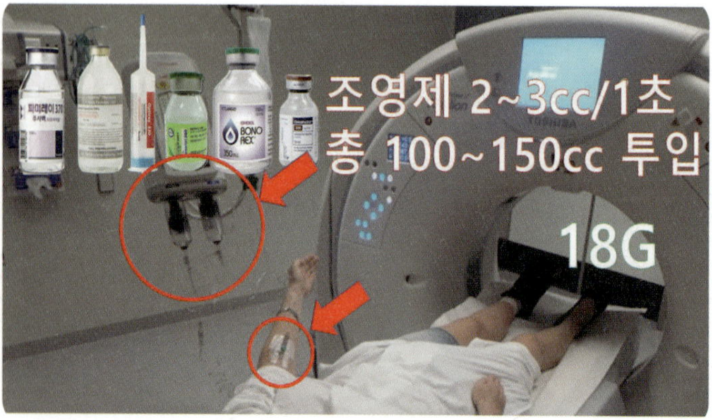

조영제 투여 속도 & 양

빠른 속도로 매우 점도 높은 조영제가 혈관으로 투입되어야 하기 때문에 18G를 사용하여 IV 해야 하는 것이죠. 조영제가 필요 없는 대부분의 CT 검사의 경우는 18G 역시 필요 없습니다.

CT나 MRI 처방에 'CE'라는 것을 보신적 있으신가요?

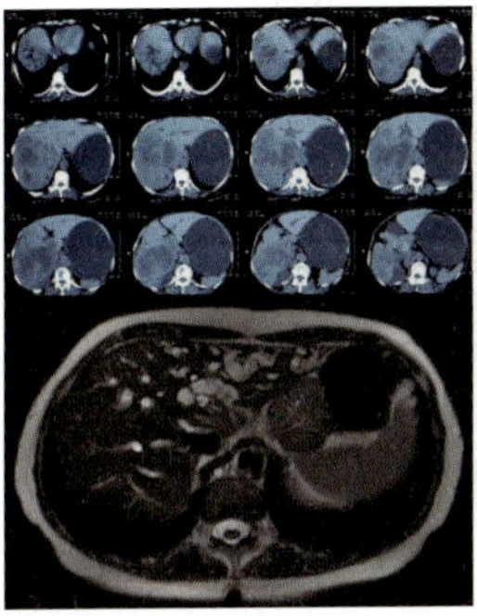

또는 의사 선생님이나 선배 간호사 선생님들이 "enhance 있어요?" 또는 "다이 사용한대요?"라고 물어보는 것은 들어보셨나요?

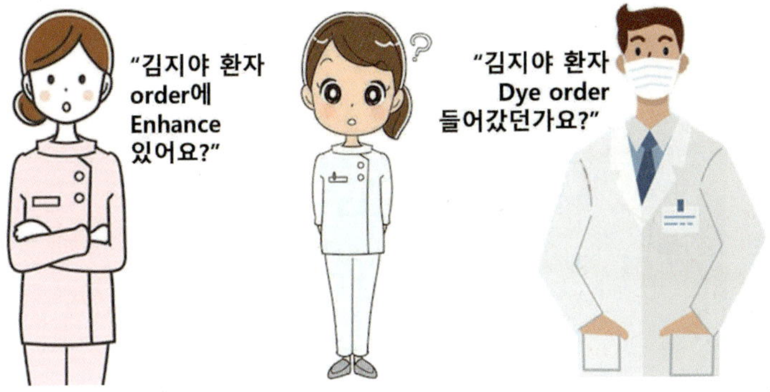

VI CT & MRI

contrast enhancement라고 해서 조영증강이라는 말로 나오는데, '대비되는 것을 화질을 더 높여서 본다'라는 뜻이고요. 그리고 Dye는 '물들이다' '염색하다'라는 뜻인데요. 즉, 조영제를 투여해서 좀 더 확연히 비교하게 한다는 뜻으로 생각하시면 좋을 것 같아요.

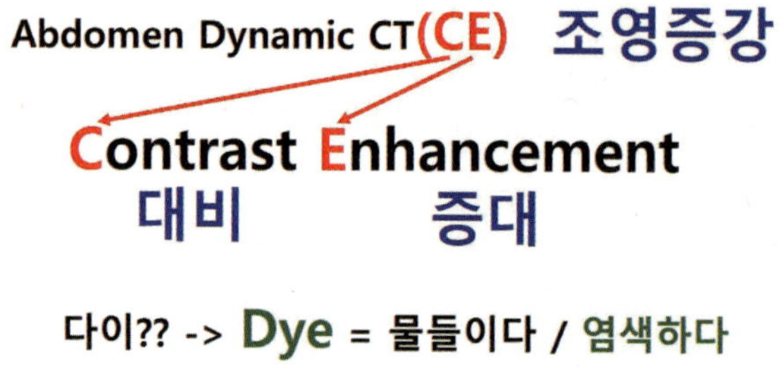

Dye, CE 뜻

enhancement를 위해 조영제 투여를 한다는 것이기 때문에 처방에 'CE'라는 것이 보이면 18G IV가 필요한 것이죠. 금식과 18G IV에 대한 답이 나왔죠.

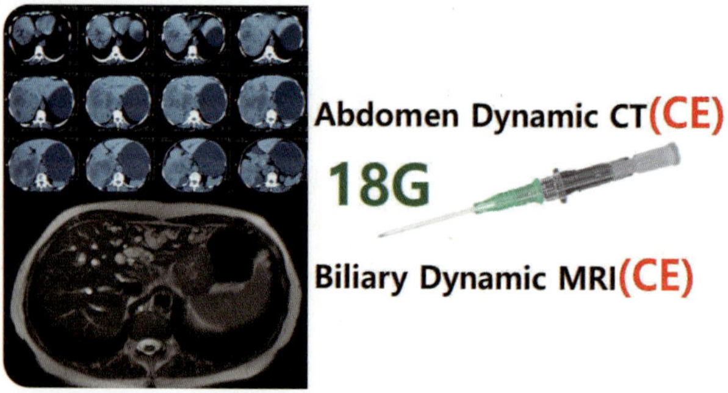

CT 조영제 사용 시 18G IV

우선 조영제 얘기가 나왔으니 조금 더 하고 가볼게요. 조영제 속에는 요오드 화합물이 들어 있는데, 이 요오드는 X-선을 대부분 흡수해버린다고 합니다. X-선을 흡수하는 물질은 CT 영상에서 흰색으로 표현이 되고요.

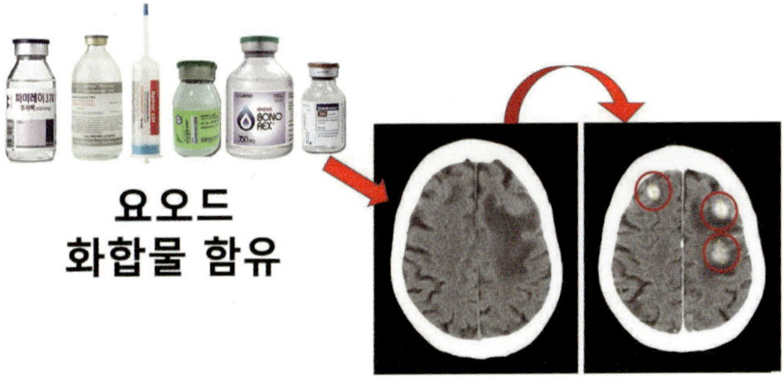

조영제의 요오드 화합물

우리가 18G를 열심히 해서 검사실로 보내면 그 18G line을 이용하여 정맥으로 조영제가 주사되는 것이고, 조영제가 혈관을 통해 퍼지면 그곳이 모두 하얗게 나타나는 것이고, 일반 종양과 같은 것들은 회색으로 보이게 되는 것이라서 문제점을 찾아내게 되는 것이죠.

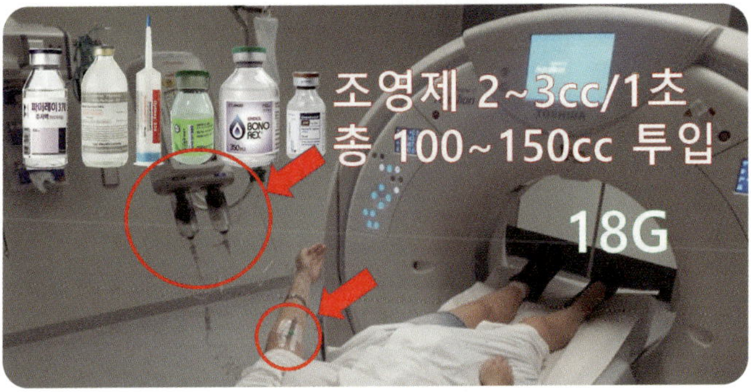

조영제 투여 전 18G IV

VI CT & MRI

반대로 혈관이 많이 분포한 종양 종류는 악성 암일 경우가 많은데요. 오히려 주변보다 더 하얗게 뭉쳐 보이기 때문에 병변을 찾아내게 됩니다.

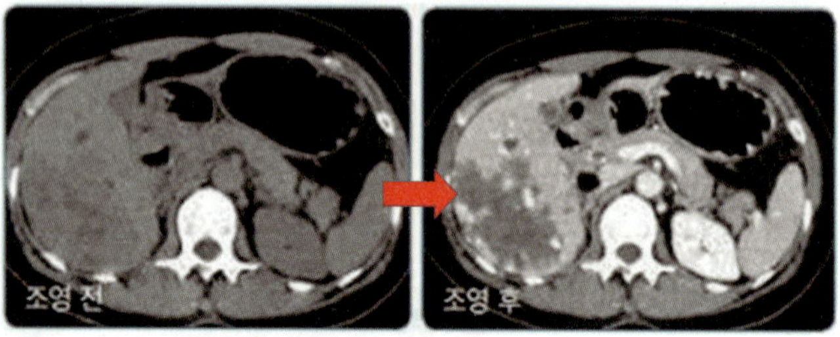

조영제 사용 전 vs 후

정답일 수는 없지만, 일반적으로 회색처럼 동그랗게 뭉쳐있는 종양은 악성이 아닐 경우가 많고 악성 암은 계속해서 혈관을 형성해서 번져나가고, 더 하얗게 보이면서 선을 형성하고 있어서 악성 암인지, 일반 종양인지도 구별이 가능하다고 합니다. 근데 이건 당연히~ 영상의학과 전문의가 판독해야 하는 것이죠?

오른쪽 말초 폐암이 있는 남성의 양측 부신 전이

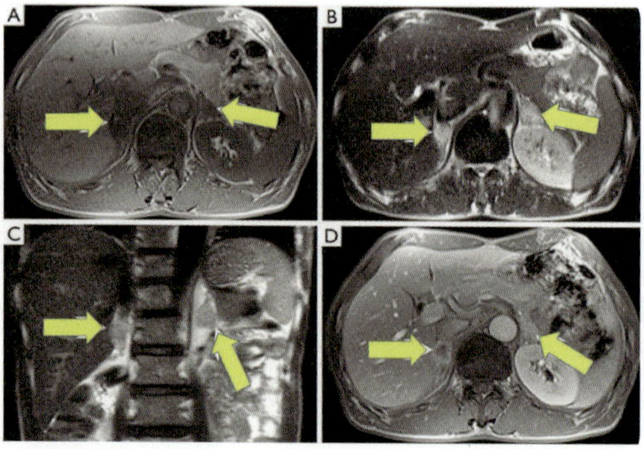

영상의 암 질환 확인

조영제 종류가 여러 가지가 있는데, 임상에서는 굳이 모든 조영제를 알 필요가 없어서 저 역시 종류별로 공부하지는 않았는데요. 주로 파미레이, 옵티레이, 이오메론, 보노렉스, 옴니파큐 등을 많이 사용하는 것 같아요. 병동에서는 듣도 보도 못하는 이름이죠? 굳이 외울 필요도 없는 것 같고요.

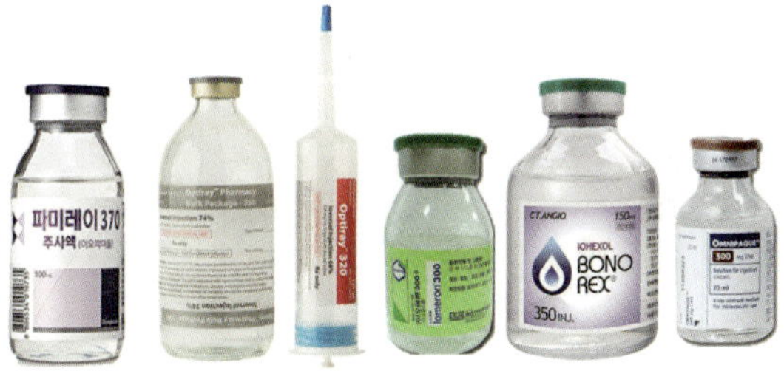

조영제 종류

조영제 부작용 원인은 삼투압 영향, IgE 매개형 반응 등 다양한 기전의 가능성이 제시되고 있습니다. 특정 면역반응에 의한 부작용이 있을 수 있다는 연구도 지속되고 있죠. 결국은 완전하게 무엇 때문에 부작용이 발생한다고 딱 결론 내리기 어렵다는 얘기가 되겠죠?

조영제는 화학물질이기 때문에 화학 독성으로 Histamine을 유리시키고, IgE 매개 반응으로 아나필락틱 쇼크까지 발생 가능합니다. 제가 60번 영상 항히스타민 약물에 대해 설명드린 것이 있죠? 이러한 이유로 CT 시행 전 CTM, 즉 페니라민을 우선 투약하기도 하고 심한 부작용 경험이 있는 분들은 62번 영상으로 올려드린 덱사메타손까지 투약하기도 하는 것이죠.

그리고 앞에서 조영제에 요오드 화합물이 들어있다고 말씀드렸는데요.

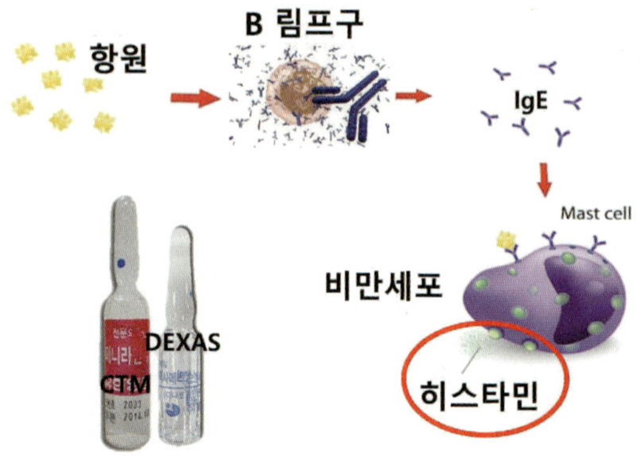

조영제로 인한 IgE 매개 반응

요오드 농도와 입자 수에 비례해서 체내에 주입되면 양이온과 음이온으로 분리되면서 순간 높은 삼투압을 형성한다고 해요. 적혈구는 이 높은 삼투압에 의해 용혈, 즉 혈구가 깨지는 현상이 나타나고 적혈구가 변형되면서 혈전 현상이 발생한다고 하네요.

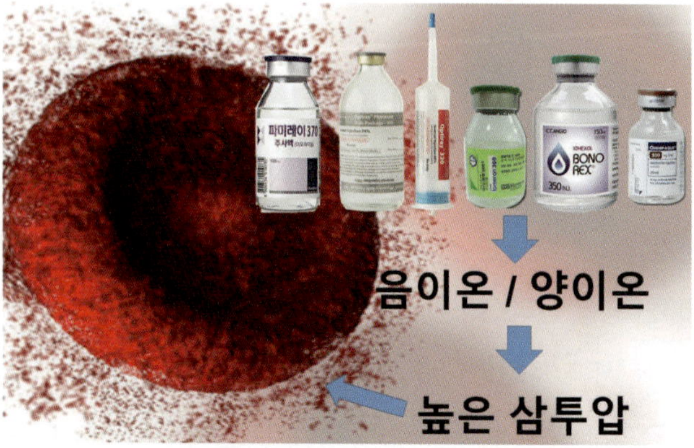

조영제의 높은 삼투압

그리고 체내에서 양이온과 음이온으로 분리되면서 전해질 균형도 깨지고, 신경 독성도 일으키고, 신장에도 영향을 미친다고 해요. 결국 삼투현상으로 신장에도 영향을 끼쳐서 신부전까지 유발할 수 있는 것이죠. CT 검사 전에 반드시 creatinine, 즉 신장 청소율이죠? 이 수치를 확인해야 하는 이유이기도 합니다.

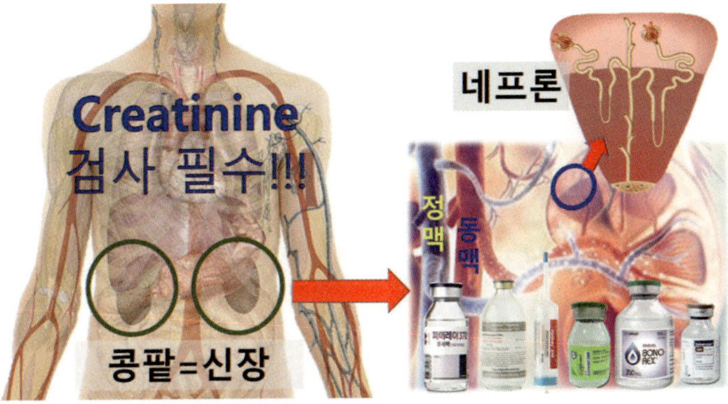

조영제 사용 시 신장기능 확인

그 이외에 몇 가지 기전이 더 있지만 가장 큰 문제로 이야기되는 것이 이러한 것이라고 합니다. 좀 복잡하죠. 여기까지만 해도 너무 많이 갔나 싶네요.

조영제 부작용 증상에 대해서는 많이 들어보셨을 거예요. 국소적인 두드러기나 가려움증, 가벼운 울렁거림증, 일시적인 화끈거림이나 열감, 두통, 어지럼증, 불안증, 입맛의 변화 같은 아주 약한 부작용들이 있고, 호흡곤란, 전신 두드러기, 아나필락시스 쇼크,

부정맥이나 경련 등이 나타날 수도 있습니다.

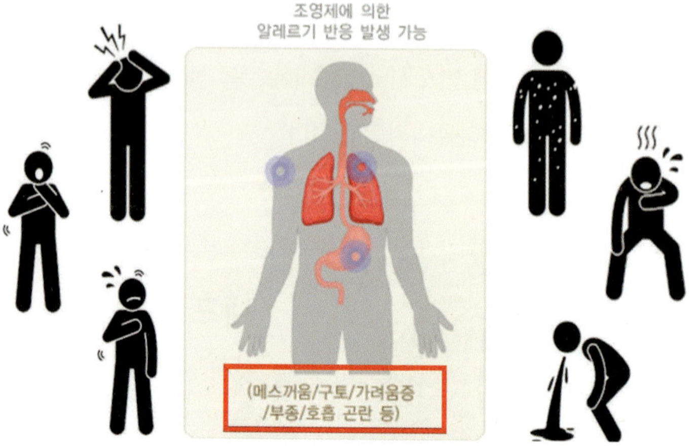

조영제 부작용

이러한 부작용 이외에 IV site로 조영제가 피부 조직으로 유출돼서 심하게는 괴사까지 되는 경우도 있긴 하죠.

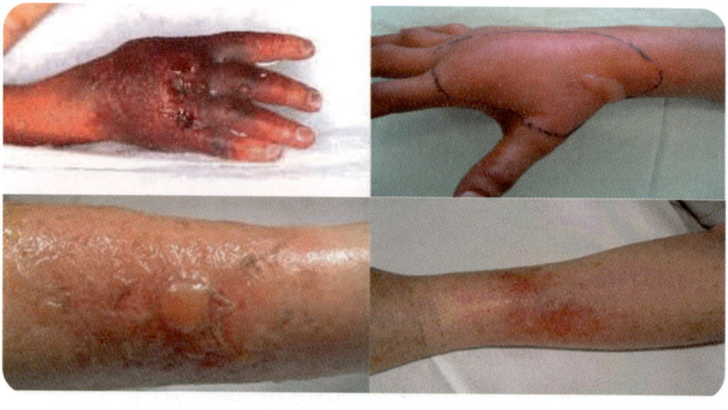

extravasation의 위험

만약 IV site에 문제가 생기면 "extravasation 됐다."라고 하는데요. 이런 경우 IV 했던 간호사는 정말 많이 불편합니다. 그래서 병동에서 18G IV 후 10cc 시린지에 생리식염수를 담아서 좀 빠른 속도로 shooting 해봐야 하는 것이죠.

MRI도 조영제를 사용하는 경우가 있죠. 가돌리늄이라는 포함된 것인데요. MRI 조영제는 CT 조영제에 비해 부작용이 적지만, 신장 기능이 많이 저하된 환자는 주의해야 하죠. 최근에 MRI 조영제로 많이 사용되는 가돌리늄이라는 것이 뇌에 침착된다는 연구 결과가 있지만 아직 유해성은 밝혀지지 않았다고 하죠. 사실 실전에서 MRI 조영제는 크게 신경 쓰지 않는 것 같아요.

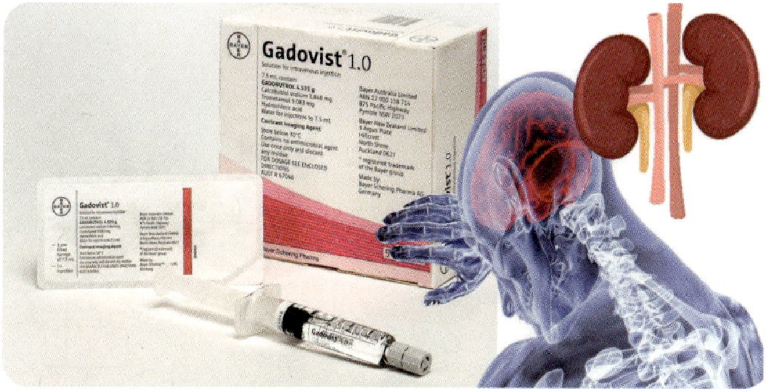

MRI 조영제 부작용

저는 MRI를 생각하면 조영제보다 어린아이 검사가 가장 많이 생각나는 것 같아요.

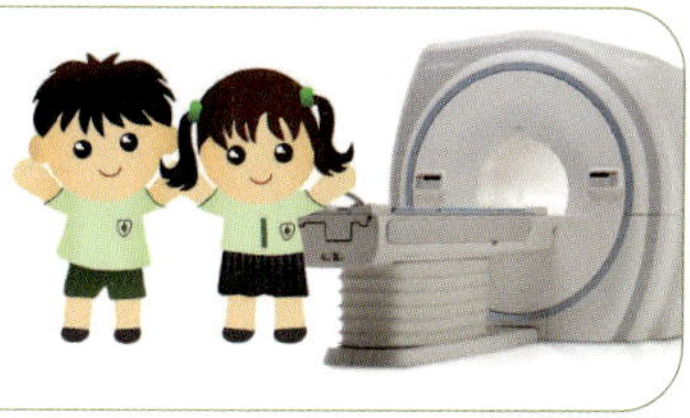

MRI는 엄청나게 큰 자석 통 안에 들어가서 고주파 원리는 이용하여 촬영되는데요. 어린이는 오랜 시간 가만히 누워있지도 못하고, 시끄러운 MRI 기계 속에 들어가 있는 것을 견디지 못합니다. 그래서 잠을 재워서 시행해야 하죠.

잠을 잘 수 있도록 약을 먹여도 너무 쌩쌩하면 정말 한숨부터 나오죠. 그리고 잠을 자나 싶어서 MRI실로 몰래 데리고 가면 검사실 앞에서 눈을 반짝 떠버립니다.

바쁜 시간에 어린아이의 MRI 검사가 있으면 정말 한숨부터 나와 버리네요.

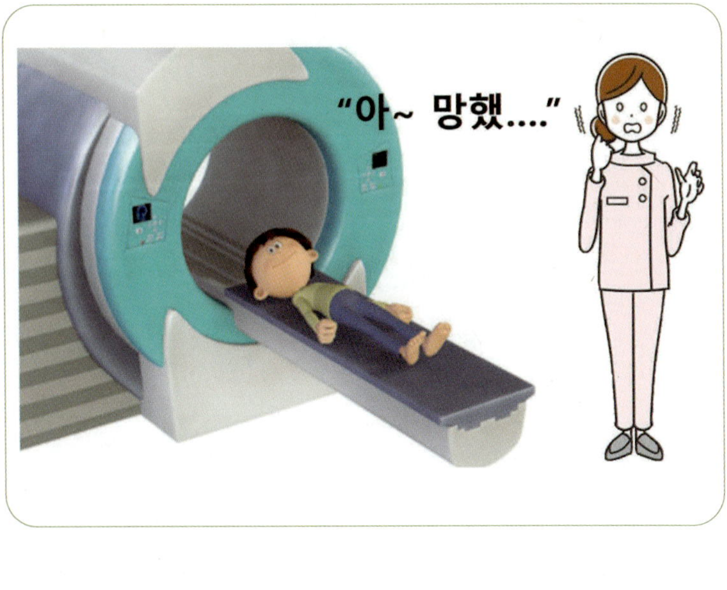

MRI 검사는 폐소공포증이 있는 분들은 검사가 어렵다고 하죠. MRI는 30분에서 1시간, 길게는 그 이상을 움직이지 않고 가만히 있어야 하기 때문에 우주선이 돌아다니는 것 같은 시끄럽고 답답한 기계 속에서 가만히 있기가 쉽지 않습니다.

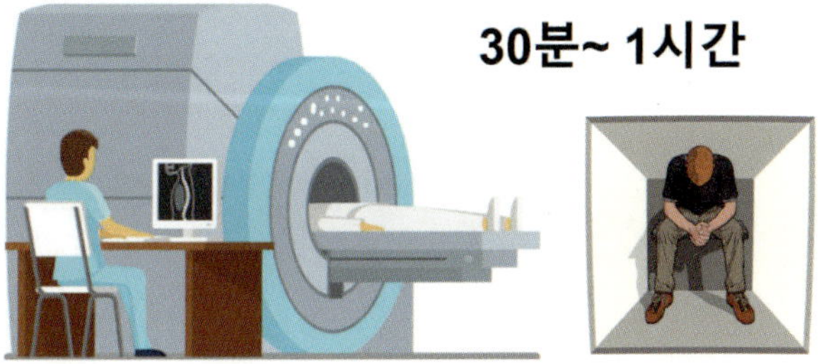

MRI 검사 시 폐소공포증

저는 폐소공포증이 없음에도 불구하고 MRI를 찍는 동안 가슴이 답답해 죽는 줄 알았네요.

섬망이 있는 노인이나, 섬망이 없더라도 오랜 시간 한 자세를 유지하기 어려운 분들은 검사 중에 움직여서 검사가 실패하는 경우도 가끔 발생합니다.

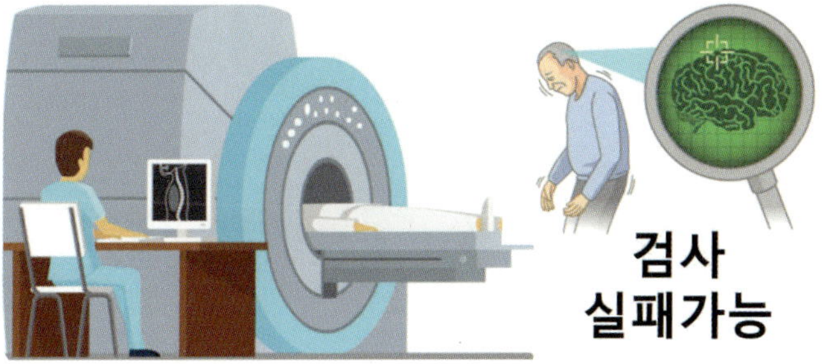

MRI 검사 시 움직임 주의

VI CT & MRI

그리고 만약 pacemaker와 같이 인체에 삽입된 금속 물질이 있다면 MRI를 시행할 수가 없죠. 일반 자석의 100배 강력한 자기장 원리를 이용하는 것이기 때문에 pacemaker가 망가지거나 몸 안의 금속이 피부를 뚫고 나올 수도 있습니다.

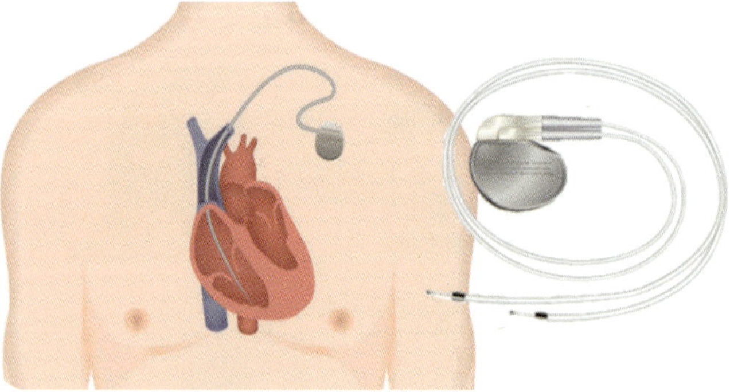

MRI 검사 시 인체 금속물질 주의

그러니 틀니나 안경, 몸속에 치료 때문에 삽입된 핀과 같은 것들도 모두 환자와 보호자에게 잘 확인하고 검사실로 보내야 하겠습니다.

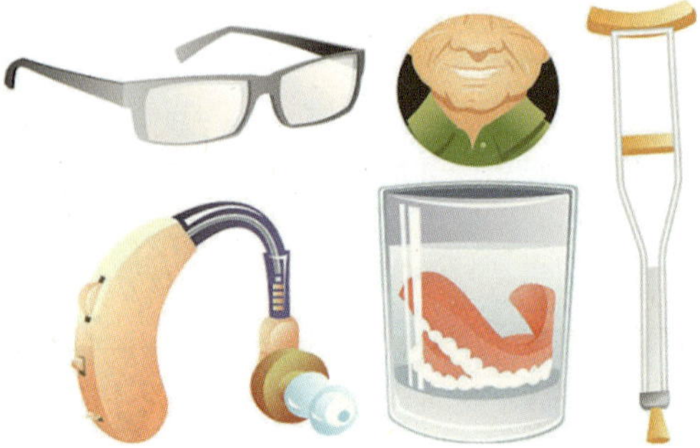

MRI 검사 시 각종 물건 주의

실제로 가위가 날아가서 기계에 붙어 고장을 일으켜서 수리비만 1천만이 넘게 나왔다는 이야기도 들었고요, 검사 중 휠체어가 날아가서 기계에 부딪혀서 며칠 동안 수리하느라 검사가 엄청나게 밀렸다는 이야기도 들었어요.

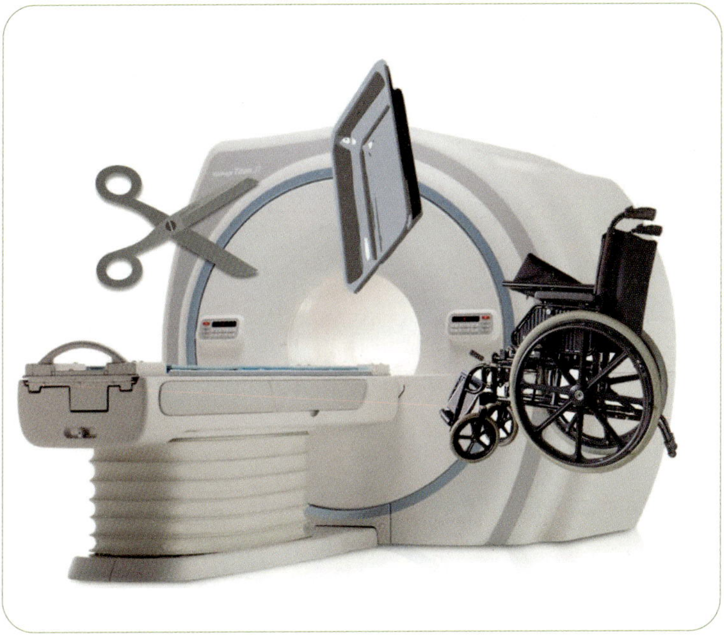

그리고 저는 IV nurse를 담당하고 있을 때 조영제 MRI를 시행해야 하는 입원 환자의 IV site를 확인하러 MRI실에 간 적이 몇 번 있었는데요.

그때 기계가 멈춘 상태인데도 혹시 모를 위험을 대비해서 머리망과 시계도 풀고, 가위와 쇠로 만들어진 tray도 가지고 들어가지 못하고, 명찰이나 쇠같이 보이는 것들은 모두 밖에 두고 plasta와 알코올 솜,

angio needle 정도만 플라스틱 tray에 어찌어찌 담아서 다시 손보고 나온 적도 몇 번 있었네요. 주의할 것들이 참 많죠.

자~ 여러 가지 설명해 드렸으니 이제 CT와 MRI를 비교해 볼게요. CT는 X-선을 투과한다고 했죠? 뼈와 단단한 조직 같은 것이 잘 보입니다. 그렇다고 연조직을 못 본다는 것은 아니고요, 우리 몸의 대부분의 장기는 CT로 확인할 수 있어요.

급성기 질환과 움직이는 장기는 오히려 CT가 더 활용도가 높습니다. 급성기 출혈, 골절과 같은 것들이요. 그래서 응급실에서 CT를 많이 시행하게 되기도 하고요. 흉부, 복부, 폐, 기관지, 심장 같은 것들은 가만히 있어도 움직이는 장기라서 CT 활용이 많이 되는 것입니다.

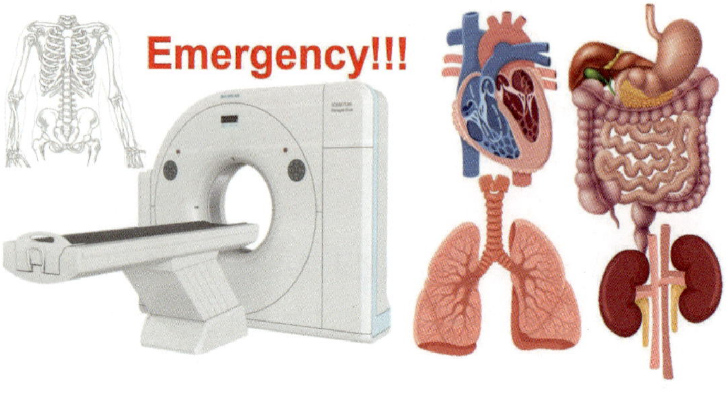

CT 검사의 유용성

MRI는 CT보다 선명하지만 움직이면 정확한 영상을 얻어내기 어렵거든요. 검사실에서 검사 부위를 움직이지 못하도록 고정하는 장치들이 다 있는 이유입니다.

MRI는 근육 파열, 신경 손상, 디스크 판독과 같은 것에 탁월한대요. 말 그대로 근육, 연골, 인대, 혈관 및 신경 등 연부 조직의 촬영 시 더 세밀하게 보이기 때문에 CT에 비해 정확한 진단이 가능한 것이죠. 그래서 정형외과에서 MRI를 좀 더 많이 시행하게 되는 것 같이 보이기도 합니다.

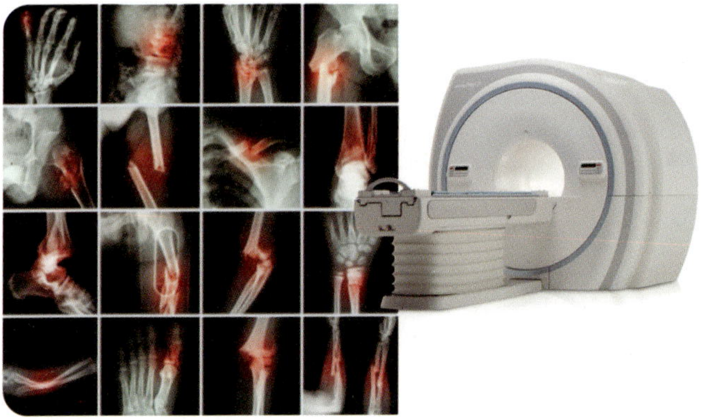

MRI 검사의 유용성

이렇게 저의 경험상 병원에서 궁금해할 만한 점을 많이 이야기해드린 것 같아요. 여러분들의 업무에 도움이 되길 바라며 이만 마칩니다. 감사합니다.

참고문헌

· 간호사연구소(2022). 간호사가 말하는 간호사 자소서 쓰다. 포널스

· 간호사 면접 보다(2022). 포널스

· 간호사연구소(2022). 간호 알고리즘 2판. 포널스

· 간호사적응연구소(2022). 의학용어 알고리즘. 포널스

· 강윤숙 외(2019). 간호지도자론 2판. 포널스

· 권수민(2021). 간호사 바라던바다. 포널스

· 김경숙(2019). 간호사라는 이름으로. 포널스

· 김나제스다, 조현(2021). 소통 국제 의학용어집. 포널스

· 김명애(2020). 널스브랜딩. 포널스

· 김미연(2019). 국제간호사 길라잡이. 포널스

· 김민지 외(2019). 간호사 독서모임 해봤니?. 포널스

· 김별아(2022). 수술실 별샘 1권. 포널스

· 김별아(2022). 수술실 별샘 2권. 포널스

· 김보준(2019). 사막을 달리는 간호사. 포널스

· 김소미(2022). 국제간호사 사우디, 조지아편. 포널스

· 김지혜(2021). 신규 간호사 24시-오답노트-. 포널스

· 김진선(2020). 워킹 간호사. 포널스

· 노은지(2019). 신규 간호사 안내서. 포널스

· 모형중 외(2019). 예비간호사 수다집. 포널스

· 모형중, 김지현(2020). 콜라보 핵심간호술. 포널스

· 삼성서울병원 간호본부(2020). 간호사, 행복한 프리셉터 되기. 포널스

· 손인혜(2021). 간호부. 포널스

· 손지완(2022). 감정을 돌보는 간호사. 포널스

· 송상아(2022). 낭만 간호사. 포널스

· 송원경(2021). 국제간호사 두바이편. 포널스

· 신에스더(2022). 간호대학 생활백서. 포널스

· 알엔지야(2021). 간호사 알엔지야의 병원이야기. 포널스

· 암또(2021). 암또의 임상노트 Vol 1. 포널스

· 암또(2021). 암또의 임상노트 Vol 2. 포널스

· 여상은(2021). 수간호사 어때?. 포널스

· 염진영(2021). ARDMS 초음파사 탐구생활. 포널스

· 유세웅(2020). 아이씨유 간호사-ICU. 포널스

· 이정열(2019). 극한직업. 포널스

· 임진경(2021). 응급실간호사. 포널스

· 장수향(2018). 뉴질랜드 간호사되기. 포널스

· 전지선(2021). 슬기로운 인공신장실생활. 포널스

· 전지선(2022). 슬기로운인공신장실 2권. 포널스

· 정해빛나(2021). 국제간호사 미국편. 포널스

· 정현선(2019). 간호사가 사는 세상. 포널스

· 조원경(2019). 꿈을 간호하는 간호사. 포널스

· 최영림(2021). 간호사, 대학원 완성하기. 포널스

· 한국간호대학남자교수회(2021). 포널스 임상매뉴얼. 포널스

· 한동수(2021). 간호사 가이던스. 포널스

· 홍지수외(2022). 크램북 벼락치기 임상간호매뉴얼. 포널스